神经内镜手术学

Neuroendoscopic Surgery

原　　著	[美]Jaime Gerardo Torres-Corzo
	[美]Leonardo Rangel-Castilla
	[美]Peter Nakaji
主　　审	张亚卓
主　　译	李储忠　肖　庆
副 主 译	桂松柏　宋贵东
译　　者	（按姓名笔画排序）

于升远	马康平	王　飞	王继超
乌优图	白吉伟	朱海波	刘　杰
刘春晖	李勇刚	李振业	杨　明
杨德标	吴永刚	宋　明	张　民
张树恒	周　孟	郑佳平	赵　澎
姜之全	姚晓辉	贺绪智	凌士营
郭　恺	曹　磊	鲁润春	翟一轩

世界图书出版公司

西安　北京　广州　上海

图书在版编目(CIP)数据

神经内镜手术学/(美)杰姆·盖拉多·托里斯·科佐,(美)莱昂纳多·兰格·卡斯蒂利亚,(美)皮特·纳卡吉主编;李储忠,肖庆译.—西安:世界图书出版西安有限公司,2019.8

书名原文:Neuroendoscopic Surgery

ISBN 978 - 7 -5192 - 6287 - 7

Ⅰ.①神… Ⅱ.①杰… ②莱… ③皮… ④李… ⑤肖… Ⅲ.①内窥镜检 – 应用 – 神经外科手术 Ⅳ.①R651

中国版本图书馆 CIP 数据核字(2019)第 159341 号

封面图片引自原著正文第 2 章(P_{11})和第 31 章(P_{303})

书　　名	神经内镜手术学	
	SHENJING NEIJING SHOUSHUXUE	
原　　著	[美]Jaime Gerardo Torres-Corzo　Leonardo Rangel-Castilla	
	Peter Nakaji	
主　　译	李储忠　肖　庆	
责任编辑	杨　莉	
装帧设计	绝色设计	
出版发行	世界图书出版西安有限公司	
地　　址	西安市高新区锦业路 1 号都市之门 C 座	
邮　　编	710065	
电　　话	029 – 87214941　029 – 87233647(市场营销部)	
	029 – 87234767(总编室)	
网　　址	http://www.wpcxa.com	
邮　　箱	xast@ wpcxa.com	
经　　销	新华书店	
印　　刷	西安雁展印务有限公司	
开　　本	889mm×1194mm　1/16	
印　　张	24.5	
字　　数	450 千字	
版次印次	2019 年 8 月第 1 版　2019 年 8 月第 1 次印刷	
版权登记	25 – 2017 – 144	
国际书号	ISBN 978 – 7 – 5192 – 6287 – 7	
定　　价	349.00 元	

医学投稿　xastyx@ 163.com ‖ 029 – 87279745　029 – 87284035

(如有印装错误,请寄回本公司更换)

手术视频登陆网站

MediaCenter.thieme.com

只需访问 MediaCenter.thieme.com，并在注册过程中出现提示时，输入下面的刮除代码即可开始使用。

涂层一旦刮除，该书不能退回

	WINDOWS/MAC 系统	TABLET 系统
推荐的浏览器	所有电脑的最新浏览器版本，支持 HTML5 视频播放的手机操作系统。 所有浏览器均需启用 JavaScript	
Flash 播放器插件	Flash Player 9 或更高版本。 Mac 用户：ATI Rage 128 GPU 不支持全屏模式与硬件缩放。	平板电脑的 Android 操作系统需支持 Flash 10.1。
推荐的优化配置	显示器分辨率： • 正常（4：3）：1 024×768 或更高 • 宽屏（16：9）：1 280×720 或更高 • 宽屏（16：10）：1 440×900 或更高 建议使用高速互联网连接 (至少 384 Kbps)。	必须使用 WiFi 进行数据连接

郑重声明

　　本书提供了相关主题准确及权威的信息。由于医学是不断更新并拓展的领域，因此相关实践操作、治疗方法及药物都有可能会改变，建议读者审查相关主题的最新信息，包括产品的制造商、建议剂量、配方、方法和疗程、不良反应及相关措施。作者、编辑、出版者或经销商不对书中的错误或疏漏以及应用其中信息产生的任何后果负责，关于出版物的内容不作任何明确或暗示的保证。作者、编辑、出版者和经销商不承担由本出版物所造成的任何人身或财产损害责任。

Jaime Gerardo Torres-Corzo, MD
    Professor and Chairman of Neurosurgery
    Director of Neuroendoscopic Surgery
    School of Medicine
    Universidad Autónoma de San Luis Potosí
    San Luis Potosí, México

Leonardo Rangel-Castilla, MD
    Clinical Assistant Professor
    Neuroendovascular Surgery
    University of Buffalo Neurosurgery
    Buffalo, New York
    Assistant Professor
    Cerebrovascular and Skull Base Surgery
    Barrow Neurological Institute
    Phoenix, Arizona

Peter Nakaji, MD
    Professor of Neurosurgery
    Neurosurgery Residency Program Director
    Barrow Neurological Institute
    Phoenix, Arizona

原著作者
Contributors ▶▶▶

Assem Mounir Abdel-Latif, MD

Department of Neurological Surgery

New York Presbyterian Hospital/Weill Cornell

Memorial Sloan Kettering Cancer Center

New York, New York

Hazem J. Abuhusain, MB, BCh, BAO, MSc, PhD

St. George Hospital

Sydney, Australia

Luiz Carlos de Alencastro, MD, PhD

Professor

Department of Neurosurgery

Hospital Mãe de Deus

Porto Alegre, Brazil

Luiz Felipe de Alencastro, MD

Department of Neurosurgery

Hospital Mãe de Deus

Porto Alegre, Brazil

Michael L. J. Apuzzo, MD, PhD

Distinguished Adjunct Professor

Department of Neurosurgery

Yale University

New Haven, Connecticut

Ahmed J. Awad, MD

Department of Neurosurgery

Johns Hopkins Hospital

Baltimore, Maryland

Sean M. Barber, MD

Houston Methodist Neurological Institute

Houston, Texas

Luca Basaldella, MD

Department of Neurosurgery

Treviso Hospital

University of Padova

Treviso, Italy

Wenya Linda Bi, MD, PhD

Department of Neurosurgery

Brigham and Women's Hospital

Boston, Massachusetts

Anouk Borg, MD, MSc, MRCS

Neurosurgery Specialty Registrar

Department of Neurosurgery

The Royal London Hospital

London, England

Ruth E. Bristol, MD

Assistant Professor

Division of Neurological Surgery

Barrow Neurological Institute

Phoenix Children's Hospital

Phoenix, Arizona

Juan Lucino Castillo-Rueda, MD

Professor of Neurosurgery

Facultad de Medicina de la Universidad Autónoma de
San Luis Potosí

Department of Neurosurgery

Hospital Central, Dr. Ignacio Morones Prieto

San Luis Potosí, Mexico

Dominic Cervantes, MD

Neurosurgeon

Neuroscience Division

Hospital de Especialidades Médicas de la Salud

San Luis Potosí, Mexico

David A. Chesler, MD, PhD

Assistant Professor of Neurological Surgery and
  Pediatrics
Department of Neurological Surgery
New York Spine and Brain Surgery
Stony Brook University Hospital
Stony Brook, New York

Eisha Christian, MD
Department of Neurological Surgery
University of Southern California
Los Angeles, California

Alan R. Cohen, MD, FACS, FAAP, FAANS
Neurosurgeon-in-Chief
Chairman
Department of Neurosurgery
Boston Children's Hospital
Franc D. Ingraham Professor of Neurosurgery
Harvard Medical School
Boston, Massachusetts

Arthur L. Day, MD
Professor
Department of Neurosurgery
University of Texas Medical School at Houston
Houston, Texas

Concezio Di Rocco, MD
Director
Department of Pediatric Neurosurgery
Intertinal Neuroscience Institute
Hannover, Germany

Ali M. Elhadi, MD, PhD
Research Assistant
Division of Neurological Surgery
Barrow Neurological Institute
Phoenix, Arizona

Yoshua Esquenazi Levy, MD
Department of Neurosurgery
Memorial Sloan Kettering Cancer Center
New York, New York

Mário de Barros Faria, MD
Neurosurgeon
Department of Neurology and Neurosurgery
Hospital de Clínicas—Universidade Federal do Rio

Grande do Sul
Porto Alegre, Brasil

Alberto Feletti, MD, PhD
Department of Neurosurgery
NOCSAE Hospital
Modena, Italy

Alessandro Fiorindi, MD, PhD
Department of Neurosurgery
Treviso Hospital
University of Padova
Treviso, Italy

Gerrit Fischer, MD
Managing Senior Consultant
Department of Neurosurgery
Saarland University Medical Center
Homburg, Germany

Thomas Frank, BS
Department of Neurosurgery
University of Texas Health Science Center at
  Houston
Houston, Texas

Michael J. Fritsch, MD, PhD, MSc
Chairman
Department of Neurosurgery
Dietrich-Bonhoeffer-Klinikum Neubrandenburg
Neubrandenburg, Germany

Michael R. Gaab, MD, PhD
Professor of Neurosurgery
Hannover Medical School
Former Director of the Neurosurgical Department
Hannover Nordstadt Hospital
Practice, Spine Center
Hannover, Germany

Mehrnoush Gorjian, MD
Division of Neurological Surgery
Barrow Neurological Institute
Phoenix, Arizona

Douglas Hardesty, MD
Division of Neurological Surgery
Barrow Neurological Institute
Phoenix, Arizona

Robert Heller, MD

Department of Neurosurgery

Tufts Medical Center

Boston, Massachusetts

Ibrahim Hussain, MD

Department of Neurological Surgery

New York Presbyterian Hospital/Weill Cornell

Memorial Sloan Kettering Cancer Center

New York, New York

Steven W. Hwang, MD

Chief, Division of Pediatric Neurosurgery

Department of Neurosurgery

Tufts Medical Center and Floating Hospital for
    Children

Boston, Massachusetts

George I. Jallo, MD

Professor of Neurosurgery, Pediatrics, and
    Oncology

Director, Institute Brain Protection Services

All Children's Hospital-Johns Hopkins Medicine

St. Petersburg, Florida

Andrew Jea, MD, FAANS, FACS, FAAP

Associate Professor

Department of Neurosurgery

Baylor College of Medicine

Staff Neurosurgeon

Director, Neuro-Spine Program

Director, Educational Programs

Texas Children's Hospital

Houston, Texas

M. Yashar S. Kalani, MD, PhD

Department of Neurological Surgery

Barrow Neurological Institute

Phoenix, Arizona

Nicolas Koechlin, MD

Center for Minimally Invasive Neurosurgery

Sydney, Australia

John Y. K. Lee, MD, MSCE

Associate Professor

Department of Neurosurgery

University of Pennsylvania

Philadelphia, Pennsylvania

Jody Leonardo, MD

Assistant Professor

Department of Neurosurgery

University at Buffalo, State University of New York

Amherst, New York

Andrew S. Little, MD

Co-Director, Barrow Skull Base Program

Division of Neurological Surgery

Barrow Neurological Institute

Phoenix, Arizona

Jose L. Llácer, MD

Neurosurgeon

Hospital U. de La Ribera

Valencia, Spain

Ademir Lodetti

Neurosurgeon

Hospital Mae de Deus-Specialty Clinic

Ipanema Medical Center

Rio de Janeiro, Brazil

Pierluigi Longatti, MD

Professor

Department of Neurosurgery

Treviso Hospital

University of Padova

Treviso, Italy

Luca Massimi, MD, PhD

Neurosurgeon

Pediatric Neurosurgery

Catholic University Medical School

Rome, Italy

Guilherme Ramina Montibeller, MD

Department of Neurosurgery

Saarland University Medical Center

Homburg, Germany

Nobuhito Morota, MD

Head of Neurosurgery

Division of Neurosurgery

National Medical Center for Children and Mother

Center for Child Health and Development

Tokyo, Japan

Peter Nakaji, MD

Professor of Neurosurgery

Neurosurgery Residency Program Director

Barrow Neurological Institute

Phoenix, Arizona

Joachim Oertel, MD

Professor and Director

Department of Neurosurgery

University of Saarland

Homeburg-Saar, Germany

Hideki Ogiwara, MD, PhD

Chair

Department of Neurosurgery

National Center for Child Health and Development

Tokyo, Japan

Kazunari Oka, MD, DMSc

Lecturer, Fukuoka City Medical Nursing School

Preventive Medical Center

Aso Iizuka Hospital

Iizuka City, Japan

Health Care Center

Saku Hospital

Fukuoka City, Japan

Jose Piquer, MD, PhD

Chief of Neurosurgery

Hospital de la Ribera, Alzira

Chair of Neurosciencies

Cardenal Herrera University

Valencia, Spain

Mubashir Mahmood Qureshi, Mbchb, M Med(Surg), FCS-ECSA, Frcsed(SN)

Department of Surgery

Aga Khan University Hospital

Nairobi, Kenya

Leonardo Rangel-Castilla, MD

Clinical Assistant Professor

Neuroendovascular Surgery

University of Buffalo Neurosurgery

Buffalo, New York

Assistant Professor

Cerebrovascular and Skull Base Surgery

Barrow Neurological Institute

Phoenix, Arizona

Albert L. Rhoton Jr., MD

R. D. Keene Family Professor and Chairman

Emeritus

Department of Neurosurgery

College of Medicine

University of Florida

Gainesville, Florida

Roberto Rodriguez-Della Vecchia, MD

Professor

Department of Neurosurgery

Hospital Central, Dr. Ignacio Morones Prieto

School of Medicine

Universidad Autónoma de San Luis Potosí

San Luis Potosí, Mexico

Francisco Romo-Salas, MD

Neuroanesthesiologist

School of Medicine

Universidad Autónoma de San Luis Potosí

San Luis Potosí, Mexico

José Juan Sanchez-Rodriguez, MD

Department of Neurosurgery

Evangelisches Bathildis Krankenhaus Bad Pyrmot

Niedersachsen, Germany

Christina M. Sayama, MD, MPH

Pediatric Neurosurgeon

Oregon Health & Science University

Portland, Oregon

Henry W. S. Schroeder, MD, PhD

Professor and Chairman

Department of Neurosurgery

University Medicine Greifswald

Greifswald, Germany

Kris A. Smith, MD

Professor

Division of Neurological Surgery

Barrow Neurological Institute

Phoenix, Arizona

Hector Soriano-Baron, MD

Department of Neurological Surgery

Wake Forest Baptist Medical Center

Winston-Salem, North Carolina

Mark M. Souweidane, MD, FACS, FAAP

Professor and Vice Chairman

Department of Neurological Surgery

Director of Pediatric Neurosurgery

New York Presbyterian Hospital/Weill Cornell and

Memorial Sloan Kettering Cancer Center

New York, New York

James Stephen, MD

Department of Neurosurgery

University of Pennsylvania

Philadelphia, Pennsylvania

Gianpiero Tamburrini, MD

Professor

Department of Pediatric Neurosurgery

Institute of Neurosurgery

Catholic University Medical School

Rome, Italy

Charles Teo, AM, MBBS, FRACS

Conjoint Professor, University of NSW

Consulting Professor, Duke University Medical

Center

Yeoh Ghim Seng Visiting Professor, National

University of Singapore

Director, Centre for Minimally Invasive

Neurosurgery

Sydney, Australia

Jaime Gerardo Torres-Corzo, MD, PhD

Professor and Chairman of Neurosurgery

Director of Neuroendoscopic Surgery

School of Medicine

Universidad Autónoma de San Luis Potosí

San Luis Potosí, Mexico

Juan Carlos Chalita Williams, MD

Professor of Neurosurgery

Facultad de Medicina de la Universidad Autónoma de

San Luis Potosí

Department of Neurosurgery

Hospital Central, Dr. Ignacio Morones Prieto

San Luis Potosí, Mexico

Kaan Yagmurlu, MD

Department of Neurosurgery

University of Florida

Gainesville, Florida

David S. Xu, MD

Division of Neurological Surgery

Barrow Neurological Institute

Phoenix, Arizona

Gabriel Zada, MD, MS

Assistant Clinical Professor of Neurosurgery

Co-Director, USC Pituitary Center

Co-Director, USC Radiosurgery Center

Department of Neurosurgery

University of Southern California

Los Angeles, California

Hasan A. Zaidi, MD

Division of Neurological Surgery

Barrow Neurological Institute

Phoenix, Arizona

Y. Jonathan Zhang, MD

Assistant Professor

Department of Neurosurgery

Houston Methodist Neurological Institute

Weill Cornell Medical College

Houston, Texas

主译简介
Translators

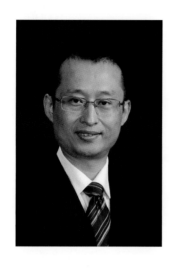

李储忠，博士。北京脑重大疾病研究院脑肿瘤研究所办公室主任。

主要社会任职：中国医师协会神经内镜培训基地主任，中国医师协会神经内镜专业委员会秘书长，中国医疗保健国际交流促进会颅底外科分会青年委员会副主任委员，中国医师协会神经修复学委员会副总干事。

科研方向与成果：基础研究方面，致力于研究 ESR（雌激素受体）在垂体瘤发生、发展中的作用，并对 ESR 拮抗剂氟维斯群治疗垂体腺瘤进行了大量的研究。临床研究方面，积极探索神经内镜的新技术、新方法，并开展内镜解剖等紧密结合临床实际的基础研究，为内镜技术培训及神经内镜的临床应用提供了有力的支持，在神经内镜技术治疗颅底肿瘤和脑室系统疾病方面做了大量的工作。发表学术论文 20 余篇，承担国家自然科学基金 1 项。2010 年获恩德斯国际杰出内镜医师奖，2012 年入选北京市科技新星计划，2013 年入选北京市优秀人才培养计划，2015 年入选北京市优秀人才资助青年拔尖人才项目。

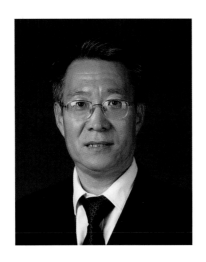

肖庆，神经外科学博士。中国医科大学航空总医院内镜微创神经外科主任医师。

主要社会任职：中国医师协会神经内镜软镜技术培训中心负责人，中国医师协会神经外科医师分会神经内镜专业委员会（学组）委员，中国医师协会内镜医师分会委员，中国医师协会内镜医师分会神经内镜专业委员会委员。

科研方向与成果：擅长应用软性神经内镜治疗脑室、脑池系统疾病，包括各种类型的脑积水、重度脑室感染、蛛网膜囊肿、颅内血肿、脑室内肿瘤及脑寄生虫病等，在脑积水的个性化治疗方面居国内领先地位。发表学术论文60余篇，参加编写专著6部。获省、市级科技奖励3项，荣获王忠诚中国神经外科医师2011年度青年医师奖。入选2018年第二届国家名医榜单，获"国之名医·优秀风范"荣誉称号。

感谢陪我走过这段旅程的人：我的父母；我的兄弟和姐妹；我的孩子 Jessy、Jaime、Juan Carlos 和 José Antonio；我的挚爱 Lety；我的朋友们；我的工作团队成员 Roberto 和 Olga；以及我的患者们，其中一些人虽然已经离开了，但我会永远记住他们。感谢你们所有人，如果没有你们，我将难以完成这本书。

Jaime Gerardo Torres-Corzo

谨将此书献给：我的父母，没有母亲 Estela 的支持，我不可能完成这本书；我的姐妹 Alicia 和 Karina，她们给予了我无条件的爱；我亲爱的朋友 Isabel，他在我完成本书过程中给予了极大的支持；以及我的好朋友和同事 Samuel。

Leonardo Rangel-Castilla

我要将此书献给我最棒的家庭成员，他们是我的妻子 Nicole，以及我最珍爱的孩子 Nathan、Caden 和 Madeline，他们为我的神经外科事业付出了很多；同时我要将此书献给我的患者们，以及共同在狭小的空间从事着伟大事业的神经内镜医生同行们。

Peter Nakaji

致 谢 ▶▶▶
Acknowledgments

首先我们要感谢热心的同事、研究员和住院医师对本书所做的贡献，没有他们的参与，这本书将永远不可能出版。

然后我们要感谢 Barrow 神经科学研究所神经科学出版社的成员们，他们孜孜不倦地参与了本书的出版：Mark Schornak 是一位非常有才华的医学插图师和经理人，他将复杂内镜手术中的解剖学部分绘制成了精美而简洁的插图，正是其对神经解剖学知识的深刻理解和责任心才有了如此精美的插图；Michael Hickman 是一位非常有才华的医学动画师和插图师，他对本书中内镜视频的制作做出了不平凡的贡献，使读者能更好地了解神经内镜下解剖知识；最近才加入本项目的医学动画师和插图师 Joshua Lai 协助完成了内镜插图的制作以及精美的封面设计；Marie Clarkson 展示了她在编辑本书附带的 70 个视频中的创造力和才华。

同时我们要感谢 Kay Conerly，他从本书编撰早期便给予了我们巨大的支持和信任。我们还要感谢 Thieme 出版社的朋友们对出版品质的一贯坚持：Sarah Landis 在整个编辑过程中非常耐心，并帮助我们树立了完成此书的信心；Nikole Connors 帮助保持这个项目的组织和正常运行；Timothy Hiscock 领导了这支团队并付出了巨大的努力。

最后，我们要诚挚地感谢 Olga Elias-Chalita 在维护数据库和收集本书图像和视频方面所给予的支持和付出的努力。

译者序

Preface

《神经内镜手术学》由圣路易斯波托西州自治大学的 Jaime Gerardo Torres-Corzo，美国明尼苏达州罗彻斯特 Mayo 诊所的 Leonardo Rangel-Castilla 教授和 Barrow 神经科学研究所的 Peter Nakaji 教授联合主编，出版于 2016 年，该书以三位教授的临床经验为基础，针对神经内镜手术的临床常见问题展开详细的讨论，力图成为一部能够指导广大神经外科医生开展神经内镜工作的工具书。

该书以神经内镜脑室外科手术为基础，系统介绍了神经内镜在经颅手术中的应用。首先简单介绍了神经内镜包括软性内镜的发展史；然后介绍了脑室系统解剖，详细阐述了内镜下第三脑室底造瘘术、导水管成形术、透明隔造瘘术、室间孔成形术、内镜下第四脑室入路手术、分流管置入术等的适应证、手术步骤和手术并发症；同时对内镜下微血管减压术，内镜辅助动脉瘤夹闭术，内镜下经轴内、轴外颅内肿瘤切除术等也进行了相应介绍。术中有 300 多幅精美的插图和 70 个视频，展示内镜下解剖、手术入路和技术技术，这些视频来自澳大利亚、巴西、德国、墨西哥、美国等多个国家的神经外科专家的贡献。

本书由北京航空总医院的肖庆教授和世界图书出版西安有限公司一起合作引入国内，在张亚卓教授的指导下，有幸组织多位国内知名专家一起合作，将该书翻译为中文以飨国内读者。本书的缺憾是没有介绍最近发展迅速的经鼻内镜颅底外科技术，书名为《神经内镜手术学》略显不足，但本书内容丰富、详实，插图、视频精美，是一本难得的详尽介绍内镜经颅外科手术技术的好书，求全责备颇有抉瑕掩瑜之感。因此，本着忠于原著的目的，仍沿用《神经内镜手术学》的书名；同时文中如有粗陋之处，恳请读者谅解。

李储忠

2019 年 6 月

序 言
Preface

　　随着神经内镜手术相关知识的不断增多及快速更新，不论是成长中还是经验丰富的神经外科医生都急需更加实用性的信息，《神经内镜手术学》应运而生。本书包含来自世界各地经验丰富的神经内镜专家贡献的大量神经内镜手术技术临床指导和操作步骤。

　　本书的作者们将如此多的作品艺术化地集合在一起并不是简单地堆砌。这些作者包括来自墨西哥的著名神经外科专家 Jaime Torres-Corzo，他在脑囊虫病、软性神经内镜和微侵袭手术等方面有很深的造诣，就职于圣路易斯自治大学波托西医学院并担任墨西哥神经外科医师协会主席。与 Torres-Corzo 教授一起完成本书编写的是其学生 Leonardo Rangel-Castilla 医生，目前就职于纽约水牛城大学的脑血管介入中心，他在临床和科研工作中都有很深的造诣。Leonardo Rangel-Castilla 医生在凤凰城的 Barrow 神经科学研究所与我们共同完成了脑血管和颅底神经外科手术培训。在 Barrow 神经科学研究所学习期间，他也与本书的另一位主编 Nakaji 医生共同学习，正是在这里，他们产生了出版本书的灵感。Nakaji 医生将两位主编丰富的经验结合起来，并在本书的微侵袭神经外科和神经内镜部分做出了杰出贡献，除了共同从事的脑血管外科和神经肿瘤学领域，他在这些领域亦卓有建树。Nakaji 医生也是一位杰出的教育家，他是我们 BNI（Barrow Neurological Institute）神经外科住院医师计划的负责人，参与了大量的科研项目并很愿意分享学习心得，这些都体现在本书的各个章节中。这 3 位神经外科教授不仅吸引了一批经验丰富的国际同仁，分享他们在这本书中所涉及的专题方面的专长，而且将这些经验在书中进行了详细地阐述。

　　《神经内镜手术学》以回顾神经内镜的发展历程开始。在第一部分，作者们从 18 世纪 50 年代发明第一台神经内镜的故事讲起，一直延续到了现在我们使用的不断推进微侵袭神经外科技术最先进的神经内镜，还有第一台软性神经内镜的发明，这些我们工作中不可或缺的工具目前已经得到了广泛应用。

　　文章接下来的部分阐述了相关的解剖学知识、临床适应证、神经内镜和显微神经外科手术步骤，以及其他的主题比如并发症等。本书着重阐述了手术适应证和手术步骤，读者们会在大量章节中读到对患者的选择和合适的手术方法。

本书第二部分阐述了脑池、脑室的解剖，对侧脑室、第三脑室、第四脑室和基底池的解剖进行了详细的阐述。这些神经解剖学家用他们精湛的显微解剖学技能详述了相关部分的解剖知识，他们用精美的插图、尸体解剖、标本切片、术中图像以及详细的解释作为外科手术前的一个很好的回顾。

第三部分的14个章节中，前6章充分而全面地阐述了脑积水及其分型，这部分内容十分重要。其他章节主要阐述了肿瘤、胶样囊肿、下丘脑错构瘤、松果体区肿瘤、脑室内出血、蛛网膜囊肿和脑室–腹腔分流器失灵等内容。

第四部分共9个章节阐述了神经内镜的手术步骤。第五部分共7个章节阐述了显微手术步骤。关于神经内镜手术的章节深入阐述了脑积水的处理方法，例如内镜下第三脑室底造瘘术、中脑导水管成形术、开窗术和椎板成形术。

从过去20年来的技术发展方向看，内镜辅助显微神经外科手术无疑是最热门的发展方向。本书涵盖了神经内镜技术原理及其在基底池的探查和活检，微血管减压术，脑内和脑外肿瘤切除术以及动脉瘤夹闭术中的应用，并且阐述了使用荧光改善视野的方法。

第六部分涉及的专题包括并发症、麻醉、内镜在发展中国家的应用和神经内镜的未来发展方向。最后一章展望了未来神经外科医生的工具包即将发生变化，如三维内镜检查、高光谱成像、共聚焦显微镜和外视镜的应用。

书中附加了大量手术视频，展示了不同手术的解剖结构和神经内镜操作方法。每一章结尾总结了要点，以便读者对相关资料进行快速查阅。

从150年前最早的内镜应用开始，神经内镜手术不是更加复杂，而是越来越简约化了。我和其他神经外科医生开始意识到在手术过程中减少手术创伤和组织牵拉能使患者获得更好的预后，因此我们探索了更加微侵袭的手术入路。现在神经内镜手术已经可以用尽可能小的创伤进入大脑关键区域，这是治疗颅脑疾病的发展方向；并且神经内镜器械发展得越来越精细，比如硬性内镜、软性纤维镜、三维高清内镜和视频镜。

毫无疑问，即使本书没有出版，更好的创新、更大的技术突破和更有益的临床结果也会不断涌现。这是我们神经外科医生的本职工作——我们将不断质疑现状，寻求更新、更好的方法来完善神经内镜手术，并持续努力学习，尽可能向患者提供最好的治疗方法以使其获得最佳的预后。

Robert F. Spetzler, MD
Director and J. N. Harber Chairman of
Neurological Surgery
Barrow Neurological Institute
Phoenix, Arizona

序 言
Preface

　　如今神经内镜领域已经逐渐成熟。在本书中我们可以清晰地看到现代神经内镜技术已经十分精细，并成为神经外科医生需要掌握的基本技能。神经内镜不再是一家之长，在许多神经外科亚专业中也得到了广泛应用。一方面，一小部分神经外科医生在这项技术中已经达到了非常高的水平；另一方面，许多神经内镜技术已经变得十分普遍，得以被大多数神经外科医生使用。神经内镜的先驱者努力将技术和设备都精炼到了大多数神经外科医生都能掌握的程度，其中很大一部分可归因于神经内镜外科医生不断致力于开展培训，并通过学习成为教学团队的一员。我有幸在全世界范围内教授和指导神经内镜培训课程，持续发展神经内镜培训以期能够提高神经内镜专业技术的应用范围和使这些技术为患者提供更满意的疗效。

　　包括本书在内的神经内镜相关文献的发表，是神经内镜医生临床实践经验的结晶。我们迫切需要《神经内镜手术学》方面的书籍，以便越来越多的神经外科医生在个人实践中安全地运用神经内镜技术。本书从神经外科医生的实际观点出发，涵盖了从脑室内疾病到脑外疾病中神经内镜应用的核心科目。本书集合了国际上各个相关领域具有相当权威的专家，每个人都能从中学习到他们想要得到的神经内镜知识。即使本书作者中最有天赋的神经内镜医生也不可能精通所有神经内镜相关技术，因此，我们可以相互学习，共同进步。值得一提的是，Torres-Corzo博士分享的软性神经内镜的丰富经验再次使这一领域成为热点。完成本书需要耗费大量的精力，这一点也恰恰反映了编辑和作者对这一领域的真正热情。本书的文笔精炼，插图精美，我特别喜欢的是讨论内镜手术可能失败时的替代程序部分。

　　我希望读者们能关注本书附带的内容丰富且指导性很强的视频库，我十分推崇通过视频来学习手术方法。本书通过几十个视频为新手和经验丰富的内镜医生提供了熟悉内镜的途径，在他们面对真正的患者之前，学习这些知识十分有必要。通过视频学习，可以让神经内镜医生快速具备在临床工作中需要数年才能积累的经验和技术水平。

我需要提醒一下本书的潜在购买者们，本书的优点之一是编辑们选择专注于神经内镜在脑室内和脑外疾病中的应用，并未关注鼻内和颅底疾病，后一个领域近年来有了很大的发展，也出现了一些相关书籍。正是由于编辑们正确地认识到目前神经内镜书籍在脑室内和脑外疾病方面的不足，因此才出版本书。神经内镜在脑室内和脑外疾病中的应用也在不断发展和进步，但是，我们也要注意，神经内镜在前颅底疾病中的应用也应该得到重视。

　　最后，令我很自豪的是，本书的一位主编——Nakaji教授，是多年前我在悉尼微创神经外科中心的第一位研究员。每当我教出一名神经外科医生，我希望他可以用他学到的知识来不断推陈出新，Nakaji教授做到了。欢迎加入我们！

Charles Teo, AM, MBBS, FRACS

Conjoint Professor, University of NSW

Consulting Professor, Duke University Medical Center

Yeoh Ghim Seng Visiting Professor, National

University of Singapore

Director, Centre for Minimally Invasive Neurosurgery

Sydney, Australia

前 言
Foreword

神经内镜外科手术技术在过去 20 年中发生了巨大的变化，已经成为公认、独立的神经外科亚专业。技术进步、光纤、冷光源、更小和更好的镜头和更优化的内镜平台对神经内镜的发展做出了巨大贡献；对解剖结构和技术可行性及局限性的深入理解使神经内镜的应用更加广泛；神经外科医生在这一领域坚持不懈地探索和为患者提供更好的治疗促进了神经内镜技术的成熟。神经外科医生和患者对微创治疗和降低并发症的需求使神经内镜技术得以普及。随着神经内镜种类的丰富和神经内镜手术适应证的不断拓展，神经内镜逐渐成为神经外科手术中必不可少的器械。因此，更多的神经外科医生正在尝试在临床实践中学习和应用神经内镜。

本书的目的是阐明神经内镜的适应证以及由易及难地详述神经内镜手术的技术细节。本书适用于医学生，神经外科和神经科住院医师，神经外科医生，儿科神经外科医生以及所有涉及颅内疾病的医生。

本书从介绍神经内镜的发展史和当前的神经内镜工具和技术的发展开始阐述，并且在教科书中第一次加入了软性神经内镜专题。实际上，在各章中均有针对软性内镜使用差异、替代方案、优点和局限性的讨论。本书用 3 个章节阐述了内镜下脑室和基底池的解剖，因为内镜解剖学知识是执行任何内镜手术时的重要基础，这 3 个章节对解剖知识进行了详细的阐述，并且包含视频和动画，为临床手术提供了解剖基础。本书用 14 个章节专门阐述了最常见的颅内和脑室内疾病，并指出神经内镜已经成为了治疗这些疾病的标准手术方式。我们阐述所有基本（例如内镜下第三脑室底造瘘术）和高级（例如经内镜第四脑室入路）的内镜手术适应证，术前准备，手术步骤，术中并发症及其处理措施，专家指点，术后管理，潜在并发症和预后。本书还介绍了微血管减压术和动脉瘤手术等内镜辅助手术。最后，本书阐述了荧光在神经内镜手术中的应用，神经内镜手术并发症，神经内镜麻醉技术，神经内镜在发展中国家的应用以及神经内镜的未来发展方向等专题。

本书附有 70 个视频展示解剖结构、手术入路和内镜手术，这些视频和文字是来自世界各地包括澳大利亚、巴西、德国、意大利、日本、肯尼亚、墨西哥、英国、美国和西班牙的神经外科专家的贡献。

我们真诚地希望本书能鼓励神经外科医生在临床手术中应用神经内镜，并扩大目前的神经内镜手术适应证，改进手术策略和优化治疗方案。

Jaime Gerardo Torres-Corzo, MD

Leonardo Rangel-Castilla, MD

Peter Nakaji, MD

目 录
Contents

第Ⅳ部分　神经内镜手术

第Ⅴ部分　内镜辅助显微神经外科技术

第Ⅵ部分　神经内镜的特殊应用

第 I 部分
神经内镜简介

第1章　神经内镜发展史

Eisha Christian, Gabriel Zada, Michael L. J. Apuzzo

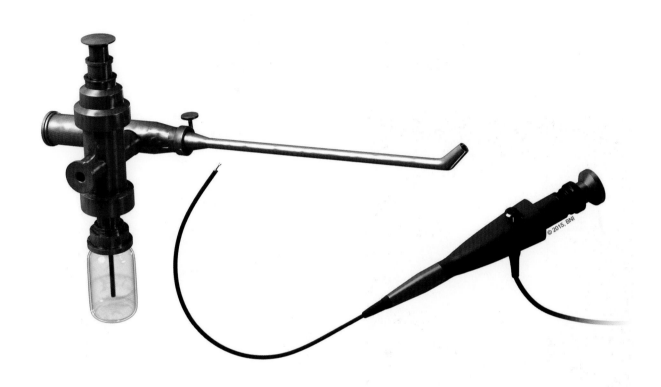

1.1　内镜的早期发展

　　"endoscopy" 来源于希腊语 èndon（内部）和 skopê（观察）[1]。机器人和内镜技术推动了微创手术的发展，而最早的"内镜外科"则可追溯至希波克拉底时代（约公元前400年），他对多种用环境光检查直肠和阴道的古代窥器进行了描述（表1.1）。Abulkaism（科尔多瓦人）和 Giulio Cesare Aranzi 分别在11世纪和16世纪对后续的内镜模型进行了设计和描述。他们设计的模型均由封闭管道和反射环境光的镜子组成，但可视化效果差，且使用极其有限[2,3]。19世纪初，现代内镜之父 Philip Bozzini（1773—1809）首次在内镜中应用外部光源，并研发了他的 lichtleiter，或称为光导（图1.1）。他在带有长漏斗和反射镜的仪器末端使用烛光，用以探查如耳朵、尿道、

直肠、女性膀胱和子宫颈、口腔和鼻腔等。该仪器最先在尸体中进行测试，并最终被批准用于患者。但由于19世纪维也纳两败俱伤的内讧，他的发明遭到了维也纳大学的嘲讽，他本人也因强烈的好奇心和"魔术灯"受到了严厉的批评。Philip Bozzini 最终死于伤寒，内镜发展的第一篇也由此落幕，但他的独创设计成为现代内镜的基础。直到1853年，Antonin Jean Desormeaux 创造了"内镜"这一术语，并将其应用于临床实践。他用一个45°凹面镜反射煤油灯的灯光至膀胱中（图1.2）。在反光镜和透镜之间放置一盏灯，产生的光通过透镜聚焦在内镜的轴上，并首次用该仪器切除了泌尿生殖道病变，这也是人们首次将内镜用于手术和治疗目的，而 Desormeaux 也被认为是现代膀胱镜之父[3]。

　　1879年，Maximillan Carl-Fredrich Nitze

表 1.1　内镜发展史上的关键人物与事件

时　间	人　物	事　件
公元前 400 年	Hippocrates	描述了用环境光探查阴道和直肠的罗马窥器
11 世纪	Abulkaism of Cordoba	由封闭管道和反射环境光的镜子组成内镜
1806 年	Philip Bozzini	研发借助烛光照明的内镜（lichtleiter）
1853 年	Antonin Jean Desormeaux	膀胱镜检查的先驱
1879 年	Maximilian Carl-Fredrich Nitze	将铂丝灯作为内置光源
1881 年	Johann Mikulicz	研发了第一代软性内镜
1881 年	David Newman	应用爱迪生研发的灯泡作为光源
1889 年	Boisseau du Rocher	发明多腔道内镜，可插入器械

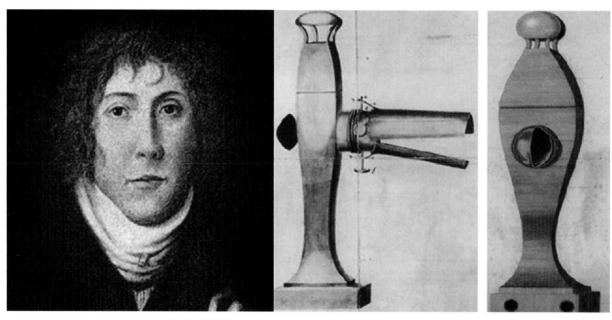

图 1.1　Philip Bozzini 的 lichtleiter（经许可引自参考文献 3）

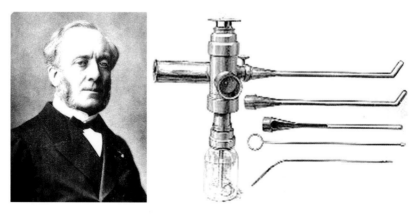

图 1.2　Antonin Jean Desormeauz 设计的内镜示意图（经许可引自参考文献 3）

将一组透镜和远端的铂丝灯相结合组成了内镜，成为内镜发展史上的里程碑事件（图 1.3）。Nitze 将光源整合入内镜中（内置灯），但光源产生的热量和对防止灼伤的冷却系统的需求成为内镜应用中的巨大挑战。直到 1883 年，David Newman 将灯泡（发明于 1880 年）置于内镜中，才解决了这些难题[4]。1889 年，随着 Boisseau du Rocher 的多腔内镜的问世，内

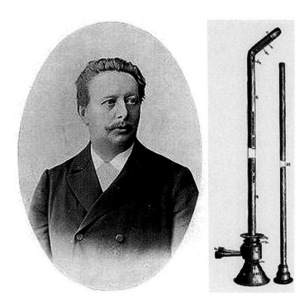

图 1.3　Maximillan Carl-Fredrich Nitze 和他发明的内镜（经许可引自参考文献 3）

镜的发展进入另一个重要时代。在该内镜中，导管或其他工具可通过，从而将其由一个单纯的诊断仪器转变为治疗仪器。这一设计也推动了软性内镜的发展。1881 年，Johann Mikulicz 研发出一种远端可以成角的内镜，并首次完成了食管镜检查[2-4]。在接下来的几十年中，望远镜和透镜设计、光源和仪器的进一步改良也推动了内镜的发展，使膀胱镜、支气管镜和胃镜成为现在的常规检查。

1.2　早期的神经内镜

　　20 世纪，内镜已成为常规外科手术的一部分，且很快扩展到神经外科领域（表 1.2）。1910 年，芝加哥著名的泌尿外科医生、美国睾丸移植的先驱 Victor de L'Espinasse 用膀胱镜对两例婴儿脑积水患者行侧脑室脉络丛切除术。一例患儿术后死亡，另一例生存了 5 年。然而直到 20 世纪 30 年代，*Neurological Surgery*（《神经外科学》）教科书才记录了他的研究结果[5,6]。唯一直接证明 L'Espinasse 有神经外科兴趣的，是他于 1913 年向美国外科医师学会提交的申请表格中在研究兴趣一栏列出了"脉络丛毁损治疗脑积水"。

　　1923 年，麻省总医院神经外科主任 William Jason Mixter（1880 年 12 月 5 日生于奥地利维也纳，卒于 1958 年）首次用尿道镜和一个软性探针对一例 9 月龄的脑积水患儿成功进行了第三脑室底造瘘术。术后患儿的囟门大小和压力均下降，头围在 10 d 内减小了 12mm[3,6,7]。此外，费城的 Fay 和 Grant 于 1923 年应用膀胱镜进行了脑室系统拍照，并将其发现发表于《美国医学会杂志》（*JAMA*）[3,8]。与此同时，德国哈雷大学外科教授 John Volkmann 也致力于内镜的改进，使其更适合于进行脑室内操作。1923 年，他发表了首次应用内镜的经验。他研发了一种有两个冲洗通道的更亮的内镜，为防止杂物积聚在镜片上，他在插入过程中还进行了覆盖镜片的改良[6]，即将光学仪器放置在鞘管中，以保证在插入大脑的过程中镜片是有所覆盖的，

表 1.2　神经内镜发展史上的关键人物与事件

时　间	人　物	事　件
1910 年	Victor de L'Espinasse	首次行神经内镜操作
1920—1940 年	Walter Dandy	现代神经内镜之父
1923 年	William Jason Mixter	首次行内镜下第三脑室底造瘘术
1923 年	Fay, Grant	首次行内镜下脑室系统照相
1934 年	Tacy Putnam	将电凝与神经内镜结合
1950 年	Narinder Singh Kapany	将光纤用于光的输送
1966 年	Harold Hopkins	改进透镜构造，目前仍用于内镜和望远镜中
1969 年	George Smith, Willard Boyle	发明多腔道内镜，可插入器械研发电荷耦合器将光学数据转换为电脉冲

并且通过旋转使其在脑室中可以应用。首例接受这种内镜手术的患者是一例脑积水的婴儿。随着不断地完善和改良，1934 年 Tracy Putnam 将电凝引入脑室镜，在内镜头端焊接了两个弯曲的电凝针，成为神经内镜发展史上的里程碑事件[3]。

现代神经内镜之父是约翰·霍普金斯医院的神经外科医生 Walter Dandy（1886 年 4 月 6 日出生于密苏里州锡代利亚，1946 年 4 月 19 日死于马里兰州巴尔的摩），他致力于脑脊液的生理学研究。20 世纪 20 年代，当时还是总住院医师的 Dandy 对脑室系统的可视化产生了浓厚的兴趣，并发表了关于空气脑室造影术的研究，通过 X 线技术使神经外科医生首次看到了脑室。1922 年，Dandy 首次发表了经由头镜反射外部灯光作为光源的内镜下脑室观察研究，内镜下可见侧脑室、室间孔、透明隔和脉络丛。1923 年，他用膀胱镜成功进行了 2 例侧脑室脉络丛切除术。当时的方法比较粗糙，即首先用鼻扩张器保持通道开放，释放脑脊液后，用夹子结扎脉络丛并撕脱。此后，他继续常规进行这类手术，并与 Wappler Electric 公司合作，对神经内镜做了进一步改良和完善(图 1.4)[3,6]。但在 1945 年，Walter Dandy 承认神经内镜存在局限性，并写下以下内容[9]：

在少数情况下，应用脑室镜或许是可取的……在脑室内肿瘤切除术中，其用途可能仅限于婴幼儿，以及行脉络丛切除术时偶然暴露出的肿瘤，而不是引起脑室通道阻塞的小肿瘤。

由于 Walter Dandy 的认识、技术的局限性及脑室分流术的发展，使得神经内镜的发展直到 20 世纪 60 年代一直处于停滞阶段。

20 世纪 50 年代是神经内镜没有发展进步的时期，其原因在于早期神经内镜技术的局限性、显微神经外科的发展和分流术的普及。显微镜具有内镜所不及的优势——明亮的照明、高的放大倍数及在深部组织结构中的操作能力。1949 年，Nulsen 和 Spitz 首次成功植入了用于治疗脑积水的脑室分流装置[10]。

但仍有神经外科医生相信神经内镜的价值和优势。1961 年 Dereymacker 首次系列报道了第三脑室底造瘘术，他用胸腔镜经脑室入路行终板造瘘进入第三脑室。但遗憾的是，15 例患者中仅有 2 例脑积水控制良好，而失败率高的原因或为蛛网膜炎[11]。

1.3 技术发展造就现代神经内镜

1966 年，英 国 光 学 物 理 学 家 Harold

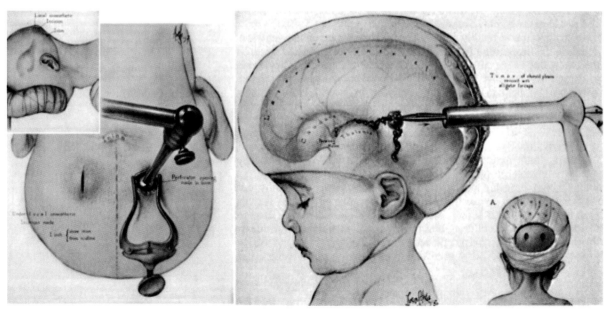

图 1.4 Dandy 的神经内镜设计草图（经许可引自 Walter E, Dandy.The Brain. Holland: Wolters Kluwer, 1990.）

Hopkins 研发了 SELFOC 镜头，采用硬性柱状透镜系统，提高了图像的分辨率和放大倍数（图 1.5）。该系统采用厚镜片使内镜更加牢固，并将薄层空气置入玻璃管中作为透镜片使用。Karl Storz 公司购买了这种能增加照明和拓宽视野的系统，并开始了至今仍广泛应用的硬性 Hopkins 内镜的研发工作。Hopkins 两次获诺贝尔物理学奖提名。第二个技术的进步是电荷耦合器的问世，将光学数据转换为电脉冲，并进一步改良了图像质量，并使内镜系统小型化[3]。

除图像质量外，早期的内镜也受限于照明效果不佳。早期的光源包括环境照明、蜡烛、电灯等，这些都不能满足安全可视化的要求。20 世纪 50 年代，Narinder Singh Kapany 与 Harold Hopkins 将光纤引入内镜系统。光学研究所的 Gerard Guiot 和 Jacques Vulmiere 对其工作进行了改进，他们研发了一种外部光源，并进一步普及了光纤照明在内镜中的应用[3]。Guiot 是现代神经内镜的先驱[12]。20 世纪 60 年代神经内镜的复兴与光学、成像等科技的进步有关。之前所有的内镜在其远端都有一个小而温热的灯泡，导致可视性差。Vulmiere 和 Fourestier 的创新之处在于将光源置于内镜外部并可进行调节，光线经轻质硅石投射入内镜中。这一改进可使光强度增加，使内镜操作更加安全，同时也可获得录像和图片。新式内镜应用的首个病例是轻微脑损伤后头痛、头晕及视力模糊的患者。空气脑室造影显示侧脑室和

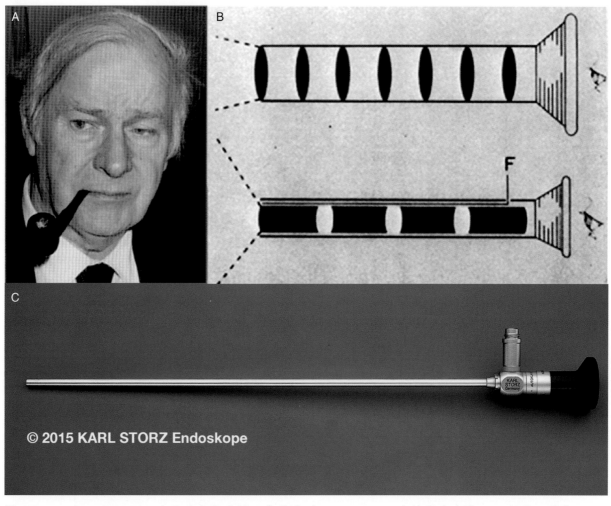

图 1.5　A. Harold Hopkins 和他的柱状透镜示意图（B）。C. Hopkins 内镜图片（图 1.5A：经许可引自 Jaimin Bhatt, Adam Jones, Stephen Foley, et al. Harold Horace Hopkins: A Short Biography. England: BJU International，2010；图 1.5B：经许可引自参考文献 3；图 1.5C：KARL STORZ Endoscopy-America 公司 ©2015 版权所有，惠赠使用）

第三脑室间无交通。通过内镜观察室间孔和透明隔，在室间孔处发现一个有血供的柔软肿瘤（很可能是胶质囊肿），刺破后未行肿瘤切除，同时进行了第三脑室底造瘘术。术后患者的临床症状有所改善，随后应用显微镜进行了二次手术，将肿瘤切除。该技术应用的第二个病例是为一例新生儿阻塞性脑积水患者行第三脑室底造瘘术，未发生手术并发症，患者术后恢复及预后良好。

1.4 现代神经内镜

20 世纪 70 年代，随着技术的进步和图像质量及照明的改善，神经内镜再次焕发了生机。它从脑室内的手术扩展到了神经外科的其他方面：1977 年，美国南加州大学的 Michael Apuzzo 就内镜在经蝶、动脉瘤和脊柱手术方面的作用进行了描述[13]。自此，内镜外科手术得以复兴，除内镜下第三脑室底造瘘术和脉络丛切除术外，神经内镜涉及的领域也有了大幅扩展。

1978 年，Takanori Fukushima 报道了 1 例用软性神经内镜（称为"脑室纤维内镜"）行脑室内肿瘤活检的病例[14]。该软性内镜外径 4mm，有可操控的头端和工作通道，并用其完成了 37 例患者的不同手术操作[15]。1975 年，他还用该内镜完成了马尾神经探查[16]。随后出现了对脑室内病变如胶质囊肿成功切除的报道[17]。1983 年，Powell 首次报道了神经内镜下胶质囊肿切除术[18]。1986 年，Powers 报道了应用软性神经内镜和氩激光治疗 1 例感染后多囊脑室的婴儿[19]。Perneczky 在显微手术过程中使用内镜作为辅助手段，观察显微镜不易观察的角度，以提高解剖结构辨别能力[20]。在接下来的 30 年中，脑室内镜的应用范围逐步扩展，包括肿瘤切除术、囊肿开窗术、导水管成形术、血肿清除术和透明隔切开术等[21]。颅底内镜也已成为一个主要领域，包括经鼻经蝶、经蝶骨平台、经鞍结节和经斜坡的颅底入路。脊柱内镜也被用于经皮椎间孔成形术、椎板切

除术、肿瘤和椎间盘切除术以及交感神经切断术等[3]。20 世纪 90 年代初期，Torres Corzo 团队在拉丁美洲（墨西哥）重新开始了现代软性神经内镜的应用（视频 1.1~1.3）。

1.5 结 论

内镜的概念已经存在了几个世纪，包括 Walter Dandy 和 Harold Hopkins 在内的外科医生和科学家先驱们将其推进到现代神经内镜时代。光学技术、照明和小型化的改良使神经内镜成为应用广泛的实用性工具，未来科学

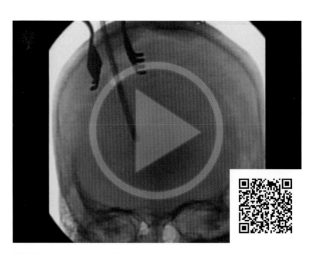

视频 1.1 用软性内镜行脑室探查的 X 线成像。这段视频展示了软性内镜探查右侧脑室。1994 年录制于墨西哥·圣路易斯·波托西大学医学院

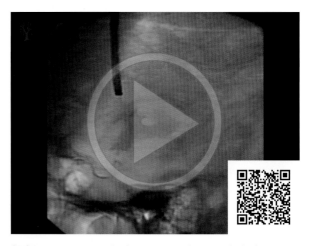

视频 1.2 用软性内镜行脑室探查的 X 线成像。这段视频展示了软性内镜探查右侧脑室。通过内镜注入对比增强剂来显示侧脑室和第三脑室，以及正常生理条件下的脑脊液搏动。1994 年录制于墨西哥·圣路易斯·波托西大学医学院

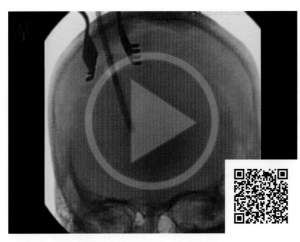

视频 1.3 用软性内镜行第三脑室底造瘘术的 X 线成像。这段视频展示了用软性内镜行第三脑室底造瘘术。1994 年录制于墨西哥·圣路易斯·波托西大学医学院

技术的发展和应用同样会推动神经内镜的进一步发展。

（李振业 李储忠 译）

参考文献

[1] Esposito F, Cappabianca P. Neuroendoscopy: general aspects and principles. World Neurosurg, 2013, 79(2,Suppl): 14e7–14e9.

[2] Abbott R. History of neuroendoscopy. Neurosurg Clin N Am, 2004, 15(1):1–7.

[3] Zada G, Liu C, Apuzzo ML. "Through the looking glass": optical physics, issues, and the evolution of neuroendoscopy World Neurosurg, 2013, 79(2, Suppl): S3–S13.

[4] Shah J. Endoscopy through the ages. BJU Int, 2002, 89(7):645–652.

[5] Davis L. Neurological Surgery. Philadelphia, PA: Lea and Febiger, 1936.

[6] Decq P, Schroeder HW, Fritsch M, et al. A history of ventricular neuroendoscopy. World Neurosurg,2013, 79(2,Suppl):e1–14e6.

[7] Mixter W. Ventriculoscopy and puncture of the floor of the third ventricle. Boston Med Surg, 1923, 188:277–278.

[8] Fay T, Grant F. Ventriculostomy and internal photography in internal hydrocephalus. J Am Med Assoc, 1923, 80:461–463.

[9] Dandy W. Surgery of the Brain. Hagerstown: W.F.Prior Co,1945.

[10] Nulsen FE, Spitz EB. Treatment of hydrocephalus by drect shunt from ventricle to jugular vein. Surg Forum, 1951:399–403.

[11] Dereymacker A, Von Den Bergh R, Stroobandt G. Personal experiences in the treatment of a hundred children with hydrocephalus. Paris:Acta Neurol Psychiatr Belg, 1961, 61:373–382.

[12] Comoy C. Cerebral ventriculoscopy. These de medecine, 1963. Guiot G, et al.Endoscopic intracranial explorations. Paris:Presse Med, 1963, 71:23–27.

[13] Apuzzo ML, Heifetz MD, Weiss MH, et al. Neurosurgical endoscopy using the side-viewing telescope. J Neurosurg, 1977, 46(3):398–400.

[14] Fukushima T.Endoscopic biopsy of intraventricular tumors with the use of a ventriculofiberscope. Neurosurgery, 1978, 2(2):110–113.

[15] Fukushima T, Ishijima B, Hirakawa K, et al. Ventriculofiberscope: a new technique for endoscopic diagnosis and operation. Technical note. J Neurosurg, 1973, 38(2):251–256.

[16] Fukushima T, Schramm J. Clinical trial of endoscopy of the spinal canal: a memorandum lin German Neurochirurgia (Stuttg), 1975, 18: 199–203.

[17] Apuzzo ML, Sabshin JK .Computed tomographic guidance stereotaxis in the management of intracranial mass lesions. Neurosurgery, 1983, 12(3): 277–285.

[18] Powell MP, Torrens M. Thomson L, et al. Isodense colloid cysts of the third ventricle: a diagnostic and therapeutic problem resolved by ventriculoscopy. Neusurgery, 1983,13(3):234–237.

[19] Powers SK. Fenestration of intraventricular cystsing a flexible, steerable endoscope and the argon laser. Neurosurgery, 1986, 18(5):637–641.

[20] Fries G, Perneczky A. Intracranial endoscopy//Symon L ed. Advances and Technical Standards in Neurosurgery. New York: Springer-Verlag,1999: 21–60.

[21] Cappabianca P, Cinalli G, Gangemi M, et al. Application of neuroendoscopy to intraventricular lesions. Neurosurgery, 2008, 62 (Suppl 2):575–597, discussion 597–598.

第2章 神经内镜技术

Michael R. Gaab

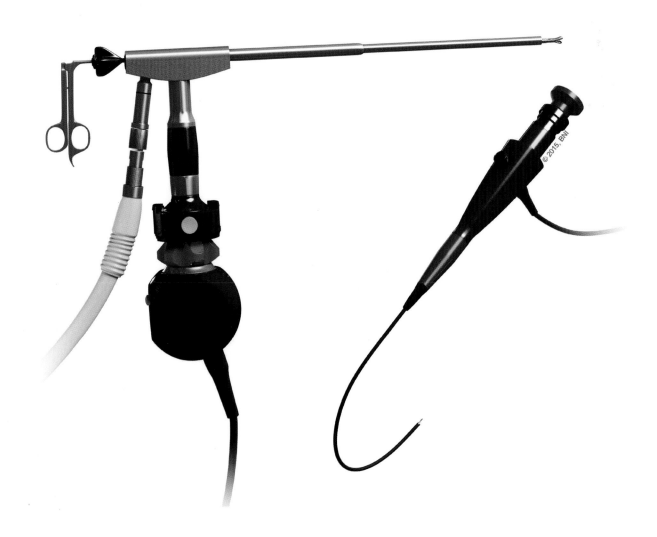

2.1 引 言

19世纪末，内镜已在妇科和泌尿科得到了应用。1910年，泌尿科医生 L'Espinasse[1]使用硬性膀胱镜行双侧脉络丛烧灼。1923年，Mixter[2]首次行内镜下第三脑室底造瘘术（the endoscopic third ventriculostomy，ETV）。1934年 Putman[3]（7mm玻璃柱状光镜）和1938年 Scarff[4]做出了专门的脑室镜。直到1970年，内镜下脉络丛烧灼和 ETV 被证实与脑积水分流术的疗效相当[5,6]。从1990年开始，

随着小型电荷耦合器（charge-coupled device，CCD）摄像机、高性能 Hopkins 光学镜头、小型软性内镜、冷光源和有效光学元件的研发，神经内镜的临床应用成为现实。目前，随着高清电视内镜、高分辨率三维成像内镜、导航及内镜手术器械的发展，内镜成为神经外科最具活力的领域之一[7]。

2.2 脑室镜

脑室镜检查常用内有针芯的钝性套管（套

10

管针）穿刺进入脑室，神经导航常用于引导内镜由大脑皮层经最优路径到达目标[8]。为保证循最初"穿刺通道"进入，可使用套管针内的"光学跟踪器"来检查是否进入脑室，并控制鞘管穿过和（或）绕过障碍物。没有针芯的鞘在可视条件下只能在脑室内移动，并需要注意避免其锐利的前缘划伤组织！内镜视野需由特定的鞘（例如 Cook Medical 公司生产的一次性 Peel-Away 引导器）来提供。受解剖结构的大小（如室间孔）的限制，鞘的直径一般≤8mm[7]。在保证操作通道和冲洗通道（每个通道≥1mm，用于切开、消融和止血的器械≥2mm[7,9]）空间的情况下，光学器件的直径必须尽可能小（<3mm），并满足成像要求。空间限制了光学成像的质量，因此图像的像素很难达到高清屏幕的要求。为优化视觉效果和操作，可在同一鞘管中应用较大的光学器件进行定位（如 4mm，全高清质量），同时利用更小的操作空间（图 2.2）。目前，适用于神经外科手术的内镜有：硬性光学内镜、硬性纤维内镜、软性纤维内镜和电视内镜（"头端芯片"）。

2.2.1　硬性内镜

早期的内镜包括一组玻璃透镜，难组装且支撑环占据大量空间（图 2.1A）。基于 Hopkins 专利的柱状透镜内镜目前成为主流[7]。众多的玻璃柱状透镜（图 2.1B）可通过成像调节呈现更清晰真实的图像。20 世纪 60 年代[10]，Karl Storz 将这项技术进一步发展并应用于临床，目前我们应用的是改进的 Hopkins Ⅱ 内镜（放大格式，侧视增加 >30%），为成像系统提供了更多的空间，可提供全高清视频图像。与显微镜成像不同，Hopkins Ⅱ 内镜聚焦范围大、视野广，给人以"眼镜在镜头前方"的感觉。

通过棱镜调节可获得不同角度的视野（图 2.1C、2.2）。最常用的是 0°（直视）、30° 和 45°（"前斜"）镜，这些角度可观察正前方，使操作更为安全；通过转向，45° 镜可实现近 300° 的视角。70° 或 120° 镜可实现"向后"

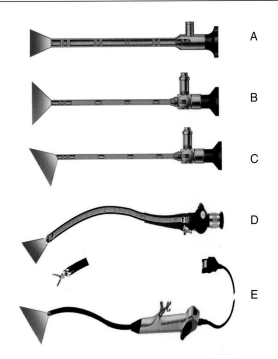

图 2.1　各种类型的内镜。A. 传统透镜内镜。B. Hopkins 柱状透镜 0° 视野。C. Hopkins 柱状透镜成角度视野。D. 软性纤维内镜。E. 软性电视内镜（尖端芯片尺寸见图 2.6）及钳子移出工作通道

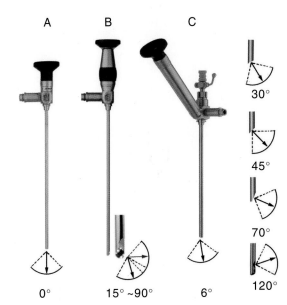

图 2.2　Hopkins 柱状透镜内镜。A. 用于诊断的 4mm 内镜，90° 视野，0° 直视，30° 或 45° 前斜视，70° 侧方和 120° 后视。B. 15°～90° 可变视野 EndoCAMeleon 内镜，视觉扇区 30～120°。C. 6° 手术脑室镜，器械居中（图 3.7）

看，以检查脑室内的囊肿或肿瘤是否完全切除。目前，视野角度可变的 Hopkins 内镜，如 15°～90° 的 EndoCAMeleon NEURO 已广泛应用于临床（图 2.2，Karl Storz GmbH & Co.KG；适用

于 GAAB-Set；图 2.3）。

器械通道位于光学器件侧方，对操作视野调整一个微小角度（如 6°；图 2.2）即可在中心看到器械；也可选用适当直径的软镜（光纤或电视内镜）与硬镜联合使用（母女结构原则），由硬镜控制软镜的移动（图 2.3D）。

经周边玻璃纤维折射外部光源的光学器件是诊断用的理想仪器，但这会减少鞘管中的可操作空间。将两个玻璃纤维光柱在鞘侧方构成一个"C"形空间，便增大了空间利用率，便于操作（图 2.3）。

硬性内镜的镜片易碎，需避免摔和弯曲，应始终在视野内，其长轴需经单手支撑。为了在大脑中应用，应使用耐高压蒸汽灭菌的

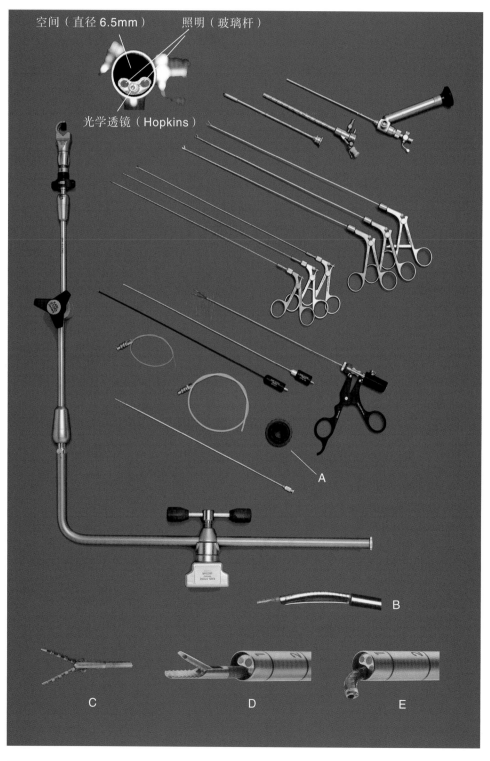

图 2.3 GAAB (Karl Storz GmbH & Co, KG) 脑室镜,不包括诊断内镜[7]。A. Hopkins Ⅱ手术内镜,鞘内有两个光纤通路,一个"C"形通路可供单极或双极电凝等器械通过。B. 尖端,激光制导。C. 脑室造瘘钳的头端。D. 造瘘钳出内镜头端。E. 软性内镜出内镜头端

空间（直径 6.5mm）　照明（玻璃杆）

光学透镜（Hopkins）

A

B

C　　D　　E

Hopkins 光学器件（见 2.7 "卫生学"小节）。高压蒸汽灭菌缩短了仪器使用寿命，在主内镜受损的情况下，应有备用内镜。

带鞘硬性内镜的类型

单孔入路中，成像、冲洗和器械操作都通过一个鞘管完成。根据鞘对上述功能的集成方式，内镜可分为"通道镜"和"空间镜"[7]（可用于复杂操作，也可用于"双器械技术"[9]）。通道镜的器械通道较大，冲洗通道较小；有些通道镜也会有一个额外的通道供较小的器械使用；精准引导器械是通道镜的优势，但它的工作空间很有限。在空间镜中有柱状透镜，可以节省更多的空间，"C"形光学器件周围有一个较大的空间供直径 >3mm 的器械（如超声吸引器[11]、软镜）通过；此外，双器械通道和冲洗通道也整合在这个空间内，同时具有侧方的管嘴，这可使鞘的外径更小（<7mm），或者提供额外的小通道（这样整体直径 >7mm）。

通道镜包括：

• DECQ 脑室镜（Karl Storz GmbH & Co. KG, Tuttlingen, Germany），直 Hopkins Ⅱ 镜片，直径 2.9mm，有 3 个不同直径的 14cm 操作鞘（直径 4.7~7mm），适用于 1~2.5mm 器械（插入 2 个 7mm 的鞘进行双器械操作）。

• LOTTA 脑室镜（Karl Storz GmbH& Co. KG），直径 6.1mm，带有与操作方向成 45° 角的目镜，外径 6.8mm 的鞘，以及 2.9mm 的工作通道，适合各种直的器械。有 1.6mm 的冲洗和（或）流出通道。3.3mm 的 0°、30°、45° Hopkins Ⅱ 内镜可用于诊断。用一个 2mm，0° Hopkins 光学遮挡器可以让操作者在可视条件下调整内镜鞘。

• MINOP 脑室镜（Aesculap, a division of B. Braun AG, Melsungen, Germany），为柱状透镜内镜（0°、30° 视角），直径 2.7mm，有一个 90° 的目镜用于操作直的器械。带有外径 6mm 的鞘，2.8mm 的工作通道，还有 2 个直径 1.4mm 的通道用于冲洗和（或）流出通道，其中一个通道可通过 1mm 的软性器械用于双手操作。

• OI HandyPro 脑室镜（Karl Storz GmbH & Co. KG）适用于徒手脑室造瘘（可移动手柄），有一个 0° Hopkins Ⅱ 光路，直径 2mm，有 0° 或 12° 视角（器械位于中间）。鞘直径 4mm，长 15cm，有 3 个工作通道（适用于直径 1.3mm 的器械、冲洗或抽吸）。

空间镜内有一个柱状内镜光学通路，可为通道或鞘内预留更多的空间。主要有：

• GAAB 脑室镜（Karl Storz GmbH & Co. KG；图 2.2、2.3）。它的外鞘直径 6.5mm，直的 4mm Hopkins Ⅱ 内镜有 0°、30°、45°、70°、120° 的角度或 15°~90°（图 2.2）可变角度的用于诊断的 EndoCAMeleon® NEURO 内镜（全高清，可反转方向）。包含两条玻璃光纤的 1.7mm Hopkins Ⅱ 光学器件（C 型）用于手术操作，它有 6° 视角（器械位于中间），45° 的目镜便于使用直的器械。鞘内 3mm 的空间可允许直径 ≤ 3mm 的器械（图 2.3）、2.8mm 的硬性 Hopkins "追踪"光学器件或软性内镜通过（图 2.3E、2.6）。一个有 2mm 通道的封闭器可用于立体定向引导，一个有 2.7mm 通道的"光学"封闭器，配合 Hopkins Ⅱ "追踪"光学器件可在视野范围内定位鞘的方向。一个有双通道的顶端额外的工具可使两个小的直的器械同时使用。外侧两个喷嘴与内部"空间"相连，可用于流出或冲洗（特氟隆导管可由此置入，靠近出血处便于止血）或置入软性内镜（1.3mm）与硬性内镜联合行双手操作。

• MINOPInVent 脑室镜系统（Aesculap, a division of B. Braun AG；图 2.4）有一个外径 8.3mm 的鞘；它使用上面介绍的 MINOPInVent 脑室镜，位于鞘的下缘（图 2.4）。它的工作通道为 3.7mm × 6.5mm，可用于各种 3.1mm 的器械，也可在卵圆通道偏斜或侧方延伸，比如钳子、剥离器、3mm 高的钩刀、有 3.5mm 偏向的 90° 钝钩、直的或钩状的单极电凝；或 0°、30°、40° 偏斜，3.2mm 高的双极电凝。它还提供了一个通道（2.2mm）

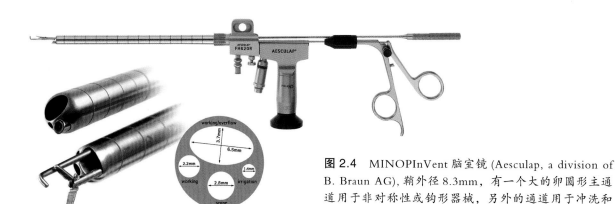

图 2.4 MINOPInVent 脑室镜 (Aesculap, a division of B. Braun AG), 鞘外径 8.3mm, 有一个大的卵圆形主通道用于非对称性或钩形器械, 另外的通道用于冲洗和其他器械（双器械）通过

供器械通过（双手操作器械），还有一个 1.4mm 的冲洗通道。

2.2.2 软性纤维内镜

软性纤维内镜由多条光纤传送光源，每条光纤都有一个高折射率的"核心镜"，外面包裹低折射率的"包覆镜"。光在这两种类似镜子的界面之间通过全反射从软镜弯曲处自主传播（图 2.1D）。Hopkins[12,13] 将这些光纤进一步合理排布，使软镜的成像质量大大提高，满足操作需求。成像质量主要依赖光纤的数量以（最小直径 7~10mm）。直径 4mm 的大的软性脑室镜的工作通道直径最大可达 2mm，这更利于器械的使用，而且光纤数量可达 50 000 根，可实现 240×240 像素的图像分辨率。但是这种类型的软性内镜还是相对较大，难以通过导水管或者在脊柱中使用。直径 <3mm 的软性脑室镜的图像分辨率 $<200 \times 200$ 像素，而且由于莫尔效应，CCD 光栅的作用使成像质量进一步下降[14]。这种干涉现象随着 CCD[14] 分辨率的提高而增加，进而导致高清摄像机图像质量下降（像素滤光片无效）。

纤维内镜最早由 Debray、Housset[15] 和 Hirschowitz 等在 1958 年用于胃镜检查[16]。Fukushima[17] 于 1973 年首先应用软性纤维内镜行脑室检查和肿瘤活检。我们使用更易操作的 70cm 神经纤维内镜（Neuro-Fiberscope, Nr. 11161 C, Karl Storz GmbH & Co. KG）。该内镜直径 2.8mm，工作通道 1.2mm，可行 90°

视野观察，上、下偏转角度达 170°、120°。该内镜也可进入硬性内镜通道，与硬性内镜联合使用。高性能的硬性内镜可以提供清晰的解剖视野，在此基础上可以与软性内镜结合，通过室间孔进入第三脑室切除囊肿或肿瘤，再通过导水管进入第四脑室，甚至通过第四脑室正中孔进入延髓。应用优质的器械可以安全打开膜性结构行导水管成形术[18] 或经第四脑室肿瘤活检术。冲洗可使软性内镜更易通过狭窄的空间。器械在软性内镜弯曲的前端不能向前，而由于器械的存在也会导致软性内镜的弯曲角度下降[19]。软性内镜前端的弯曲像个鱼钩，退出软性内镜时，前端的弯曲必须收起，否则撤出时会严重损伤脑组织。

软性内镜的不足之处主要是照明和分辨率比较差，而且其内部的光纤容易受损。纤维软镜在使用前和使用后都应仔细检查（损坏光纤会出现黑点）。软性内镜的器械通道和冲洗通道在术后都应仔细清洗。纤维软镜不可以高压蒸汽灭菌（见 2.7 "卫生学"小节），高分辨率的电视内镜可以代替纤维内镜。

2.2.3 硬性迷你纤维内镜

当由柱状透镜组成的内镜直径太大时，带有器械通道的硬性纤维内镜是个更好的选择。大量"迷你纤维"（直径 ≤1mm）可被压缩在直径 4mm 的硬性脑室镜管道中，分辨率可 ≥ 30 000 像素（图 2.5）。这一分辨率可满足脑室和膀胱内镜手术，比如脑室引流定

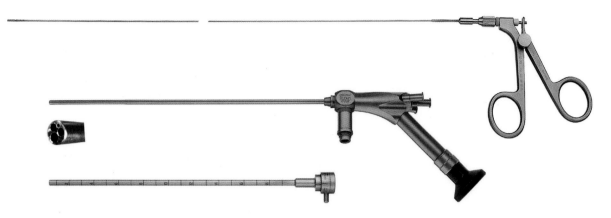

图 2.5　迷你纤维 GAAB 神经内镜 (Karl Storz GmbH & Co. KG)，6°，直径 3.8mm，鞘 4.5mm，35 000 根纤维（直径 0.8mm），可高温高压消毒。器械通道允许直径 1.3mm 的硬性器械通过，另两个通道用于冲洗和（或）排水或 1mm 软性器械（双器械）通过

位、血供差的肿瘤活检等[20]。硬性迷你纤维内镜主要包括：

● GAAB Neuroendoscope 6°（Karl Storz GmbH & Co. KG；图 2.5）内含 35 000 根光纤，外径 3.8mm，带鞘直径 4.5mm，可耐受高温高压消毒，便于清洗。器械通道可通过 1.3mm 硬性器械（各种钳、剪刀、电凝电极、2F Fogarty 气囊导管）。1mm 直径的器械可通过两个较小的冲洗通道。

● Channel 神经内镜（Medtronic, Inc., Minneapolis, MN）：内含 30 000 根光纤，双通道，长 17.2cm 或 25.8cm，直径 4.2mm（不含鞘），有 2.1mm 的工作通道，允许直径 2mm 的剪刀、钳子、双极电凝通过操作，以及一个独立的冲洗通道。还有一种直径为 4.5mm、工作通道为 3.1mm 的内镜，内含 10 000 根光纤，分辨率较低。Peel-Away 引导器可配合这种内镜使用。

● Paedi 镜（Aesculap, a division of B. Braun AG）：是一种与 Channel 神经内镜类似的迷你纤维内镜，耐高温高压，可重复使用，长 15cm、直径 3mm，内含 30 000 根光纤，有一个直径 1.2mm 的器械通道和一个直径 0.8mm 的冲洗通道。

2.2.4　电视内镜（远端芯片或头端芯片）

电视内镜中，CCD 安装在透镜的后方，将图像投射到芯片上（图 2.6）。直径 ≥ 10mm 的电视内镜[21]最先应用于胃肠及泌尿科。相比纤维软镜，电视内镜的效果更好[19,22,23]，尤其是在辨色力、对比判别、分辨率（>400 000 像素）方面。由于电视内镜具备数码彩色过滤功能，解剖结构可以更清晰地对比呈现 [比如窄带显像（narrow-band imaging，NBI）]。早在 2009 年，就有一例软性电视内镜下切除第三脑室胶样囊肿的报道[24]。

特殊的软性"distal chip"内镜已被开发应用于神经外科，例如 Video-Neuro-Endoscope FLEX-Xᶜ（Karl Storz GmbH & Co. KG；图 2.6）。这种内镜可调节，长度 70cm，直径 2.8mm，带有一个防损伤的头端。它有一个 90° 范围的视角，可以 0° 直视；有一个 1.5mm 的 chip-on-the-tip（头端芯片），一个直径为 1.2mm 的工作通道可用于活检、抓取、通过钳子或单极电凝。270° 的弯曲角度（上 / 下）可增加纤维软镜的灵活度，减少器械进入对成角的影响。应用发光二极管（LED）光源可避免热损伤（图 2.6）。电视内镜的优势是通过二次成像全屏展示图像，电子图像处理可以进一步调整图像清晰度，并通过增强色彩对比度使画面更生动真实。这种内镜常用于脊柱内镜，比如从骶部向上到颈部的硬膜外入路[25]。在脑室镜检查中，电视内镜有望取代纤维内镜。

硬性电视内镜也可用于诊断性脑室内检

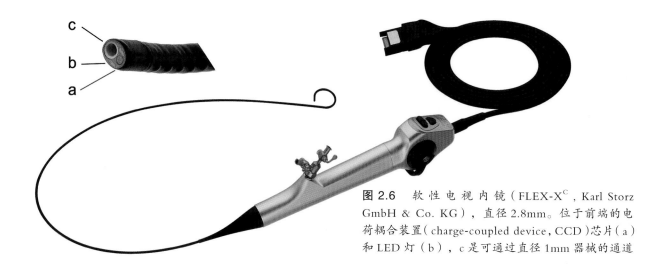

图 2.6　软性电视内镜（FLEX-X^C，Karl Storz GmbH & Co. KG），直径 2.8mm。位于前端的电荷耦合装置（charge-coupled device，CCD）芯片（a）和 LED 灯（b），c 是可通过直径 1mm 器械的通道

查，其灵活的头端可提供多角度视野。一种具有 160° 可变视角、4mm 直径的硬性电视内镜（EndActive, Karl Storz GmbH & Co. KG）可用于观察整个第三脑室[26]，其 LED 光源可以避免热损伤，但是这种内镜的分辨率只有 320 000 像素。还有一种直径 ≤ 2mm、头端带有芯片的硬性脑室内镜，可对信号进行数字加工，但其成像质量不如 Hopkins 内镜，这种内镜可应用较大的集成摄像机（在鞘管外内镜后部采用较大的芯片）。对于不同直径和角度的硬性脑室镜，包括立体内镜，一个独立的高质量高清摄像机仍旧是未来研究的目标（见 2.2.5 "立体内镜" 小节）。

2.2.5　立体内镜

在腹腔镜中，3D 内镜已广泛应用于胃肠和泌尿科[27]。较大的 3D 内镜带有两个头端芯片（dual chips-in-the-tip），比如 10mm 3D TIPCAM（Karl Storz GmbH & Co. KG；图 2.7）。在神经外科领域，通过在镜头后端的立体摄像机，可让 3D 内镜的直径更小，便于使用。一种直径 4mm 的硬性 3D 内镜（VSiii,VisionSense Corp；图 2.7）可让经蝶骨垂体腺瘤的切除时间相比高清 Hopkins 内镜下更短[28]，被认为是 "有用的替代"[28]，证明了 3D 高清神经内镜的价值[29]。这种耐高温高压的内镜长 18cm，有 0° 和 30° 视角，105° 的视野；它

可以与之前描述的脑室镜，例如 GAAB 脑室镜（Karl Storz GmbH & Co.KG）的鞘或 Peel Away 引导器配套使用。立体图像通过一个单独的柱状透镜系统传送到具有 CCD 传感器的 3D 高清摄像机。通过大量的微米级的原件，根据蜜蜂的 "复眼原理"，这种内镜可以呈现 1 900 像素 ×1 200 像素的 3D 图像（图 2.7）。这种内镜应用外部氙气光源。VisionSense 公司表示，通过应用这项立体内镜技术，生产一种外径为 6.8mm、长 18cm，具有 1 个直径为 2mm 的柱状透镜系统、1 个直径为 2.2mm 的工作通道和 2 个直径为 1.3mm 的冲洗通道的硬性 3D 脑室镜将成为可能。摄像机位于后方 90° 角位置，这样设计便于操作直的器械。

2.3　内镜的光源

Karl Storz 于 1963 年发明了通过玻璃纤维传送的 "冷" 光源[30]，内镜前端的热电灯泡目前已被卤素灯泡取代。卤素灯泡的黄色光源温度在 5 000~5 600 K（℃），功率限定在 250W 内；氙气光源有较高的能量，温度与太阳光类似（5 500~6 400K），目前已被广泛应用。氙气 "冷" 光源仍通过玻璃光纤产生相当多的热量（红外线），纤维末端的热量可达 225℃[31]。300W 的氙气光源的 4mm 内镜头端温度可达 95℃[31,32]，2~3mm 的距离外温

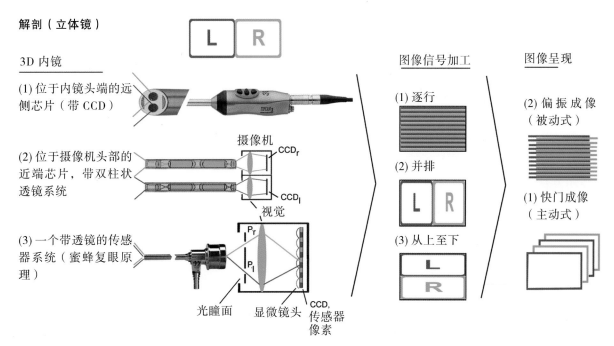

图 2.7　立体内镜原理：（1）有 2 个尖端芯片（在 10mm 3D Tipcam 硬镜上，Karl Storz GmbH & Co. KG）；（2）有 2 个 Hopkins 柱状透镜和 1 个远端立体视频摄像机（内有 2 个 CCD）；（3）根据"蜜蜂复眼原理"设计的单通道光学器件（通过光学和微型透镜投射到传感器；VisionSense Corp；可用于 VSiii 3D 高清脑室镜[33]；4mm，0°，30°）。用于筛查时，逐行成像最佳。在手术室观察时，可选被动式偏振成像

度达 40℃以上，当内镜距离正常结构较近时可能会造成损伤，这也是需要冲洗的一个原因。依据 IEC 60601 标准，在相距为内镜直径 2.5 倍的距离上，内镜温度不能超过 41℃。外部 LED 光源产生热量更少，有望取代氙气光源。一个配备 LED 175 光源的 0° 4mm Hopkins 内镜的头端温度最高为 38℃（Karl Storz GmbH & Co. KG）[32]。它的光温度接近 6 400K，与日光相同，光色更自然。LED 光源可以置于内镜前端，但是需要一个热传输器（如热传输管[33]）将热量传送到远端。对于较小的 LED 光源，可应用类似电视内镜中的陶瓷器件散热（图 2.5）。

2.4　内镜摄像机

20 世纪 80 年代以来，位于内镜前端的小 CCD 视频摄像机推动了内镜外科学的发展[21]；这样整个内镜团队都可以清晰地看到内镜手术过程，并可以电子记录。这种位于内镜末端的摄像机可以通过三芯片技术（质量好；一个芯片对应一种色彩，比如红、绿、蓝；传感器仅探测光强度）或单芯片技术（带有色彩过滤器，全高清；>200 万像素，需要 >600 万像素的传感器）实现，同时也使用立体摄像机（图 2.7）。还有一种方法是覆盖摄像机，当更换内镜时，使用一种耐高温高压的"光学适配器"（一种简单的塑料工具；图 2.3），无菌覆盖物和摄像机在其内被固定。

2.5　内镜的手术器械、配件、支持臂及神经导航

单通道穿刺进入脑室时，手术器械可以通过内镜鞘进入。通过硬性内镜前端的成角目镜或摄像机接头，直的硬性器械很容易操作。这种"共轴"的内镜操作需要训练适应：持器械的手只能控制器械的深度，而内镜的鞘用来控制器械的方向。

标准的器械（图 2.3）包括钳子（"鳄鱼嘴"样的钳子用于抓取膜性结构，"勺"状的钳子用于活检、移除组织、抓取血块），单侧或双侧移动的剪刀，穿刺针，用于冲洗和吸出的导管等。脑室造瘘和透明隔造瘘时需用不太锐利的器械，例如专门用于脑室造瘘的带有小齿的钳子，可以防止黏膜滑走（图 2.3B）。造瘘口可以用 2F 或 3F 的 Fogarty 球囊导管扩张，应使用液体来扩张，而非气体，以免发生突然的"爆裂"。

单极和双极电凝可用于止血、收缩肿瘤和脉络丛电凝。血进入脑脊液会严重影响视野，所以应预防性止血。电凝时应当冲洗，对出血点近距离冲洗也是有效的止血方法（图 2.3）。当冲洗脑室时，应保证水自由溢出，溢出通道有可能堵塞，此时冲洗可能导致颅内压增高，应拿出内镜让水从穿刺通道溢出。冲洗多采用乳酸林格液或人工脑脊液[34]，液体可轻微加热，但不应超过人体温度。

目前，通过脉络丛电凝联合 ETV 开通脑脊液循环，对治疗感染、出血、Dandy-Walker 综合征、先天性导水管狭窄、神经管缺陷患者是一个很好的选择[34,35]。对于脉络丛电凝联合 ETV，手术入路的选择尤其重要，硬性内镜和软性内镜可以联合应用。激光也可以用来电凝和切除肿瘤（图 2.3），但是激光的穿透力比较深（Nd:YAG 钬激光），在脑室内和靠近大血管处应小心使用。不推荐使用激光行 ETV。

脑室镜操作一般是徒手，但有的复杂病变需要双手操作，这时就有必要使用内镜支持臂。大多数脑室镜都可以使用机械支持臂来实现自由操作（图 2.3），也可使用两个固定于托盘上的显微 Leyla 臂来支持内镜。目前也有更昂贵的气动支持臂（Unitrac, Aesculap, a division of B. Braun AG）和电磁支持臂（EndoArm, Olympus Medical Systems Corp., Tokyo, or Point Setter, Mitaka Kohki Co., Ltd., Tokyo），这些支持臂可实现快速单手固定，但是缓慢精细移动比较困难。

脑室镜可以与神经导航系统联合使用。电磁导航的优势在于不需要头架固定[8]，可以协助辨认解剖结构（追踪软性内镜的头端）。

2.6 用于解剖分离和组织吸出的系统：管状牵开器

在脑室镜经鼻垂体瘤和颅底手术中，可以使用长的、精细的超声吸引设备，例如 SONOCA 300 超声吸引器（图 2.8；Söring GmbH, Quickborn, Germany）[11]。它可在没有震荡的条件下先把脑脊液吸干，然后通过脑室镜 3mm 的工作通道分离和吸除组织或肿瘤（干术野技术）。另外一种有侧方开口的切除系统也可用于内镜下肿瘤的切除，该系统外鞘上带有一个侧孔，内层为可摆动的套管，通过内层套管边缘的震动以及内鞘的吸引作用切除肿瘤[36]。应用"喷水分离"技术也可将肿瘤安全分离，减少出血[37]。

使用不带鞘的高性能硬性内镜，通过大的管状牵开器可切除脑室内胶样囊肿及颅内肿瘤[38,41]。ViewSite Brain Access system[40]（Vycor Medical, Inc., Boca Raton, FL）是一种透明的管状牵开器，直径 12~28mm，长度可调。NICO BrainPath（NICO Corp., Indianapolis, IN）直径 13.5mm，长度 50~70mm。使用管状牵开器可以开放空间，便于双手操作，这种器械也可用于显微神经外科。

2.7 卫生学：内镜的清洗和消毒

神经外科的内镜必须按照最高的卫生级别处理[42,43]。一种特殊的朊病毒可引起医源性克–雅病（Creutzfeld-Jakob Disease, CJD）及其变异型感染（vCJD）[43,44]。朊病毒蛋白（PrPSc）对大多数抗生素耐药（表 2.1）。在克雅病及其变异型感染的患者中使用过的内镜需销毁或保留至诊断确定后[43]。克雅病及其变异型的患者会出现迅速进展的痴呆或多系统神经疾病，这种患者需使用一次性的内镜或耐

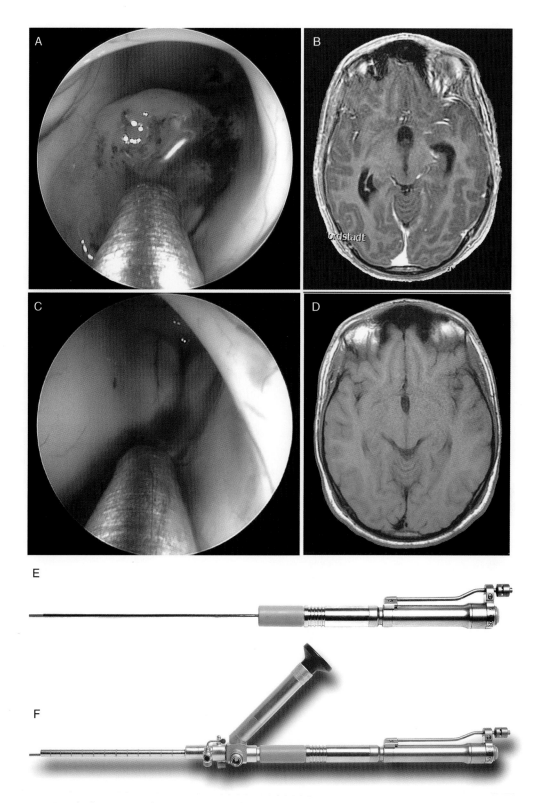

图 2.8 A. 内镜观察第三脑室后部的 I 级星形细胞瘤。B. 术前 MRI 检查显示脑积水。C. 肿瘤切除后。D. 术后 MRI 显示肿瘤切除，脑积水缓解。E. GAAB 内镜的手持器械与 SONOCA 300 超声吸引器适配 (Söring GmbH, Quickborn, Germany)[11]。F. 通过 GAAB 脑室镜 ≥ 3mm 的工作空间切开和抽吸组织和（或）肿瘤（干术野技术）: 在无振动的情况下低速抽干脑脊液后，通过超声吸引器切除肿瘤

表 1.2　神经内镜发展史上的关键人物与事件

至少部分有效的消毒方法和（或）试剂	无效或仅固定 * 的方法和（或）试剂
经过验证的（尤其是碱性）清洗	酒精，乙醛
1mol/L NaOH（40g/L ≥ 1h，20℃）	甲醛蒸气，环氧乙烷气体
2.5%~5%NaOCl 1（≥ 1h，20℃）	碘伏，过氧乙酸（PAA）
≥ 4mol/L GdnSCN1（≥ 30min，20℃）	干热
蒸汽消毒 [≥ 5min 和（或）18min，134℃]	HCl
H_2O_2（某些步骤）	紫外线，电离辐射

NaOH：氢氧化钠；NaOCl：过氯酸钠；GdnSCN：异硫氰酸胍；H_2O_2：过氧化氢

*固定方法，如乙醛，仅固定朊病毒蛋白但不灭活

高温的内镜。标准手术步骤、操作流程、人员保护在这种患者的内镜手术中尤其重要，这需要从多方面渠道获取相关知识。

内镜使用后需要进行如下处理[45]：①使用非固定清洁剂清洗表面和通道（内镜未清洗前不可消毒）。②根据说明书的要求，对软性内镜应行泄露测试。如果出现泄露，需用不含酒精的清洁剂清洗，随后低温消毒（<65℃），将内镜返厂维修。如果没有出现泄露，将内镜浸入非固定清洁剂（表 2.1），用无棉绒的一次性布料和刷子清洗，用过滤水冲洗。WHO推荐用可使朊病毒灭活的消毒液清洗和消毒内镜组件（表 2.1）[43,44]。例如先用一种 pH>10 的热稳定碱性消毒液清洗，随后在 134℃下分次预真空灭菌 ≥ 5min，或者应用无酒精清洗剂清洗后在 134℃下分级真空灭菌 ≥ 18min。近年来已开发了朊病毒的多种处理方法，用于软性内镜等对热敏感的产品。以双氧水等某些化学物质为基础的灭菌消毒方法也可用于处理朊病毒，使其部分失活（表 2.1）。

（李振业　李储忠　译）

参考文献

[1] Grant JA. Victor Darwin Lespinasse: a biographical sketch. Neurosurgery, 1996, 39(6): 1232–1233.

[2] Mixter WJ. Ventriculoscopy and puncture of the floor of the third ventricle. Boston Med Surg J, 1923, 188:277–278.

[3] Putnam TJ. Treatment of hydrocephalus by endoscopic coagulation of the choroid plexus. N Engl J Med, 1934, 210:1373–1376.

[4] Scarff JE. Endoscopic treatment of hydrocephalus. Description of a ventriculoscope and preliminary report of cases. Arch Neurol Psychiatry, 1938, 35:853–861.

[5] Scarff JE. Treatment of hydrocephalus: an historical and critical review of methods and results. J Neurol Neurosurg Psychiatry, 1963, 26:1–26.

[6] Scarff JE. The treatment of nonobstructive (communicating) hydrocephalus by endoscopic cauterization of the choroid plexuses. J Neurosurg, 1970, 33(1): 1–18.

[7] Gaab MR. Instrumentation: endoscopes and equipment. World Neurosurg, 2013, 79(2, Suppl): 14e11–14e21.

[8] Esposito F, Di Rocco F, Zada G, et al. Intraventricular and skull base neuroendoscopy in 2012: a global survey of usage patterns and the role of intraoperative neuronavigation. World Neurosurg, 2013, 80(6):709–716.

[9] Wilson DA, Fusco DJ, Wait SD, et al. Endoscopic resection of colloid cysts: use of a dual–instrument technique and an anterolateral approach. World Neurosurg, 2013, 80(5):576–583.

[10] Abbott R. History of neuroendoscopy. Neurosurg Clin N Am, 2004, 15(1):1–7.

[11] Oertel J, Krauss JK, Gaab MR. Ultrasonic aspiration in neuroendoscopy: first results with a new tool. J Neurosurg, 2008, 109(5):908–911.

[12] Hopkins HH, Kapan NS. A flexible fibrescope using static scanning. Nature, 1955, 173:39–41.

[13] Hopkins HH, Kapany NS. Transparent fibres for the transmission of optical images. J Mod Opt, 1955, 1: 164–170 (Optica Acta).

[14] Boyle WS, Smith GS. Charge-coupled semiconductor devices. Bell Syst Tech J, 1970, 49:587–593.

[15] Debray C, Housset P. New flexible gastroscope. Paris:Arch Mai Appar Dig Mai Nutr, 1955, 44(4): 561–563.

[16] Hirschowitz BI, Curtiss LE, Peters CW, et al. Demonstration of a new gastroscope, the fiberscope. Gastroenterology,1958,35(1):50, discussion 51–53.

[17] Fukushima T, Ishijima B, Hirakawa K, et al. Ventriculofiberscope: a new technique for endoscopic

diagnosis and operation. Technical note. J Neurosurg, 1973, 38(2):251−256.

[18] Schroeder HW, Oertel J, Gaab MR. Endoscopic treatment of cerebrospinal fluid pathway obstructions. Neurosurgery, 2008, 62(6, Suppl 3): 1084−1092.

[19] Lusch A, Abdelshehid C, Hidas G, et al. In vitro and in vivo comparison of optics and performance of a distalsensor ureteroscope versus a standard fiberoptic ureteroscope. J Endourol, 2013, 27(7):896−902.

[20] Mohanty A, Santosh V, Devi BI, et al. Efficacy of simultaneous single-trajectory endoscopictumor biopsy and endoscopic cerebrospinal fluid diversion procedures in intra−and paraventricular tumors. Neurosurg Focus, 2011, 30(4):E4.

[21] Berci G, Paz-Partlow M. Electronic imaging in endoscopy. Surg Endosc, 1988, 2(4):227−233.

[22] Borin JE Abdelshehid CS, Clayman RV. Comparison of resolution, contrast, and color differentiation among fiberoptic and digital flexible cystoscopes. J Endourol, 2006, 20(1):54−58.

[23] Okhunov Z, Hruby GW, Mirabile G, et al. Prospective comparison of flexible fiberoptic and digital cystoscopes. Urology, 2009, 74(2):427−430.

[24] Kohama M, Fujimura M, Nagamatsu K, et al. Neuroendoscopic management of a colloidcyst at the third ventricle using the high-definition flexible neuroendoscopic system: report of two cases. Japanese:No Shinkei Geka, 2009,37(3):261−267 .

[25] Schtitze G. Epiduroscopy: Spinal Endoscopy. Heidelberg: Springer-Verlag, 2008.

[26] Ebner FH, Hirt B, Marquardt JS, et al. Actual state of End Active ventricular endoscopy. Childs Nerv Syst, 2012, 28(1):87−91.

[27] Kunert W, Storz P, Mfiller S, et al. 3D in laparoscopy: state of the art. German:Chirurg, 2013, 84(3):202−207.

[28] Barkhoudarian G, Del Carmen Becerra Romero A, Laws ER. Evaluation of the 3-dimensional endoscope in transsphenoidal surgery. Neurosurgery, 2013,73(1 Suppl Operative):ons74−ons78, discussionons78−ons79.

[29] Marcus HJ, Hughes-Hallett A, Cundy TP, et al. Comparative effectiveness of 3-dimensional vs 2−dimensional and high-definition vs standard-definition neuroendoscopy: a preclinical randomized crossover study. Neurosurgery, 2014, 74(4):375−380, discussion 380−381.

[30] Kieser CW. Introduction of cold light to endoscopy. German:Aktuelle Urol, 2008, 39(2):130−134.

[31] Hensman C, Hanna GB, Drew T, et al. Total radiated power, infrared output, and heat generation by cold light sources at the distal end of endoscopes and fiber optic bundle of light cables. Surg Endosc,1998,12(4):335−337.

[32] Tomazic PV, Hammer GP, Gerstenberger C, et al. Heat development at nasal endoscopes tips: danger of tissue damage. A laboratory study. Laryngoscope, 2012, 122(8): 1670−1673.

[33] Brtiggemann D, Blase B, Btihs E ,et al. Endoscope with distal LED for illumination//Long M, ed. World Congress on Medical Physics and Biomedical Engineering, 1FMBE Proceedings 39. Heidelberg: Springer Verlag, 2013, 2107−2110.

[34] Warf BC, Tracy S, Mugamba J. Long-term outcome for endoscopic third ventriculostomy alone or in combination with choroid plexus cauterization for congenital aqueductal stenosis in African infants. J Neurosurg Pediatr, 2012,10(2):108−111.

[35] Zandian A, Haffner M, Johnson J, et al. Endoscopic third ventriculostomy with/without choroid plexus cauterization for hydrocephalus due to hemorrhage, infection, Dandy-Walker maiformation, and neural tube defect: a meta-analysis.Childs Nerv Syst, 2014,30(4):571−578.

[36] Mohanty A, Thompson BJ, Patterson J. Initial experience with endoscopic side cutting aspiration system in pure neuroendoscopic excision of large intraventricular tumors. World Neurosurg, 2013,80(5): 655.e15−655.e21 .

[37] OertelJ, Gen M, Krauss JK, et al. The use of waterjet dissection in endoscopic neurosurgery. Technical note. J Neurosurg ,2006,105(6):928−931.

[38] Ajlan AM, Kalani MA, Harsh GR. Endoscopic transtubular resection of a colloid cyst. Neurosciences (Riyadh), 2014,19(1):43−46.

[39] Almenawer SA, Crevier L, Murty N, et al. Minimal access to deep intracranial lesions using a serial dilatation technique: case-series and review of brain tubular retractor systems. Neurosurg Rev, 2013,36(2):321−329, discussion 329−330.

[40] Cohen-Gadol AA. Minitubular transcortical microsur gical approach for gross total resection of third ventricular colloid cysts: technique and assessment. World Neurosurg, 2013, 79(1):207e7−207e 10.

[41] Jo KW, Shin HJ, Nam DH, et al. Efficacy of endoportguided endoscopic resection for deep-seated brain lesions. Neurosurg Rev, 2011, 34(4):457−463.

[42] Rutala WA, Weber DJ. Disinfection and sterilization: an overview. Am J Infect Control, 2013, 41(Suppl5): s2−s5.

[43] Kommission für Krankenhaushygiene und Infektion sprävention (KRINKO). Anforderungen an die Hygienebei der Aufbereitung yon Medizinprodukten. Bundesgesundheitsbl, 2012, 55: 1244−1310.

[44] Rutala WA, Weber DJ. Society for Healthcare Epide-miology of America. Guideline for disinfection and sterilization of prion-contaminated medical instruments. Infect Control Hosp Epidemio1,2010,31(2):107−117.

[45] Rutala WA, Weber DJ. Reprocessing endoscopes: United States perspective. J Hosp Infect, 2004,56(Suppl 2): S27−S39.

第 3 章　软性神经内镜发展史

Kazunari Oka

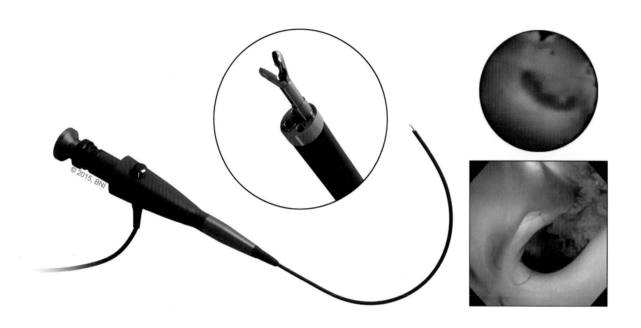

3.1　引　言

　　微创手术的出现是神经外科领域的一项重大进展。作为微创技术之一，内镜在神经手术中发挥着重要的作用。神经外科医生对于内镜手术并不陌生。第一例内镜手术完成于 20 世纪初期，然而，因为当时缺少合适的手术器械导致手术效果并不理想，这项技术也未在国际上得到普及。至 20 世纪 70 年代，内镜技术才在胃肠外科、呼吸科、泌尿外科等多个学科得到了广泛的应用。

　　神经内镜技术必须能适应特定的环境，例如充满脑脊液的脑室，而且要兼顾软而易碎的脑组织。经过多年的仔细评估，对神经内镜手术中使用的内镜及配件已经进行了多次改进，提高了其准确性和安全性。目前的软性神经内镜已可安全有效地用于多种神经内镜手术。

　　本章我们将回顾软性神经内镜及其配件的发展历史。

3.2　软性神经内镜的发展史

　　1986 年，笔者与 Olympus 公司（日本东京）合作，致力于开发一种新型的神经手术内镜，目的是希望显示出采用神经内镜治疗多种神经外科疾病的效果优于显微手术的明显优势。

　　这种新型内镜必须能够实现可视化，并有较大的工作通道，以避免或减轻对神经、血管的损伤；其外径必须尽可能小，使神经外科医生可以舒适地握持，也要兼顾美观和实用性。因此，附件的内部和外部都被设计成光滑的表面，同时长度和宽度也被设计成便于使用的样式。

　　由于开颅手术具有直接显露病变及其周围结构的优势，神经外科医生更倾向于选择开颅手术。经验丰富的医生往往能将手术通道控制到很小，因此这种新型的神经内镜必须可以将手术通道进一步缩小。我们咨询了日本多位神经外科医生，他们指出外径 3mm 的内镜太细，而外径 5mm 的内镜太粗，因此我们最后设计了外径为 4mm 的内镜，并配有直径为 2mm 的工作通道。

随着医学成像技术的不断发展，以及人工脑脊液等商业材料的应用，微创神经内镜技术有了进一步的发展和提高。

3.2.1 初步设计

起初，我们设计了两种软性神经内镜，一种只能用于观察，外径 2.8mm（图 3.1）；一种可应用于手术操作，外径 4.6mm，具有一个 1.8mm 的工作通道，可以满足大多数神经内镜手术操作（图 3.2；Olympus 光学公司，日本东京）[1]。这两种神经内镜都可以防水，而且比胃肠镜、支气管镜、妇科和泌尿外科内镜更轻。当使用合适的冷光源（CLV U20D，Olympus 光学公司），它们就具有自动曝光控制的功能，并将图像投射到彩色监视器上。因此，神经内镜下的手术过程可以被记录在视频带和胶片上（视频 3.1）。

神经内镜器械[2,3] 包括：标本钳，用于钝

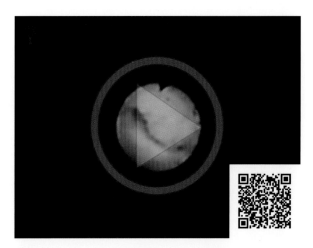

视频 3.1　第一代软性神经内镜。视频展示了内镜下脑室系统探查和对继发于脑室炎的中脑导水管狭窄进行导水管成形术。术中应用的是 20 世纪 90 年代的第一代软性神经内镜。内镜进入脑室后，经室间孔进入第三脑室，向后便可见中脑导水管，然后进行导水管成形术，使内镜可以顺利通过导水管

性造瘘和活检；解剖钳；穿刺针，用于穿刺和吸引；单极（ME2，Codman&Shurtleff, Inc., Randolph, MA），用于切割和止血；激光探头（Surgical Laser Technologies, Tokyo, Japan），用于止血、气化和切割；经皮腔内冠状动脉成形球囊导管（Cardio Vascular Dynamics, Inc., Irvine, CA），用于第三脑室底造瘘术；超吸（prototype, Olympus），用于血肿和组织的吸除。所有的器械在使用前需要用环氧乙烷在 50℃ 下灭菌 12h。术中应用人工脑脊液[4]（Artcereb, Otsuka Pharmaceutical Company, Inc., Naruto, Japan）灌注可减少脑组织损伤和脑室塌陷。之后这种工作镜又被升级了两次，大大提高了成像质量，其外径从 4.6mm 扩大至 4.8mm（图 3.3），工作通道从 1.8mm 扩大至 2mm。

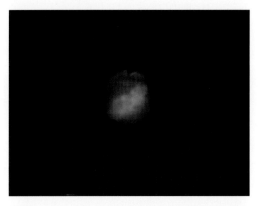

图 3.1　第一代软性光导纤维神经内镜观察镜

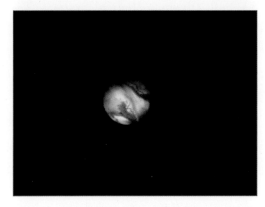

图 3.2　第二代软性光导纤维神经内镜工作镜

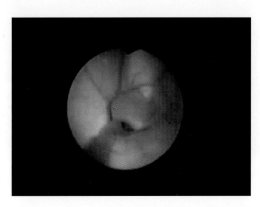

图 3.3　第三代软性光导纤维神经内镜工作镜

3.2.2　目前改进

目前，我们开发并销售了一种新型摄像头 [5]（VEF-V, Olympus Medical Systems, Tokyo, Japan），其具有 120° 的视野和 180° 的尖端旋转角度（图 3.4；视频 3.2），末端外径 5.0mm，软管直径 4.8mm，内有一个 2.0mm 的工作通道。末端可旋转 180° 是这种内镜独有的特征，镜深 1.5~50mm，工作长度 29cm。配备专用视频处理器（OTV-S7 用于常规成像，CV-180 用于窄带成像）和专用光源（CLV-S40 用于常规成像，CLV-180 用于窄带成像）后，可实现自动曝光。窄带成像系统是利用光学滤波器缩小光谱带宽的装置，只有波长为 415nm 和 540nm 的光可以通过滤波器，基于这两个波段的信息进行成像。415nm 波长可提供组织表面以及室管膜下毛细血管的信息。当选择窄带成像模式时，滤波器便被插入到光源前方；可通过控制手柄或光源上的按钮完成窄带成像模式和传统模式的转换，切换时间不到 1s。由于这种模式镜深较浅，需要将内镜抵近目标区域观察，它可以放大毛细血管等微观结构。

目前，医学影像技术仍在持续快速发展。现有的技术支柱包括高分辨率（high-definition, HD）显示器、小型化（如胶囊内镜技术）、图像处理和 3D（three-dimensional, 3D）成像技术，其中高分辨率显示器不仅可用于放大内镜图像

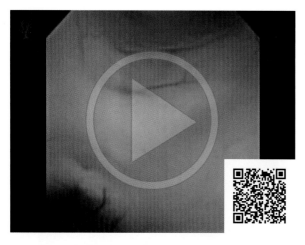

视频 3.2　视频展示了应用高分辨率内镜进行松果体区囊肿造瘘＋活检术。经侧脑室进入第三脑室，可在第三脑室后方见一囊肿，电凝囊肿壁后将内容物吸除

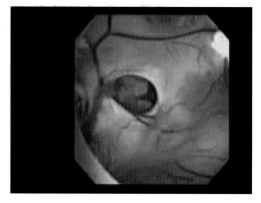

图 3.4　第四代软性光导纤维神经内镜工作镜

进行组织学诊断（放大 112 倍），还可通过细胞内镜进行细胞水平的诊断（放大 450 倍）。

3.3　未来发展计划

2002 年，笔者提出可将神经内镜应用于脑实质内手术的观点（图 3.5），涉及的成像技术包括：高分辨率显示器、小型化（如胶囊内镜技术）、图像处理技术（如血红蛋白增强显像技术、红外成像技术、自体荧光显像技术等）以及 3D 成像技术（图 3.6）。

笔者对于 3D 成像技术特别感兴趣，因此，我最近基于 3D 和高分辨率理念开发了一种新型 3D 高分辨率软性外视镜（即 3D-Eye-Flex）[6]。它具有两个电荷耦合原件（charge-coupled devices, CCDs），可以生成 3D 高分辨率图像。术者可以通过 3D 显示器看到术野和手术器械（图 3.7）。外视镜外径 15mm，波纹管长度为 615mm，可在 18mm 至 100mm 之间进行变焦，视野可达 80°。采用的光源（CLV-S40, Olympus Medical Systems, Tokyo, Japan）可提供最大 78 000lux 的照明，虽然比显微镜照明强度弱，但可由电荷耦合原件的图像增强技术进行补偿。这种外视镜可固定于手术头架或者手术床上。

目前，我们应用偏振镜系统可以提供极其逼真的 3D 图像（LMD-2451MT, Sony, Tokyo, Japan），外科医生只需佩戴一架轻质的特制眼镜，便可观看 3D 图像。这种 24 寸 3D 显示器采用 19:10 的长宽比，可以呈现 1 920×1 200

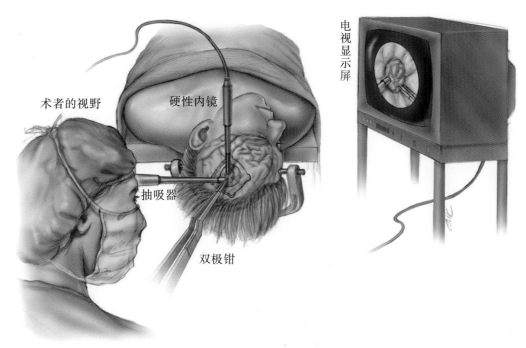

图 3.5　2001 年的新型神经内镜

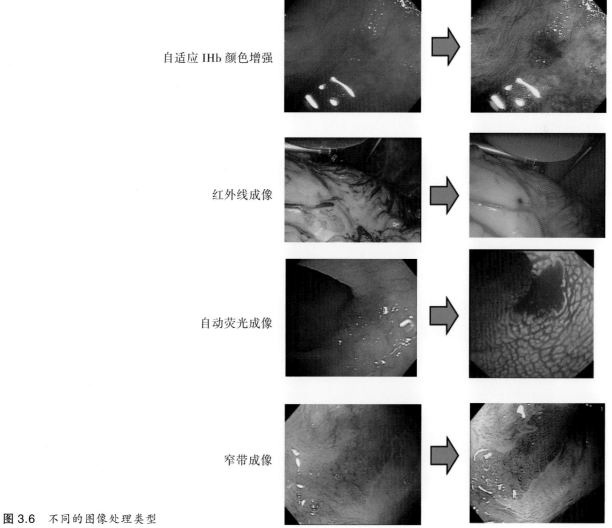

图 3.6　不同的图像处理类型

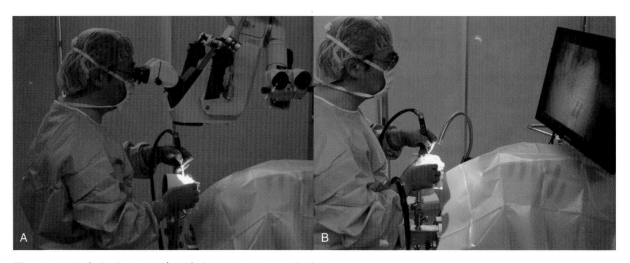

图 3.7 显微镜（A）和 3D 外视镜（3D-Eye-Flex；B）对比

的高分辨率图像。只需一个外视镜，两位神经外科医生便可在同一术区进行操作（图 3.8）。如果每个术者都使用一个外视镜，每个术者都可以看到 3D 图像，那么自然就不再需要助手镜了。

3.4 结　论

鉴于在过去的 10 年中，光学仪器超乎想象的发展速度和新技术的不断涌现，手术显微镜最终可能从手术室消失。神经内镜和外视镜也将会不断被完善，其具有重量轻、亮度高、焦距深等特点。它的光学系统可通过调焦和曝光，实现在短、中、长距离上的对焦，因此可以减少在长焦距时图像质量的损失。

神经内镜发展前景广阔，我相信我们必将看到：

（1）出现克服显微镜缺点的光学元件；

（2）从模拟信号转变为数字信号；

（3）神经内镜、细胞内镜、共聚焦显微内镜、3D 内镜进一步得到改进；

（4）手术室内设备的重分布。

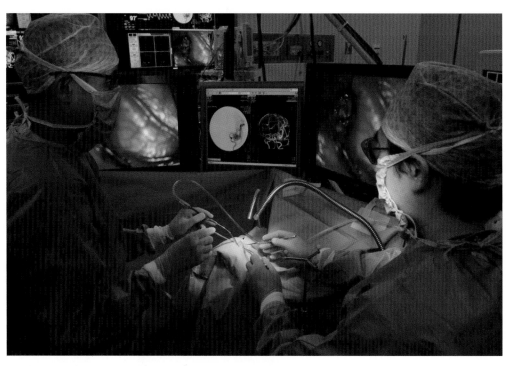

图 3.8 两位手术医生在两个外视镜（3D-Eye-Flex）下同时操作

　　然而，神经内镜应用于微创神经外科的过程中必将面临新的挑战。我希望年轻的医生[7]和技术人员在不久的将来能解决这些问题（图 3.9）。

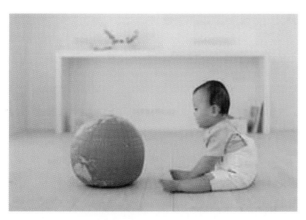

图 3.9　神经刺激裸眼手术。在皮层刺激下产生图像，进行人类神经生理学的研究

神经内镜的发展前景

- 出现克服显微镜缺点的光学器件
- 从模拟信号转变为数字信号
- 神经内镜、细胞内镜、共聚焦显微内镜、3D 内镜进一步得到改进
- 手术室内设备的重分布

（翟一轩　译）

参考文献

[1] Oka K, Ohshiro S, Go Y, et al. New surgical therapy for hydrocephalus: percutaneous flexible endoneurosurgical choroid plexus coagulation//Matsumoto S, Tamaki N, eds. Hydrocephalus-Pathogenesis and Treatment Tokyo. Japan: Springer-Verlag,1991: 692–698.

[2] Oka K, Tomonaga M .Instruments for flexible endoneurosurgery// Manwaring KH, Crone KR, eds. Neuroendoscopy. New York: Mary Ann Liebert,1992 (1):17–28.

[3] Oka K, Tomonaga M. Instrumentation. Tech Neurosurg, 1996, 1:151–158.

[4] Oka K, Yamamoto M, Nonaka T,et al. The significance of artificial cerebrospinal fluid as perfusate and endoneurosurgery. Neurosurgery, 1996, 38(4): 733–736.

[5] Oka K.Introduction of the videoscope in neurosurgery eurosurgery,2008,62(5, Suppl2):ONS337–ONS340, discussion ONS341.

[6] Mori H, Nishiyama K, Yoshimura J, et al. Current status of neuroendoscopic surgery in Japan and discussion on the training system. Childs Nerv Syst, 2007,23(6):673–676.

[7] Nishiyama K, Natori Y, Oka K. Introduction of a novel three-dimensional and high-definition flexible surgical scope for digital image based neurosurgey. Acta Neurochir(Wien), in press.

第Ⅱ部分
脑室内和基底池的内镜下解剖

第4章 侧脑室和第三脑室解剖

Kaan Yagmurlu, Albert L. Rhoton Jr.

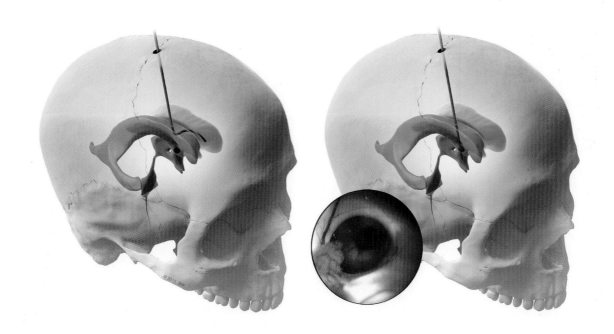

4.1 引　言

　　侧脑室和第三脑室的手术入路具有挑战性，原因是：位置深，接近颅腔的中心；位于不同的脑叶中，具有多变的形态和大小；交通孔道的狭窄使它们容易被堵塞；可扩张的特性使他们可随着病变大小而变化；脑室壁内有重要的运动、感觉和视觉通路，还有基底神经节及重要的自主内分泌中枢。通过侧脑室提供的深部腔隙可以到达第三脑室和基底池。

4.2 侧脑室

　　每个侧脑室都是一个"C"形的腔，它包绕在丘脑周围并位于大脑深处[1]。每个侧脑室都包含5个部分：额角、颞角、枕角、体部和房部。这5个部分各自都具有内侧壁、外侧壁、顶壁和底壁。另外，额角、颞角和房部具有前壁。这些壁主要由丘脑、透明隔、深部脑白质、

胼胝体和两个"C"形、包裹在丘脑周围的结构即尾状核和穹窿组成（图4.1~4.7；视频4.1、4.2；动画4.1）。

4.2.1 侧脑室壁

　　额角　额角作为侧脑室的一部分，位于室间孔前方，具有由透明隔形成的内侧壁，由胼胝体膝部形成的前壁和顶壁，由尾状核头部形成的侧壁，以及由胼胝体嘴部形成的狭窄底壁。穹窿柱向前通过室间孔，形成内侧壁的后下部（图4.1A~D、4.2A）。

　　体部　侧脑室的体部起自室间孔的后缘，延伸到尾状核体部向尾部过渡的向下的转折点。顶壁由胼胝体的体部形成，内侧壁由上部的透明隔和下部的穹窿体组成，侧壁由尾状核的体部形成，底壁是丘脑。尾状核和丘脑由丘脑纹状体沟分开，在沟里有终纹和丘脑纹状静脉走行（图4.1A~F、4.2B、4.9A~B）。

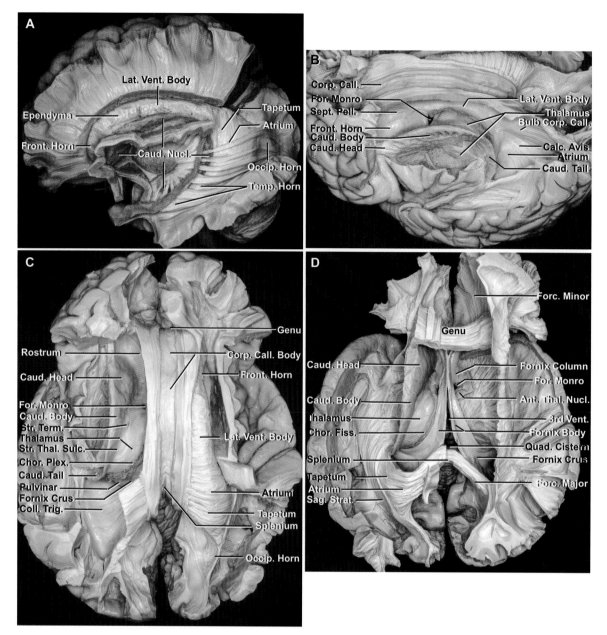

图4.1　A.每个侧脑室都包含5个部分：额角、颞角、枕角、体部和房部。尾状核的头部和体部分别形成侧脑室额角和体部的侧壁。尾状核的尾部沿着房部侧壁的前部下降，并进入颞角顶的内侧部，到达颞角前壁的杏仁体水平。胼胝体毯形成颞和枕角的侧壁，房部的后部，以及房部顶部的一部分。B.额角位于丘脑前方，体部位于丘脑上方，房部和枕角位于丘脑后方，颞角位于丘脑下方和外侧。透明隔形成侧脑室额角和体部的内侧壁，而禽距和胼胝体压部这两个突起形成房部的内侧壁。C.上视图。左侧脑室的顶部已被移除。胼胝体嘴形成额角的底壁；膝部形成额角的前壁和顶壁；体部形成侧脑室的顶壁；压部形成房部顶壁的一部分。房部的前壁由侧方的丘脑枕和中间的穹窿脚形成。房部侧壁的前端由尾状核的尾部形成，后部由胼胝体毯的纤维形成。房部的顶壁由胼胝体的体部、压部和胼胝体毯形成，而底壁由侧副三角组成。尾状核和丘脑被丘脑纹状体沟分开，终纹在此沟内走行。D.穹窿脚围绕丘脑中上部的边缘，在中线相遇，形成穹窿体。穹窿体在室间孔水平分为两个穹窿柱，形成额角内侧壁的后下部。穹窿柱也形成了室间孔的前上壁，而丘脑前核形成其后壁。胼胝体的压部发出纤维形成大钳，其形成房部内侧壁的一部分。胼胝体的压部也发出一束纤维，称为胼胝体毯，其向下分布形成房部以及颞角和枕角的顶壁和侧壁。胼胝体的膝部形成额角的前壁，它发出的一束纤维称作小钳，也参与形成额角的前壁（Atrium：房部胼胝体；Caud Body：尾状核体部；Caud Head：尾状核头；Caud Tail：尾状核尾；Caud Nucl：尾状核；Calc.Avis：矩状隆起；Chor. Fiss：脉络裂；Corp.Call Coll.Trig：侧副三角；Corp.Call. Body：胼胝体体部；Ependyma：室管膜；Front. Horn：额角；Fornix Crus：穹窿脚；For monro：室间孔；Genu：膝部；Lat.Vent. Body：侧脑室体部；Occip. Horn：枕角；Pulvinar：丘脑；Splenium：压部；Sept.Pell：透明隔；Str.Term：终纹；Thalamus：丘脑；Tapetum：毯部；Temp.Horn：颞角）

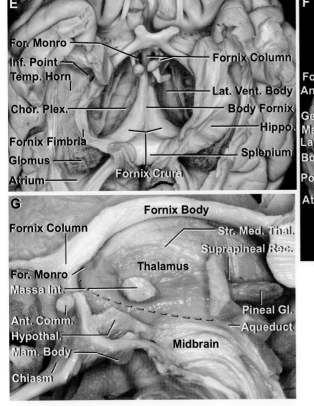

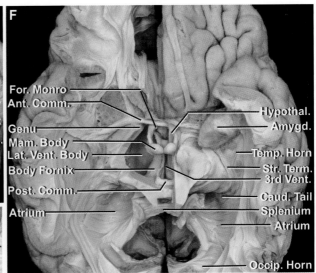

（续）图 4.1　E. 下视图。双侧丘脑和左侧海马已被移除。海马形成侧脑室颞角的底壁。脉络丛沿脉络裂的全长延伸，从室间孔到下脉络膜点。在房部，脉络丛形成一个突出的三角形簇，称为脉络球。穹窿通过侧脑室颞角、房部和胼胝体体部的内侧。穹窿伞起源于颞角的海马结构，并且在压部水平与穹窿脚合为一体。穹窿脚通过房部的前壁，并在胼胝体体部的内侧壁下部形成穹窿体部。穹窿体在室间孔水平一分为二形成穹窿柱并向下进入乳头体。F. 下视图。左侧丘脑和双侧海马已经被移除，以暴露颞角底壁和侧脑室体部。颞角从丘脑枕下方的房部向前延伸到颞叶的内侧。颞角的前壁由杏仁核形成，而顶壁的内侧由尾状核的尾部形成，外侧由胼胝体毯形成。在内囊膝水平，室间孔是侧脑室和第三脑室连接的通道。第三脑室是位于两侧大脑半球、双侧丘脑和两半儿下丘脑之间狭窄、漏斗状的单一腔隙。G. 第三脑室包含一个顶壁、一个底壁、前壁、后壁，以及两个侧壁。第三脑室的顶部形成一个柔和向上的拱形，从前端的室间孔延伸到后部的松果体上隐窝。第三脑室前顶壁的上层由穹窿体组成；底壁从前面的视交叉向后延伸到中脑导水管开口；前壁从上面的室间孔延伸到下面的视交叉；后壁从上面的松果体上隐窝延伸到下面的中脑导水管；侧壁由上部的丘脑和下部的下丘脑形成，两者之间被下丘脑沟分开（绿色虚线）。第三脑室内丘脑表面的上限以丘脑髓纹标记。这些条纹起自松果体缰，沿着丘脑上内侧面，在邻近脉络膜组织下层的附着处向前延伸。中间块儿嵌入到第三脑室的上半部，并与对侧丘脑表面相连（Ant. Comm：前联合；Aqueduct：导水管；Chiasm：交叉；Chiasm.Rec：交叉隐窝；Fornix Body：穹窿体；Fornix Crus：穹窿脚；Fornix Column：穹窿柱；For monro：室间孔；Haben. Comm：缰联合；Lam Term：终板；Mam.Body：乳头体；Massa Int：中间块；Midbrain：中脑；M.P.Ch.A：脉络膜后内侧动脉；Infund. Rec：漏斗隐窝；Int.Cer.V：大脑内静脉；Inf.Tela：脉络膜下层；Pineal Gl：松果体；Post.Comm：后联合；Sup.Tela：脉络膜上层；Suprapineal Rec：松果体上隐窝；Tuber Cin：灰结节；3rd Vent：第三脑室）

　　房部和枕角　房部和枕角一起形成一个大致三角形的空腔，其后部的顶点在枕叶，前面的基底部在丘脑枕上。房部的顶由胼胝体的体部、压部和毯形成。内侧壁由两个大致水平的突起形成，其中一个位于另一个之上。上部的突起被称为胼胝体球，位置偏上，由被称为大钳的大束纤维形成；下部的突起被称作禽距，覆盖在距状沟的最深处之上。侧壁分为前后两部分，前部由尾状核的尾部形成，后部由胼胝体毯的纤维形成。前壁包括内侧部和外侧部，内侧部由包绕着丘脑枕后部的穹窿脚形成，外侧部由丘脑枕形成。底壁由侧副三角形成，这个三角形区域向上凸出到侧副沟的后终端上方。枕角自房部向后延伸到枕叶。枕角从无到有一直向后延伸到枕叶深处，其大小亦随位置不同而改变。双侧枕角大小可能并不一致（图4.1 A~F、4.2C、4.9A~D；动画4.1）

颞角 颞角从丘脑枕下方的房部向前延伸到颞叶的内侧部，并且在紧邻杏仁核后面的前壁以盲端终止。颞角的底由内侧的海马和外侧的侧副隆起形成，该隆起覆盖于侧副沟之上，而侧副沟在颞叶的底面分隔海马旁回和枕颞回。颞角顶壁的内侧部由尾状核的尾部形成。顶壁的外侧部由胼胝体毯形成，该组织也翻转向下形成颞角的侧壁。胼胝体毯将颞角与视放射分开。内侧壁上唯一的结构是一个狭窄的裂隙，即脉络裂，它位于丘脑的下外侧部和穹窿伞之间（图4.1E、F、4.2D、4.9E~F；视频4.2）。

4.2.2 脉络丛和脉络裂

来自每个侧脑室的脉络丛沿着脉络裂的全长延伸并穿过室间孔。在房部，脉络丛形成一个突起的三角形簇状结构，称为脉络球（图4.1E）。值得注意的是，在右侧侧脑室丘纹静脉位于脉络丛右侧，在左侧侧脑室它位于脉络丛左侧（图4.6、4.7）。脉络裂是穹窿和丘脑之间的狭窄裂隙，沿着该狭窄的裂隙，侧脑室中的脉络丛沿着并依附于此裂隙延伸[2]。脉络裂从室间孔延伸而出，呈C形围绕在丘脑的上面、下面及后面，直到其下端，此处称为下脉络膜点；该点恰位于海马头部后方，外侧膝状体的外侧面。脉络裂分为体部、房部和颞部；脉络裂在脑室体部位于穹窿体和丘脑之间，在房部位于穹窿脚和丘脑枕之间，在颞角位于穹窿伞和丘脑之间；穹窿形成脉络裂的外缘，丘脑形成内缘。丘脑和穹窿接壤处的边缘，其脉络膜裂有一个小的隆起，称为带，脉络组织和脉络膜沿着带走行并依附于此，其中脉络丛在脉络膜内上升（图4.2D）。丘脑一侧的带被称为丘脑带或脉络带。脉络裂里穹窿一侧的带被称为穹窿带，颞角内例外，这里被称作伞带。

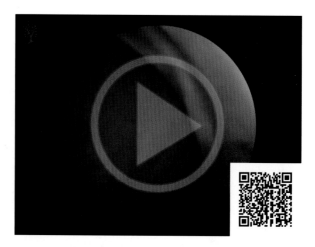

视频4.1 侧脑室的解剖。该视频展示了使用软性神经内镜对右侧脑室进行探查。确定的第一个解剖标志是右侧室间孔。透明的结构是透明隔。当内镜进入侧脑室的前部时，可观察到尾状核的头部。也可以通过室间孔观察到第三脑室内部。沿着脉络丛向后，内镜进入枕角。进入枕角后，内镜向前可进入三角区、房部和颞角。在颞角内可观察到脉络丛的延续和海马。海马是在内镜视野的右上部分可见的珍珠白色的结构。然后，将软性神经内镜撤回侧脑室的枕角和前角

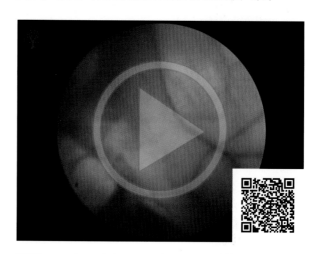

视频4.2 侧脑室解剖2。本视频展示的是应用软性神经内镜对右侧侧脑室进行探查。识别了右侧室间孔和相关结构。右侧半透明结构是透明隔。内镜沿脉络丛向后可以观察到枕角和透明隔的整个范围

脉络裂是涉及侧脑室体部、颞角、第三脑室手术最重要的标志之一（图4.6、4.7）。当打开脉络裂时，最好通过穹窿带，而不是丘脑带。因为内囊、视放射和半球中央核的大的引流静脉均经过丘脑带，打开丘脑带时可能会对静脉造成损伤。脉络丛的动脉供应是来自颈内动脉发出的脉络膜前动脉和大脑后动脉发出的脉络膜后内侧和后外侧动脉[3,4]（图4.3）。

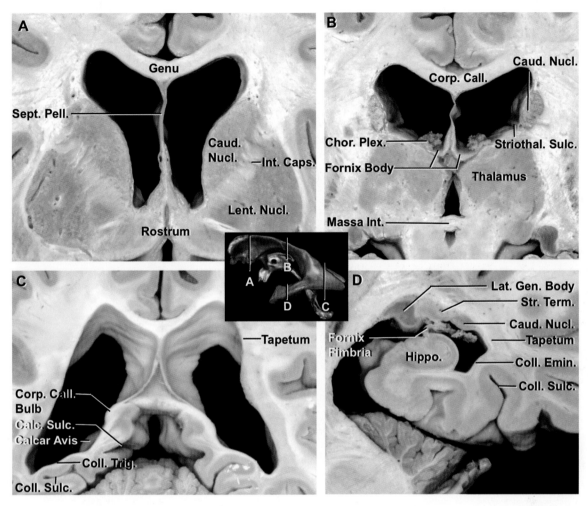

图 4.2 形成侧脑室表面的结构。中心图显示通过（A）额角，（B）体部，（C）房部和（D）颞角的横截面位置。A. 侧脑室额角。胼胝体膝部位于侧脑室顶壁，尾状核位于侧壁，胼胝体嘴位于侧脑室底壁，透明隔位于侧脑室内侧壁。B. 侧脑室体部。胼胝体体部位于侧脑室顶壁，尾状核位于侧壁，丘脑位于脑室底，透明隔和穹窿位于内侧壁。脉络裂即侧脑室的脉络丛附着位置位于穹窿和丘脑的下方。丘脑纹状沟将尾状核和丘脑分开。C. 侧脑室房部。侧脑室的外侧壁和顶壁由胼胝体毯形成，底壁由侧副三角形成，该三角覆盖于侧副沟之上。内侧壁的下部由禽距形成，该凸起位于距状沟深部的终端之上，内侧壁的上部由胼胝体球形成。D. 侧脑室右侧颞角。颞角底壁内侧的一部分由覆盖海马结构的突起形成，而底壁的外侧部称为侧副隆起的突起形成，该突起覆盖在侧副沟的深端之上。顶壁由尾状核和胼胝体毯形成，侧壁由胼胝体毯形成，颞角的内侧壁比穹窿伞与丘脑的下外侧面之间的裂隙稍大（Caud Nucl：尾状核；Calc.Sulc：矩状沟；Calcar.Avis：矩状隆起；Chor. Plex：脉络丛；Coll.Emin：侧副隆起；Coll.Trig：侧副三角；Coll. Sulc：侧副沟；Corp.Call：胼胝体；Fornix Body：穹窿体；Genu：膝部；Hippo：海马；Int Caps：内囊；Lat.Gen.Body：外侧膝状体；Lent.Nucl：豆状核；Massa Int：中间块；Rostrum：嘴部；Sept.Pell：透明隔；Str.Term：终纹；Striothal.Sulc：纹状体沟；Tapetum：毯部；Thalamus：丘脑）

脉络膜动脉通过脉络裂进入侧脑室。另外，脑室内的静脉在脑室壁走行，经脉络裂的边缘，在室管膜下出脑室汇入大脑内静脉、基底静脉或大脑大静脉。中间帆（大脑内静脉穿过它）位于第三脑室顶壁脉络裂体部的内侧。自侧脑室体部打开脉络裂可暴露中间帆和第三脑室顶壁。打开房部的脉络裂将暴露四叠体池、松果

体区和环池的后部。打开颞角的脉络裂会暴露环池的后部和脚间池的后部。

除了打开脉络裂之外，几种增加第三脑室顶壁暴露的方法均已被采用（图 4.6）。一种是在一侧室间孔的前上方切开一个穹窿柱，但这只能暴露第三脑室前部的一小块儿区域。为了避免穹窿切开的并发症，Hirsch 等人[5]在室间

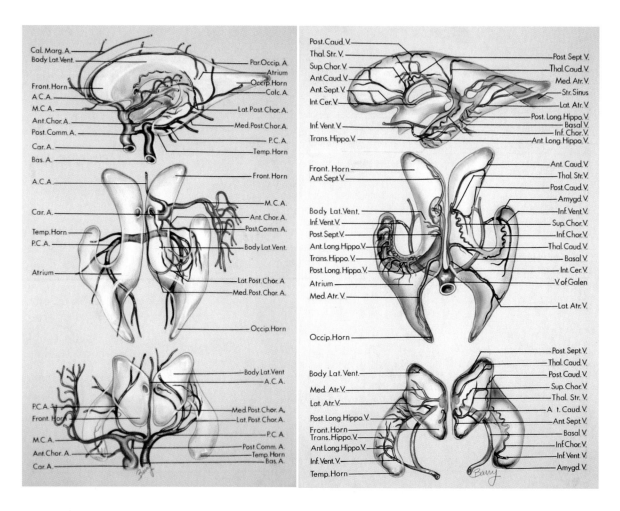

图 4.3　A. 侧脑室动脉关系的侧、上及前视图。颈内动脉及其分支显示为橙色，基底动脉及其分支显示为红色。颈内动脉、基底动脉、大脑前动脉、大脑中动脉、大脑后动脉、脉络膜前动脉、脉络膜后外侧动脉和脉络膜后内侧动脉与侧脑室额、颞和枕角以及房部和体部均有重要的关系。颈内动脉向侧脑室额角后下方区域发出大脑前和大脑中动脉。大脑中动脉的起始位于额角下方。大脑前动脉在额角的下面向内前方延伸，并发出围绕额角前壁和顶壁的胼周和胼缘分支。脉络膜前动脉进入颞角的前部。后交通动脉位于丘脑和侧脑室体部下方。基底动脉在侧脑室体部下方分叉发出大脑后动脉，该动脉走行于丘脑下方邻近颞角和房部内侧面的位置。脉络膜后内侧动脉从大脑后动脉的近端发出，环绕丘脑下面的脑干，行经第三脑室顶壁向前，并在此处发出分支到第三脑室顶和侧脑室体部的脉络丛。大脑后动脉的脉络膜后外侧分支向外侧走行，通过脉络裂进入侧脑室的颞角和房部。大脑中动脉走行于颞角以上和侧脑室体部外侧的岛叶上。大脑后动脉在侧脑室房部内侧区域发出距状动脉及枕顶动脉分支。B. 侧脑室静脉关系的侧、上及前视图。脑室静脉分为内侧组（绿色区域）和外侧组（蓝色区域）。脑室静脉引流至大脑内、基底和大脑大静脉。外侧组包括前额角的尾状核前静脉，体部的丘纹静脉、尾状核后静脉和丘尾静脉，房部和枕角的房外侧静脉，颞角的脑室下静脉和杏仁核静脉。内侧组由额角的透明隔前静脉，体部的透明隔后静脉，房部的房内侧静脉及颞角的海马横静脉组成。海马横静脉引流至前、后海马纵静脉。脉络膜上静脉引流至丘纹静脉和大脑内静脉，脉络膜下静脉引流至脑室下静脉。大脑大静脉引流至直窦（A.C.A：大脑前动脉；Ant. Chor.A：脉络膜前动脉；Atrium：房部；Bas.A：基底动脉；Body.Lat.Vent：侧脑室体部；Cal.Mang.A：胼缘动脉；Calc A：距状动脉；Car.A：颈动脉；Front.Horn：额角；Horn：枕角；Lat.Post.Chor.A：脉络膜后外侧动脉；M.C.A：大脑中动脉；Med.Post.Chor.A：脉络膜后内侧动脉；Occip. Post.Comm.A：后交通动脉；Temp. Horn：颞角；P.C.A：大脑后动脉；Par.Occip.A：顶枕动脉；Ant.Caud.V：尾状核前静脉；Ant .Long.Hippo.V：海马前纵静脉；Ant.Sept.V：透明隔前静脉；Basal.V：基底静脉；Int.Cer.V：大脑内静脉；Inf.Chor,V：脉络膜下静脉；Int.Vent.V：侧脑室下静脉；Lat.Atr.V：房外侧静脉；Med.Atr.V：房内侧静脉；Post.Caud.V：尾状核后静脉；Post .Long.Hippo.V：海马后纵静脉；Post.Sept. V：透明隔后静脉；Sup.Chor,V：脉络膜上静脉；Str.Sinus：直窦；Thal.Caud .V：丘脑尾状核静脉；Thal.Str.V：丘纹静脉；Trans.Hippo.V：海马横静脉）

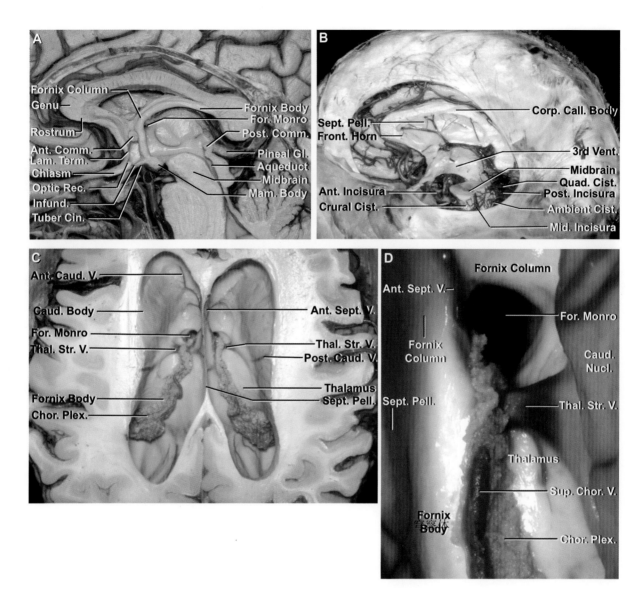

图 4.4　A. 在脑外表面上第三脑室前面下 2/3 可观察到；上 1/3 隐藏在胼胝体嘴之后。第三脑室前壁自上而下由穹窿柱、室间孔、前连合、终板、视隐窝和视交叉形成。每一侧室间孔均位于第三脑室顶壁和前壁的交界处。从前到后形成第三脑室底的结构包括视交叉、下丘脑的漏斗、灰结节、乳头体、后穿质和（最后方）位于大脑脚内侧面上方的中脑被盖的一部分。视交叉位于第三脑室底和前壁的交界处。B. 中脑和游离缘之间的区域包括位于脑干和第三脑室前壁前方的切迹前间隙，位于中脑两侧成对的切迹中间隙和位于中脑后面的切迹后间隙。额角位于切迹前间隙的上方；侧脑室的体部位于切迹中间隙的正上方，与切迹的中部之间由丘脑分开；房部位于切迹后间隙上方；颞角位于切迹中间隙的上外侧。切迹中间隙是大脑脚和环池所在的位置；切迹后间隙是四叠体池所在的位置。C. 侧脑室额角和体部的上视图。右侧丘纹静脉通过室间孔的后缘，左侧的丘纹静脉通过室间孔后几毫米处的脉络裂。透明隔前静脉和尾状核前静脉沿额角内壁走行，而尾状核后静脉沿侧脑室体的内壁走行。丘脑位于侧脑室体的底部。在侧脑室体部内侧壁，透明隔下端附着于穹窿体部；在侧脑室额角内侧壁，其下端附着于穹窿柱。D. 右侧室间孔放大视图。穹窿柱形成了室间孔的前缘和上缘。透明隔前静脉沿着透明隔向后走行，跨过穹窿柱。丘纹静脉向前走行于尾状核和丘脑之间，并转向内侧经室间孔后缘汇入大脑内静脉。右侧丘纹静脉位于脉络丛右侧（Amblent Cist：环池；Ant. Comm：前联合；Ant .Caud.V：尾状核前静脉；Ant Incisura：切迹前间隙；Ant. Sept. V：透明隔前静脉；Aqueduct：导水管；Caud. Body：尾状核体部；Caud Nucl：尾状核；Chiasm：交叉；Chor. Plex：脉络丛；Corp. Call.Body：胼胝体体部；Crural Cist：脚间池；Fornix Body：穹窿体；Fornix Column：穹窿柱；For monro：室间孔；Front. Horn：额角；Genu：膝部；Lam Term：终板；Mam.Body：乳头体；Midbrain：中脑；Mid Incisura：切迹中间间隙；Infund：漏斗；Optic Rec：视交叉上隐窝；Pineal Gl：松果体；Post.Caud.V：尾状核后静脉；Post.Comm：后联合；Post Incisura：切迹后间隙；Quad Cist：四叠体池；Rostrum：嘴部；Sept.Pell：透明隔；Thalamus：丘脑；Thal Str V：丘纹静脉；Tuber Cin：灰结节；3rd Vent：第三脑室）

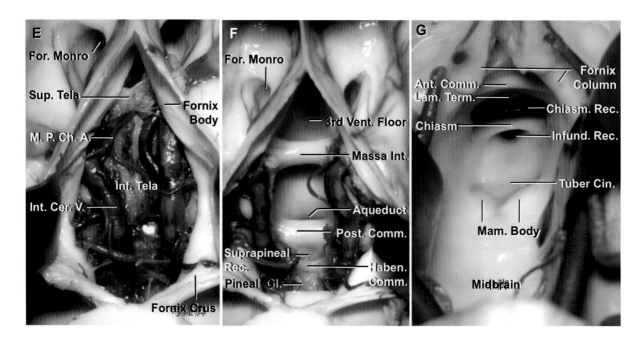

（续）图 4.4　E. 第三脑室顶的上视图。将穹窿和海马连合的体部沿中线纵向劈开并向外侧牵拉以暴露第三脑室。这个过程也是通过穹窿间入路到达第三脑室需要完成的。第三脑室的顶壁有 4 层：由穹窿形成的一个神经层，由脉络膜组织形成的两个薄膜层和一个血管层。大脑内静脉和脉络膜后内侧动脉位于血管层内，该血管层位于两层脉络组织之间。第三脑室顶壁前部的上层由穹窿体形成，顶壁后部的上层由穹窿脚和海马联合形成。脉络膜组织包括两层薄的半透明膜（上、下两层），这两层膜是第三脑室顶壁由穹窿形成的神经层下方的软膜衍生的菲薄的半透明膜（上、下层）。顶壁的最后一层是位于两层脉络膜组织之间的血管层。F. 打开的下层膜性结构，以暴露第三脑室底和中间块儿。视角向后转向导水管、后联合和缰联合位置。松果体上隐窝延伸到缰联合和后联合之间的松果体基底部。松果体继续向后延伸。G. 视角转向前以暴露第三脑室底的前部。乳头体位于第三脑室底的中部。灰结节是第三脑室底造瘘术中通常开放的位置，位于后方的乳头体和前方的漏斗隐窝之间，并且呈无规则的凹陷。视隐窝在视交叉的后缘上方和前连合的下方向前延伸。中脑的上端形成第三脑室底的后部（Ant. Comm：前联合；Aqueduct：导水管；Chiasm：交叉；Chiasm.Rec：交叉隐窝；Fornix Body：穹窿体；Fornix Crus：穹窿脚；Fornix Column：穹窿柱；For monro：室间孔；Haben. Comm：缰联合；Lam Term：终板；Mam.Body：乳头体；Massa Int：中间块；Midbrain：中脑；M.P.Ch.A：脉络膜后内侧动脉；Infund. Rec：漏斗隐窝；Int.Cer.V：大脑内静脉；Inf.Tela：脉络膜下层；Pineal Gl：松果体；Post.Comm：后联合；Sup.Tela：脉络膜上层；Suprapineal Rec：松果体上隐窝；Tuber Cin：灰结节；3rd Vent：第三脑室）

孔的后缘切断丘纹静脉以扩大第三脑室顶部的开窗。但是，有些患者会发生嗜睡、偏瘫和缄默，另外，丘纹静脉在室间孔的梗死可能会导致出血性基底神经节梗死 [2,6,7]。其他到达第三脑室前部的方式包括经穹窿间入路，该入路需将穹窿体部在中线纵向分开；或经脉络膜入路，如上所述，该入路中需将脉络裂在穹窿和丘脑之间打开，以允许将穹窿向相反的位置推开以暴露第三脑室顶壁的结构（图 4.4E、4.6、4.7）[6,8-10]。经脉络裂和经穹窿间入路方法的优势在于到达第三脑室中部的通路是通过分离而不是切断穹窿的纤维完成的。

4.3　室间孔

室间孔，即 Monro 孔，连接着侧脑室与第三脑室。它是一个管状的通道，位于穹窿和丘脑之间，其前方和上方由穹窿体部和穹窿柱的交界处形成；后方由丘脑前部形成。室间孔向后受脉络丛限制。在室间孔，丘纹静脉、脉络膜上静脉和膈静脉汇合成大脑内静脉（视频 4.1）。其他通过室间孔的结构包括脉络丛和脉络膜后内动脉的分支。室间孔的大小和形状随脑室的大小而变化（图 4.8；动画 4.1）。

4.4　第三脑室

第三脑室位于头颅的中心位置，胼胝体和侧脑室体部以下及蝶鞍、脑垂体和中脑之上，两侧大脑半球和两侧丘脑之间（图 4.1G，图 4.4A、B、E~G）[6,11]。

第三脑室与 Willis 环及其分支，以及与 Galen 静脉及其分支均密切相关。第三脑室肿瘤属于最难暴露和切除的肿瘤之一。第三脑室壁上的操作可能会引起以下功能障碍：下丘脑受损，具体表现为意识障碍、体温控制欠佳、呼吸及脉络丛分泌功能异常；由于视交叉和视束受损导致失明；以及第三脑室壁的穹窿柱受损导致记忆力丧失（视频 4.3）[6]。

4.4.1　神经关系

第三脑室是个狭窄、漏斗状、单室的中线腔隙。它通过室间孔在前上缘与两个侧脑室相通，通过中脑导水管在后方与第四脑室相通。它包含顶、底、前、后四个壁和两个侧壁（视频 4.3）。

前壁　前壁从上面的室间孔延伸到下面的视交叉（图 4.1G、4.4A）。在脑表面，前壁只有下 2/3 可见，上 1/3 被隐藏在胼胝体嘴之后。前壁在脑表面可见的部分由视交叉和终板形成。终板是一层薄的灰质和软脑膜，附着在视交叉上表面并向上延伸，以填充胼胝体和视交叉之间的间隔。从内部观察，前壁由上至下的边界由穹窿柱、室间孔、前连合、终板、视隐窝和视交叉形成。每侧室间孔均位于第三脑室顶壁和前壁的交界处。室间孔前方以穹窿柱为界，上方以穹窿体和柱的连接处为界，后方以丘脑前核为界（动画 4.1）。

顶壁　第三脑室的顶形成一个柔和向上的拱形，从前方的室间孔延伸至后方的松果体上隐窝（图 4.4E）。顶壁分为 4 层：一个神经层由穹窿形成，两个薄膜层由脉络膜组织形成；一个血管层位于两层脉络膜之间。脉络裂位于第三脑室顶壁的外侧缘。第三脑室顶壁前部的上层由穹窿体形成，顶壁后部由海马脚和海马联合形成。脉络膜组织包括两层由软膜衍生的薄的半透明膜，它在第三脑室顶壁由穹窿形成

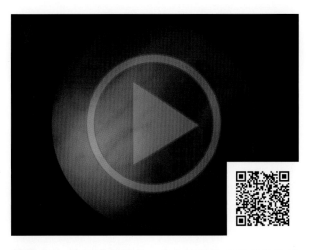

视频 4.3　第三脑室解剖。这个视频展示了应用软性神经内镜对第三脑室进行探查。内镜通过右侧室间孔进入第三脑室。首先确定了中间块和乳头体，第三脑室的前部包括乳头体，灰结节和漏斗，通过变薄的第三脑室底壁可以观察到基底动脉，向前可以观察到视交叉、视交叉上隐窝、终板和前联合；这个特殊的病例先前已经进行了终板造瘘术，因此可以观察到前交通动脉复合体；然后将内镜从第三脑室撤回侧脑室

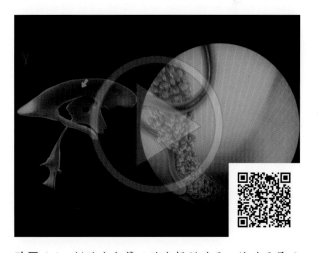

动画 4.1　侧脑室和第三脑室解剖动画。该动画展示了侧脑室和第三脑室的内镜探查。通过标准的冠状缝钻孔进入右侧脑室，我们确定了室间孔、侧脑室前角和尾状核头；沿着脉络丛向后，可以观察房部、枕角和颞角的入口；回到侧脑室前部，观察到内侧的透明隔；通过透明隔造瘘，可以进入对侧侧脑室；将内镜撤回同侧侧脑室并插入第三脑室，观察到乳头体、灰结节、视交叉和终板；将内镜向后转，可观察到中脑导水管入口、松果体、后联合和缰连合

的神经层下面形成上下两个薄膜层。第三脑室顶的最后一层是位于两层脉络膜组织之间的血管层。血管层由脉络膜后内侧动脉及其分支和大脑内静脉及其分支组成。两条平行的脉络丛中线的两侧向下投射，从脉络膜的下层进入第三脑室上部。

中间帆 中间帆是第三脑室顶部脉络膜组织两层之间的空间。脉络膜组织的上层附着在穹窿下表面和海马结合处。下层的前部附着在被称为丘脑髓纹纤维束的游离缘小脊上，沿着丘脑的上内侧边界从室间孔延伸到缰连合。下层的后部附着在松果体上表面。第三脑室的松果体上隐窝位于脉络膜的下层和松果体的上表面之间。中间帆通常是一个闭合的空间，其逐渐变细达到位于室间孔后面狭窄的顶点，但是它可能有时会有一个位于胼胝体压部和松果体之间的开口，与四叠体池连通，以形成中帆池。在海马连合和胼胝体压部之间的中帆上方可能有一个空隙，称为 Vergae 腔（第六脑室）。

底壁 底壁从前面的视交叉向后延伸到中脑导水管上口（图 4.1G，图 4.4A、F、G）。底壁的前半部分由间脑结构形成，后半部分由中脑结构形成。从下面观察，从前到后形成底壁的结构包括视交叉、下丘脑的漏斗、灰结节、乳头体、后穿质和（最后方）位于大脑脚内侧的中脑被盖的部分。视交叉位于第三脑室底壁和前壁的交界处。第三脑室底造瘘时，其造瘘口定位在漏斗隐窝及乳头体之间的灰结节（图 4.9G、H）。造瘘口定位在乳头体后方，有损害中脑的风险。当从第三脑室上方和内侧观察时，视交叉在第三脑室底壁的前缘形成一个突起。漏斗隐窝延伸到视交叉后面的漏斗中。乳头体在漏斗隐窝后面的脑室底内表面上形成一对突起。乳头体和中脑导水管之间的底是一个光滑的表面，从一侧到另一侧呈凹状。这个光滑的表面位于前部的后穿质、后部的大脑脚内侧部和中脑被盖的上方（动画 4.1）。

后壁 后壁从上面的松果体上隐窝延伸到下面的中脑导水管（图 4.1G、4.4F）。当从前

方和第三脑室内观察时，它从上到下依次包括松果体上隐窝、缰连合、松果体及其隐窝、后连合和中脑导水管。松果体上隐窝在松果体的上表面和第三脑室顶壁的脉络膜下层之间向后突出。松果体从其茎部向后延伸到四叠体池中。松果体的茎具有上、下两层。缰连合连接松果体缰，在上层跨过中线，后联合在下层横过。松果体隐窝在两层之间向后突入松果体。从后面观，后壁唯一的结构是松果体。

侧壁 侧壁由下部的下丘脑和上部的丘脑形成（图 4.1G）。侧壁有一个轮廓，外形就像一只张着嘴的鸟头的侧面。头部由丘脑椭圆形的内侧面形成；张着的嘴向前、向下伸出，代表下丘脑的隐窝，其上部由视隐窝形成，下部由漏斗隐窝形成。下丘脑和丘脑表面（即间脑和中脑）被下丘脑沟隔开，这条沟从室间孔延伸到中脑导水管，经常被错误定义。第三脑室丘脑表面的上界是丘脑髓纹，它沿着丘脑的上内侧面接近脉络膜附着处从缰向前延伸。中间块伸入第三脑室上半部并连接相对的两侧丘脑。

4.5 小脑幕切迹与脑室

侧脑室和第三脑室位于小脑幕切迹之上，该三角形空间位于小脑幕游离缘及鞍背之间（图 4.4B）[1,6,11,12]。

中脑和游离缘之间的区域分为：①位于脑干和第三脑室前壁前方的切迹前间隙；②位于中脑两侧成对的切迹中间隙；③位于中脑后面的切迹后间隙。额角位于切迹前间隙的上方；侧脑室的体部位于切迹中间隙的正上方，丘脑将两者隔开；房部位于后切迹间隙上方；颞角位于切迹中间隙的上外侧。3 个切迹间隙与侧脑室有密切的关系，一些到达切迹内侧基底池的手术入路可直接通过侧脑室和脉络裂完成。

位于颞叶和中脑之间的切迹中间隙与颞角和颞部的脉络裂关系密切，以至于到达该区域的一些手术入路直接通过颞角完成。颞角延伸

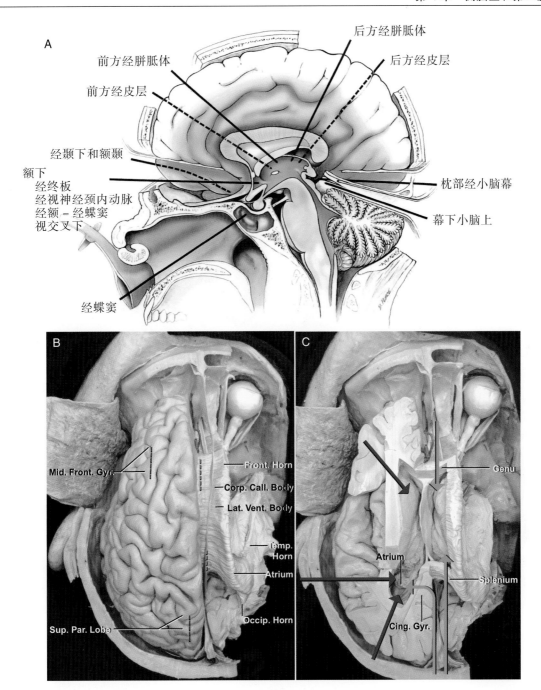

图 4.5　A. 头部正中矢状图显示到达侧脑室和第三脑室的手术入路。实线所示为沿中线或邻近中线的入路，虚线所示为远离中线进入侧脑室和第三脑室的入路。经中线或近中线方向进入第三脑室前部的入路是经蝶和经额下入路。额下手术入路被分为4种：①穿过终板的终板入路；②穿过视神经颈内动脉三角的视神经颈内动脉入路；③视交叉下方及视神经之间的视交叉下入路；④穿过蝶骨平台和蝶窦的经额–经蝶入路。偏离中线并到达第三脑室底和前部的入路包括颞下和额颞入路。到达侧脑室前部和第三脑室前上部的室间孔区域的入路包括从前部经胼胝体和前部经皮层入路。到达侧脑室房部和第三脑室后部的幕上入路包括后部经胼胝体、后部经皮层和枕部经小脑幕入路。幕下小脑上入路是经小脑幕下进入第三脑室后部的入路 [经许可引自 Rhoton AL Jr. The lateral and third ventricles. US: Neurosurgery, 2002, 51（4 Suppl）:S207-S271.]。B. 前方经胼胝体入路（绿色虚线）是指通过前方半球间裂隙和胼胝体前部，前方经皮层入路（蓝色虚线）是指经额中回长轴的皮质切口入路。后方经胼胝体入路（绿色虚线）是指经后方半球间裂隙和胼胝体后部或压部，后方经皮质入路（蓝色虚线）是指通过顶上叶皮层长轴的皮质切口入路。C. 深蓝色箭头所示为前方（经额中回），外侧（经颞上或中回）和后方（经顶上叶）皮层入路，绿箭头所示为经前后半球间裂入路。房部病变的入路包括枕部经扣带回，经颞和经顶叶皮层入路（Atrium：房部；Cing.Gyr：扣带回；Corp.Call.Body：胼胝体体部；Front. Horn：额角；Genu：膝部；Lat.Vent.Body：侧脑室体部；Mid.Front.Gyr：额中回；Occip. Horn：枕角；Splenium：压部；Sup.Par. Lobe：顶上小叶；Temp.Horn：颞角）

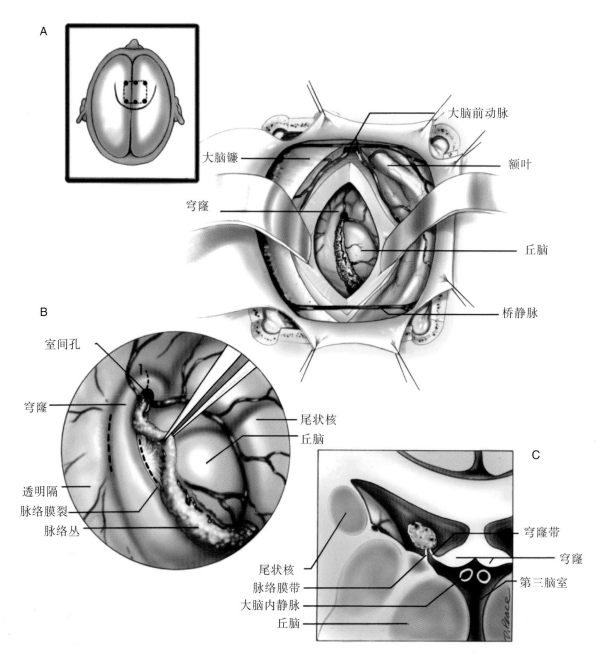

图 4.6 经胼胝体入路到达侧脑室及第三脑室。A~C 为正常脑室解剖图。A. 经胼胝体前部的切口暴露右侧脑室的体部和额角。左上角插图显示头的位置、头皮切口（实线）和骨瓣（虚线）。骨瓣延伸跨过上矢状窦。另一种方法是 Souttar 切口，骨瓣仅到达上矢状窦的外侧缘。B. 到达第三脑室病变的切口位置：①在室间孔的前上缘通过切开同侧穹窿柱扩大室间孔；②采用沿中线切开穹窿体部完成穹窿间入路；③沿穹窿带切开脉络裂完成脉络裂入路。C. 沿穹窿带切开完成脉络裂入路，而不切开脉络膜带（也称为丘脑带），因为和穹窿带相比，有更多的静脉和动脉通过脉络膜带。大脑内静脉在第三脑室顶壁走行 [经许可引自 Rhoton A Jr.The lateral and third ventricles. US: Neurorosurgery，2002，51（Suppl4）：S207–S271.]

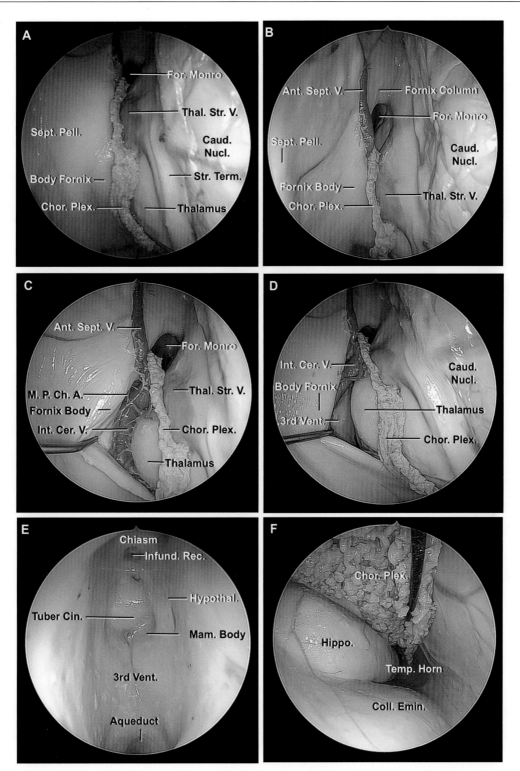

图 4.7　到达侧脑室和第三脑室的内镜入路。A. 进入侧脑室后，遇到的第一个标志是脉络丛。需要注意的是丘纹静脉位于右侧脑室的脉络丛右侧，位于左侧脑室的脉络丛左侧。B. 脉络丛向前方延伸到达室间孔，穿过室间孔，到达第三脑室前底壁。C. 在穹窿体和脉络丛之间切开穹窿带，以到达第三脑室后底壁。该步骤中遇到的结构是两层脉络膜组织和血管层，其间包含大脑内静脉和脉络膜后内侧动脉。D. 打开下层脉络膜组织，暴露第三脑室。E. 这是内镜观察到的第三脑室前、后底壁。F. 通过枕叶皮质和侧脑室房部暴露侧脑室颞角（Ant. Sept. V：透明隔前静脉；Aqueduct：导水管；Body Fornix：穹窿体；Caud Nucl：尾状核；Chiasm：交叉；Chor. Plex：脉络丛；Coll.Emin：侧副隆起；Fornix Column：穹窿柱；For monro：室间孔；M.P.Ch.A：脉络膜后内侧动脉；Hippo：海马；Infund. Rec：漏斗隐窝；Int.Cer.V：大脑内静脉；Sept.Pell：透明隔；Str.Term：终纹；Temp.Horn：颞角；Thalamus：丘脑；Thal Str V：丘纹静脉；Tuber Cin：灰结节；3rd Vent：第三脑室）

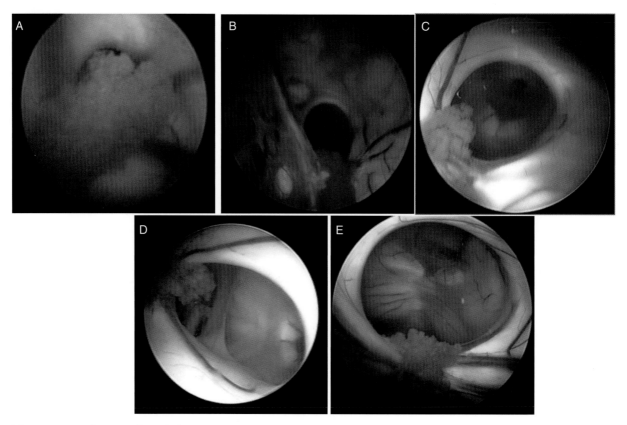

图 4.8 A~E. 室间孔的解剖变异

到颞叶的内侧部，位于切迹中间隙的外侧，并在距颞极 3cm 处结束。这个空间是脚间池和环池所在的位置。脚间池位于大脑脚与钩回之间，以视束为顶，向后开放进入环池。环池是一个狭窄的通道，中间以中脑为界，上面是丘脑枕，外侧以海马旁回、齿状回和穹窿伞为界。切迹后间隙是四叠体池所在的位置，位于脑室房部内侧。该脑池围成了一个与松果体区对应的空间，并具有顶、底以及前壁和侧壁。每个侧壁具有前部和后部：前部由穹窿脚形成，后部由位于胼胝体压部下方的枕叶内侧面的一部分形成。

4.6 侧脑室和第三脑室的动脉关系

侧脑室和第三脑室的每一部分都具有和手术相关的重要动脉关系：Willis 环的所有动脉组成部分都位于侧脑室额角和侧脑室体以下的小脑幕切迹前间隙；在额角下方区域，颈内动脉发出大脑前和大脑中动脉，并产生脉络膜前动脉，它发出的分支通过脉络裂进入脉络丛；Wills 环的后部和基底动脉的顶点位于丘脑、侧脑室体、第三脑室底以下，并位于双侧颞角之间；大脑前动脉经过第三脑室前壁和额角的前壁到达额角顶壁和侧脑室体部；大脑后动脉走行于颞角和房部的内侧，并发出脉络膜后动脉，该动脉经过脉络裂为侧脑室颞角、房部和体部的脉络丛供血；大脑后动脉、胼周动脉，小脑上和脉络膜动脉走行于后壁附近；大脑前动脉和大脑后动脉发出分支进入脑室顶壁；大脑中动脉通过额角下方到达外侧裂，然后过渡到岛叶表面，此处它们位于侧脑室体部外侧；颈内动脉、脉络膜前动脉、大脑前动脉、大脑后动脉、大脑前交通动脉和大脑后交通动脉发出穿支到达侧脑室和第三脑室的脑室壁或脑室壁附近的结构（图 4.3A）。

与侧脑室和脉络裂关系最密切的动脉是脉络膜动脉，它为侧脑室和第三脑室的脉络丛供血[3]。

脉络膜动脉自基底池的颈内动脉和大脑

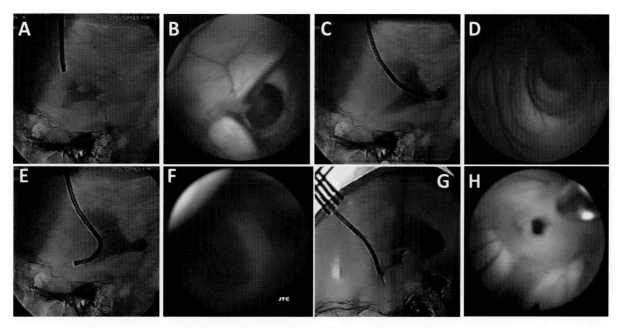

图 4.9　在实时神经内镜探查期间获得的这些荧光图片中，持续注射染色剂以描绘脑室内解剖结构并观察正常的脑脊液流动。A、B. 侧脑室内的神经内镜正在观察室间孔。C、D. 沿着脉络丛向后，神经内镜向前推进以观察枕角。E、F. 神经内镜转向外、向前，观察颞角。G、H. 正在进行的内镜下第三脑室底造瘘术（ETV）

后动脉发出，并通过脉络裂到达脉络丛。最常见的模式是脉络膜前动脉为颞角和房部的脉络丛供血；脉络膜后外侧动脉为颞角后部、房部和侧脑室体部的脉络丛供血；脉络膜后内侧动脉为第三脑室顶部和部分侧脑室体的脉络丛供血。脉络膜前、后动脉为脉络丛供血范围的大小之间呈负相关，即随着一个动脉供应的区域扩大，另一个动脉供应的区域相应减少。脉络膜后外侧和后内侧供血区域大小之间同样呈负相关。源自同侧的脉络膜后外侧和后内侧后动脉罕有发出分支到对侧脑室的脉络丛。

静脉与大脑内静脉的交界处通常在室间孔的后缘形成锐角；然而，丘纹静脉可通过脉络裂在室间孔的后方汇入大脑内静脉，这在血管造影上意味着室间孔被向后移动了，实际情况并非如此。而实际上侧脑室体部、房部和颞角的静脉汇聚于脉络裂的现象有助于识别位于丘脑周边的该裂隙，并且手术过程中沿着该裂隙可到达第三脑室、松果体区、大脑脚、环池和四叠体池。由脉络膜动脉供血的动静脉畸形和肿瘤的静脉引流将通过脉络裂的边缘到达大的深静脉干。这些病变的动脉供应也常通过脉络裂。

4.7　侧脑室和第三脑室的静脉关系

脑室静脉在脑室手术过程中为指引术者到达室间孔和脉络裂提供了宝贵的标志（图 4.3B、4.4、4.6、4.7）。脑积水是脑室肿瘤的常见后果，当存在脑积水时，标志的作用就会显现，因为脑室扩张时，脑室壁神经结构之间的边界会变得模糊不清。由于丘纹静脉通常沿着分隔尾状核和丘脑的沟走行，因此它有助于界定这两个结构的连接处。从侧面观察脑血管造影，丘纹

4.8　结　论

侧脑室和第三脑室是颅内手术最难到达的区域。自 Dandy 的开创性工作以来，已有许多到达脑室的手术入路得到了描述（图 4.5）[6,11,13,14]。

侧脑室和第三脑室肿瘤的最佳手术入路取决于肿瘤的位置、起源部位、生长方式、脑室大小以及其所涉及的结构。该概念并不是选择距病变的最短距离，而是选择对神经血管组织能最小化操作的路径，这些特殊目标的实现常

需要更长的路径[14]。侧脑室的手术入路可分为前、后、下三种。前方入路指向侧脑室的额角、体部以及第三脑室前部；后方入路指向侧脑室房部和第三脑室后部；侧方入路指向颞角和基底池。前方入路包括经前胼胝体、经前方皮质和经前额叶；后方入路是指经后胼胝体、经后方皮质，枕部经小脑幕上和枕下小脑上；侧方入路是指经岛叶、经皮层（经颞叶）和颞下。通过显微镜和内镜技术可以到达侧脑室和第三脑室的途径是：①从前方，通过大脑半球间的前纵裂、胼胝体和终板；②从下方，通过基底池、鞍上区域、经颞叶皮层、经颞叶下方；③从后方，通过大脑半球间的后纵裂、四叠体池、胼胝体或大脑皮层。对侧脑室和第三脑室病变的手术入路在其他章节会有回顾性分析[6]。

（马康平　宋贵东　译）

参考文献

[1] Ono M, Rhoton AL Jr, Barry M, et al. Microsurgical anatomy of the region of the tentorial incisura. J Neurosurg, 1984,60(2):365–399.

[2] Nagata S, Rhoton AL Jr, Barry M. Microsurgical anatomy of the choroidal fissure. Surg Neurol, 1988,30(1):3–59.

[3] Fujii K, Lenkey C, Rhoton AL Jr. Microsurgical anatomy of the choroidal arteries: lateral and third ventricles. J Neurosurg, 1980,52(2):165–188.

[4] Rhoton AL Jr, Fujii K, Fradd B. Microsurgical anatomy of the anterior choroidal artery. Surg Neurol, 1979,12(2):171–187.

[5] Hirsch JE Zouaoui A, Renier D, et al. A new surgical approach to the third ventricle with interruption of the striothalamic vein. Acta Neurochir (Wien), 1979,47(3-4):135–147.

[6] Rhoton AL Jr. The lateral and third ventricles. Neurosurgery, 2002,51(4, Suppl):S207–S271.

[7] Trim U, Yaşargil MG, Al-Mefty O. The transcallosal-transforaminal approach to the third ventricle with regard to the venous variations in this region. J Neurosurg, 1997,87(5):706–715.

[8] Apuzzo ML, Giannotta SL. Transcallosal interforniceal approach// Apuzzo ML, ed. Surgery of the Third Ventricle. Baltimore: Williams & Wilkins, 1987:354–379.

[9] Apuzzo ML, Chikovani OK, Gott PS, et al. Transcallosal, interfornicial approaches for lesions affecting the third ventricle: surgical considerations and consequences. Neurosurgery, 1982, 10(5):547–554.

[10] Wen HT, Rhoton AL Jr, de Oliveira E. Transchoroidal approach to the third ventricle: an anatomic study of the choroidal fissure and its clinical application. Neurosurgery, 1998,42(6): 1205–1217, discussion 1217–1219.

[11] Yamamoto I, Rhoton AL Jr, Peace DA. Microsurgery of the third ventricle: Part I. Microsurgical anatomy. Neurosurgery, 1981,8(3):334–356.

[12] Rhoton AL Jr. Tentorial incisura. Neurosurgery, 2000,47(3, Suppl):S131–S153.

[13] Dandy WE. Operative experience in cases of pineal tumor. Arch Surg, 1936,33:19–46.

[14] Yaşargil MG, Abdulrauf SI. Surgery of intraventricular tumors. Neurosurgery, 2008,62(6, Suppl 3):1029–1040, discussion 1040–1041.

第5章　中脑导水管和第四脑室解剖

Alberto Feletti, Alessandro Fiorindi,Luca Basaldella,Pierluigi Longatti

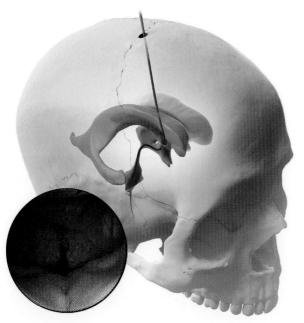 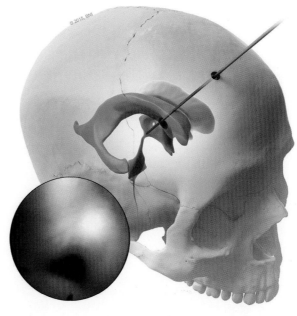

5.1　引　言

目前对中脑导水管（cerebral aqueduct,CA）和第四脑室解剖的研究主要是尸体标本的解剖研究和组织学层面的技术研究。虽然有很多关于第四脑室结构详细的横断组织学切片的研究,但关于中脑导水管结构的高质量组织学解剖切片的研究却很少。尽管显微外科手术能看到第四脑室的大部分区域,但几乎不能看到中脑导水管的末端以及被它完全遮挡的区域。通过显微镜的手术视野即使是第四脑室下三角区也不能轻松安全地到达。神经放射学检查,如计算机断层扫描（CT）,特别是磁共振成像（MRI）等可从临床的角度对中脑导水管区域的结构特征提供宝贵的细节信息。近年来,随着神经内镜技术的不断进步,为未来探测脑室系统提供了可能。在某些情况下,神经内镜

可以较为直观地观察腔室的内部结构。

5.2　中脑导水管

中脑导水管（Cerebral Aqueduct, CA；也被称为中脑导管或 Sylvius 导水管）是一个狭窄的管道,其中充满脑脊液,将第三脑室和第四脑室相连；位于中脑的顶盖和背盖之间,周围环绕着导水管周围灰质；通常为弧形,呈圆锥状,中部或底部的弯曲称为导水管的膝；与脑室系统的其他部分相同,CA 从神经管的中央管发育而来,起源于中脑部分。尽管在 1587 年由 Leonardo da Vinci 和 Arantius 首次确认它是一个通道,但 CA 是以解剖学家 Francois Sylvius de la Boe（1614—1672）命名的。1521 年,Berengarius 第一次对 CA 进行了描述,认为它是一个小孔,通向一个"深空"。

1543 年 Andreas Vesalius 在 *Fabrica* 中准确描述了中脑导水管，并在 19 世纪揭示了它的功能是参与脑脊液循环[6,7]。

5.2.1 正常解剖

中脑导水管开口（也被称为中脑导水管内口、中脑导水管入口和中脑导水管上口）的形状是一个基底位于背侧的三角形结构，它与后联合相连于第三脑室后下方（图 5.1；动画 5.1）。在入口处有两个小的圆形突起，勾勒出它的前轮廓并确定三角形的形状。解剖学专家认为，它们是由红（环状）核向导水管腔内突出而形

成的。在中脑导水管入口的尾部，突出的上丘体决定了第一个狭窄，其次是壶腹，腔内扩张(图 5.1B、C）。壶腹与被盖丘脑沟相对应。第二个狭窄与下丘（图 5.1B~D）相对应。腹侧，被盖丘脑沟压迹较深，进入壶腹后较平缓，并逐渐延伸为第四脑室底的正中沟。内侧纵束位于沟的底部。在第二个狭窄后，腔体扩大并开口于第四脑室（图 5.1D）。中脑导水管最初被分为三部分，随后被细分为五部分：入口部，第一狭窄部（最狭窄的部位），壶腹部，膝部或第二狭窄部，最后部（视频 5.1、5.2）[6,8]。这两个狭窄决定了导水管的大小，从而决定了内镜导

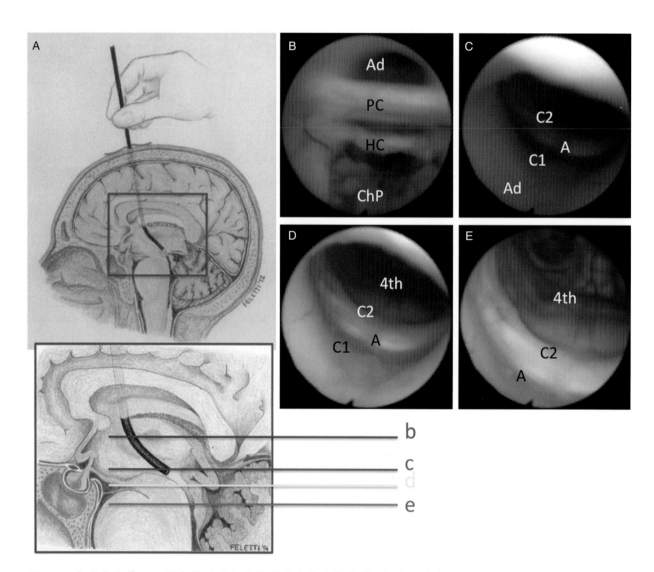

图 5.1 中脑导水管。A. 图中展示了矢状位所见的中脑导水管 [经许可引自 Feletti A, Marton E, Fiorindi A, et al.Neuroendoscopic aspiration of tumors in the posterior third ventricle and aqueduct lumen:a technical update.Acta Neurochir（Wien），2013:1469]。B ~ E. 内镜下右图所见（Ad：入口；PC：后联合；HC：缰联合；ChP：脉络丛；C1：第一狭窄；A：壶腹；C2：第二狭窄；4th：第四脑室）

航的可行性。在胎儿期，前（第一）狭窄范围为 0.4~0.8mm，后（第二）狭窄范围为 0.5~1mm。胎儿出生前 2 个月导水管的直径顺行缩小，直到出生后，导水管的直径随着年龄的增长逐渐增大[8]。成人导水管的直径为 0.5~2.84mm，长度为 14~ 15mm（表 5.1）[1,9]。然而，如果显示该导管有顺应性的特征，其直径在出现单室循环、脑积水和血管内出血时也会发生变化[10-13]。而在显微外科手术过程中只能看到导水管的两端，神经内镜能观察到中脑导水管内的所有解剖标志（视频 5.1、5.2），即便神经内镜的直径大于 CA 的直径也是如此（表 5.2）。

5.2.2　病理解剖

从解剖学上看，CA 的主要病理改变是入口的三角形形态消失。导管的狭窄和扩张病变都表现为导管横断面变圆，顺应性消失。这种入口形状的变化很可能会使 CA 最大限度地适应生理脑脊液压力或动力学的变化。在第四脑室脑积水患者中，入口失去了三角形形态，变成椭圆形，而导水管管腔扩大，特别是在第一狭窄部位（图 5.2A）。第四脑室阻塞病例的四叠体向后突起（图 5.2B），使入口变为圆形[14]。

导水管狭窄分为解剖型或功能型。解剖型导水管狭窄通常发生在第二狭窄部位。将管腔调整为漏斗状结构，腹侧裂隙只在壶腹外可见。在某些情况下，解剖型导水管狭窄可以转变为功能型导水管狭窄。脑干比小脑更容易通过小脑幕切迹向上滑移，而这种上下的微小运动在脑室循环的某些阶段会引起 CA 的间歇性挤压，特别是当一个受限的后颅窝或小脑延髓池同时存在时。高压力的脑脊液常突破功能型狭窄区域，引起第三脑室脑积水和第三脑室底下凸。在这些情况中，由于第三脑室扩大，CA 入口侧向伸展，在内镜探查时出现"水煤浆（muzzle of tench）"现象（图 5.2C）。根据收缩压和舒张压的不同，CA 入口有节奏地扩张。功能型 CA 狭窄被认为是少数明显的特发性正常压力性脑积水的发病原因，可通过内镜下第三脑室底造瘘术（ETV）成功治疗。

在内镜探查 CA 的过程中，偶尔会遇到一些解剖畸形，一个分叉的入口被分成两个或以上的单独通道，每个通道可以相互沟通，独立进入第四脑室，或者终止盲端[16]，从而导致管腔狭窄（图 5.2E）。当 CA 部分或完全被膜阻塞，只有当膜薄且透明的时候，才可以用软镜安全通过。

表 5.1　导水管和第四脑室解剖结构的测量

距离	测量结构（范围）
导水管长度	14.1 ± 1.2mm（11.0 ~ 17.0mm）
导水管前段直径	1.1 ± 0.3mm（0.5 ~ 2.1mm）
导水管壶腹直径	1.2 ± 0.4mm（0.5 ~ 2.2mm）
导水管后段直径	1.4 ± 0.4mm（0.5 ~ 2.4mm）
导水管最狭窄部位直径	0.9 ± 0.2mm（0.5 ~ 1.4mm）
两侧孔间距离	2.42cm（2.1 ~ 2.81cm）
侧孔入口头到尾端宽度	0.51cm
侧孔出口头到尾端宽度	0.33cm
正中沟到听结节内侧缘距离	0.65 ~ 0.69cm
听结节头到尾端宽度	0.21cm（0.12 ~ 0.3cm）
第四脑室长度	3.17cm（2.8 ~ 3.8cm）
第四脑室最高处高度	1.24cm（0.92 ~ 1.45cm）

经许可引自参考文献 19~22

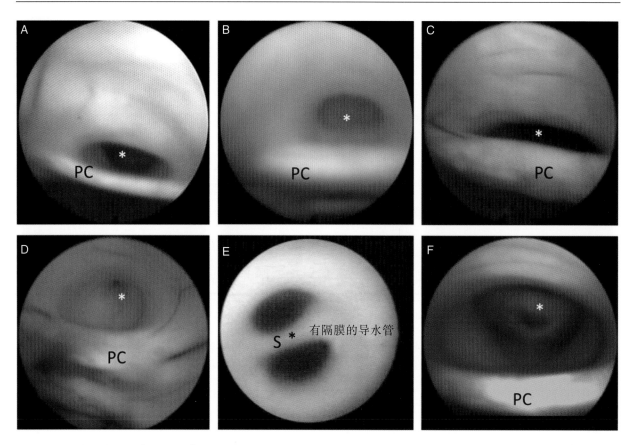

图 5.2 内镜下病理性中脑导水管的形态。A. 椭圆形导水管入口。B. 圆形导水管入口。C. "Muzzle oftench" 形导水管入口。D. 病理性狭窄的导水管入口。E. 叉状导水管入口。F. 导水管入口膜性堵塞（PC：后连合；S：隔膜；*：入口）

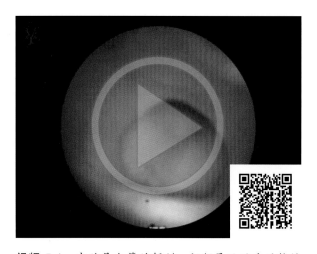

视频 5.1 中脑导水管的解剖。视频展示了应用软性内镜观察到的导水管和第四脑室。内镜一开始位于第三脑室中心，然后操控内镜向后方行进直到导水管，可见后联合；通过旋转和行进的联合操作小心地将内镜通过导水管到达第四脑室，之后可以清晰地看到第四脑室底及脉络丛结构；通过导水管时需要注意对两个自然狭窄和壶腹的保护，两处狭窄对应的是上下丘的位置

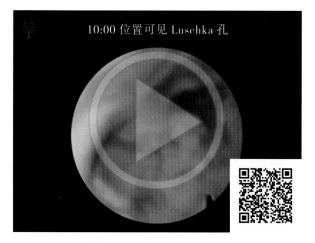

视频 5.2 中脑导水管和第四脑室的解剖。视频展示了应用软性内镜探查导水管和第四脑室的结构。内镜一开始位于第三脑室中心部位，然后逐渐向第三脑室后部移动，通过导水管到达第四脑室；然后我们可以看到第四脑室侧孔，第四脑室底以及第四脑室中间孔；内镜再向尾侧移动就可以看到写羽、脊髓中央管的开口、最后区、闩部、枕大孔以及双侧的小脑后下动脉；当内镜从导水管出来后就可以更清晰地观察到脉络丛和上下髓帆

表 5.2　中脑导水管和第四脑室的解剖标志

位置	标志	内镜视野	显微镜视野
导水管	导水管入口	清晰	清晰
	第一狭窄	清晰	不清晰
	壶腹	清晰	不清晰
	第二狭窄	清晰	不清晰
	腹沟	通常不清晰	不清晰
第四脑室顶	上髓帆	清晰	清晰
	下髓帆	清晰	清晰
	尖顶	清晰	清晰
	小结	清晰	清晰
	脉络丛	清晰	清晰
第四脑室底，上部	蓝斑核	无法看到	很少看清
	正中沟	清晰	清晰
	界沟	很少看清	清晰
	内侧隆起	通常可见	清晰
	上凹	很少看清	通常可见
	面丘	通常可见	清晰
第四脑室底，中部	髓纹	通常可见	通常可见
	听结节	通常可见	通常可见
第四脑室底，下部	下凹	清晰	清晰
	舌下神经三角	清晰	清晰
	迷走神经三角	清晰	清晰
	最后区	清晰	很少看清
	脊髓中央管	清晰	很少看清
	外侧隐窝	清晰	通常可见
	侧孔	清晰	通常可见
	正中孔	清晰	清晰
	闩部	清晰	通常可见
	小脑后下动脉	清晰	清晰

引自参考文献 3

5.3　第四脑室

第四脑室从 CA 的后方尾部延伸至延髓的闩部，其分界线包括一个顶、一个底和两个侧面的凹槽；位于脑桥与延髓之间，而小脑位于其后。脑脊液通过 CA 进入第四脑室，第四脑室正中孔和双侧孔为脑脊液出口。它由神经管的中央管发育而成，与发育中的菱脑区相对应。

5.3.1　正常解剖结构

第四脑室顶部

第四脑室顶部由上髓帆和下髓帆形成，它

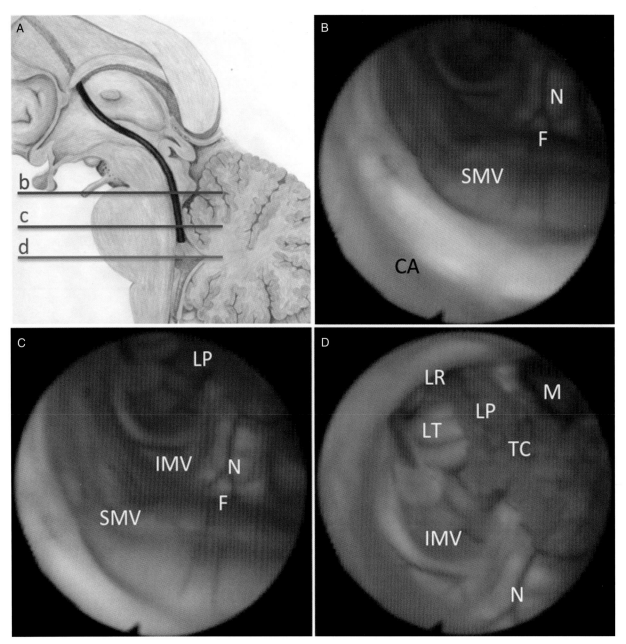

图 5.3　第四脑室底。A 图中展示了（B～D）内镜在不同层面所看到的结构（CA：导水管；F：嵴；N：小结；SMV：上髓帆；IMV：下髓帆；LP：左侧脉络丛；LR：外侧隐窝；M：正中孔；LT：左侧小脑扁桃体；TC：脉络膜。经许可引自参考文献 3）

将脑室与小脑分离，悬吊在脑干上，像一个帐篷。顶部的膜表面光滑程度仅次于小脑蚓部。第四脑室扩张时，可清晰地观察到小脑蚓部和结节（图 5.3；视频 5.2、5.3）。脉络丛的纵向部分是成对的在中线上，具有明显的分界线。第四脑室的脉络丛是两种反向对称的 L 型指型结构，在脑室顶部的中线两侧出现（动画 5.1）[17]。脉络丛的水平部分开始于第四脑室正中孔，它们

沿着侧凹和端部的交界处向相反的方向偏移，终止于桥小脑脚处的侧孔。在某些情况下，侧孔处的脉络丛非常丰富，像一串葡萄[17]。在侧隐窝水平时我们通常可以看到齿状核突起[18]。

第四脑室底部

　　第四脑室底部又叫菱形窝，因为它是对称的菱形结构。与显微视野相比，内镜下观察到

第 5 章 中脑导水管和第四脑室解剖

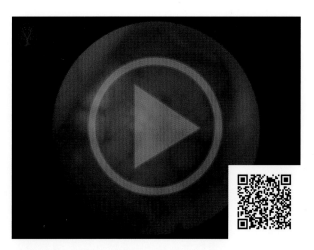

视频 5.3 第四脑室和小脑延髓池的解剖。该视频展示了软性内镜下观察到的第四脑室和小脑延髓池的解剖结构。软性内镜经过导水管进入第四脑室内，可以看见小脑蚓部和其两侧的脉络丛，以及右侧的第四脑室底；内镜沿中线向前移动到正中孔，可以看见闩部、双侧小脑后下动脉以及髓纹；内镜继续移动通过正中孔后到达小脑延髓池，可以看到延髓背面、上颈髓以及枕骨大孔；当全部观察完小脑延髓池后，小心地将镜子退回第四脑室内

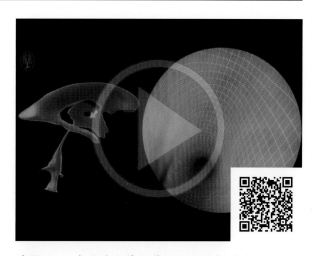

动画 5.1 中脑导水管和第四脑室的解剖动画。这一动画展示了内镜下观察到的导水管和第四脑室。经标准右额钻孔进入侧脑室，进入第三脑室后内镜向后方移动直到导水管入口；小心仔细操作内镜使之经过导水管到达第四脑室，我们可立即看到第四脑室顶附着的脉络丛、桥脑、第四脑室底、正中孔和侧孔、小脑后下动脉、枕骨大孔、小脑延髓池以及上颈髓；然后小心将内镜从第四脑室退回第三脑室。需要注意的是这些操作只能使用软性内镜

的第四脑室底部更有特点。内镜下的视野平行于第四脑室底部，但镜下的高度低于第四脑室高度，为解剖标志提供了一种独特的视角。底部的头侧 2/3 位于脑桥后方，尾侧 1/3 位于延髓后方。以中央沟为界，其纵向分裂为对称的两半（图 5.4）。脑室界沟是一种与中央沟平行的不连续裂隙，一个突出的中带将脑室的顶部和底部分裂为中位隆起或外侧前庭区。底部分为三部分：①上部或脑桥部；②中间部或交界；③低部或延髓部（动画 5.1）。

上半部为三角形，顶点对应于中脑导水管，其底部与连接小脑脚下缘的假想线相对应，而外侧的界限是由小脑脚侧第四脑室的表面构成。在这一区域中，每一个中位隆起都包含面神经丘，它对应的是围绕第Ⅵ对脑神经核周围的面神经膝部（图 5.4）。外侧到面神经丘，脑室界沟加深形成了上凹，蓝核位于其上端。

在中间或连接部位向下延伸到脉络膜附着处，前庭区域变得更宽。听结节是前庭区外侧部分的凸起，位于侧孔（图 5.5）入口的喙区。听结节是由只覆盖一层薄的室管膜的耳蜗背侧神经核形成[19]。纹状体（也称为无齿纹，

或 Bergmann 索）是由弓形核形成的细长束，从中央沟向下延伸到小脑下脚（图 5.5）。一般来说，纹状体靠近听结节，但是它们的相对位置变异性较大：它们可以走行于听结节上方或者水平跨越、斜跨听结节（视频 5.2、5.3）[19]。至少在解剖标本中，纹状体并不明显（17.4%~30%）[19-22]。中间的部分从侧面延伸到侧面的凹槽，穿过钩椎孔，进入桥小脑角（CPA）。Luschka 孔的界限是由声区外侧部分、第Ⅷ对颅神经和小脑下脚（图 5.5）形成。

因为第四脑室底部最下方类似墨水瓶形状，所以下部三角的尖端被称为写羽（图 5.4、5.5；视频 5.2）。在这个层面上，有舌下三角（与舌下核相对应）和迷走三角（与迷走神经背核相对应），对称分布于正中隆起的上方后端。在舌下三角的外侧，沟的界限更突出，形成了下一个双侧凹陷。可以在下凹旁边，舌下三角区和前庭区之间可见一个三角形的暗区，即灰翼。根据许多神经解剖学家的说法，它相当于迷走神经和舌咽神经的感觉核。通常在内镜检查中不明显，是一个狭窄的半透明脊，穿过了灰翼的下端，由一条增厚的室管膜形成。

53

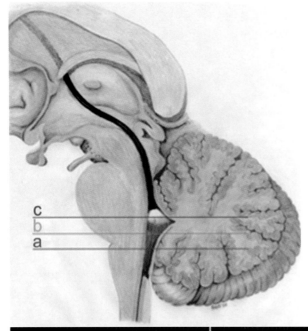

图 5.4 第四脑室底。图中显示了内镜定位下的三角区。A~C. 对应内镜下视野的示意图（cmc：脊髓中央管；LP：左侧脉络丛；RP：右侧脉络丛；M：中央孔；ob：闩；mf：正中沟；ht：舌下神经三角；vt：迷走神经三角；fc：面神经丘；sf：上髓帆；if：下凹；经许可引自参考文献3）

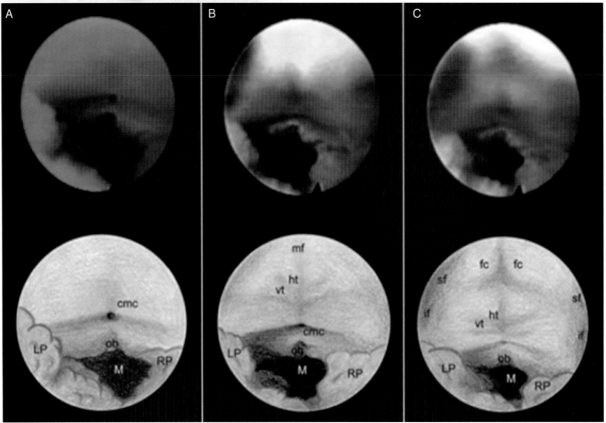

在索状细带和棒状体之间，区域的最后端存在一个中等的海绵结构，在第四脑室正中孔前侧。它是一个主要的环室器官，具有中枢神经系统和器官之间的感受器功能。与周围的白色结构相比，这一区域可以被发现，因为它看起来是

一个淡橙色的斑点，类似于第三脑室的其他环室器官，其形状在静脉注射荧光钠后更易被发现[23]。最后部区域看起来像两片对称的叶子，附着在第四脑室的下角上，合并于正中线尾部。写羽的下端被称为闩部，它通常被连接在菱形

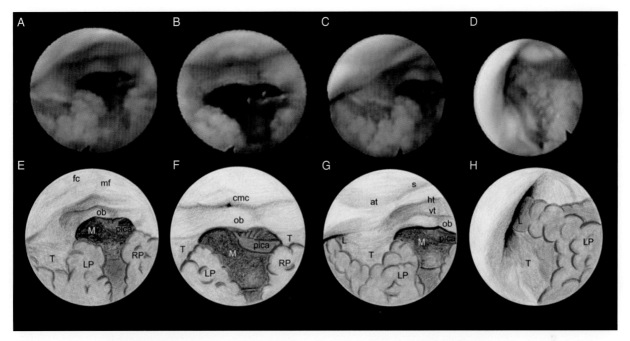

图 5.5　A~D. 内镜视野下的第四脑室出口下三角结构。E~H. 图示内镜下观察到的第四脑室出口下三角结构（fc：面神经丘；mf：正中沟；ob：闩；M：正中孔；pica：小脑后下动脉；T：室管膜；LP：左侧脉络丛；RP：右侧脉络丛；cmc：脊髓中央管；s：听纹；at：听结节；ht：舌下神经三角；vt：迷走神经三角；ap：最后区；L：Luschka 孔。经许可引自参考文献 3）

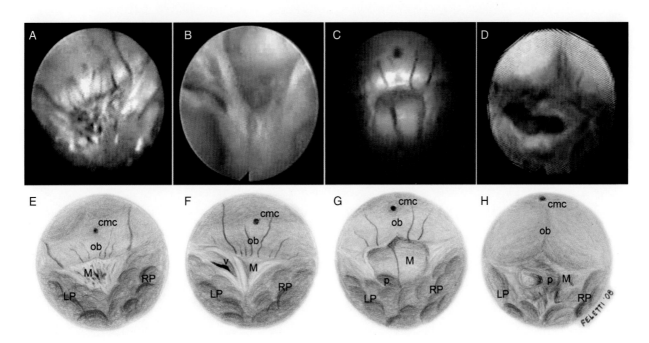

图 5.6　各种类型的正中孔膜性堵塞的内镜下图片和示意图。A~D. 内镜所见（E~H）对应的示意图。A. 不透明厚膜，存在或多或少的一致性但通常不连续。B. 厚膜带有一个裂缝，类似于阀门。C. 透明薄膜，类似于蜘蛛网结构，在膜的后面可以清晰地看到小脑后下动脉。D. 厚膜不连续，左侧小脑后下动脉襻也对堵塞正中孔起了一定作用，并且在膜上制造了一个裂缝（cmc：脊髓中央管；ob：闩部；M：正中孔；LP：左侧脉络丛；RP：右侧脉络丛；v：类似阀门机制的膜；p：小脑后下动脉。经许可引自参考文献 25）

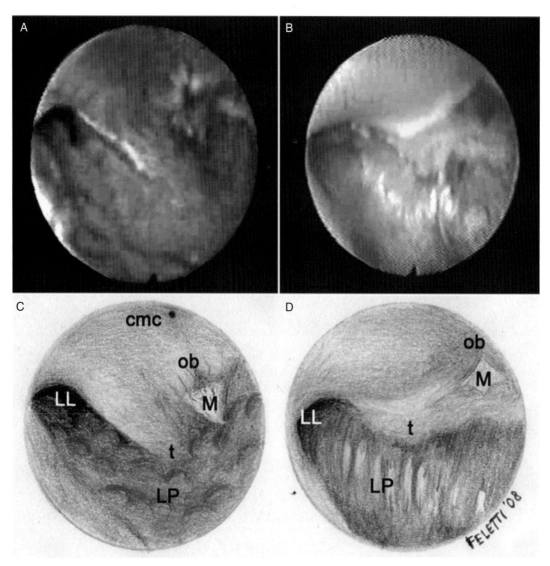

图 5.7　第四脑室脉络丛。A、B. 内镜所见。C、D. 对应的示意图。A. 正常的第四脑室脉络丛。B. 蛛网膜炎后第四脑室所见（cmc：脊髓中央管；ob：闩部；LL：左侧 Luschka；M：正中孔；t：室管膜；LP：左侧脉络丛。经许可引自参考文献 25）

窝下端棒状体的一组精细的组织所覆盖。闩部位于脊髓中央管的末端，位于第四脑室正中孔前。第四脑室正中孔开口是一个光滑的三角形，它的两侧是由写羽区的腹侧、小脑扁桃体和小脑后下动脉（the posterior inferior cerebellar arteries, PICAs）背侧形成（视频 5.2、5.3；动画 5.1）。

5.3.2　病理解剖

当发生脑积水或第四脑室堵塞从而引起第四脑室扩张时，第四脑室底部解剖结构也会出现异常。研究表明，一些结构可以改变其正常外观，比如最后区变薄变长[24]。在某些情况下，室管膜一致性和张力的不同可能会阻塞第四脑室的 3 个出口（图 5.6）。第四脑室正中孔通常变得更小，而外侧孔则明显变大。在感染性蛛网膜炎患者中，第四脑室脉络丛可能被过多的蛛网膜覆盖，外观不透明（图 5.7）。

5.4　结　论

从内镜的角度来看，可以经额部到中脑导水管路线或者经后方小脑延髓池清晰地看到第四脑室的解剖结构。由于观察范围有限，中脑导水管的导航需要更加灵活。目前，导水管有5个解剖标志，第四脑室有16个解剖标志可以辨别。与显微镜手术视野相比，内镜下经导水管可以更好地观察 CA 和第四脑室下三角区的解剖结构。

（马康平　张树恒　译）

参考文献

[1] Matys T, Horsburgh A, Kirollos RW,et al. The aqueduct of Sylvius: applied 3–T magnetic resonance imaging anatomy and morphometry with neuroendoscopic relevance. Neurosurgery , 2013, 73(2, Suppl Operative):ons132–ons140, discussion ons140.

[2] Longatti P, Basaldetla L, Feletti A, et al. Endoscopic navigation of the fourth ventricle. Technical note and preliminary experience. Neurosurg Focus, 2005, 19(6):E12.

[3] Longatti P, Fiorindi A, Feletti A,et al. Endoscopic anatomy of the fourth ventricle. J Neurosurg, 2008, 109(3):530–535.

[4] Schroeder HW, Gaab MR. Endoscopic aqueductoplasty: technique and results. Neurosurgery, 1999,45(3):508–515, discussion 515–518.

[5] Schroeder HW, OertelJ, Gaab MR. Endoscopic aqueductoplasty in the treatment of aqueductal stenosis. Childs Nerv Syst, 2004,20(11–12):821–827.

[6] Bickers DS, Adams RD. Hereditary stenosis of the aqueduct of Sylvius as a cause of congenital hydrocephalus. Brain, 1949,72(Pt. 2):246–262.

[7] Woollam DH, Millen JW. Anatomical considerations in the pathology of stenosis of the cerebral aqueduct. Brain, 1953,76(1):104–112.

[8] Flyger G, Hjelmquist U. Normal variations in the caliber of the human cerebral aqueduct. Anat Rec, 1957,127(2):151–162.

[9] MacFarlane A, Maloney AE. The appearance of the aqueduct and its relationship to hydrocephalus in the Arnold-Chiari malformation. Brain, 1957,80(4):479–491.

[10] Lee JH, Lee HK, Kim JK, et al. CSF flow quantification of the cerebral aqueduct in normal volunteers using phase contrast cine MR imaging. Korean J Radiol, 2004,5(2):81–86.

[11] Longatti PL, Martinuzzi A, Fiorindi A,et al. Neuroendoscopic management of intraventricular hemorrhage. Stroke, 2004,35(2):e35–e38.

[12] Longatti P, Fiorindi A, Martinuzzi A. Neuroendoscopic as-piration of hematocephalus totalis: technical note. Neurosurgery, 2005,57(4, Suppl):E409, discussion E409.

[13] Luetmer PH, HustonJ, Friedman JA, et al. Measurement of cerebrospinal fluid flow at the cerebral aqueduct by use of phase-contrast magnetic resonance imaging: technique validation and utility in diagnosing idiopathic normal pressure hydrocephalus. Neurosurgery, 2002,50(3):534–543, discussion 543–544.

[14] Longatti PL, Fiorindi A, Martinuzzi A. Failure of endoscopic third ventriculostomy in the treatment of idiopathic normal pressure hydrocephalus. Minim Invasive Neurosurg, 2004,47(6):342–345.

[15] Raimondi AJ, Clark SJ, McLone DG. Pathogenesis of aqueductal occlusion in congenital murine hydrocephalus. J Neurosurg, 1976,45(1):66–77.

[16] Cinalli G, Spennato P, Nastro A, et al. Hydrocephalus in aqueductal stenosis. Childs Nerv Syst, 2011,27(10):1621–1642.

[17] Rhoton AL Jr. Cerebellum and fourth ventricle. Neurosurgery, 2000,47(3, Suppl):Sl–S27.

[18] Akakin A, Peris-Celda M, Kilic T, et al. The dentate nucleus and its projection system in the human cerebellum: the dentate nucleus microsurgical anatomical study. Neurosurgery, 2014,74(4):401–424, discussion 424–425.

[19] Quester R, Schr6der R. Topographic anatomy of the cochlear nuclear region at the floor of the fourth ventricle in humans. J Neurosurg, 1999,91(3):466–476.

[20] Bogucki J, Gielecki J, Czernicki Z. The anatomical aspects of a surgical approach through the floor of the fourth ventricle. Acta Neurochir(Wien), 1997, 139(11):1014–1019.

[21] Lang J Jr, Ohmachi N, Lang J Sr. Anatomical landmarks of the rhomboid fossa (floor of the fourth ventricle), its length and its width. Acta Neurochir(Wien),1991,113(1–2):84–90.

[22] Matsushima T, Rhoton AL Jr, Lenkey C. Microsurgery of the fourth ventricle: Part 1. Microsurgical anatomy. Neurosurgery, 1982, 11 (5):631–667.

[23] Longatti P, Basaldella L, Sammartino F, et al. Fluorescein-enhanced characterization of additional anatomical landmarks in cerebral ventricular endoscopy. Neurosurgery, 2013,72(5):855–860.

[24] Milhorat TH, Miller JI. The obex is not synonymous with the upper end of the central canal. Pediatr Neurosurg, 1994,21(1):112

[25] Longatti P, Fiorindi A, Martinuzzi A, et al. Primary obstruction of the fourth ventricle outlets: neuroendoscopic approach and anatomic description. Neurosurgery, 2009, 65(6): 1078–1085, discussion 1085–1086.

第 6 章　基底池解剖

Yoshua Esquenazi Levy, Thomas Frank, Arthur L. Day

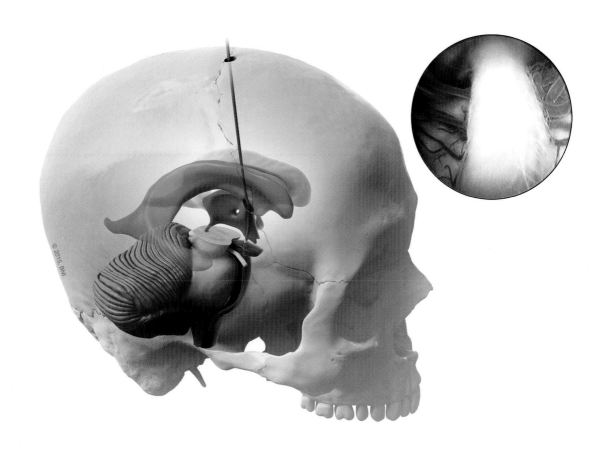

6.1　引　言

随着内镜在神经外科手术中的应用范围快速扩大，了解蛛网膜和基底池的解剖学知识，为手术提供安全导航就显得非常有必要。在本章中，我们将介绍基底池的解剖学、命名方法和分类。

6.2　概　述

1875 年 Key 和 Retzius 对基底池的概念进行了全面的描述[1]。气脑造影使神经放射学家可以进一步描述蛛网膜下腔和基底池。1959 年，Liliequist 将基底池用自己的名字命名为 Liliequist 脑池[2, 3]。1976 年，Yaşargil 教授报

道了他在显微外科手术中对脑池解剖结构的认识，并利用这些知识进行手术，对显微神经外科的发展起到了革命性的推进作用[4]。自从 Yaşargil 描述了脑池的结构后，更多的学者通过内镜或显微镜也相继对脑池的解剖结构进行了报道[5-9]。随着内镜技术的不断发展，我们可以更加安全地到达脑室和蛛网膜下池内，为进入大脑的深层区域提供了一个开放的通道，使得神经外科医生可以治疗的疾病范围更加广泛，包括感染、脑积水、脑室内肿瘤和脑神经功能障碍等[10-13]。

6.2.1　正常解剖

围绕大脑的脑膜被分为三层：硬脑膜、蛛

蛛膜和软脑膜。硬脑膜厚，如皮革样，黏附于颅骨内表面，作为骨膜的内层。软脑膜在大脑表面有着紧密的黏着性，在其下方没有潜在的空间（进入"子空间"意味着进入脑实质）。蛛网膜在硬脑膜和软脑膜之间。这三层膜创造了三个空间，包括硬膜外腔和硬膜下空间（这是潜在的空间）和蛛网膜下腔（包含脑脊液）。蛛网膜的名字来源于蜘蛛网状的外表，18 世纪解剖学家观察到，蛛网膜无血管，与硬脑膜易分离出硬膜下的潜在空间，环绕整个大脑和脊髓表面，不像软脑膜，它穿过脑沟和脑缝隙[14]。不同部位的蛛网膜下腔厚度不同，在神经和血管出入大脑的部位可能不存在。蛛网膜下腔中充满了脑脊液，由血管、颅神经和牢固的多孔小梁纤维连接蛛网膜和软脑膜。蛛网膜下腔通过与脑室的沟通来接收脑脊液，主要是通过第四脑室的 Luschka 孔和正中孔。蛛网膜下腔在局部的扩大称为蛛网膜下腔池和基底池。蛛网膜下腔内的小梁支撑着蛛网膜下腔，我们可以将脑池分离开，也可以将不同的脑池连通在一起[4]。有小梁的蛛网膜以及它们与脑池的局部关系对于脑脊液的流通，即从脑室脉络丛产生到蛛网膜下腔和蛛网膜颗粒的吸收过程起到了辅助作用。

6.2.2　分　类

围绕大脑的蛛网膜下腔范围会提示一些局部病变。可以将脑池分为两种，一种是在空间狭窄的大脑凸面上的脑池，另一种脑池靠近颅底，可以聚集更多的脑脊液。基底池围绕着颅底和中脑，通过 3 种不同的路径与凸面脑池进行沟通：①前方：在大脑半球和胼胝体的嘴部之间；②前外侧：沿着侧裂池越过岛叶表面；③后方：从胼胝体周围的四叠体池中，从四叠体池后方在小脑蚓部和背部的表面上。基底池的命名主要是根据其主要的解剖结构，命名者以及局部解剖位置[14]。Yaşargil 将蛛网膜下池分为两类，即幕上和幕下，然后将其细分为侧、后、上（表 6.1；动画 6.1）。图 6.1 为主要蛛网膜下腔的中线矢状图，图 6.2 为颅底蛛网膜下腔的相关血管。

6.3　幕上池

6.3.1　视交叉池

视交叉池是一种围绕视神经和视交叉的中线结构，终板池位于其上方，颈动脉池位于其外侧，脚间池位于其后方（图 6.3）。颈动脉内侧膜形成视交叉池的外侧壁，蛛网膜外层膜形成前下壁，间脑膜形成后壁。在前方，视交叉池被蝶骨边缘限制，它位于蝶骨平台的后缘。交叉池内有视神经、视交叉、垂体柄、视束和颈动脉上的穿支，以及垂体上动脉和漏斗动脉[4,15]，并作为终板池的前上界。

6.3.2　终板池

终板池（the lamina terminalis, LT）位于大脑半球深面中线的终板旁边，在视神经交叉之上。终板构成了终板池的后壁及后下壁，视交叉形成了其下壁（图 6.3）。隔区和直回的内表面形成侧壁。前界由前交通动脉前方的蛛网膜形成。终板池的边缘由胼胝体池的上方、交叉池下方、颈动脉池侧方和嗅神经池前外侧共同围成。它包括大脑前动脉（A-1 和近端 A-2 段）、前交通动脉、Heubner 回返动脉、下丘脑动脉、眶额动脉的起始部，以及终板的静脉系统[4,15,16]。了解终板池的解剖结构及其与大脑前动脉复合体的关系，对避免在内镜下造瘘术中出现并发症至关重要（见第 26 章的终板造瘘术）。

6.3.3　颈动脉池

颈动脉池位于视交叉外缘的内侧面以及沟回前段的外侧面（图 6.4）。颈动脉池前缘在前床突和额叶眶回的硬膜返折处，下缘为海绵窦。内侧颈动脉池与视交叉池壁共用一个壁，外缘则在颞叶内侧面和小脑幕游离缘处。颈动脉池蛛网膜的后内侧缘常附着于间脑的 Liliequist 膜。通常在颈动脉池、脚间池和脚池之间没有蛛网膜分隔，这样脑脊液就可以通过颈动脉池的后部在脑池间自由地流动。颈动脉池内包含有颈内动脉和眼动脉、后交通动脉以及脉络膜前动脉的起始部[4,14,15]。

表 6.1　蛛网膜下池的分类和内部结构

幕上（前方）	
脑池	内部结构
视交叉池	颈动脉穿支，垂体上动脉和漏斗动脉，视神经，视交叉，垂体柄，视神经静脉丛
终板池	大脑前动脉（A1 和 A2 近端），前交通动脉，Heubner 回返动脉，下丘脑动脉，眶额动脉起始部，终板静脉系统
颈动脉池	颈内动脉，脉络膜前动脉起始部，后交通动脉，眼动脉
溴池	额眶动脉和嗅神经动脉，嗅神经静脉，眶静脉，嗅球和嗅束
侧裂池	大脑中动脉，豆纹动脉起始部，颞极，颞前动脉，大脑中动脉分叉，侧裂深浅静脉
幕上（侧方）	
脚池	脉络膜前动脉和脉络膜后内侧动脉，基底静脉
环池	脉络膜前动脉，大脑后动脉，基底静脉，小脑上动脉，滑车神经
幕上（后方）	
四叠体池	脉络膜后内侧动脉，四叠体动脉，Galen 静脉，胼周动脉后部，小脑上动脉第三段，大脑后动脉和小脑上动脉的穿支，大脑后动脉第三段，滑车神经起始部
中间帆池	脉络膜后内侧动脉，胼周动脉的丘脑穿支，胼胝体背侧动脉，大脑内静脉
幕上（上方）	
胼胝体池	前部：内侧纹状体动脉近端，Heubner 回返动脉，眶额动脉起始部内侧，嗅神经动脉起始部，大脑前动脉第二段（A2），大脑中动脉（MCA），额极动脉起始部，胼缘动脉起始部，大脑前静脉，眶静脉
幕下（前方）	
脚间池	基底动脉分叉，大脑后动脉起始部，小脑上动脉起始部，脉络膜后内侧动脉，丘脑膝状体动脉，基底静脉，动眼神经
桥前池	基底动脉，小脑上动脉起始部，桥脑静脉，展神经
延髓前池	小脑上动脉，内听动脉，脊髓前动脉，桥脑中脑静脉，延髓前静脉，三叉神经，面听神经
幕下（侧方）	
桥小脑角池	小脑前下动脉（AICA），大脑后动脉（PICA），岩静脉，第 V ~ XII 对颅神经
幕下（后方）	
小脑延髓池	椎动脉，小脑后下动脉起始部，第 IX ~ XII 对颅神经，延髓外侧静脉，橄榄后静脉，脉络丛
小脑上池	小脑上动脉终末支，小脑上静脉，蚓静脉
幕下（上方）	
小脑蚓和小脑半球池	小脑上动脉内侧和外侧终末支，直窦的静脉属支，小脑中央前静脉

经许可引自参考文献 3

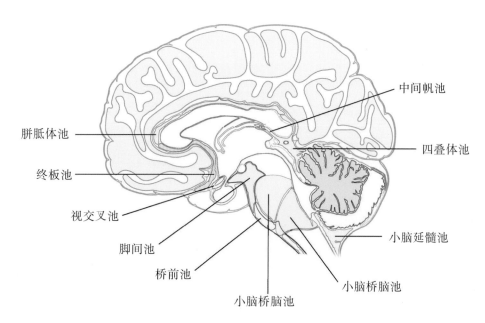

中间帆池

胼胝体池

四叠体池

终板池

视交叉池

小脑延髓池

脚间池

桥前池

小脑桥脑池

小脑桥脑池

图 6.1 脑内主要脑池的中线矢状位示意图

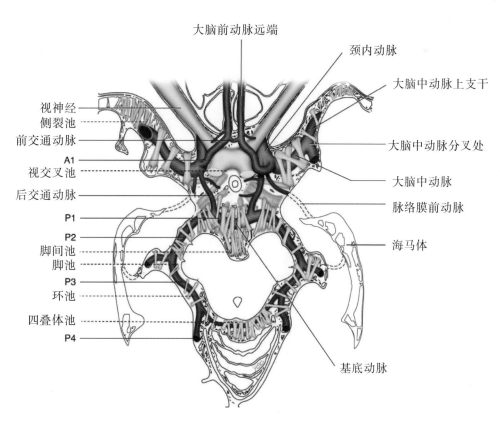

大脑前动脉远端

颈内动脉

视神经

大脑中动脉上支干

侧裂池

前交通动脉

A1

大脑中动脉分叉处

视交叉池

大脑中动脉

后交通动脉

脉络膜前动脉

P1

P2

海马体

脚间池

脚池

P3

环池

四叠体池

P4

基底动脉

图 6.2　颅底基底池轴位图，可见基底池内的主要血管结构（A1: 小脑前下动脉第一段；P1~P4: 大脑后动脉 1~4 段）

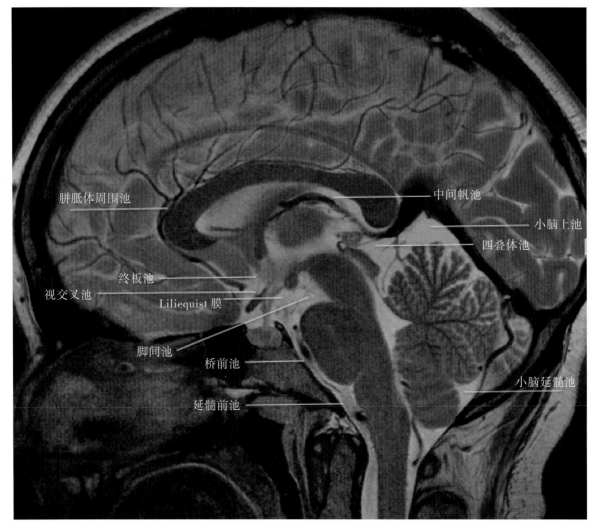

胼胝体周围池　中间帆池　小脑上池　四叠体池　终板池　视交叉池　Liliequist 膜　脚间池　桥前池　延髓前池　小脑延髓池

图 6.3　高分辨率中线矢状位头颅 MRI T2 加权像显示的主要脑池结构

6.3.4　嗅　池

嗅池位于眶回内侧面和直回外侧面的嗅沟内，包含嗅球、嗅束和后方的嗅三角[18]。溴池的底部由眶回和直回之间的蛛网膜形成。内侧壁和顶壁的内侧面则由覆盖直回的软脑膜形成，外侧壁和顶壁的外侧面则由覆盖眶回的软脑膜形成。嗅池包括嗅球、嗅束、眶回和嗅动脉的一部分，以及嗅束和眼静脉[4]。

6.3.5　侧裂池

侧裂池是基底池和大脑半球蛛网膜下腔之间沟通的脑池，它可以分为前后两部分。侧裂池前部与蝶骨嵴相邻，然后向外从中脑动脉（the middle cerebral artery, MCA）向岛域延伸。

侧裂池后部在岛域的后方并开口于外侧大脑表面。侧裂池呈 T 形，以岛叶和两侧的岛盖为界（图 6.4）。它包含了大脑中动脉、豆状核纹状体的起始部、颞极、颞前动脉、大脑中动脉分叉和大脑侧裂深浅静脉[4,14,15]。

6.3.6　脚　池

脚池位于大脑脚和勾回后段之间。脚池前方与脚间池连续，然后沿大脑脚的下方和侧方向后延续。脚池的内侧壁是由大脑脚的前外侧表面形成，外侧壁则是由沟回后段形成，上壁由视辐射形成。脚池内有脉络膜前动脉，脉络膜后内侧动脉和基底静脉[4,15]。

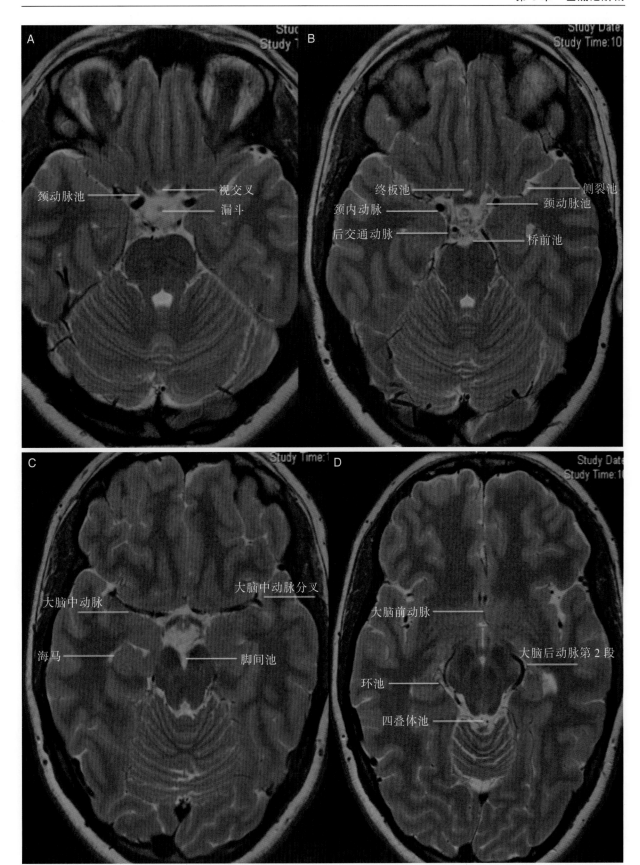

图 6.4　A~D. 高分辨率轴位头颅 MRI T2 加权像显示的基底池和内部结构

6.3.7 环　池

　　环池位于小脑幕切迹和中脑膜之上，从动眼神经的后缘延伸到中脑膜后方上升部分的后内侧。它是由中脑上部外侧半环形围绕形成，受到颞叶内侧面、枕叶下方、中脑及中脑膜的限制（图6.4）。环池可分为前后两部分，前部位于大脑脚前外侧，后部位于中脑被盖的后外侧以及中脑膜后上方[19]。环池也可分为幕上、幕下两部分[4]。环池中包含了脉络膜前动脉、大脑后动脉（posterior cerebral arteries，PCAs）和基底静脉，有时还可见小脑上动脉（superior cerebral arteries，SCAs）和滑车神经的一部分。环池与颈动脉池、脚间池、动眼神经池、小脑桥脑池、小脑中脑池、四叠体池互相交通。

6.3.8 四叠体池

　　四叠体池位于小脑幕切迹的后部。前方由中脑背侧、四叠体、松果体形成，后方是小脑蚓部。顶壁由上下丘体、髓帆和小脑舌叶前方形成（图6.3）。四叠体池向上与中间帆池相连，外侧与环池相连（图6.4）。四叠体池中包含脉络膜后内侧动脉，Galen静脉，胼周动脉后部，四叠体动脉，小脑上动脉的第三部分，大脑后动脉和小脑上动脉的穿支，大脑后动脉的第三部分，以及滑车神经的起始部[4,14,20]。

6.3.9 中间帆池

　　中间帆池的范围从缰联合到室间孔。它的顶部是由胼胝体压部形成，底部由第三脑室的顶壁形成。中间帆池前方紧邻穹窿，在室间孔处汇聚成一个点；后面与四叠体池没有明显的边界（图6.3）。中间帆池内包含脉络膜后内侧动脉、胼周动脉穿支、背侧胼胝体动脉和大脑内静脉[4]。

6.3.10 胼胝体池

　　胼胝体池起自大脑镰延伸到扣带回表面软

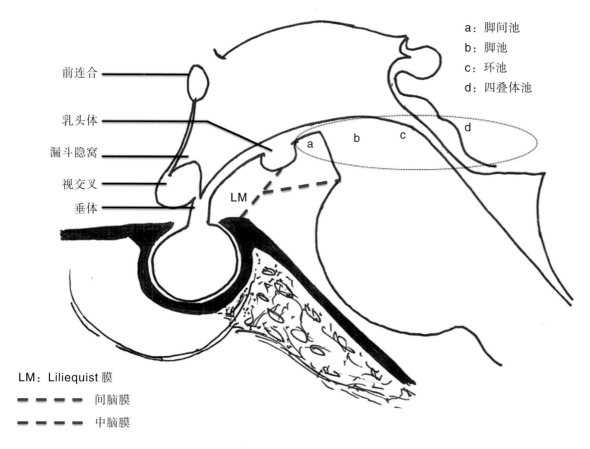

a：脚间池
b：脚池
c：环池
d：四叠体池

前连合
乳头体
漏斗隐窝
视交叉
垂体
LM

LM：Liliequist膜
－ － － －　间脑膜
－ ・ － ・ －　中脑膜

图6.5　脑矢状位中线位置的Liliequist膜结构示意图

脑膜的外侧。它沿着大脑镰向前延伸至鸡冠，并在胼胝体嘴部附近进入终板池内（图 6.3）。胼胝体池前部包含了胼周动脉，扣带缘上回动脉和额极动脉的起始部，大脑中动脉，嗅束动脉的起始部，眼眶静脉以及大脑前静脉；后部包括胼周动脉的后部、胼周静脉和枕静脉。

6.4 幕下池

6.4.1 脚间池

脚间池是一个锥形的脑池，上缘由乳头体、中脑的下表面和位置较低的间脑形成；下缘由中脑桥脑膜的内侧和两个外侧缘形成；后壁则是由大脑脚和桥脑上腹部形成（图 6.3）。前下边界为斜坡，并且前后壁都与视交叉池混在一起，围绕在被 Liliequist 膜包裹的垂体柄周围（图 6.4、6.5；动画 6.1）。脚间池内包含基底动脉分叉，大脑后动脉的起始部，脉络膜后内侧动脉和丘脑膝状体动脉，双侧基底静脉，以及第Ⅲ对脑神经[4,14,21]。

6.4.2 脑桥池

脑桥池位于斜坡和桥脑前方之间。它上方与脚间池相通，下方与延髓池相通，前方与视交叉池相通（图 6.3）。脑桥池的侧壁是由双侧的桥小脑角池（cerebellopontine，CP）形成。小脑前下动脉（the anterior inferior cerebellar artery，AICA）走形于桥前池并向后进入桥小脑角池，而且该动脉的平面上方就是脚间池。脑桥池内包含基底动脉，小脑前下动脉（AICA）的起始部，第Ⅵ对颅神经，以及桥脑前静脉和前内侧静脉（视频 6.1；动画 6.1）[4,14,22,23]。

6.4.3 延髓前池

延髓前池内侧位于延髓的腹侧，位于上颈部区域，前界为斜坡，两侧为第Ⅻ对颅神经（图6.3）。延髓前池内包含小脑前下动脉，听觉或迷路动脉，脊髓前动脉，岩上静脉的内侧段，第Ⅴ、Ⅶ和Ⅷ对颅神经，中脑桥脑静脉，以及

延髓前静脉。延髓前池向上与桥前池沟通，向下与脊髓蛛网膜下腔沟通，向后与小脑延髓池沟通（视频 6.1）[4,14,23]。

6.4.4 小脑桥脑池

小脑桥脑池位于脑桥和小脑之间，前缘是锥体，后缘是小脑，上方为小脑幕（图 6.1），还可以观察到第Ⅴ、Ⅶ和Ⅷ对颅神经，小脑前下动脉，桥脑侧静脉和岩静脉。内镜辅助下可以更好地提供桥小脑角区的视野，并可作为手术治疗这一区域的重要辅助手段（视频 6.1；动画 6.1；见第 32 章内镜辅助微血管减压术）[24]。

6.4.5 小脑延髓池

小脑延髓池（枕大池）是最大的脑池，位于延髓的蛛网膜桥，穿过了枕骨大孔后到小脑的下表面[25]。其侧壁附着在小脑上的蛛网膜，上方附着于小脑蚓部（图 6.1、6.3）。小脑延髓池起于小脑蚓部上方，向下方在扁桃体之间到枕骨大孔。小脑延髓池与桥脑池在小脑扁桃体周围沟通，小脑延髓池内包括椎动脉，小脑后下动脉的起始部，第Ⅸ和Ⅻ对颅神经，延髓外侧静脉和橄榄后静脉，以及脉络膜丛（视频 5.3）[14]。

6.4.6 小脑上池

小脑上池覆盖上蚓部，成为小脑半球的蛛网膜下腔（图 6.3）。它包含了 SCA 的末端分支、小脑上部和小脑蚓静脉[4,14]。

6.5 Liliequist 膜

在各种神经外科手术过程中，Liliequist 膜是一个很有帮助的标志物，在内镜治疗过程中必须考虑到它的结构变异。Liliequist 膜是一个沿小脑幕切迹的蛛网膜返折，将基底池和其内部的神经血管内容分为幕上和幕下脑池[26]。它起源于覆盖在鞍背和前床突的蛛网膜（图 6.5、6.6；视频 6.1；动画 6.1）。间脑膜附着在乳头后缘的间脑，而中脑膜附着在中脑和脑桥的交界处（图 6.6）。较厚的间脑膜将视交叉池和

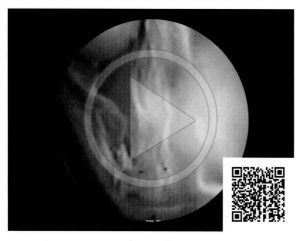

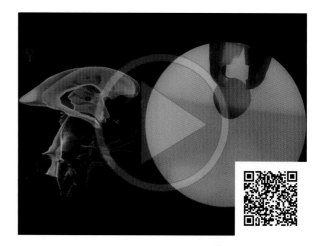

视频 6.1 基底池的解剖。视频展示了应用软性内镜在前基底池内所见，演示了 ETV 的过程，并且显示出内镜进入斜坡和脑干之间基底动脉前方基底池的优势。我们可以观察到基底动脉和脑干的穿支，再向下方可观察到基底动脉和两侧的椎动脉；越过椎动脉和基底动脉分叉处后就可看到低位的延髓和上颈髓的前表面，然后再向下可以看到腹侧的神经根和齿状韧带；然后旋转内镜到侧方可以看到更低位的颅神经根，使用同样的方法将内镜旋转到对侧侧方可以到达小脑桥脑池的位置，我们可以看到第Ⅶ、Ⅷ对颅神经进入内听道内；接下来将内镜撤到桥脑上方及中脑水平，利用软性内镜的可调节性调整角度就可以看到第Ⅲ对颅神经和后交通动脉，以及第Ⅳ对颅神经；最后将脑室镜撤回第三脑室内

动画 6.1 基底池的动画。该动画展示了内镜下基底池所见。采用标准的冠状钻孔进入右侧侧脑室，然后进入第三脑室并进行第三脑室底造瘘。造瘘后就进入 Liliequest 膜，内镜进入脚间池，向下进入脑干和基底动脉的前方，再向下和侧方进入桥前池区域就能看到第Ⅴ、Ⅵ对颅神经；更低一些就可见到桥小脑池并且可见第Ⅶ、Ⅷ对颅神经进入内听道；更低的位置可以看到后组颅神经。将内镜旋转回到中线部位可以看到桥延连接处，可见双侧椎动脉汇合成基底动脉、脊髓前动脉和上颈髓的前方。最后将内镜小心撤回第三脑室和第四脑室

脚间池分开，较薄的中脑膜将脚间池和桥前池分开[27]。在脑积水的情况下，第三脑室底可以向下推到 Liliequist 膜上，在第三脑室底造瘘术后我们可能无法看到该膜[26]。在治疗脑积水时为防止第三脑室底造瘘术失败须将 Liliequist 膜完全打通[28]。

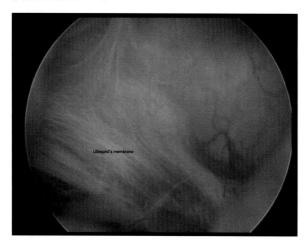

图 6.6 硬性内镜下行第三脑室底造瘘术后所见的 Liliequist 膜

6.6 结 论

在现代神经外科手术中，脑室内镜的发展和应用需要全面了解蛛网膜下腔和基底池的解剖学知识，这些空间提供了进入大脑深层结构的自然路径。高分辨率的 MRI 对于评估神经外科手术前的解剖变异至关重要。了解脑池的内部结构和它们之间的关系是手术时进行安全导航和识别内镜局限性的必要条件。

（马康平 宋贵东 译）

参考文献

[1] Key EAH, Retzius RM. Studien in der anatomie des nervensystems und des bindegewebes, 1875.

[2] Liliequist B. The subarachnoid cisterns. An anatomic and roentgenologic study. Acta Radiol Suppl, 1959, 185: 1–108.

[3] Brasil AV, Schneider FL. Anatomy of Liliequist's membrane. Neurosurgery, 1993, 32(6): 956–960, discussion 960–961.

[4] Yasargil MG, Kasdaglis K, Jain KK, et al. Anatomical

observations of the subarachnoid cisterns of the brain during surgery. J Neurosurg, 1976,44(3):298–302.

[5] Vinas FC, Dujovny M, Fandino R, et al. Microsurgical anatomy of the infratentorial trabecular membranes and subarachnoid cisterns. Neurol Res, 1996,18(2):117–125.

[6] Vinas FC, Fandino R, Dujovny M, et al. Microsurgical anatomy of the supratentorial arachnoidal trabecular membranes and cisterns. Neurol Res, 1994,16(6): 417–424.

[7] Lfi J, Zhu XL. Characteristics of distribution and configuration of intracranial arachnoid membranes. Surg Radiol Anat, 2005,27(6):472–481.

[8] LO J, Zhu XL. Cranial arachnoid membranes: some aspects of microsurgical anatomy. Clin Anat, 2007,20(5):502–511.

[9] Rhoton AL Jr. The posterior fossa cisterns. Neurosurgery, 2000,47(3, Suppl):5287–5297.

[10] Teo C, Kadrian D, Hayhurst C. Endoscopic management of complex hydrocephalus. World Neurosurg, 2013,79(2, Suppl):21.e1–21.e7.

[11] Torres-Corzo J, Vifias-Rios JM, Sanchez-Aguilar M, et al. Trans-ventricular neuroendoscopic exploration and biopsy of the basal cisterns in patients with basal meningitis and hydrocephalus. World Neurosurg, 2012, 77(5–6):762–771.

[12] Halpern CH, Lang SS, Lee JY. Fully endoscopic microvascular decompression: our early experience. Minim lnvasive Surg, 2013:739432.

[13] Ahmad E ,Sandberg DI. Endoscopic management of intraventricular brain tumors in pediatric patients: a review of indications, techniques, and outcomes. J Child Neurol, 2010,25(3):359–367.

[14] Adeeb N, Deep A, Griessenauer CJ, et al. The intracranial arachnoid mater: a comprehensive review of its history, anatomy, imaging, and pathology. Childs Nerv Syst, 2013,29(1): 17–33.

[15] Inoue K, Seker A, Osawa S,et al. Microsurgical and endoscopic anatomy of the supratentorial arachnoidal membranes and cisterns. Neurosurgery, 2009,65(4):644–664, discussion 665.

[16] Wang SS, Zheng HE, Zhang FH, et al.. The micro-anatomical structure of the cistern of the lamina terminalis. J Clin Neurosci, 2011,18(2):253–259.

[17] Rangel-Castilla L, Hwang SW, Jea A,et al. Efficacy and safety of endoscopic transventricular lamina terminalis fenestration for hydrocephalus. Neurosurgery, 2012,71(2):464–473, discussion 473.

[18] Wang SS, Zheng HP, Zhang X,et al. Microanatomy and surgical relevance of the olfactory cistern. Microsurgery, 2008,28(1):65–70.

[19] Qi ST, Fan J, Zhang XA,et al. Reinvestigation of the ambient cistern and its related arachnoid membranes: an anatomical study. J Neurosurg, 2011, 115(1): 171–178.

[20] Ono M, Ono M, Rhoton AL Jr,et al. Microsurgical anatomy of the region of the tentorial incisura. J Neurosurg, 1984,60(2):365–399.

[21] Sufianov AA, Sufianova GZ, lakimov IA. Microsurgical study of the interpeduncular cistern and its communication with adjoining cisterns. Childs Nerv Syst, 2009,25(3):301–308.

[22] Ayberk G, Ozveren ME Aslan S, et al. Subarachnoid, subdural, and interdural spaces at the clival region: an anatomical study. Turk Neurosurg, 2011,21(3):372–377.

[23] Matsuno H, Rhoton AL, Peace D. Microsurgical anatomy of the posterior fossa cisterns. Neurosurgery, 1988,23(1):58–80.

[24] Takemura Y, InoueT, Morishita T,et al. Comparison of microscopic and endoscopic approaches to the cerebellopontine angle. World Neurosurg, 2013.

[25] Whitney N, Sun H, Pollock JM, et al. The human foramen magnum–normal anatomy of the cisterna magna in adults. Neuroradiology, 2013,55(11):1333–1339.

[26] Froelich SC, Abdel Aziz KM, Cohen PD, et al. Microsurgical and endoscopic anatomy of Liliequist's membrane: a complex and variable structure of the basal cisterns. Neurosurgery, 2008:63(1, Suppl 1): ONS1–ONS8, discussion ONS8–ONS9.

[27] Zhang XA, Qi ST, Huang GL, et al. Anatomical and histological study of Liliequist's membrane: with emphasis on its nature and lateral attachments. Childs Nerv Syst, 2012,28(1):65–72.

[28] Buxton N, Vloeberghs M, Punt J. Liliequist's membrane in minimally invasive endoscopic neumsurgery. Clin Anat, 1998,11(3):187–190.

第Ⅲ部分
临床疾病

第 7 章 脑积水的类型

David S. Xu, Peter Nakaji

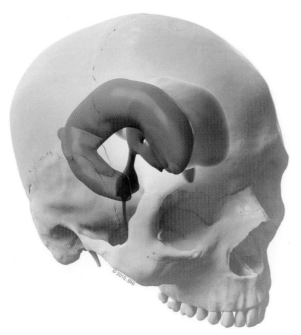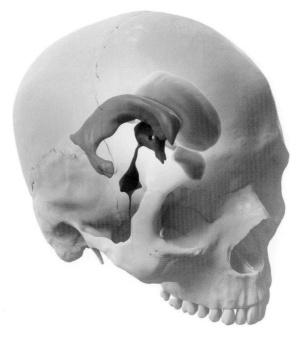

7.1 引　言

　　脑积水是人类历史上最古老的神经系统疾病之一，最早被盖仑和希波克拉底所记录[1]。尽管经历了 2 000 多年，脑积水至今仍然很常见，且在治疗上仍存在很多问题并具有挑战性。现代外科对梗阻和非梗阻性脑积水的大多数治疗策略仍然是评估脑脊液（cerebrospinal fluid, CSF）并进行分流（建议：采取的治疗策略是不断改进的脑脊液分流技术）。然而，关于由脑脊液流体动力功能障碍引起的脑积水的最新研究进展强调，干预策略应旨在恢复正常的生理性脑脊液循环而不是外引流。神经内镜作为微创治疗的重要工具，可以帮助我们最大限度地进入脑室系统。本章将简要介绍不同类型的脑积水及其病理生理机制，以及相应的流体动力学基础和内镜干预的意义。

7.2　病理生理

7.2.1　梗阻性脑积水

　　传统的梗阻性脑积水定义由 Dandy 和 Blackfan 在 1914 年提出[2]，指大量脑脊液流动受阻，导致近端脑室与蛛网膜下腔系统分离和扩张。梗阻性脑积水是指由脑室内的物理性梗阻或脑室出口脑脊液流出道受阻引起的脑脊液流动障碍。梗阻水平是可变的，它可以跨整个脑室系统：从室间孔到第三脑室、大脑导水管，再到第四脑室及其出口。梗阻性脑积水最常见的病因包括先天性和后天性室间孔或导水管狭窄，梗阻的原因有寄生虫如脑囊虫病、肿瘤或蛛网膜囊肿等的直接压迫（图 7.1；视频 7.1、7.2）。

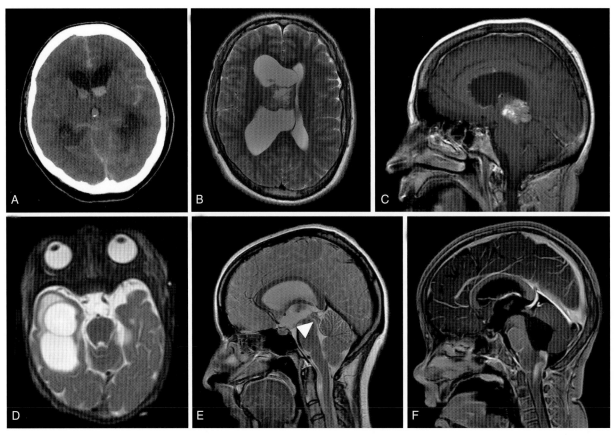

图 7.1 梗阻性脑积水。A. 轴位非增强 CT 显示弥漫性蛛网膜下腔出血伴脑室积液，导致急性梗阻性脑积水。B. 轴位 T2 加权 MRI 显示一个神经细胞瘤，已占据右侧脑室，导致单侧脑室脑积水。C. 矢状位 T1 加权钆增强 MRI 显示一个巨大的松果体瘤，压迫了第三脑室的大部分，导致双脑室梗阻性脑积水。D. 一个婴儿的轴位 T2 加权 MRI 显示占据了右颞角的蛛网膜囊肿，导致右颞角扩张和阻塞了脑室内外的脑脊液流动。E. 矢状位 T2 加权 MRI 显示特发性导水管狭窄（箭头）中的第三脑室积水。F. 矢状位 T1 加权钆增强 MRI 显示延髓外生性肿块，导致第四脑室梗阻，引发第四脑室积水（经许可引自 Barrow 神经科学研究所，亚利桑那州菲尼克斯）

7.2.2 交通性脑积水

交通性脑积水也称为非梗阻性脑积水，是由一系列可能的病因引起脑脊液吸收不良所导致的脑积水。这种脑积水包括在远离脑脊液流出大脑出口的位置（如 Luschka 孔或正中孔）受阻导致的积水，这些梗阻可能发生在蛛网膜下腔或蛛网膜颗粒水平。常见原因包括感染、颅内出血、创伤引起的蛛网膜下腔瘢痕化或粘连。特发性和先天性交通性脑积水，以及正常压力性脑积水也很常见，前者多见于儿童，后者多发于老年人。然而，有时不能简单划分梗阻性脑积水和交通性脑积水。所有形式的脑积水都涉及阻塞性因素，既有脑室系统内的物理因素（典型的梗阻性脑积水），也有蛛网膜绒毛或蛛网膜下腔的因素（交通性脑积水）。

在过去的 15 年中出现了一种新的脑脊液流体动力学模型，精准描述了交通性脑积水共同的病理生理机制，即无论病因如何，脑顺应性下降[3-4]。多项研究对慢性交通性脑积水患者的脉压和脑脊液流动状态进行了研究，几乎所有患者的脑顺应性都是一个数量级的低水平状态[5-7]。这种脑顺应性降低的状态增加了动脉系统向脑组织传递的脉冲压力，从而提高了脑和脑室的脉压，导致脑血管受压，并进一步阻碍脑脊液的循环和吸收（图 7.2）。因此，交通性脑积水的病理生理机制可能包括脑室和脑实质的顺应性改变、血管的扭曲和脑脊液循环的灌注依赖性。

7.2.3 脑室外脑池内梗阻性脑积水

这种类型的脑积水是由基底池梗阻所导致。基底池的蛛网膜下腔在脑脊液循环中发挥着重要作用，但同时也容易受损[7-9]。蛛网膜下腔出血、创伤和感染（如脑膜炎或蛛网膜炎）可引起基底蛛网膜炎、粘连和瘢痕等，从不同角度降低脑组织的顺应性[7,10]。这些粘连可引起基底池闭塞，实验模型研究表明，基底池的蛛网膜下腔粘连比脑室内梗阻对脑积水的发展影响更大。更多的研究表明，任何对基底动脉蛛网膜下腔扩张过程的干扰都可能引起脑积水[7-8,12]。

7.2.4 多房性脑积水

通常在感染或出血后引起的脑积水患者中存在神经上皮分隔出的小腔，从而导致多室的脑脊液空间。1973 年，Schultz 和 Leeds[13]描述了这些分隔的病因，是神经胶质簇突出于感染性脑膜炎后被侵蚀的室管膜所致（图7.3A、B）。最初的感染导致的炎性碎片引发了持续的炎性刺激和损害，此外，干预措施和过度分流导致膜性结构断裂[14]。此外，其他关于交通性脑积水的因果关系和生物学机制尚未阐明。

7.3 诊断和神经影像学检查

CT 扫描若发现原因不明的脑室扩大患者应给予进一步检查。增强磁共振（magnetic resonance imaging，MRI）的 T1 和 T2 加权成像可揭示潜在的肿瘤、感染，或可能的分隔，以及造成梗阻的解剖原因（图 7.4A、B）。如果没有发现病因，脑脊液 MRI 流动研究可以帮助主治医生明确脑脊液动力学变化，并有助于诊断，如正常压力脑积水（图 7.4C），或判断出先前治疗（如 ETV）的失败。其他如通过脑室或腰大池注射显影剂行脑室造影检查，可发现腔室及被局限的脑脊液空间（图 7.4D）。

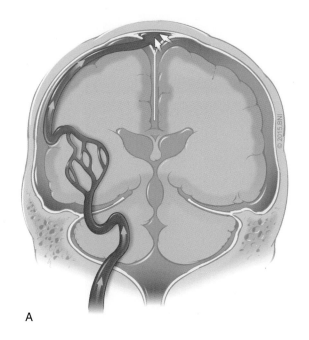
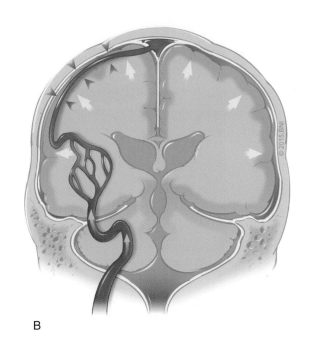

A
心脏收缩早期

B
心脏收缩中期

图 7.2　慢性交通性脑积水的顺应性模型。A. 在心脏收缩早期时，血液到达动脉系统，由于系统的顺应性低，脉压和脑的最小扩张几乎没有减弱，其结果是脑脊液的少量流动，不压迫硬脑膜桥接静脉。静脉流出（白色箭头）因此最大，静脉倾向于塌陷。B. 在心脏收缩中期，未衰减的动脉脉压到达毛细血管系统并导致脑和脑室的扩张，血液逐渐从毛细血管流入静脉系统，对静脉产生压力（红色箭头），从而减少血流和脑脊液吸收（经许可引自Barrow 神经科学研究所，亚利桑那州菲尼克斯）

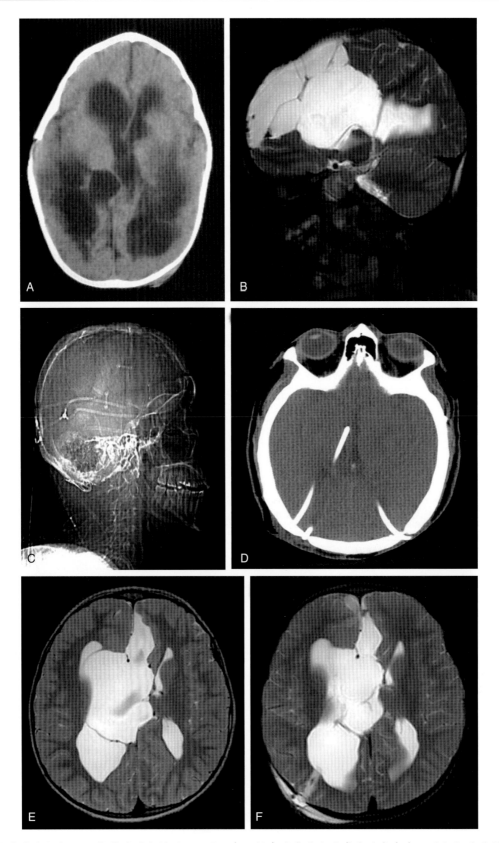

图7.3 腔隙性脑积水。A. 轴位非对比增强 CT 显示在一例有过多次分流感染的患者中，脑组织弥漫性脑软化和多房性脑积水，在左侧枕角可见一些分隔。B. 矢状位 T2 加权 MRI 显示一例脑膜炎后脑积水患者右侧脑室中的多个分隔。C. 腔隙性脑积水患者侧位 X 线片显示一个复杂的分流系统，与多个颅内导管相连。D. 上述表现在轴位 CT 上也清晰可见。E. 右侧脑室内镜造瘘术前轴位 T2 加权 MRI。F. 术后脑室缩小，脑室内大的分隔腔的交通也呈减少趋势（经许可引自 Barrow 神经科学研究所，亚利桑那州菲尼克斯）

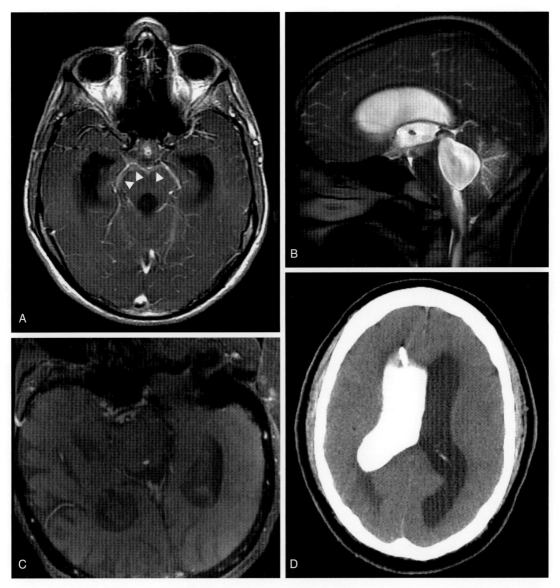

图 7.4　脑积水的影像学检查。A. 伴有交通性脑积水患者的轴位增强 T1 加权 MRI 显示基底池（箭头所示）的斑纹增强。进一步检查证实了中枢神经系统球孢子菌病的诊断。B. 矢状位 T2 加权 MRI 显示由于分隔而出现第四脑室流出道梗阻，导致第四脑室积水。C. 一项以中脑导水管为中心的脑脊液 MRI 研究显示该患者心脏收缩期脑脊液容量增加，脑顺应性下降，有助于明确正常压力性脑积水的诊断。D. 通过右侧脑室外引流装置注射造影剂显示与左侧脑室无交通；另一个单独的脑室外引流装置随后被放置在左侧脑室，发现一个大的胶样囊肿，并且神经系统恶化（经许可引自 Barrow 神经科学研究所，亚利桑那州菲尼克斯）

7.4　治　疗

7.4.1　梗阻性脑积水

　　神经内镜治疗梗阻性脑积水的目标是通过开放梗阻或建立旁路来恢复脑脊液流通。可以采用各种策略，最优策略取决于梗阻的位置（图 7.5）。

　　在单侧脑积水（仅一侧室间孔被阻塞）的

情况下，在室间孔水平上，可施行透明隔造瘘术。这一水平的梗阻造成脑积水常见的原因包括先天性因素、寄生虫和（或）肿瘤。如果对侧孔开放，该手术就可以成功进行，因为它是脑脊液流出的主要途径[15]。如果双侧室间孔都受影响，则可以通过硬性内镜进行室间孔钝性扩张成形术[16,17]。如果存在膜性结构或增生组织，则室间孔扩张成形术的失败风险增加，因此有学者提倡成形术后局部放置支架维持手术效果[18]。

当第三脑室远端出现障碍物导致梗阻时，行 ETV 可允许脑脊液通过第三脑室底部进入蛛网膜下腔（图 7.5）。如果 ETV 不可行或被认为效果不好，则可以通过相同的造瘘方法在终板处开窗。如果室间孔太狭窄以至于不能为硬性内镜提供适当的工作角度（视频 7.2）[9, 19]，则需要使用软性内镜。在不适于行 ETV 的导水管远端脑脊液梗阻患者，软性内镜可以进入第四脑室，行 Luschka 和 Magendie 孔成形术[20]。

7.4.2 交通性脑积水

如果脑顺应性下降是交通性脑积水的主要病理生理因素，ETV 可以通过改造脑脊液流出口释放脑室脉压差而增加脑室的顺应性。这一技术基于交通性脑积水的流体动力学模型，已在儿童和成人患者中成功运用（尽管成功率较梗阻性脑积水低）。

7.4.3 多房性脑积水

多房性脑积水患者通常具有独特的脑室解剖结构，需要复杂的分流系统和多次手术进行分流或开窗术（图 7.3C、D）。神经内镜是一种具有吸引力的治疗选择，因为它允许重建脑脊液空间，从而简化所需的分流系统，并减少翻修的概率（图 7.3E、F）[14, 21]。

7.5 神经内镜手术替代方法

一种替代神经内镜治疗脑积水的方法是脑室 – 腹腔分流术。虽然该治疗方法具有显而易见的直接效果，但短期和长期并发症很常见。很多患者通常因分流故障和（或）感染需要再次手术。并发症的发生率和严重程度与脑积水的病因有关。因出血或感染而出现分流系统感染和闭塞的发生率最高[22]。

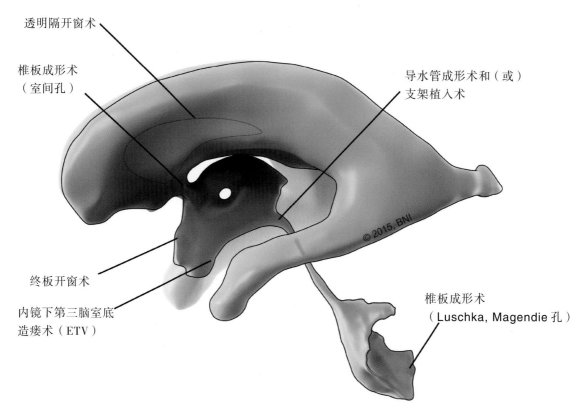

图 7.5 神经内镜技术治疗梗阻性脑积水的要点。在整个脑室系统内，神经内镜技术可以直接或通过旁路治疗脑脊液流动障碍（经许可引自 Barrow 神经科学研究所，亚利桑那州菲尼克斯）

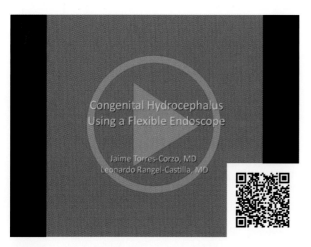

视频 7.1　先天性脑积水（软性神经内镜）。这是一例先天性脑积水婴儿的神经内镜录像，显示了相关的解剖异常，包括透明隔缺失和室间孔狭窄

7.6　结果和预后

7.6.1　交通性脑积水

加拿大儿童神经外科研究组系列性评估了 618 例 19 岁以下患者的 ETV 治疗效果。脑室出血和感染所致交通性脑积水患者的 ETV 成

视频 7.2　先天性脑积水与导水管成形术（软性神经内镜）。这是一例 6 月龄的继发于导水管狭窄的先天性脑积水患儿，伴有透明隔和第三脑室顶缺失。将软性内镜导入第三脑室，经后连合可观察到脑导水管狭窄。内镜尝试通过狭窄的导水管但没有成功。使用抓钳将导水管稍微打开，然后将内镜成功送入第四脑室。对第四脑室进行了简要探查，然后小心退出内镜。最后观察到导水管被充分扩张

功率较低，分别为 55% 和 40%[23]。Hailong 等[8] 报道了在成人队列中感染后或出血相关性脑积水具有相似的成功率。对于正常压力性脑积水的成年患者，最近的 ETV 研究显示的功能结局与既往的分流术相似，成功率为 50%~70%[24-26]。虽然这些成功率低于治疗梗阻性脑积水的报道，但确实表明 ETV 在治疗交通性脑积水方面具有疗效，这一发现与交通性脑积水单一的脑脊液吸收不良的病理生理机制并不相符。

7.6.2　非交通性脑积水

导水管狭窄的 ETV 成功率接近 80%，梗阻部位越远，ETV 的成功率越低。少量病例报道第四脑室流出道梗阻的治疗成功率接近 60%[24, 27]。

7.6.3　腔隙性脑积水

在最大宗的内镜治疗腔隙性脑积水病例的报道中，来纳入 34 例患者，平均随访 26 个月，分流术翻修率从每年的 3 例次下降到每年的 0.25 例次。然而，25% 的患者需要额外的内镜手术[28]。最近，Akbari 等[29] 在 13 例腔隙性脑积水患者中发现了相似的结果。队列中的再分流率是每年 0.5 例次，但 38.5% 的患者需要行再次内镜造瘘术。了解多次手术的必然性对患者和医生都非常重要，然而，神经内镜因操作更简单和创伤性更小，从而可以降低反复治疗后的累积并发症率。

7.7　结　论

脑积水不再单纯由脑脊液的量和解剖流来定义，还涉及大脑的动力学特性。神经内镜干预已成为一种安全、有效、微创的治疗方式，以恢复脑脊液动力学，增加分流的成功率。这些优势使神经内镜成为一种具有吸引力的技术，它提供了持久的治疗，但是通常情况下可以安全地重复治疗的通常是慢性、终身性疾病。

要 点

- 所有脑积水都是阻塞性的。梗阻性和非梗阻性脑积水的鉴别依据是其在解剖循环通路中是否发生梗阻，或者梗阻发生在再吸收过程中的功能水平上。从概念上讲，干预的目的是在梗阻处恢复脑脊液流动或进行旁路分流
- 内镜介入治疗可恢复或绕过脑脊液流的解剖障碍
- 在非交通性脑积水的情况下，ETV可能有益，因为该手术提高了脑室顺应性，而后者对其病理生理机制可能起着关键的作用
- 在多房性脑积水的情况下，治疗的目的是降低重复治疗的并发症率。神经内镜通过简化脑室系统的解剖、减少分流失败率及其翻修的复杂性，从而降低了并发症发生率

（王继超　贺续智　译）

参考文献

[1] Aschoff A, Kremer P, Hashemi B, et al. The scientific history of hydrocephalus and its treatment. Neurosurg Rev,1999,22(2–3):67–93, discussion94–95.

[2] Dandy WE, Blackfan KD. Internal hydrocephalus. An experimental, Clinical and pathological study. Am J DIS Child,1914,8:406–482.

[3] Greitz D, Hannerz J. A proposed model of cerebrospinal fluid circulation: observations with radionuclide cister. nography AJNR Am J Neuroradiol, 1996, 17(3): 431–438.

[4] Greitz D. Paradigm shift in hydrocephalus research in legacy of Dandy's pioneering work: rationale for third ventriculostomy in communicating hydrocephalus. Childs Nerv Syst, 2007, 23(5): 487–489.

[5] Greitz D, Hannerz J, Rahn T, et al. MR imaging of cerebrospinal fluid dynamics in health and disease. On the vascular pathogenesis of communicating hydrocephalus and benign intracranial hyperten sion. Acta Radiol, 1994, 35(3): 204–211.

[6] Katayama S, Asari S, Ohmoto T. Quantitative measure ment of normal and hydrocephalic cerebrospinal fluid flow using phase contrast cine MR imaging. Acta Med Okayama,1993, 47(3):157–168.

[7] Greitz D. Radiological assessment of hydrocephalus new theories and implications for therapy. Neurosurg Rev, 2004, 27(3):145–165,discussion 166–167.

[8] Hailong F, Guangfu H, Haibin T, et al. Endoscopic third ventriculostomy in the management of communicating hydrocephalus: a preliminary study. J Neurosurg,2008, 109(5):923–930.

[9] Rangel-Castilla L, Hwang SW, Jea A, et al .Efficacy and safety of endoscopic transventricular lamina terminalis fenestration for hydrocephalus. Neurosurgery, 2012, 71(2):464–473, discussion 473.

[10] Rabiu TB .Endoscopic third ventriculostomy. J Neuro-surg, 2010, 113(1):154–155, author reply155–156.

[11] Kim DS, Oi S, Hidaka M, et al. A new experimental model of obstructive hydrocephalus in the rat: the micro-balloon technique. Childs Nerv Syst,1999, 15(5):250–255.

[12] Cosan TE, Guner AL, Akcar N, et al. Progressive ven-tricular enlargement in the absence of high ventricular pressure in an experimental neonatal rat model. Childs Nerv Syst, 2002, 18(1–2): 10–14.

[13] Schultz P. Leeds NE. Intraventricular septations complicating neonatal meningitis. J Neurosurg, 1973, 38(5): 620–626.

[14] Oi S, Abbott R. Loculated ventricles and isolated compartments in hydrocephalus: their pathophysiology and the efficacy of neuroendoscopic surgery. Neurosurg Clin N Am, 2004, 15(1): 77–87.

[15] Vaz-Guimaraes Filho FA. Ramalho cO. Suriano IC, et al. Neuroendoscopic surgeryfor unilateral hydrocephalus due to inflammatory obstruction of the Monro foramen. Arq Neuropsiquiatr,2011, 69(2A):227–231.

[16] Kalhorn SP, Strom RG, Harter DH. Idiopathic bilateral stenosis of the foramina of Monro treated using endoscopic foraminoplasty and septostomy Neurosurg Focus, 2011, 30(4):E5.

[17] Mori H, Koike T, Fujimoto T, et al. Endoscopic stent placement for treatmentof secondary bilateral occlusion of the Monro foramina following endoscopic third ventriculostomy in a patient with aqueductal stenosis. Case report. J Neurosurg, 2007, 107(2):416–420.

[18] Schroeder HW, Oertel J, Gaab MR. Endoscopic treatment of cerebrospinal fluid pathway obstructions Neurosurgery,2007, 60(2,Suppl 1): ONS44–ONS51, discussion ONS51–ONS52.

[19] Vulcu S, Tschabitscher M, Mueller-Forell W, et al. Transventricular fenestration of the lamina terminalis the value of a flexible endoscope: technical note. J Neurol Surg A Cent Eur Neurosurg, 2014, 75(3): 207–216.

[20] Torres-Corzo J, Sanchez-Rodriguez J, Cervantes D, et al.

Endoscopic transventricular transaqueductal Magendie and Luschka foraminoplasty for hydrocephalus Neurosurgery, 2014, 74(4): 426–435, discussion 436.

[21] El-Ghandour NN. Endoscopic cyst fenestration in the treatment of multiloculated hydrocephalus in children. J Neurosurg Pediatr, 2008, 1(3): 217–222 .

[22] hagwati S, ehta BIN, Shah S. Use of endoscopic third ventriculostomy in hydrocephalus of tubercular origin .Childs Nerv Syst, 2010, 26(12):1675–1682.

[23] Kulkarni AV, Drake JM, Mallucci CL, et al. Canadian Pediatric Neurosurgery Study Group. Endoscopic third ventriculostomy in the treatment of childhood hydrocephalus. J Pediatr, 2009,155(2):254–259.

[24] Mohanty A, Biswas A, Satish S, et al. Efficacy of endoscopic third ventriculostomy in fourth ventricular outlet obstruction. Neurosurgery,2008, 63(5): 905–913,discussion 913–914.

[25] Paidakakos N, Borgarello S, Naddeo M. Indications for endoscopic third ventriculostomy in normal pressure hydrocephalus. Acta Neurochir Suppl(Wien), 2012, 113:123–127.

[26] Pinto FC, Saad F, Oliveira MF, et al. Role of ndoscopic third ventriculostomy and ventriculoperitoneal shunt in idiopathic normal pressure hydrocephalus: preliminary results of a randomized clinical trial. Neurosur gery, 2013, 72(5):845–853.

[27] Cinalli G, Spennato P, Nastro A, et al. Hydrocephalus in aqueductal stenosis. Childs Nerv Syst, 2011, 27(10):1621–1642.

[28] Lewis Al, Keiper GL Jr, Crone KR. Endoscopic treat ment of loculated hydrocephalus. J Neurosurg,1995,82(5):780–785.

[29] Akbari SH, Holekamp TE, Murphy TM, et al. Surgical management of complex multiloculated hydro cephalus in infants and children. Childs Nerv Syst, 2015,31(2):243–249.

第8章　先天性脑积水

Ahmed J. Awad, David A. Chesler, George I. Jallo

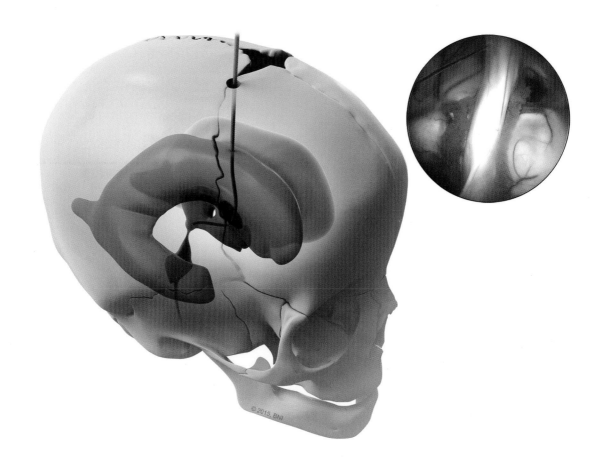

8.1　引　言

先天性脑积水是指出生时颅内脑脊液过多导致的脑积水。在美国先天性脑积水的发病率约为 5/10 000，男女比例为 2:1[1-3]。

先天性脑积水可分为原发性（特发性）脑积水，占大多数；或继发性（后天性）脑积水。中脑导水管狭窄占先天性脑积水的10%~20%，其他原因包括宫内感染（例如巨细胞病毒、弓形虫病、风疹和细菌感染）、脊柱裂和其他神经管缺陷、早产儿出血性脑积水、先天性脑肿瘤和蛛网膜囊肿等。此外，还经常存在与先天性脑积水相关的脑解剖畸形，包括Chiari 畸形、Dandy-Walker 综合征和 Bickers-

Adams 综合征（X 连锁脑积水）[4]。

一些人口学因素和危险因素与先天性脑积水的风险增加有关。这些因素包括极低出生体重、缺乏产前保健、多胎妊娠、母亲糖尿病、母亲慢性高血压、妊娠期高血压、孕期饮酒、社会经济地位低下、黑人和西班牙裔白人以及男性[2,5]。

8.2　临床特征

先天性脑积水的症状和体征取决于年龄（早产儿与足月婴儿）、出生时脑积水的程度、主要病因以及脑积水的演变时间。临床特征总结见表 8.1。这些症状和体征大多是由于颅内压增高所致。

使用百分位数曲线标注的头围变化是一个必须遵循的重要特征。在健康的早产儿，头围通常每周增加 1cm。进展性脑积水的早产儿中，头围增加速度可能高于正常值。另一方面，足月婴儿脑积水往往具有较大的头颅和快速增长的头围，通常在最初 3 个月内每月增加 2cm，在 4 个月和 5 个月时每月增加 1.5cm，6~12 个月每月增加 0.5cm。

8.3　诊　断

脑室系统可视化的神经影像学研究对于诊断先天性脑积水很有帮助。产前胎儿超声对诊断脑积水有很高的可靠性和准确性，最早在妊娠 16~22 周就可进行[6,7]。这种技术既安全，没有辐射危害，便捷，又比 CT 或 MRI 价格低。脑室扩大可以通过超声测量侧脑室前角水平上直径来评估。正常胎儿的侧脑室直径为10mm；侧脑室直径在 10~15mm 为轻度扩大；> 15mm 为重度扩大[8]。虽然通常优选超声，但是 CT 具有快速、可靠且不受植入的金属器件干扰等优点，但主要缺点是辐射暴露，越来越多的证据表明，这种过度辐射暴露与肿瘤发展的风险增加有关[9]。

表 8.1　先天性脑积水的临床特点

早产儿	足月儿
呼吸暂停	易激惹
心动过缓	呕吐
肌张力减退	落日征
酸中毒	抽搐
头围增大明显	头围增大明显
囟门张力高	进食减少
人字缝扩大	嗜睡
呕吐	囟门张力高
落日征	头皮静脉扩张
	人字缝扩大
	头部控制不良

虽然超声可以早期发现脑积水，但它可能无法揭示相关的胎儿异常，特别是导致脑脊液梗阻的异常。MRI 在脑脊液通路梗阻的病因诊断方面非常有帮助，如肿瘤的压迫，尤其可以对后颅窝进行很好的评估。此外，与心脏周期同步的 MRI 脑脊液影像学研究可以为区分交通性脑积水和梗阻性（非交通性）脑积水，定位梗阻性脑积水梗阻程度以及为脑室 - 腹腔分流术（ventriculoperitoneal shunt, V-P 分流术）或 ETV 后随访提供有用的信息[10]。因此，MRI 可作为早期超声检查的验证性研究[11]。

超声随访检查对于发现脑室扩大的转归或进展很重要。大约 90% 的早期孤立性轻度脑室扩大病例在孕期第三个月时脑室扩大消退、缩小或保持稳定[8,12]。此外，在 13% 的病例中，超声随访可检测到初始扫描时遗漏的异常[13]。

8.4　治　疗

脑积水的治疗包括内科和外科干预。大多数先天性脑积水患者采用简单的 V-P 分流术治疗，对选择的病例使用内镜手术，如 ETV。此外，其他神经内镜技术已经用于复杂性脑积水，包括脉络丛切除术、脑室中隔造瘘术、脑室囊肿造瘘术，以及最近出现的使用或不使用支架的导水管成形术、终板造瘘术，第四脑室正中孔造瘘和 Luschka 孔造瘘术。

8.4.1　药物治疗

药物治疗旨在降低脑脊液的产生，增加脑脊液的吸收。通常用于减少脑脊液生成的药物是利尿剂，主要是乙酰唑胺和呋塞米。乙酰唑胺是碳酸酐酶抑制剂，呋塞米是袢利尿剂，这些药物已广泛应用于出血后脑积水的治疗。然而，由于存在较高的分流安置率和增加发病率和死亡率，证据显示不建议将其应用于出血后脑积水[14]。渗透性利尿剂是药物治疗的另一种选择。虽然渗透利尿剂（例如甘露醇）可作为临时措施使用，但不再用于治疗脑积水[15]。

8.4.2 手术治疗

脑脊液分流术

脑脊液分流是转移脑脊液过多积聚最常用的治疗方法。分流是指放置一个机械系统以防止过度的脑脊液聚集,将其转移到腹膜或其他位置,例如心脏的右心房或胸膜腔,允许其吸收和(或)返回到全身循环,以绕过梗阻部位。

分流器包括3个主要部件:放置在脑脊液如侧脑室中的近侧(脑室)导管,单向阀系统和将脑脊液转移到体腔的远端导管。不同厂家生产的阀门种类很多。在当今的实践中,最常用的系统是压力依赖阀,当脑室中的压力超过一定值时,该阀门自动打开。另外常用的是流量控制阀,无论压力梯度和患者的体位如何,都允许恒定的脑脊液流量通过。抗虹吸阀用于避免脑脊液虹吸现象并导致脑脊液过度引流引起的并发症。选用哪种阀门取决于神经外科医生的偏好和经验。没有确凿的数据来推荐某个特定的阀门超过另一个,并且在不同设计中的分流故障率没有差别[16]。

最近在分流技术上的创新引入了可调压阀,它允许使用特殊的磁性装置在外面对压力调节。这些可调压阀的主要优点是,当患者需要调节不同压力时,避免额外的手术操作,特别是在过度引流、引流不足或需要定期改变压力的儿童中。然而,研究表明可调压阀和常规阀具有相似的安全性和有效性[17]。

脑脊液分流术的并发症

分流感染

尽管在手术时严格遵守无菌技术,分流术后仍可发生分流感染。分流感染是一种常见的并发症,发生于5%~15%的手术中。超过70%的分流感染发生在术后1个月内,术后6个月内超过90%[18]。这种并发症与显著的发病率和死亡率有关,包括脑室炎、认知功能恶化,甚至死亡[19]。患者通常出现发热、头痛、炎症标志物升高、分流道红斑,如果病情严重,会导致阻塞和颅内压增高的症状和体征。

分流感染最常见的原因是表皮葡萄球菌和金黄色葡萄球菌[20,21]。治疗总是从广谱抗生素开始。此外,为了进一步降低分流感染率,已将抗生素浸渍导管(antibiotic-impregnated catheters, AIS)引入实践中。在对353例分流手术进行的大型回顾性研究中,AIS导管可独立地将感染率下降2.4倍[22]。此外,一个很好的荟萃分析确定了围手术期预防性应用抗生素和用抗生素浸渍导管可降低分流感染50%的风险[23]。

据最近进行的一项对美国儿童神经外科医生协会(the American Society of Pediatric Neurosurgeous, ASPN)所有成员的调查,大多数神经外科医生会移除感染的分流系统并放置脑室外引流管(external ventricular drain, EVD)[24],这是第二种最常见的分流方法。

分流装置的移除和EVD植入后抗生素治疗的持续时间从1周到几周不等[24]。Kestle和其同事最近对来自10个机构的70例患者进行了一项多中心试点研究[25],结果显示对脑脊液分流术后感染患者随访1年发现,再感染的发生率与抗生素治疗的持续时间无关[25]。

机械故障

机械故障是引起分流失败的另一个重要原因。约40%的机械故障发生在分流后的第一年内,在随后的几年中每年增加5%[16,26]。第一次分流失败超过50%是脑室端导管梗阻引起的。这可以部分归因于过度引流,导致脑室大大缩小,因为脑室缩小容易导致室管膜或脉络丛堵塞分流管。大约15%的分流失败病例是由分流管破裂引起的。导管移位和异位占分流失败病例的7.5%[27]。脑脊液机械故障需要紧急行手术修补。在可能的情况下,可以在移除阻塞的导管之前放置新的导管。

内镜手术

对先天性脑积水患者,神经内镜最常用于治疗先天性导水管狭窄,感染后和脑出血后脑积水,脑室内肿瘤和囊肿。最常使用的手术是ETV(图8.1)、开窗术、透明隔造瘘术(图8.2)、

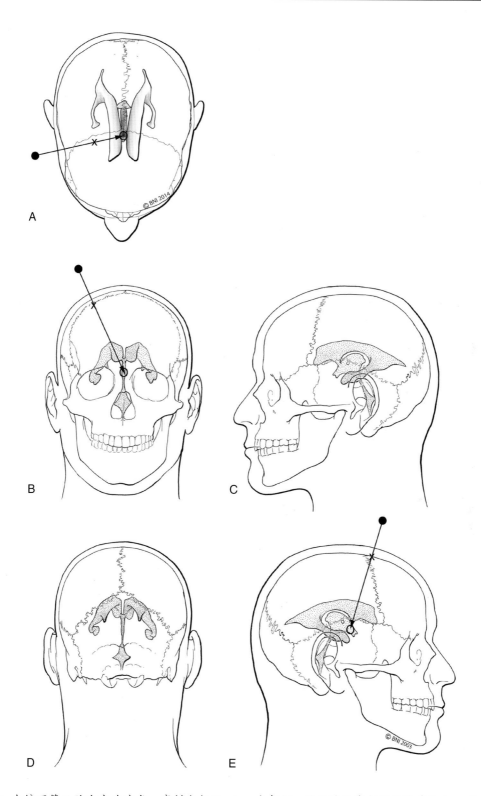

图 8.1　A~E. 内镜下第三脑室底造瘘术。穿刺点与 Kocher 点相似，位于瞳孔线与冠状缝前约 1cm 交点。内镜穿刺时对准同侧内眦（大约室间孔的方向），可根据术者的偏好，选择是否采用鞘管。之后将内镜穿过室间孔即可见第三脑室底部。术者在进行操作前应仔细观察和辨别重要的解剖标志——乳头体：乳头体前膜（第三脑室底）、漏斗隐窝，视交叉。理想情况下，造瘘口在第三脑室底部的前部，正好位于乳头体的前方。在作者的实践中，使用半刚性 Bugbe 单极（无烧灼）来进行初始开窗，随后用 3F Fogarty 球囊导管充 0.5mL 空气，以进一步扩大手术造瘘口

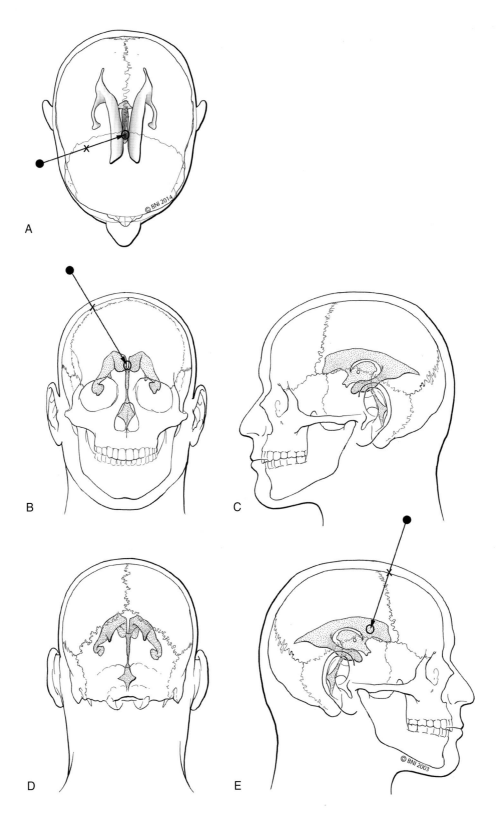

图 8.2　A~E. 内镜下透明隔造瘘术（开窗术）。将穿刺点选择在 Kocher 点附近，通常选择到瞳孔线外侧 0.5~1cm、冠状缝前 1cm 的交点。穿刺方向瞄准同侧内眦（接近室间孔）进入侧脑室，以提供导航的初始解剖标志。根据操作者的偏好选择是否使用鞘管。然后，术者可以根据进入室间孔识别隔静脉以识别透明隔。隔静脉上部和后方一块区域一般情况下不含血管，可以作为造瘘、开窗的位置。在作者的实践中，先使用半刚性 Bugbe 单极（无烧灼）进行开窗，随后用 3F Fogarty 球囊导管充入 0.5mL 空气，以进一步扩大手术造瘘口

囊肿开窗术、脑室内出血清除术以及肿瘤活检和（或）切除术。最近也有报道其他更复杂的手术，包括：终板造瘘术、第四脑室正中孔和侧孔开窗术以及脑室灌洗。

8.5　新生儿先天性脑积水的病理解剖表现

　　先天性脑积水的新生儿或婴儿都具有一定程度的解剖异常促成脑积水的发展或导致脑积水的结果。这些脑室内解剖异常包括：透明隔开窗或缺失、室间孔闭锁、脉络丛萎缩、脑室壁粘连、中间块肿大、第三脑室顶缺如、导水管狭窄、乳头体不对称、蛛网膜下腔基底池缩小（或未成熟；视频 8.1）。未成熟的前脑室基底池可被定义为在两个蛛网膜下层之间具有最小的空间，具有减少或最小的脑脊液流。神经内镜导航在这些不成熟蛛网膜下腔可能是具有挑战性的。

8.5.1　内镜下第三脑室底造瘘术（ETV）

病例选择

　　ETV 的成功很大程度上取决于对患者的正确选择。为 ETV 选择合适的患者需要详尽地了解脑脊液生理学、神经解剖学，以及对不同年龄组脑积水的结果和疗效[28]。此外，磁共振对显示第三脑室底的解剖结构非常有帮助。值得注意的是，如果第三脑室底增厚，ETV 变得更具挑战性[29]。ETV 的目标是在蛛网膜下腔中，从第三脑室到脚间池建立一个直接的内部分流，从而绕过中脑导水管和第四脑室。换句话说，如果病理性梗阻位于第三脑室和蛛网膜下腔之间，那么 ETV 可能是一种有效的选择；相反，如果梗阻位于蛛网膜下腔的下游，采用就可能无法获得预期的疗效。如果 ETV 成功，就可以避免脑脊液分流及其相关的长期并发症（视频 8.2）。

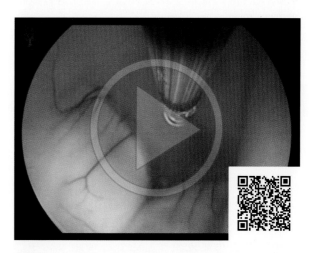

视频 8.1　先天性皮质出血和新生儿脑积水。视频展示了使用软性神经内镜探查继发于皮质出血的新生儿脑积水患者的脑室和基底池。内镜通过右侧脑室进入，可见透明隔缺失，第三脑室底明显；观察第三脑室的前部，识别乳头体，并进行 ETV。内镜可以通过该瘘口进入基底池，观察基底动脉与斜坡之间有限的空间；将内镜进一步推进到右前外侧空间，识别右侧大脑后动脉和小脑上动脉；内镜通过这两个血管的前面，可一直到达外侧延髓池，可以观察到后组颅神经；内镜进一步进入下延髓和上颈椎池，观察有限的蛛网膜下腔；然后将内镜转向左侧基底池以完成左侧探索；最后将内镜定位为中立位，并撤回到第三脑室

视频 8.2　内镜下第三脑室底造瘘术治疗先天性导水管狭窄患者。该视频展示了使用硬性内镜行第三脑室底造瘘术治疗先天性导水管狭窄患者的过程。右侧脑室入路，识别室间孔，将内镜导入第三脑室，识别乳头体、漏斗隐窝和乳头体前膜。使用钝性器械，首先对第三脑室底部穿刺并用 Fogarty 球囊进一步扩张，Liliequist 膜同时开窗

病理考虑

如前所述，详细了解神经解剖学和病理生理学对于 ETV 的成功非常重要。对先天性导水管狭窄和顶盖或松果体区肿瘤的患者，如果适当选择，ETV 被证明具有很高的成功率[30,31]。类似于先天性导水管狭窄，顶盖脑胶质瘤和松果体区肿瘤通过压迫脑导水管阻塞第三脑室至第四脑室的脑脊液通路。必须小心不要混淆先天性导水管狭窄和由于肿瘤堵塞或脑干相对移位造成的继发性导水管狭窄，在后一种情况，肿瘤压迫脑干进入斜坡并闭塞脑桥前池，阻塞位置远于脚间池，因此 ETV 将不起作用，适宜行脑脊液分流术[32]。有时，只要造瘘口大到足以让脑脊液流入小脑脚和周围的脑脊液池就可以了。在这些情况下，终板造瘘是一种很好的选择。

新生儿脑室出血和脑积水是一组重要的患者，值得特别关注。早产儿皮层出血合并继发性脑积水的治疗具有挑战性。大多数患者需要对脑室或帽状腱膜下反复冲洗，直至脑脊液清亮足以接受脑室 - 腹腔（V-P）分流术。这些临时措施与并发症有关，包括感染、频繁的脑室创伤和脑脊液漏。如果安全可行，一些作者（引自 Torres-Corzo 等尚未公布的数据）主张行内镜探查清除脑出血，脑室灌洗和脑脊液分流内镜手术（ETV，透明隔，导水管成形术；视频 8.1）。这种前景广阔的内镜应用正在进一步研究中，很可能成为一个更好的选择。

如果仔细选择，一些因肿瘤而导致脑积水的患者也能从 ETV 手术中获益[33]。如前所述，如果梗阻点发生在第三脑室和蛛网膜下腔之间的脑脊液通路上，那么 ETV 就可能是有用的，否则，就应考虑行脑脊液分流。此外，在某些情况下，切除肿瘤是治疗脑积水唯一的方法。

ETV 也可用于治疗一些经过选择的 chiari 畸形的脑积水[34]。但在 Chiari II 畸形患者中脑脊液阻塞的定位通常比较复杂；一些患者可以有多个梗阻部位，而一些患者仅在第三脑室和脚间池之间有简单的脑脊液梗阻。

禁忌证

某些情况下 ETV 是禁忌的。当第三脑室底无法显示时，禁忌行内镜检查[29]；基底动脉位于第三脑室底下的病例被认为是禁忌证，因此术前应常规对患者进行 MRI 评估。在我们的实践中，ETV 的相对禁忌证包括小于 6 月龄的婴儿，非常薄的皮层和交通性脑积水。然而，所有表现为脑积水的患者都是潜在的 ETV 候选人，特别是之前已经做过分流治疗的患者[28]。

并发症

ETV 是一种并发症率低的手术。最近一项关于 ETV 并发症的回顾性分析发现，总并发症发生率为 8.5%[35]。ETV 的并发症包括出血（主要是硬膜下和脑室内出血）、中枢神经系统感染（主要是脑膜炎和脑室炎）、癫痫发作、脑脊液漏、神经损伤（丘脑、下丘脑、穹窿和中脑损伤），以及电解质异常（最常见的是低钠血症）。与 ETV 手术相关的永久性并发症发病率和死亡率分别约为 2.4% 和 0.21%[35]。恰当的病例选择和严格的培训可以明确降低并发症的发生率。

结 果

对合适的病例行 ETV 术后的随访结果良好，总的成功率为 65%~75%[30,36-38]。与失败相关的因素是年龄小、出血相关或慢性脑积水[37]。先天性导水管狭窄和顶盖或松果体区肿瘤的成功率最高[30,31]。囊性病变阻碍脑脊液的患者，以及以前做过分流术，伴或不伴脊髓脊膜膨出的患者和裂隙脑室患者都显示出了中间结果[39-41]。在出血、感染或脊髓脊膜膨出患者中，对 ETV 的有效率最低[30,31]。

初步的数据显示行 ETV 和脉络丛烧灼（choroid plexus cauterization, CPC）有效。Warf 发现 CPC 与 ETV 联合治疗对年龄小于 1 岁婴儿的脑积水效果优于单纯 ETV（66%:47%）[42]。

2009 年，加拿大小儿神经外科研究小组

表 8.2　ETV 成功评分 *

分数组成	年龄	+	病因	+	曾行分流术
	↓		↓		↓
0	<1 月龄		感染后		曾行分流术
10	1 月龄至 < 6 月龄				未曾行过分流术
			脊膜膨出		
20			脑室内出血		
			非顶盖脑肿瘤		
			中脑导水管硬化		
30	6 月龄至 <1 岁		顶盖肿瘤		
			其他病因		
40	1 岁至 <10 岁				
50	≥ 10 岁				

经许可引自参考文献 30

*：ETV 成功评分 = 年龄评分 + 病因评分 + 曾行分流术评分 ≈ ETV 成功率

开发了一种称为"ETV 成功评分"的模型来预测 ETV 治疗脑积水的成功率（表 8.2）[30]。这种 ETV 成功评分方法是一种有效的简单评分，大致评估了特定患者的 ETV 成功率。根据这一评分，ETV 手术成功的 3 个最重要的因素是患者的年龄、脑积水的病因以及患者先前是否有分流。

要　点

- 先天性脑积水的发病率为 5/10 000 例，男女比例约为 2:1
- 先天性脑积水分为特发性或继发于其他原因，包括导水管狭窄、宫内感染、早产儿出血性脑积水、神经管缺陷、先天性脑肿瘤和畸形
- 大多数先天性脑积水可采用单纯 V-P 分流术和神经内镜治疗，主要是 ETV
- ETV 在精心挑选的患者中提供了良好的结果。ETV 手术成功的 3 个最重要的因素是患者的年龄、脑积水病因和先前是否进行过分流

8.5.2　其他类型脑积水的内镜手术

除 ETV 外，其他神经内镜手术也可用于治疗其他形式的复杂脑积水。隔膜造瘘术可用于治疗孤立性侧脑室脑积水（见第 23 章）[43]。内镜下也可进行颅内囊肿造瘘术和分隔性脑室开窗术（见第 27 章）[44,45]。内镜下导水管成形术治疗孤立性第四脑室特别有效（见第 22 章）[46]。这一操作可以单独做导水管成形术或同时放置支架。最近报道的终板造瘘术（见第 26 章）、Magendie 及 Luschka 孔成形术（见第 28 章）是治疗复杂梗阻性脑积水患者的新方法。

（王继超　李勇刚　译）

参考文献

[1] Wiswell TE, Turtle DJ, Northam RS, et al. Major congenital neurologic malformations. A 17-year survey. AmJ Dis Child, 1990, 144(1):61–67.

[2] Jeng S, Gupta N, Wrensch M, et al. Prevalence of congenital hydrocephalus in California(1991–2000). Pediatr Neurol, 2011, 45(2):67–71.

[3] Blackburn BL, Fineman RM. Epidemiology of congenital hydrocephalus in Utah(1940–1979): report of an iatrogenically related "epidemic." Am J Med Genet,

1994, 52(2): 123–129.

[4] Chi JH, FuUerton HJ, Gupta N. Time trends and demographics of deaths from congenital hydrocephalus in children in the United States: National Center for Health Statistics data(1979–1998). J Neurosurg, 2005, 103(2, Suppl):113–118.

[5] Van Landingham M, Nguyen TV, Roberts A, et al. Risk factors of congenital hydrocephalus: a 10 year retrospective study. J Neurol Neurosurg Psychiatry, 2009, 80(2):213–217.

[6] Benacerraf BR, Birnholz JC. The diagnosis of fetal hydrocephalus prior to 22 weeks. J Clin Ultrasound, 1987, 15(8):531–536.

[7] Achiron R, Schimmel M, Achiron A, et al. Fetal mild idiopathic lateral ventriculomegaly: is there a correlation with fetal trisomy. Ultrasound Obstet Gynecol, 1993, 3(2):89–92.

[8] Wax JR, Bookman L, Cartin A, et al. Mild fetal cerebral ventriculomegaly: diagnosis, clinical associations, and outcomes. Obstet Gynecol Surv, 2003, 58(6):407–414.

[9] Brenner DJ, Hall EJ. Computed tomography-an increasing source of radiation exposure. N Engl J Med, 2007, 357(22):2277–2284.

[10] Battal B, Kocaoglu M, Bulakbasi N, et al. Cerebrospinal fluid flow imaging by using phase-contrast MR technique. Br J Radiol, 2011, 84(1004):758–765.

[11] Griffiths PD, Reeves MJ, Morris JE, et al. A prospective study of fetuses with isolated ventriculomegaly investigated by antenatal sonography and in utero MR imaging. AJNR Am J Neuroradiol, 2010, 31(1):106–111.

[12] Sethna E Tennant PW, Rankin J, et al. Prevalence, natural history, and clinical outcome of mild to moderate ventriculomegaly. Obstet Gynecol, 2011, 117(4):867–876.

[13] Melchiorre K, Bhide A, Gika AD, et al. Counseling in isolated mild fetal ventriculomegaly. Ultrasound Obstet Gynecol, 2009, 34(2):212–224.

[14] International PHVD Drug Trial Group. International randomized controlled trial of acetazolamide and furosemide in posthaemorrhagic ventricular dilatation in infancy. Lancet, 1998, 352(9126):433–440.

[15] Poca MA, Sahuquillo J. Short-term medical management of hydrocephalus. Expert Opin Pharmacother, 2005, 6(9): 1525–1538.

[16] Drake JM, Kestle JR, Milner R, et al. Randomized trial of cerebrospinal fluid shunt valve design in pediatric hydrocephalus. Neurosurgery, 1998, 43(2):294–303, discussion 303–305.

[17] Pollack IE Albright AL, Adelson PD, et al. A randomized, controlled study of a programmable shunt valve versus a conventional valve for patients with hydrocephalus. Neurosurgery, 1999, 45(6): 1399–1408, discussion 1408–1411.

[18] Choux M, Genitori L, Lang D, et al. Shunt implantation: reducing the incidence of shunt infection. J Neurosurg, 1992, 77(6):875–880.

[19] Casey AT, Kimmings EJ, Kleinlugtebeld AD, et al. The long-term outlook for hydrocephalus in childhood. A ten-year cohort study of 155 patients. Pediatr Neurosurg, 1997, 27(2):63–70.

[20] Shapiro S, Boaz J, Kleiman M, et al. Origin of organisms infecting ventricular shunts. Neurosurgery, 1988, 22(5):868–872.

[21] Arnell K, Enblad P, Wester T, et al. Treatment of cerebrospinal fluid shunt infections in children using systemic and intraventricular antibiotic therapy in combination with externalization of the ventricular catheter: efficacy in 34 consecutively treated infections. J Neurosurg, 2007, 107(3, Suppl):213–219.

[22] Sciubba DM, Stuart RM, McGirt MJ, et al. Effect of antibiotic-impregnated shunt catheters in decreasing the incidence of shunt infection in the treatment of hydrocephalus. J Neurosurg, 2005, 103(Suppl2):131–136.

[23] Ratilal B, Costa J, Sampaio C. Antibiotic prophylaxis for surgical introduction of intracranial ventricular shunts. Cochrane Database Syst Rev, 2006, 3:CD005365.

[24] Whitehead WE, Kestle JR. The treatment of cerebrospinal fluid shunt infections. Results from a practice survey of the American Society of Pediatric Neurosurgeons. Pediatr Neurosurg, 2001, 35(4):205–210.

[25] Kestle JR, Garton HJ, Whitehead WE, et al. Management of shunt infections: a multicenter pilot study. J Neurosurg, 2006, 105(Suppl3):177–181.

[26] Stein SC, Guo W. Have we made progress in preventing shunt failure. A critical analysis. J Neurosurg Pediatr, 2008, 1 (1):40–47.

[27] Chumas P, Tyagi A, Livingston J. Hydrocephalus-what's new. Arch Dis Child Fetal Neonatal Ed, 2001, 85(3):F149–F154.

[28] Jallo GI, Kothbauer KE, Abbott IR. Endoscopic third ventriculostomy. Neurosurg Focus, 2005, 19(6):E11.

[29] Rekate HL. Selecting patients for endoscopic third ventriculostomy. Neurosurg Clin N Am, 2004, 15(1): 39–49.

[30] Kulkarni AV, Drake JM, Mallucci CL, et al. Canadian Pediatric Neurosurgery Study Group. Endoscopic third ventriculostomy in the treatment of childhood hydrocephalus. J Pediatr, 2009, 155(2):254–259.

[31] Etus V, Ceylan S. Success of endoscopic third ventriculostomy in children less than 2 years of age. Neurosurg Rev, 2005, 28(4):284–288.

[32] Recinos PE Jallo GI, Recinos VR. Endoscopic third ventriculostomy//Quiñones-Hinojosa A, ed. Schmidek and Sweet's Operative Neurosurgical Techniques. Philadelophia: Saunders, 2012:1143–1150.

[33] Ray P, Jallo GI, Kim RY, et al. Endoscopic third ventriculostomy for tumor-related hydrocephalus in a pediatric population. Neurosurg Focus, 2005, 19(6):E8.

[34] Jenkinson MD, Hayhurst C, Al-Jumaily M, et al. The role of endoscopic third ventriculostomy in adult patients with hydrocephalus. J Neurosurg, 2009, 110(5): 861–866.

[35] Bouras T, Sgouros S. Complications of endoscopic third ventriculostomy. J Neurosurg Pediatr, 2011, 7(6): 643–649.

[36] Drake JM. Canadian Pediatric Neurosurgery Study Group. Endoscopic third ventriculostomy in pediatric patients: the Canadian experience. Neurosurgery, 2007, 60(5):881–886, discussion 881–886.

[37] Sacko O, Boetto S, Lauwers-Cances V, et al. Endoscopic third ventriculostomy: outcome analysis in 368 procedures. J Neurosurg Pediatr, 2010, 5(1): 68–74.

[38] Vogel TW, Bahuleyan B, Robinson S, et al. The role of endoscopic third ventriculostomy in the treatment of hydrocephalus. J Neurosurg Pediatr, 2013, 12(1): 54–61.

[39] Teo C, Jones R. Management of hydrocephalus by endoscopic third ventriculostomy in patients with myelomeningocele. Pediatr Neurosurg, 1996, 25(2):57–63, discussion 63.

[40] Brockmeyer D, Abtin K, Carey L, et al. Endoscopic third ventriculostomy: an outcome analysis. Pediatr Neurosurg, 1998, 28(5):236–240.

[41] Jones RE, Kwok BC, Stening WA, et al. The current status of endoscopic third ventriculostomy in the management of non-communicating hydrocephalus. Minim Invasive Neurosurg, 1994, 37(1):28–36.

[42] Warf BC. Comparison of endoscopic third ventricu-lost-omy alone and combined with choroid plexus cauterization in infants younger than 1 year of age: a prospective study in 550 African children. J Neurosurg, 2005, 103(Suppl6):475–481.

[43] Aldana PR, Kestle JR, Brockmeyer DL, et al. Results of endoscopic septal fenestration in the treatment of isolated ventricular hydrocephalus. Pediatr Neurosurg, 2003, 38(6):286–294.

[44] Di Rocco E, Yoshino M, Oi S. Neuroendoscopic transven-tricular ventriculocystostomy in treatment for intra-cranial cysts. J Neurosurg, 2005, 103(Suppl1): 54–60.

[45] Oi S, Abbott R. Loculated ventricles and isolated compartments in hydrocephalus: their pathophysiology and the efficacy of neuroendoscopic surgery. Neurosurg Clin N Am, 2004, 15(1):77–87.

[46] Fritsch MJ, Kienke S, Manwaring KH, et al. Endoscopic aqueductoplasty and interventriculostomy for the treatment of isolated fourth ventricle in children. Neurosurgery, 2004, 55(2):372–377, discussion 377–379.

第 9 章 梗阻性脑积水

Joachim Oertel, Guilherme Ramina Montibeller

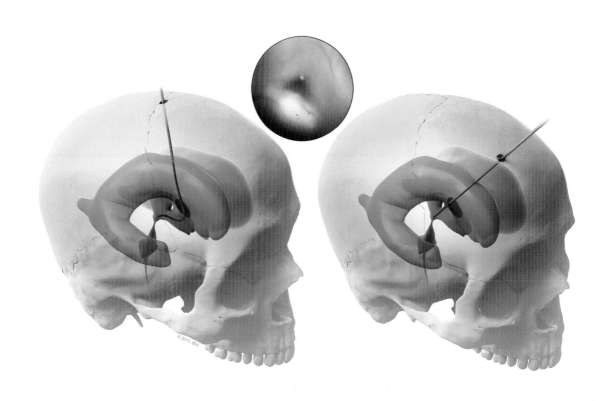

9.1 引　言

　　梗阻性脑积水在人类起源时就已经开始困扰着人类。公元前 2 500 年至公元 500 年的儿童骨骼病理分析结果表明，梗阻性脑积水是颅面畸形的原因[1]。研究人员 Dandy 和 Blackfan 第一次使实验性犬发生脑积水[2]，在多次尝试不同手术治疗这种疾病后，Dandy 于 1922 年首先通过前额下入路进行第三脑室底造瘘术[3]。尽管这是一种已知的疾病，但梗阻性脑积水仍然影响着整个世界的人们，特别是儿童，尤其在发展中国家更为常见和严重[4]。

　　脑积水的治疗选择包括开放式显微外科手术、分流术和各种内镜技术。内镜治疗近几十年来发展迅速，良好的可行性和优异的治疗结果，促进了神经内镜手术的快速传播，特别是

内镜下第三脑室底造瘘术（ETV）已经成为治疗梗阻性脑积水的一种有效的手术方式。对于脑肿瘤[5-9]、导水管狭窄[10,11]、小脑梗死[12] 和其他各种原因引起的脑积水，包括罕见的原因引起的脑积水，如巨大的基底动脉瘤引起的梗阻性脑积水[13]，均有较好的治疗效果。

　　本章将讨论神经内镜在治疗不同原因导致的梗阻性脑积水中的应用，探讨该技术的优缺点及其潜在的风险和并发症。

9.2　病理生理

　　最近关于脑脊液（CSF）循环障碍的病理生理学研究和发现，引起了有关脑积水的病因和分类的争论[14-16]。脑积水通常分为梗阻性和交通性（非梗阻性）脑积水。相反，目前的研

究数据表明，几乎每一种脑积水都存在脑脊液重吸收障碍[15,17]。

大多数神经外科医生仅在患者出现明显梗阻性脑积水的情况下使用内镜技术。然而，使用 EVT 对正常压力性脑积水患者同样可以取得良好的效果[18,19]。

本章的重点是探讨采用神经内镜治疗梗阻性脑积水。脑脊液通路梗阻的潜在位置及其产生的病理状况如下（图 9.1）：

- 侧脑室内：孤立的脑室角
- 单侧室间孔：同侧侧脑室扩张
- 第三脑室后部和中脑导水管（最常见）：第三脑室和侧脑室扩张
- 第四脑室出口（Luschka 孔和 Magendi 孔）：第四脑室扩张
- 小脑幕切迹：脑脊液从幕下到幕上通路受阻[20,21]

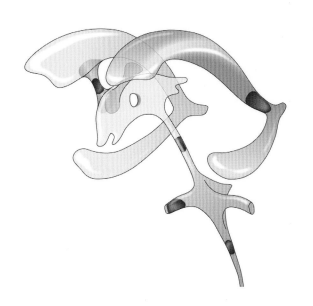

图 9.1　可能导致梗阻性脑积水的梗阻点（插图来自 Stefan Kindel）

梗阻的原因多种多样，可分为先天性和后天性。后天性梗阻的原因包括肿瘤（例如脑室、室间孔、松果体区、后颅窝肿瘤等），血管病变（脑室内血肿、脑梗死、动脉瘤、Galen 静脉动脉瘤），感染[脓肿和（或）肉芽肿、脑囊虫病、室管膜炎]，蛛网膜囊肿、获得性导水管狭窄（感染或出血后的粘连）以及引起小

脑幕突出的幕上肿瘤。先天性梗阻的原因包括室间孔闭锁、导水管狭窄、Dandy-Walker 综合征（Magendie 孔和 Luschka 孔）和小脑扁桃体下疝畸形[7,12,13,22-25]。

9.3　临床特征

有趣的是，不同患者的脑积水症状十分相似，与梗阻原因几乎无关[23]。疾病的持续时间、发病的急缓通常与临床表现更相关，而非主要的病理实体。急性脑积水的症状是颅内压增高，包括头痛、恶心和呕吐、视盘水肿、外展神经麻痹、上仰视性麻痹（Parinaud 综合征）、活动过度反射、共济失调和呼吸暂停综合征。儿童脑积水的症状包括烦躁不安、头围增大、囟门凸出、颅缝扩张、头皮静脉的扩张和充盈[8,26]。慢性脑室扩大的症状包括步态、认知、排尿障碍、头晕、头痛和视力问题[27]。临床表现是手术和患者选择的重要指标，手术主要针对有临床症状的患者，但是，无症状的进行性脑积水患者也应考虑手术治疗。

9.4　诊断和神经影像学检查

尽管 CT 是最初的神经影像学检查方法，但 MRI 是所有梗阻性脑积水患者的首选术前影像学检查方法，通常可以诊断脑积水，区分交通性和梗阻性脑积水，并且使医生能够找到梗阻的确切位置，从而制订详细的手术方案。应在所有 3 个平面（轴位、冠状位和矢状位）获得常规的 T1 和 T2 加权磁共振图像，以便对每个病例进行准确的研究。特别的序列，如多采集稳态自由进动（steady-state free precession, dSSFP）、反转恢复快速梯度回波（inversion recovery turbo spin-echo, IR-TSE）和电影相位对比 MRI（PC-MRI），对于一些问题的解答也有重要帮助。SSFP 核磁影像可以识别干扰脑脊液正常循环的薄膜（图 9.2）。在矢状位上的 IRTSE 和电影 PC-MRI 序列，对脑脊液流动的研究也很有价值[6]。

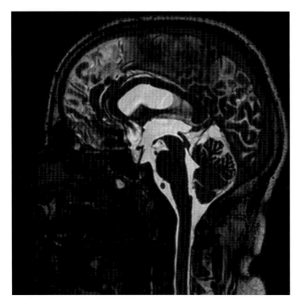

图 9.2 导水管梗阻的矢状位平衡稳态自由进动核磁成像

分析术前影像时，应特别注意以下几点[7]：

• 导致脑积水（例如肿瘤、先天性畸形、感染等）的潜在病理机制

• 脑脊液梗阻的部位和性质（例如导水管狭窄等的压缩）

• 基底动脉相对于第三脑室底部的位置和桥脑区域的延伸（例如第三脑室造瘘口）

• 中脑导水管的通畅性（例如两个室间孔的梗阻情况）

• 手术入路的潜在问题（例如狭窄的室间孔、解剖变异、大的脑室内血块或肿瘤等）

• 如果使用硬性内镜，则应为联合手术（如 ETV 和肿瘤活体组织检查，ETV 和血凝块清除等）寻找放置钻孔的最佳位置，以及对内镜治疗轨迹进行预览

• 如果使用软性内镜，建议使用标准的钻孔通路

术前详细的 MR 和（或）CT 影像分析是必要的，以确定梗阻性脑积水的原因。下面将介绍最重要的基础病理及其成像特征。

9.5 内镜治疗的适应证

内镜治疗的适应证受到患者的人口统计学特征（例如，患者为成人或儿童，居住在发达国家或第三世界国家等），以及神经外科医生的个人偏好和经验的高度影响。作者认为，脑室内或室间隔肿瘤引起的梗阻性脑积水是 ETV 最常见的适应证，其次是导水管狭窄、脑室内和脑室旁出血、交通性脑积水和各种畸形（表 9.1）[28]。

表 9.1 脑积水病因对 ETV 成功率的影响

诊断	数量	临床改善	影像学优势	分流装置依赖
肿瘤	116	81%（94/116）	74%（86/116）	3%（4/116）
导水管狭窄	56	73%（41/56）	68%（38/56）	9%（5/56）
出血	35	43%（15/35）	66%（20/35）	9%（3/35）；23% 死亡（8/35）
交通性脑积水	23	35%（8/23）	9%（2/23）	39%（9/23）
小脑梗死	15	86%（13/15）	86%（13/15）	0
第四脑室畸形	15	53%（8/15）当排除成年人时 66%（8/12）	53%（8/15）当排除成年人时 66%（8/12）	
骨髓增生异常综合征性脑积水	4	50%（2/4）	15%（1/4）	50%（2/4）有术前分流装置依赖 75%（3/4）
其他	7	86%（6/7）	86%（6/7）	0
总计	271	69%（187/271）	64%（174/271）	11%（29/271）

9.5.1　占位性病变

脑室内或邻近的肿瘤常常引起梗阻性脑积水。侧脑室肿瘤主要通过直接手术切除，因此脑脊液循环的内镜恢复较少。根据作者的经验，约 2/3 经内镜恢复脑脊液循环的病灶位于第三脑室，约 1/4 位于后颅窝。一般来说，大脑的任何肿瘤都可能阻碍脑脊液循环，尤其是松果体和头顶部胶质瘤[5]。除了肿瘤之外，还发现其他占位性病变，如巨大基底动脉瘤，海绵状血管瘤和大脑大静脉瘤也可导致梗阻性脑积水[7,13,29]。

在确定占位性病变及其与邻近结构的关系之后，决定是否通过内镜治疗直接切除肿瘤，或事先通过内镜恢复脑脊液循环十分重要。在切除肿瘤前，内镜下恢复脑脊液循环能否改善无分流患者的预后，目前仍存在较大争议。

9.5.2　膜性导水管狭窄

导水管狭窄可能由多种疾病引起。侧脑室和第三脑室扩张为典型原因。导水管的胶质增生或分叉将其分成两个盲端囊，也是引起导水管狭窄的原因。其他一些解剖障碍，如导水管网、隔膜也可能阻碍脑脊液流通到第三脑室。矢状位 MRI 对于区分外源性肿块压迫和内源性导水管异常十分重要。脑脊液流动的研究也可能有助于诊断导水管狭窄。间质水肿在液体衰减反转恢复（fluid-attenuated inversion recovery, FLAIR）MRI 上显示高强度，并且可能发生于脑室周围白质区域中[29]。

9.5.3　血凝块与粘连

创伤或感染也可能是造成脑室梗阻的原因。由纤维蛋白组织形成的血凝块可能导致导水管或第四脑室出口梗阻，例如，脑膜炎或脑室炎可发展为纤维粘连，并且干扰通过第三脑室的脑脊液循环。脑室脑囊虫病患者的囊肿也可能是不同部位脑室梗阻的原因[25,29,30]。所有这些梗阻都可以在 MRI 检查中确定。

9.5.4　出血和血肿

脑室内出血也可能导致梗阻性脑积水，且据报道已使用内镜进行治疗[24,31,32]。创伤、急性硬膜下和硬膜外血肿以及后颅窝实质出血，也可能是脑室系统梗阻的原因。对这些影像的详细研究和脑脊液充血问题的理解，将有助于选择合适的治疗方案（是否使用内镜）。

9.5.5　小脑梗死

大面积小脑梗死可能通过质量效应，压迫和阻断第四脑室，从而引起急性脑积水。文献中已经描述其病理机制，以及应用 ETV 所取得的良好效果。CT 扫描适用于此类病例的诊断和手术治疗[12]。然而，内镜下治疗仅限于极少数情况，即使在脑脊液循环受阻的情况下，后颅窝仍然有足够的空间供内镜通过，而不会压缩脑干。内镜下治疗在脑脊液循环受阻中的应用仅限于罕见情况，在后颅窝内仍有足够的空间，可使得内镜无脑干压迫地通过。

9.5.6　脑室梗阻

当来自侧脑室前下延伸的脑脊液流动梗阻时，可能导致颞角梗阻。仅第三脑室受阻的情况非常少见，因此在鉴别诊断时，应考虑室管膜或蛛网膜囊肿或第三脑室鳞状乳头状颅咽管瘤。中脑导水管、Luschka 孔和 Magendie 孔的同时闭塞可能导致第四脑室梗阻。大多数情况下，第四脑室的梗阻与分流过度有关，在这种情况下，由脉络丛产生脑脊液并扩张脑室，脑干和小脑的压缩导致后颅窝高压的典型症状[29]。

9.6　治　疗

梗阻性脑积水治疗的第一步是了解其潜在的病因。通过影像学检查，对脑脊液梗阻病因的认识和临床表现的解释可以为患者制订出最优的治疗方案，可以确定是否直接恢复脑脊液通路，或通过 ETV 建立旁路到蛛网膜下腔。在解剖不清或脑室非常小的情况下，神经导航系统可提供帮助，例如，确定理想的切入点，并确定脑室结构和钻孔的理想位置。然而，脑组织移位可能是脑脊液释放后的一个问题[6]。

根据每个病例的需要，可以选择不同的内镜治疗方案。梗阻性脑积水的一些内镜手术替代方案如下。

9.6.1 透明隔开窗术（图 9.3、9.4）

在进行透明隔开窗术时，室间孔的对侧孔必须张开，或者必须对一个侧脑室进行分流以

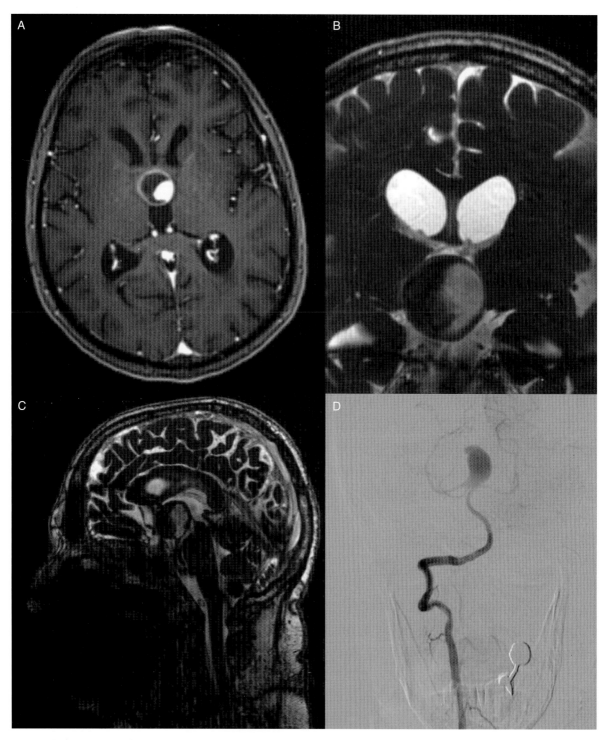

图 9.3 患者女性，66 岁，被诊断为室间孔部分血栓形成基底动脉瘤和梗阻性脑积水。A. 轴位钆增强 T1 加权 MRI 显示上述动脉瘤梗阻，脑脊液从侧脑室流出。冠状位（B）和矢状位（C）T2 加权 MRI 分别显示扩张的侧脑室和动脉瘤相对于第三脑室的位置。D. 数字减影血管造影显示基底动脉瘤的形态

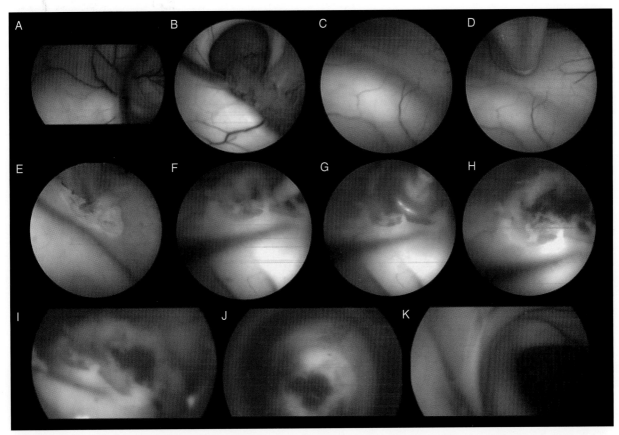

图 9.4 图 9.3 中的患者,因基底动脉瘤和室间孔闭塞行透明隔开窗术。A. 通过右侧脑室,接近透明隔进行初步检查。B. 可见动脉瘤闭塞室间孔,以及(C)选择理想位置执行开窗术。D. 使用双极电凝。E. 电凝后透明隔钝穿孔。F. 插入气囊导管。G、H. 轻柔扩张并用水冲洗隔膜。I、J. 将套管针通过造瘘口并(J、K)对侧脑室进行探查,之后通过内镜将脑室导管置于右侧脑室并连接至腹膜分流装置

排出脑脊液。理想的开窗点应该根据解剖学来选择。在慢性病患者中,隔膜的局限区域通常很薄,血管化程度较低,最适合行钝性穿孔。隔膜的开口直径约为 1cm[6,33]。

9.6.2 颞角脑池造瘘术

手术在同侧耳的正上方和后方进行钻孔,轨迹应该指向颞角的尖端。如果在颞角处结束,应将脉络丛作为轨道,并确定可进行开窗的颞角顶端近中脑室壁的薄弱区域,开窗后引入内镜,探查基底池,尤其应注意避免损伤动眼神经和大脑后动脉[6]。

9.6.3 椎间孔成形术

该手术的切入点为中线旁 2cm,脉络丛可作为指向椎间孔区域的指示器,因为其通常从侧脑室进入穹窿上方的第三脑室。扩张室间孔

后,可以使用软性内镜检查导水管。如果气孔关闭的可能性很高,可以从侧脑室向第四脑室插入约 10cm 的支架[6]。

9.6.4 神经内镜下第三脑室底造瘘术(ETV;图 9.5、9.6;视频 9.1)

手术切入点为中线旁 2cm,通常在右侧。内镜通过室间孔进入第三脑室,可辨识乳头体和漏斗隐窝。可以估计斜坡区和基底动脉的位置。造瘘口的理想位置是乳头体和漏斗状凹陷正中间。用双极钳或闭合钳对第三脑室进行钝性穿孔后,可用气囊导管扩张脑室造瘘口。最后检查和鉴定基底动脉、背侧和脑脊液流经开口,确保气孔的功能[7]。

9.6.5 终板开窗术

终板开窗术的方法与 ETV 相似,但在不

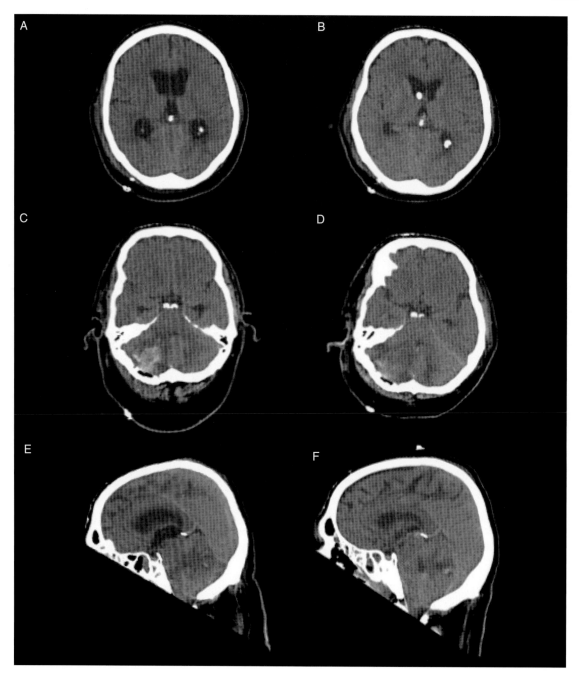

图 9.5 患者男性，56 岁，因后颅窝血肿和小脑肿胀行手术切除后发生梗阻性脑积水。轴位（A、C）和矢状位（E）CT 扫描显示 ETV 术前脑室扩大和小脑肿胀阻塞导水管；内镜下 ETV 术后。B、D. 轴位和矢状位（F）CT 扫描显示脑室缩小。B. 脑室的其他引流。作为预防措施，先将引流开关置于"关"的位置，停止引流，液体通过内镜开口引出，并于 3d 后移除

损坏穹窿结构的情况下，钻孔越多越好。在通过半透明的终板识别大脑前动脉和视交叉后，使用 Fogarty 气囊导管进行钝性穿孔，然后进行扩张[34]。然而，这种方法只能针对特定病例，且由经验丰富的神经内镜医生进行，因为穹窿非常容易受损伤，且可能因对前交通动脉

（ACoA）复合体和视交叉区域进行操作而造成损伤。

9.6.6 导水管成形术

与大多数其他手术相比，导水管成形术的切入点在某种程度上更靠腹侧。钻孔位置应选

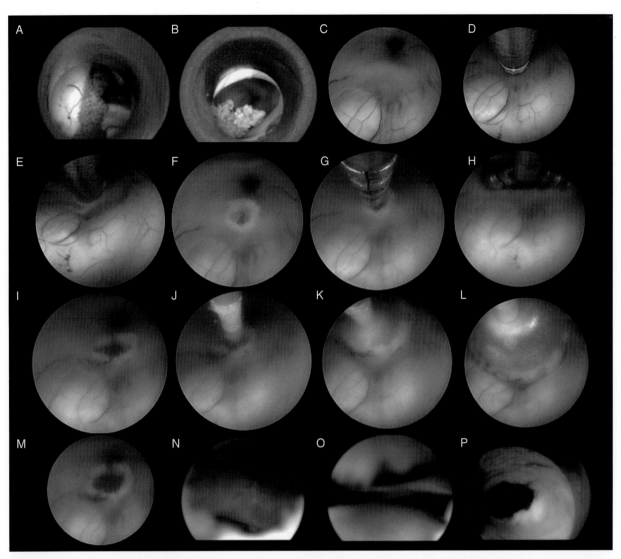

图 9.6　图 9.5 中的患者，因后颅窝血肿、小脑肿胀以及导水管闭塞行 EVT 手术后所见。内镜通过右侧脑室（A）与室间孔（B）。C. 可见第三脑室底部，以及乳头体和漏斗隐窝，选择理想的部位进行脑室造瘘术。凝固（D）和使用双极电凝（F）的尖端钝性穿透第三脑室底部（E）。G、I. 使用镊子在水平位置扩大瘘口。J、M. 用气囊导管进一步扩张脑室造瘘口。N. 用内镜检查脑桥前间隙，可见基底动脉。O. 尽管有小脑肿胀，但进一步的检查显示脑桥前间隙有足够的空间供脑脊液流动。P. 通过内镜去除脑实质

在冠状缝 3~5cm 的腹侧，中线外侧 2cm 处。该通路提供进入第三脑室以及导水管的通道。采用 2.5mm 的纤维内镜检查后，用气囊导管小心地充气，进行导水管成形术。这种超薄纤维镜有时也可用于导水管内远端膜性狭窄穿孔[11]。然而，由于导水管成形术的长期效果不佳，而且该手术可能损伤中脑导水管周围灰质，因此在使用时应优先考虑 ETV。

9.6.7　导水管支架置入术（图 9.7）

如果预测再狭窄的可能性很高，除了进行导水管成形术外，应进行导水管支架植入术，尤其是对于肿瘤导致的狭窄和第四脑室受阻。应选择足够长度（至少 6cm）的支架，最好固定在钻孔储液器上，以避免支架移位[6,11]。

9.6.8　脑室内肿瘤切除术和（或）活组织检查（图 9.8、9.9）

钻孔位置应根据 MRI 和 CT 检查结果确定，对于脑室狭窄的患者可使用电磁神经导航系统辅助确定。内镜下肿瘤切除术应在持续冲洗下进行，因为术中出血很常见。在罕见的严重出

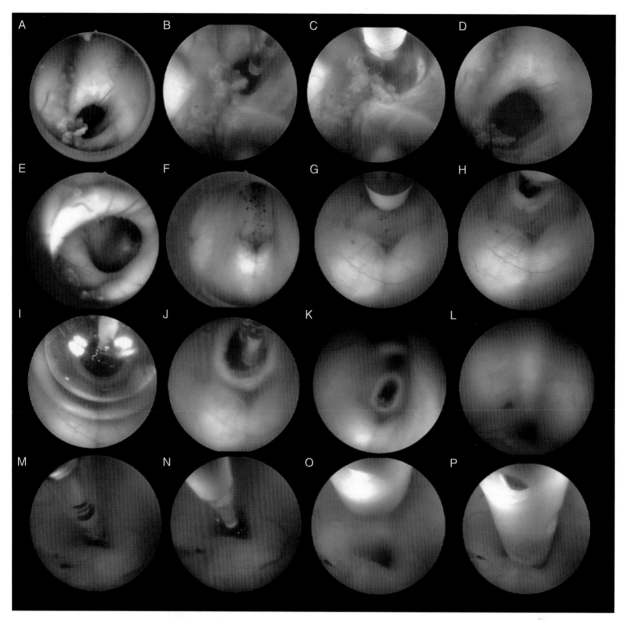

图 9.7 患者女性，46 岁，被诊断为室间孔狭窄、中脑导水管狭窄和第四脑室梗阻。A. 检查右侧脑室，并定位狭窄的室间孔。B. 通过室间孔引入气囊导管。C、D. 扩张气囊导管。E、F. 通过扩大后的室间孔小心引入内镜套管针，暴露第三脑室底。G. 选择理想的位置进行 ETV 手术，并使用双极电凝。H. 用双极电凝的尖端钝性穿透第三脑室。I～K. 扩张造瘘口。L. 内镜背侧重新定位，显示狭窄的中脑导水管。M. 小心地将气囊导管插入中脑导水管并（N）轻度扩张。O、P. 将支架插入导水管以保持开口

血病例中，脑脊液可能被完全吸出，使用"干场（dry field）"技术可易于止血。

9.6.9　内镜联合手术

内镜联合手术包括脑室内肿瘤切除或活组织检查，造瘘术或血凝块切除，以及 ETV。仔细分析术前影像，确认理想的入路位置，通常选择所进行手术的最佳入路方式[33,35]。

9.7　内镜手术适应证

应根据梗阻性脑积水患者的症状和术前影像学检查确定内镜手术的适应证。不同手术方法的适应证如下：

• 透明隔开窗术：室间孔梗阻引起的单侧脑室扩张

• 颞侧脑室造瘘术：分流感染或脑室肿瘤

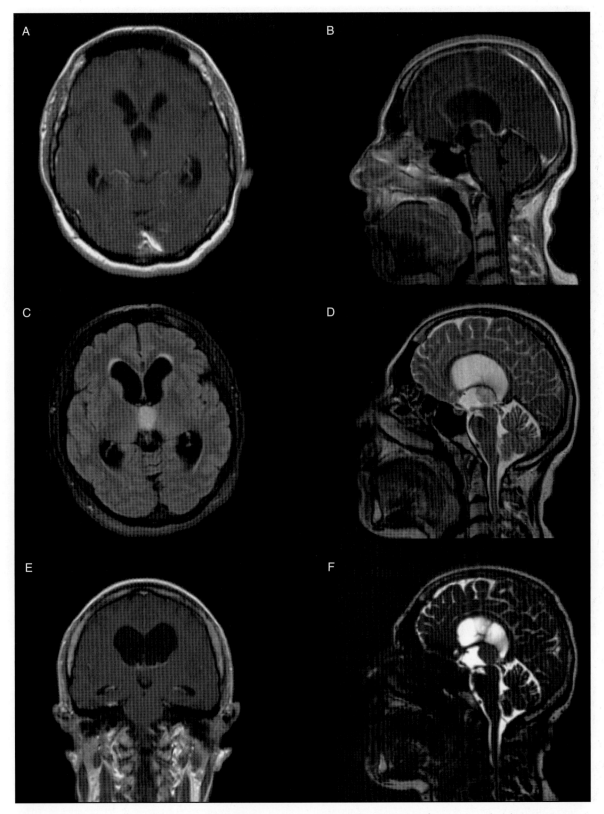

图 9.8　患者女性，45 岁，被诊断为毛细胞型星形细胞瘤，阻断了第三脑室的脑脊液流出，并引起梗阻性脑积水。
A. 轴位 T1 加权 MRI 显示仅稀疏对比度增强的病变。C. 轴位的液体减弱倒置恢复（FLAIR）MRI 序列显示肿瘤阻塞第三脑室和脑积水的迹象，为额叶双侧脑室周围白质高信号。E. 冠状位钆增强 T1 加权 MRI 显示扩大的侧脑室，包括颞角。在矢状位钆增强（B）T1 加权和（D、F）T2 加权 MRI 中可以看到梗阻的确切位置

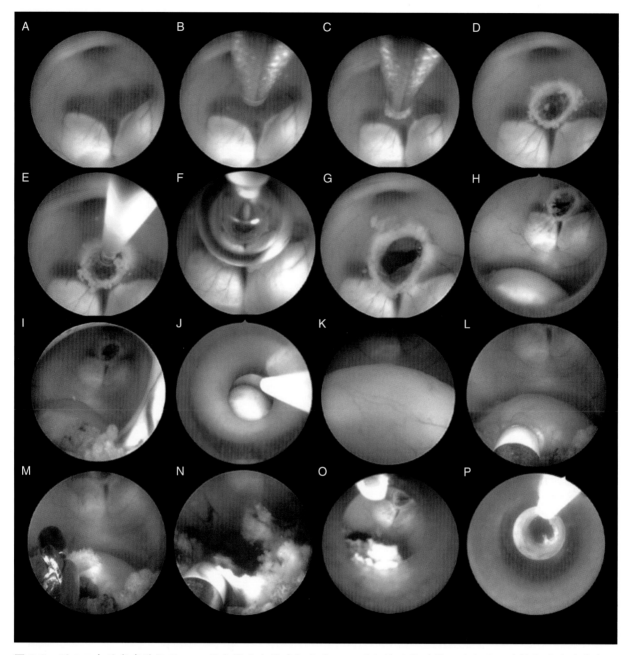

图 9.9 图 9.7 中的患者进行了 ETV 联合脑室内肿瘤切除术。A. 用内镜观察到第三脑室后，选择行脑室造瘘术的理想部位。B ~ D. 使用双极电凝进行第三脑室底部凝血和钝性穿刺。E~G. 使用气囊导管扩张脑室造瘘口。H~K. 内镜重新定位，显示实体肿瘤。L. 用双极电凝切除浅表的小血管后。M. 用镊子切除肿瘤。N. 凝固出血组织。O. 充分冲洗后再次检查。P. 在内镜下取出切除的脑实质

切除术后进行了颞部或颞枕角分离，无法进行侧脑室开窗术的病例

• 室间孔椎板成形术：两个室间孔都梗阻，导致双侧侧脑室扩张

• ETV：第三脑室远端梗阻

• 终板开窗术：不能进行 ETV 患者的替代方法

• 导水管成形术：当中脑导水管为膜性梗阻时，可作为 ETV 的替代方法

• 导水管支架植入术：对非肿瘤性和肿瘤性导水管狭窄患者，可作为 ETV 的替代方法

• 脑室内肿瘤切除术：适用于小的、软性或囊性肿瘤。实体瘤直径可达 3cm。乏血管肿瘤和脑室扩大有利于该手术的操作（视频 9.1）[6,11,35]

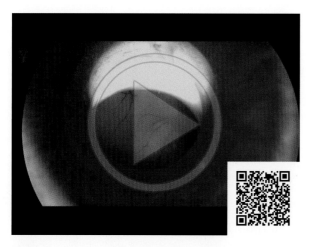

视频 9.1　继发于第三脑室肿瘤的梗阻性脑积水。患者女性，45 岁，被诊断为第三脑室后部囊肿，对其进行了内镜（硬性内镜）检查。当内镜靠近右侧脑室时可辨识出邻近第三脑室的室间孔，使用 Fogarty 气囊进行 ETV，术后 MRI 显示脑积水情况显著改善，充足的脑脊液流经第三脑室造瘘口

脑室内出血（intraventricular hemorrh-age，IVH）后，当确定梗阻为脑积水的原因时，也可考虑行 ETV[24]。急性梗阻性脑积水发生后，血液梗阻中脑导水管或第四个脑室出口（Luschka 孔和 Magendie 孔）[17]。

9.8　内镜手术的目标和优势

梗阻性脑积水手术的主要目标是开辟新的脑脊液流动路径，或重新开放狭窄以重建血液循环；次要目标是切除肿瘤、采集组织样本和联合手术期间清除血凝块。与脑脊液分流放置术和脑室内开放手术相比，内镜技术具有如下几个优点：内镜技术可以减少 V-P 分流术后的一些并发症，例如感染、功能障碍和分流系统梗阻[34]；在脑室内联合手术和肿瘤切除或血液疏通过程中，采用微创内镜技术，可以减少对健康组织的牵拉和操作；内镜可以改善脑室内深部结构的视野，有助于更好地了解疾病，从而增强了治疗计划并提高了治愈机会。

9.9　风险及补救措施

脑室内神经内镜手术的风险一般较低。据文献报道，此类手术的并发症大多数情况下是暂时性的，仅有极少数死亡病例。如果对第三脑室底进行准确的造瘘，就可以降低 ETV 手术中对基底动脉或因穿孔器造成的损伤风险。最佳的穿孔部位是漏斗隐窝和乳头体中线。在准备进行手术前，医生必须认识、了解和尊重解剖变异[7,36]。在导水管成形术或导水管支架植入术中，已知有导水管顶部损伤的风险。中脑导水管大多具有弯曲的解剖结构，如果将导管推入，就可能撞到顶盖部。如果将气囊导管的尖端在进入该狭窄的部位之前弯曲，就可以避免这种损伤[11,36]。在脑室内肿瘤活检和切除术中，常会伴随出血，可以使用乳酸林格液通过流入道持续冲洗，就可以避免视野模糊的干扰或内镜手术中断的风险。在冲洗过程中，必须保持流出道开放以防止颅内压增高[35,36]。

9.10　内镜手术的替代方案

腹膜、心房或胸膜下脑室分流术是梗阻性脑积水的内镜替代方法。对于一些病例，也可以行开颅手术和开放性脑室肿瘤切除术，以清除血凝块和恢复脑脊液循环。目前就不同形式梗阻性脑积水的最佳治疗方法还未达成共识[37]。但是一些研究指出，神经内镜治疗方法对选择后的脑室内梗阻病例具有某些优势[7,31,37]。有几位作者还分析了不同的内镜手术技术，如 ETV 可作为某些病理情况的治疗金标准[7,31,38,39]。

9.11　术后处理

一般情况下，术后应唤醒患者并拔管。对伴有脑室内肿瘤、后颅窝肿瘤、脑室内出血或小脑梗死的病例，应送入神经外科重症监护室进行监测。术后对患者常规进行 CT 扫描或 MRI 检查，并评估影像学变化情况。在评估术后效果时，最重要的是临床改善情况，而不是影像学结果。虽然临床症状有所改善，但在某些情况下，患者的术后扫描结果显示脑室体积

可能没有变化[40]。术后3~4d内，可能留置脑室内导管，以应对发生梗阻时的紧急引流。如果可以对患者的颅内压进行遥控检测，或者已经通过颅内联合手术植入了此类装置，则应在术后第一天监测颅内压[41]。常规对患者术后1个月、6个月和12个月进行随访，内容包括临床表现、影像学检查以及颅内压评估。

9.12 并发症

有经验的外科医生进行内镜下脑室内手术的并发症发生率较低，一般最严重的并发症都发生在学习曲线的开始。在344例内镜手术（ETV、导水管成形术、脑室内肿瘤治疗、蛛网膜囊肿开窗术和胶体囊肿切除术）中，暂时性并发症的发生率（9.3%）远远高于永久性并发症（1.4%）。在这个研究开始后的前2年观察到的内镜手术相关死亡率为0.6%[36]。在脑室镜手术中，最令人担忧的并发症是血管损伤，严重的脑室内出血可能会限制视野，严重情况下可能导致手术中断[36,42]。有文献报道，基底动脉及其分支的损伤可能导致严重的后果[31,36]。本章中的诊断和神经影像学（9.4）、风险和抢救（9.9）小节中讨论了术前和术后预防血管损伤的重要性，包括心动过缓、脑脊液漏、脑膜炎、意识减退、动眼神经麻痹、脑顶盖部损伤、尿崩症、颅内积气、硬膜下积液和血肿等暂时性或永久性并发症[31,36,39]。

9.13 结果和预后

内镜手术后梗阻性脑积水患者的结果和预后取决于多种因素。引起脑积水和梗阻的根本原因对治疗的成功至关重要。一项包含30例因室间孔堵塞行内镜透明隔开窗术的患者中，87%的患者手术后情况有所改善。因房隔造瘘不充分或者造瘘口感染导致重新闭合时，有必要进行二次修正[33]。ETV的成功与梗阻的原因和部位密切相关。第三脑室底

薄、开颅术后脑脊液流动，脑桥前区缺乏蛛网膜以及患者的年龄是影响手术预后的重要因素[43]。内镜下ETV联合独立分流术的总体成功率为50%~90%[31,39]。文献中报道的死亡率非常低[39]。ETV已被用于治疗不同病理性梗阻性脑积水。在一项系列研究中心，有3例因基底动脉瘤未经治疗引发脑积水的患者，经过内镜治疗成功缓解，未发生与内镜手术相关的并发症[13]。另一项系列研究中，10例因小脑梗死引起的脑积水患者接受了ETV手术，8例成功，未发生手术相关并发症。手术也可以在脑桥前间隙较小的情况下进行[12]，颅内出血和脑室扩张也可能是梗阻性脑积水的原因。一项研究对34例患者采用ETV作为替代治疗方法，其中50%的患者术后症状明显改善，随访时（术后平均12.2个月）有44.1%的患者情况持续改善，无手术相关死亡率或永久性并发症发生。在这些案例中，视觉模糊是手术操作过程中的一个挑战[24]。导水管成形术是治疗梗阻性脑积水的另一种方法。一项包含39例患者的研究中，76%（25例）的患者情况改善或不再出现与脑积水相关的症状；有67%的患者脑室体积缩小；13例患者同时进行ETV与导水管成形术；25%只进行导水管成形术的患者术后出现再狭窄[11]。

9.14 结 论

内镜手术是治疗梗阻性脑积水的一种有效方法。梗阻性脑积水的病因不同，可以选择不同的脑室内手术进行治疗。这些内镜手术方法减少了如分流管等异物植入的必要性，从而降低了感染的概率。对脑积水和脑室内肿瘤或脑室内出血患者可采用联合手术治疗，这样就可以避免开颅手术的必要性。内镜是神经外科医生进行手术的强有力辅助器械，目前这种替代其他梗阻性脑积水治疗方法的技术已经被纳入将住院医师培养成为合格的神经外科医生的强制性和必要性的培训计划中[44]。

要　点

- 在使用仪器前检查仪器的功能和方向（例如打开医用镊子的分支）[7]
- 将导管引入中脑导水管时，使其尖端弯曲。因导水管的结构通常弯曲，这样操作可以减少对顶盖部的损伤风险[6]
- 在切开皮肤前，应确定钻孔的理想位置
- 在进行 ETV 之前，应仔细分析脑桥前间隙；并特别注意基底动脉相对于造瘘口的位置和术中标志点的位置
- ETV 操作过程中，扩大造瘘口时，应特别注意避免损伤基底动脉及其分支和穿支，以及动眼神经
- ETV 术后，通过直接检查脑桥前间隙确认造瘘口的成功开放和排除 Liliequist 膜的持续存在

（吴永刚　译）

参考文献

[1] Richards GD, Anton SC. Craniofacial configuration and postcranial development of a hydrocephalic child (ca. 2500 B.C.–500 A.D.): with a review of cases and comment on diagnostic criteria. Am J Phys Anthropol, 1991,85(2):185–200.

[2] Dandy WE. Experimental Hydrocephalus. Ann Surg, 1919, 70(2):129–142.

[3] AschoffA, Kremer P, Hashemi B, et al. The scientific history of hydrocephalus and its treatment. Neurosurg Rev, 1999,22(2–3):67–93, discussion 94–95.

[4] Stagno V, Navarrete EA, Mirone G, et al. Management of hydrocephalus around the world. World Neurosurg , 2013,79(Suppl2):23.el 7–23.e20.

[5] Ruggiero C, Cinalli G, Spennato P, et al. Endoscopic third ventriculostomy in the treatment of hydrocephalus in posterior fossa tumors in children. Childs Nerv Syst, 2004,20(11–12):828–833.

[6] Schroeder HW, Oertel J, Gaab MR. Endoscopic treatment of cerebrospinal fluid pathway obstructions. Neurosurgery, 2007, 60(Suppl 12):ONS44–ONS51, discussion ONS51–ONS52.

[7] Di Vincenzo J, Keiner D, Gaab MR, et al. Endoscopic third ventriculostomy: preoperative considerations and intraoperative strategy based on 300 procedures. J Neurol Surg A Cent Eur Neurosurg, 2014,75(1):20–30.

[8] Oertel JM, Baldauf J, Schroeder HW, et al. Endoscopic options in children: experience with 134 procedures. J Neurosurg Pediatr, 2009,3(2):81–89.

[9] Tirakotai W, Hellwig D, Bertalanffy H, et al. The role of neuroendoscopy in the management of solid or solid-cystic intra-and periventricular tumours. Childs Nerv Syst, 2007,23(6):653–658.

[10] Spennato P, Tazi S, Bekaert O, et al. Endoscopic third ventriculostomy for idiopathic aqueductal stenosis. World Neurosurg, 2013,79(2, Suppl):21.e13–21.e20.

[11] Schroeder HW, Oertel J, Gaab MR. Endoscopic aqueduct-toplasty in the treatment of aqueductal stenosis. Childs Nerv Syst, 2004,20(11–12):821–827.

[12] Baldauf J, Oertel J, Gaab MR, et al. Endoscopic third ventriculostomy for occlusive hydrocephalus caused by cerebellar infarction. Neurosurgery, 2006,59(3):539–544, discussion 539–544.

[13] Oertel JM, Mondorf Y, Gaab MR. Endoscopic third ventriculostomy in obstructive hydrocephalus due to giant basilar artery aneurysm. J Neurosurg, 2009, 110(1):14–18.

[14] Oi S. Classification of hydrocephalus: critical analysis of classification categories and advantages of "Multi-categorical Hydrocephalus Classification" (Mc HC). Childs Nerv Syst, 2011,27(10): 1523–1533.

[15] Rekate HL. A consensus on the classification of hydrocephalus: its utility in the assessment of abnormalities of cerebrospinal fluid dynamics. Childs Nerv Syst, 2011, 27(10): 1535–1541.

[16] Oi S. Classification and definition of hydrocephalus: origin, controversy and assignment of the terminology// Cinalli G, Maixner wJ, Sainte-Rose C, et al. Pediatric Hydrocephalus. Italy: Springer-Verlag, 2005.

[17] Strahle J, Garton HJ, Maher CO, et al. Mechanisms of hydrocephalus after neonatal and adult intraventricular hemorrhage. Transl Stroke Res, 2012, 3(Suppl 1):25–38.

[18] Gangemi M, Maiuri F, Buonamassa S, et al. Endoscopic third ventriculostomy in idiopathic normal pressure hydrocephalus. Neurosurgery, 2004,55(1):129–134, discussion 134.

[19] Gangemi M, Maiuri F, Naddeo M, et al. Endoscopic third ventriculostomy in idiopathic normal pressure hydrocephalus: an Italian multicenter study. Neurosurgery, 2008,63(1):62–67, discussion 67–69.

[20] Machado ABM. Neuroanatomia Funcional. Sao Paulo, Brazil: Editora Atheneu, 2006.

[21] Meneses MS. Neuroanatomia Aplicada. Rio de Janeiro, Brazil: Guanabara Koogan, 2011.

[22] Lindsay KW, Bone I. Neurology and Neurosurgery Illustrated. China: Churchill Livingstone, 2004.

[23] da Silva MC. Pathophysiology of hydrocephalus//

Cinalli G, Maixner wJ, Sainte-Rose C, et al. Pediatric Hydrocephalus. Italy: Springer-Verlag, 2005.

[24] Oertel JM, Mondorf Y, Baldauf J, et al. Endoscopic third ventriculostomy for obstructive hydrocephalus due to intracranial hemorrhage with intraventricular extension. J Neurosurg, 2009, 111(6):1119−1126.

[25] Proafio JV, Torres-Corzo J, Rodríguez-Della Vecchia R, et al. Intraventricular and subarachnoid basal cisterns neurocysticercosis: a comparative study between traditional treatment versus neuroendoscopic surgery. Childs Nerv Syst, 2009,25(11):1467−1475.

[26] Schmidek HH, Auer LM, Kapp JP. The cerebral venous system. Neurosurgery, 1985,17(4): 663−678.

[27] Klinge PM. Diagnosis and treatment of adult hydrocephalus//Ramina R, Aguiar PHP, Tatagiba M, eds. Samii's Essentials in Neurosurgery. Heidelberg: Springer-Verlag, 2008.

[28] Oertel JMK, Schroeder HW, Gaab MR. Third ventriculostomy for treatment of hydrocephalus: results of 271 procedures. Neurosurg Q, 2006,16(1):24−31.

[29] Grossman RI, Yousem DM. Neuroradiology: The Requisites. New York: Elsevier, 2003.

[30] Torres-Corzo JG, Tapia-Pérez JH, Vecchia RR, et al. Endoscopic management of hydrocephalus due to neurocysticercosis. Clin Neurol Neurosurg, 2010, 112(1):11−16.

[31] Hellwig D, Grotenhuis JA, Tirakotai W, et al. Endoscopic third ventriculostomy for obstructive hydrocephalus. Neurosurg Rev, 2005, 28(1): 1−34, discussion 35−38.

[32] Mugamba J, Stagno V. Indication for endoscopic third ventriculostomy. World Neurosurg, 2013, 79(Suppl2): 20.e19−20.e23.

[33] Oertel JM, Schroeder HW, Gaab MR. Endoscopic stomy of the septum pellucidum: indications, technique, and results. Neurosurgery, 2009, 64(3):482−491, discussion 491−493.

[34] OertelJM, Vulcu S, Schroeder HW, et al. Endoscopic transventricular third ventriculostomy through the lamina terminalis. J Neurosurg, 2010, 113(6): 1261−1269.

[35] Gaab MR, Schroeder HWS, Oertel JMK. Neuroendoscopic approach to intraventricular tumors// Quifiones-Hinojosa A, Schmidek HH, et al. Schmidek and Sweet Operative Neurosurgical Techniques. Philadelphia: Elsevier, 2004.

[36] Schroeder HW, Oertel J, Gaab MR. Incidence of complications in neuroendoscopic surgery. Childs Nerv Syst, 2004, 20(11−12):878−883.

[37] Rasul FT, Marcus HJ, Toma AK, et al. Is endoscopic third ventriculostomy superior to shunts in patients with non-communicating hydrocephalus. A systematic review and meta-analysis of the evidence. Acta Neurochir (Wien), 2013, 155(5):883−889.

[38] Iantosca MR, Hader WJ, Drake JM. Results of endoscopic third ventriculostomy. Neurosurg Clin N Am, 2004, 15(1):67−75.

[39] Hopf NJ, Grunert P, Fries G, et al. Endoscopic third ventriculostomy: outcome analysis of 100 consecutive procedures. Neurosurgery, 1999, 44(4):795−804, discussion 804−806.

[40] Buxton N, Turner B, Ramli N, et al. Changes in third ventricular size with neuroendoscopic third ventriculostomy: a blinded study. J Neurol Neurosurg Psychiatry, 2002,72(3):385−387.

[41] Antes S, Tschan CA, Oertel JM. An operative technique combining endoscopic third ventriculostomy and longterm ICP monitoring. Childs Nerv Syst, 2014, 30(2): 331−335.

[42] Perneczky A, Fries G. Endoscope-assisted brain surgery: part 1-evolution, basic concept, and current technique. Neurosurgery, 1998, 42(2):219−224, discussion 224−225.

[43] Schroeder HW. Success of endoscopic third ventriculostomy: what does really matter. World Neurosurg, 2012, 78(3−4):233−234.

[44] Agrawal A, Kato Y, Sano H, et al. The incorporation of neuroendoscopy in neurosurgical training programs. World Neurosurg, 2013, 79(Suppl2): 15.el 1−15.el 3.

第 10 章　交通性脑积水

Sean M. Barber, Y. Jonathan Zhang

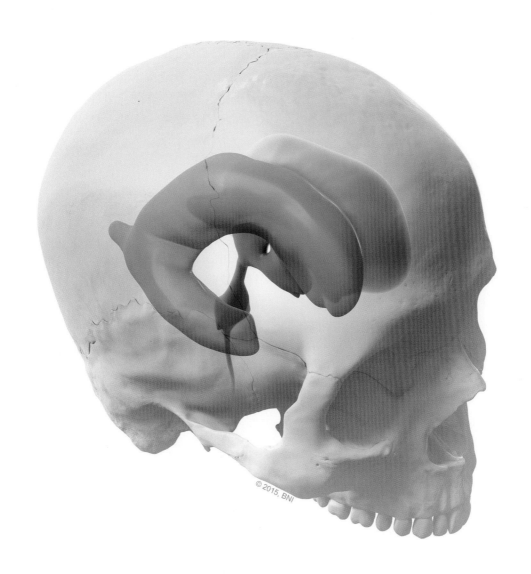

© 2015, BNI

10.1　引　言

交通性（非梗阻性）脑积水可继发于多种中枢神经系统疾病，包括：①先天性；②各种诱因导致，包括颅内出血（蛛网膜下腔出血或脑室内出血）、中枢神经系统感染、脑膜癌扩散、创伤、脊髓肿瘤[1]、放疗[2]或某些药物治疗[3]后；③不明原因，例如特发性

正常压力脑积水（idiopathic normal pressure hydrocephalus, iNPH）。

10.2　病理生理

关于交通性脑积水的病理生理机制存在很大争议，目前尚未达成共识[4,5]，其形成机制与颅内多种生理改变有关，包括脑脊液动力学改变、微血管搏动变化、蛛网膜下腔及血管顺应性改变等，简述如下。

经典的脑脊液动力学"总体流动"理论认为，脑脊液在特定的位置分泌，在另一个地方吸收，通过压力梯度在脑室和蛛网膜下腔之间循环[6]。根据这一理论，梗阻性脑积水是脑室系统和蛛网膜下腔之间循环受阻所致，交通性脑积水则源于脑脊液吸收障碍，脑池孤立或蛛网膜下腔不成熟。

早期动物实验表明脑脊液主要在蛛网膜颗粒吸收，通过静水压和渗透压梯度进入静脉窦和神经根[7]。感染、出血、外伤或肿瘤扩散等可引起蛛网膜颗粒发生炎症反应，导致蛛网膜颗粒吸收障碍，形成交通性脑积水[8-10]。

有学者对此持反对态度，认为脑脊液吸收部位是脉络丛和脑实质及蛛网膜下腔内的静脉毛细血管网，并非Dandy提出的蛛网膜颗粒[11]，现在越来越多的文献支持这一观点[12]。另外，脑脊液的产生也不是在脉络丛[13,14]。实验表明，脑脊液循环的动力来自于与心动周期同步的脑实质的节律性搏动，并非脑脊液动力学"总体流动"理论所认为的脉络丛和蛛网膜颗粒间的压力梯度[12-14]。

目前，更多证据显示，交通性脑积水并非因为脑脊液吸收障碍，而是由于蛛网膜下腔顺应性下降使得心脏收缩时脑脊液不能快速移动[10,14-16]。生理情况下，心脏收缩时脑组织膨胀，脑室内脑脊液压力升高，使脑脊液进入脊髓蛛网膜下腔，此时硬脊膜扩张以容纳更多的脑脊液。实际上，硬脊膜成了心脏收缩期脑脊液压力升高时的缓冲带。硬脊膜的顺应性也可保证脑毛细静脉网的通畅，使动脉血能够顺利通过毛细动脉进入皮层静脉和硬脑膜静脉窦[14]。在心脏收缩时如果硬脊膜不能容纳过多的脑脊液，将使脑毛细血管内血液循环受阻。由于弹性血管储存效应减弱，颅内压力波动范围变大并传递给脑组织本身，使得脑室逐渐扩张，形成交通性脑积水[14,17]。脑实质这种搏动性受压同样会压迫脑血管，形成脑缺血性改变，使颅内顺应性进一步降低。实

验动物模型中，在脑室内植入脉动球囊可诱发交通性脑积水[18]，对正常压力脑积水患者进行颅内压监测发现其脑室内压力搏动性增高[19]，但尚未发现跨脑实质的压力梯度[20]。

颅内出血、感染或软脑膜肿瘤种植等引起的蛛网膜下腔炎性粘连，会导致蛛网膜下腔（特别是延颈交界区或基底池）存在隐匿性脑脊液循环梗阻，此时也可使硬脊膜缓冲功能受损。特发性正常压力脑积水患者经常伴有高血压、动脉扩张、动脉粥样硬化及小血管病变，以及颅内压搏动性增高[14,16,21]，导水管隐匿性狭窄或梗阻[22]，而不是硬脊膜及静脉毛细血管顺应性下降。

10.3　临床表现

脑积水的临床表现不一。与梗阻性脑积水一样，交通性脑积水也可引起多种临床症状，包括脑缺血（脑血管扭曲受压），脱髓鞘，室旁白质水肿，认知障碍，视觉、运动和感觉中枢受损等。随着年龄、脑室扩张程度及颅内压增高情况的不同，临床表现也多样。

梗阻性脑积水患者经常表现为急性颅内压增高（头痛、恶心、呕吐、意识改变、视神经盘水肿），交通性脑积水则起病隐匿，可出现多种症状。新生儿和小儿多表现为头围增长过快、颅缝裂开、囟门膨隆、生长受限[23]。学龄儿童可出现呕吐，头痛，嗜睡，语言、运动和视觉空间技能、注意力及执行功能下降[16]。成人交通性脑积水患者通常表现为认知障碍、运动技能和执行功能障碍，容易误诊为痴呆，例如60~80岁特发性正常压力脑积水患者的典型表现是在没有颅内压增高情况下出现步态不稳，进行性认知障碍和尿失禁（Hakim-Adams综合征），但症状差异很大，使其难以与其他神经变性病及皮质下痴呆相鉴别[5,24-26]。

10.4　诊断与神经影像学检查

交通性脑积水的诊断需依据临床症状、体

格检查及神经影像学表现。头颅 CT 或 MRI 的典型表现是 4 个脑室都扩张（通常侧脑室扩张更明显 [10]，偶有第四脑室不扩张）[16,27]，脑室系统内没有脑脊液循环梗阻表现（如导水管狭窄）。长期交通性脑积水或梗阻性脑积水侧脑室旁白质常可见 MRI-T2 加权高信号或 CT 低密度改变，多数学者认为这是脑脊液跨室管膜流动的结果，但对此仍有争议。有学者报告交通性脑积水患者在矢状位 MRI-T2 成像上可表现为导水管流空增大，提示脑脊液通过导水管的流量和流速增大 [28]，导水管特别是其后部扩张 [29]，相位对比 MRI 显示导水管内脑脊液每搏量增加 [30]。另有学者报告成人交通性脑积水相位对比 MRI 上显示颅颈交界处脑脊液每搏流出量明显减少 [31]。上述发现尚未达成共识。其他影像学表现因脑积水病因而不同。例如，结核性脑膜炎引起的脑积水可表现为渗出或粘连导致的基底池和软脑膜强化，脑实质强化或结核瘤 [32]。

对于疑诊特发性正常压力脑积水患者来说，神经影像学检查更为重要，临床表现及病程的多样性使其和相同年龄组的其他疾病难以鉴别，目前尚无公认的定义和诊断方法 [22,26]。诊断特发性正常压力脑积水时经常采用 Evan 指数（图 10.1），两侧侧脑室前角间最大距离与同一层面的最大颅腔之比 ≥ 0.3，但这并不意味着能预测脑脊液分流术的效果 [22,26]。胼胝体角（图 10.1）是影像学诊断正常压力脑积水的另一个常用指标，在 MRI 冠状位后联合水平测量两侧侧脑室内上表面夹角度数，正常压力脑积水时 < 90°，阿尔茨海默病或其他痴呆时 > 90°，有些研究者认为这一指标对判断 V-P 分流术的结果意义不大 [33]。这些影像学表现还需结合颅内压检测结果在正常范围（腰椎穿刺或其他检测方法结果在 5~18mmHg [26]），以及脑脊液放液试验测试后症状改善。

10.5　治　疗

交通性脑积水的治疗目的是恢复正常的脑脊液动力学。根据经典的脑脊液动力学"总体流动"理论，脑脊液吸收障碍引起交通性脑积水，脑脊液转流，为脑脊液循环寻找新的路径，能够防止脑脊液异常聚积，恢复正常的脑脊液动力学。根据现在的观点，交通性脑积水的主要病因是蛛网膜下腔顺应性下降，但对脑脊液转流机制尚不清楚。ETV 常用于梗阻性脑积水的治疗，但有证据表明，对于某些交通性脑积水，ETV 同样有效。行第三脑室底造瘘术后能够降低脑脊液从第三脑室进入脚间池的阻力，

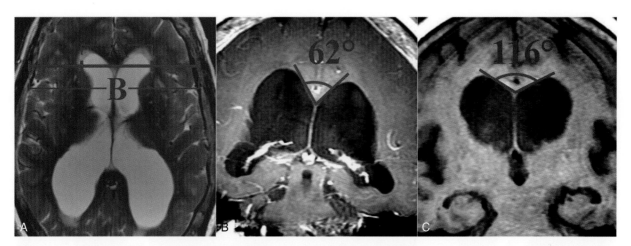

图 10.1　用于诊断正常压力脑积水的放射学指标：AMRI-T2 轴位片上测量 Evan 指数，A=4.49cm，B=10.5cm，Evan 指数 =A/B=0.43（正常压力脑积水 ≥ 0.3）。MRI-T1 冠状位片上测量胼胝体角的正常压力脑积水患者（B）和阿尔茨海默病患者（C）。正常压力脑积水患者的胼胝体角 < 90°，阿尔茨海默病或其他脑室扩张的痴呆患者的胼胝体角 > 90°

缓解动脉搏动对脑室壁造成的压力，削弱交通性脑积水形成的病理生理机制基础。同 V-P 分流术一样，ETV 可引起大脑静脉系统扩张，恢复血管顺应性，改善脑组织灌注[14,34]。

目前，多数人选择 V-P 分流术治疗交通性脑积水[16,22,32,35]，但 ETV 在交通性脑积水，特别是在有选择的病例中，取得了很好的早期效果[22,25,27,32,36]。影响特发性正常压力脑积水患者行 V-P 分流术后的预后相关因素已有描述[37]，评价小儿脑积水患者行 ETV 后的预后评分系统也有报道[38]，但 ETV 治疗交通性脑积水的临床及影像学标准尚未建立。有人认为类似导水管狭窄的幕上脑室扩张[16,25]，MRI-T2 加权成像显示导水管前部有明显的脑脊液流空[16]或术前影像学检查显示第三脑室底向下呈弓形受压[39]的交通性脑积水，采用 ETV 治疗效果较好（图 10.2）。ETV 对感染和出血引起的交通性脑积水效果不一，有报告这种情况效果较差，但也有人报告效果良好[27,32,36,40,41]。第三脑室底厚韧或脚间池粘连严重时，ETV 效果不佳[32]，除此之外，对于特发性正常压力脑积水患者来说，病史长短，步态不稳的严重程度，痴呆以及神经功能障碍程度以及伴随的脑血管病情况，均影响 ETV 的效果[25,42,43]。

在交通性脑积水的内镜治疗中，还可以对基底池病灶进行活检，有助于各种感染和（或）炎症的病因诊断[44]；进行脉络丛烧灼（已有在儿童脑积水患者中应用的报告，特别是结合 ETV 效果较好）[45]；内镜下准确放置 V-P 分流导管（见第 25 章）。

神经内镜治疗交通性脑积水的优势包括：①进入脑室系统的手术入路创伤小；②没有异物植入；③直视下观察脑室系统及蛛网膜下腔。与 V-P 分流术相比，特别是经过长期随访，ETV 并发症较少及再次手术率较低[25,27,32]，住院时间也短[40]。

10.6　风险及补救措施

ETV 治疗交通性脑积水的最大风险是不能改善临床症状，与 V-P 分流术相比，ETV 后临床症状的改善相对较慢，有些患者术后几天甚至 1 周都没有恢复迹象[40]。有证据表明在 ETV 后数周直至数月，脑脊液循环动力学都有持续改善[40]。早期起效的患者也须进行严密观察，迟发性失效已有报道（多见于胶质增生及瘘口本身或邻近脑池粘连导致瘘口狭窄或闭塞时）[40,46]。

对于 ETV 治疗确实无效的病例，可考虑再次 ETV，再次 ETV 仍有较高的成功率[40]。有学者建议对 ETV 治疗无效的患者进行相位对比 MRI 或其他脑脊液动力学检查，明确瘘口脑脊液流动情况[42]。瘘口没有脑脊液流动时

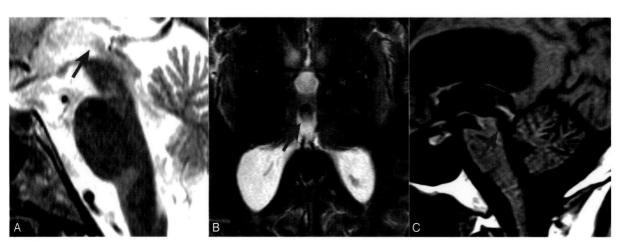

图 10.2　特发性正常压力脑积水的影像学表现。矢状位（A）和轴位（B）MRI-T2 片显示导水管前端脑脊液流空明显（箭头所示）[28]。C. MRI-T1 矢状位片显示导水管后部喇叭形扩张（箭头所示），表明是交通性脑积水，而不是梗阻性脑积水[29]

再次 ETV 成功率高; 而瘘口有明确脑脊液流动, 临床症状仍无改善者, 建议采用其他方法治疗 (例如 V-P 分流术)。

基底动脉损伤虽然是非常罕见的并发症, 但也有报道[40,47]。ETV 中, 在漏斗隐窝与乳头体之间钝性穿刺造瘘, 避免使用电凝或激光等穿刺第三脑室底可减少对神经血管的损伤 (图 10.3)。

10.7　内镜手术的替代方案

V-P 分流术是替代 ETV 治疗交通性脑积水的主要方法。对于交通性脑积水患者而言, V-P 分流术成功率较高, 并发症较少。但由于分流感染或分流故障经常需要反复手术, 特别是出血后积水及感染后积水患者容易发生分流感染及分流梗阻, 再手术率更高[32]。

10.8　术后处理

患者行 ETV 后应在 ICU 监护 24h, 出现神经系统症状应行急诊 CT 检查除外出血或其他并发症, 如果患者感觉良好, 无须行 CT 检查, 因为多数情况下脑室并不能明显缩小, 会给患者和医生造成心理负担。术后 48h 内患者的临床症状改善可出院。有些医生会给予患者一段时间的抗癫痫药物, 但有益的证据并不多。需要对患者进一步随访, 且存在远期造瘘口闭合的可能。

10.9　并发症

ETV 治疗交通性脑积水的并发症与其他神经内镜手术并发症相同。最常见的并发症包括: 脑脊液漏, 脑膜炎或脑室炎, 出血 (硬膜下、硬膜外、脑实质内), 癫痫发作[40,42]。基底动脉损伤少见, 但也有报道[40,47], 在应用电凝或激光等进行第三脑室底穿刺时容易发生。通过减小硬膜切口, 用小块吸收性明胶海绵 (Pfizer 公司) 填塞皮层穿刺道, 水密缝合硬膜[48] 等方法可减少术后脑脊液漏。ETV 手术并发症的发生率为 4%~12%[40,42], 远低于 V-P 分流术[25,27,32,40,42]。

10.10　结果和预后

ETV 治疗交通性脑积水的成功率为 21%~76%[22,25,27,36,42], 如此大的差异可能与疾病的病因, 严重程度, 患者自身因素 (包括年龄), 术前神经系统症状以及术者的经验等有关。应用 ETV 治疗交通性脑积水更强调病例选择的重要性以及手术技巧。

10.11　结　论

ETV 已被证明是一种安全的治疗方法, 在多种类型的交通性脑积水中可以替代 V-P 分流术, 但交通性脑积水的病理生理机制以及 ETV 恢复脑脊液循环动力学的机制尚不清楚。

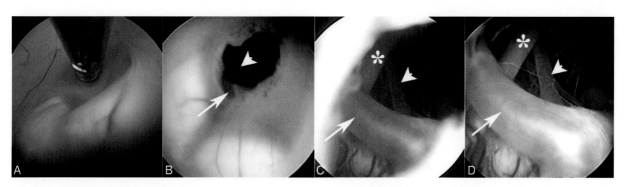

图 10.3　内镜下图片显示 ETV 术中如何避免神经血管损伤。A. 理想的造瘘口位置在乳头体与漏斗隐窝之间, 位置靠后容易损伤神经和血管。B. 造瘘后, 瘘口下方偏后可见左侧大脑后动脉 (长箭头) 和左侧小脑上动脉 (短箭头)。C、D. 近距离观察脚间窝及桥前池, 可见左侧大脑后动脉 (长箭头), 左侧小脑上动脉 (短箭头) 和动眼神经 (＊)

如果要进一步提高 ETV 治疗交通性脑积水的手术效果，就需要彻底认识各种交通性脑积水的发病机制以及患者自身的相关因素。

要 点

- 采用 ETV 治疗交通性脑积水，病例选择很重要，选择标准包括：

  – 影像学：术前矢状位 MRI-T2 成像显示导水管有明显流空[16]，幕上脑室扩张的梗阻性脑积水表现[16,25]，第三脑室底变形或下疝[39]，提示 ETV 效果良好（图 10.2）

  – 病因学：现有证据表明 EVT 对创伤性脑积水和特发性正常压力脑积水的应用效果好，有研究结果显示 ETV 对感染后或出血后脑积水效果较差[27,32,40]

  – 正常压力脑积水病例的选择标准：临床表现以步态障碍为主，认知障碍相对较轻的病例，采用 ETV 效果较好[25,42,43]

- 第三脑室底造瘘过程中，影像导航并非必须，但当感染、出血或其他炎症反应导致脑室结构扭曲、第三脑室底厚韧时，可借助影像导航进行造瘘

- ETV 成功的关键是造瘘后第三脑室底搏动良好（有人称其为"旗帜征象"）[24]

- 造瘘过程中应该清晰地观察到脚间窝结构，没有粘连、渗出物或出血。松解蛛网膜粘连及脚间窝、第三脑室内的包裹粘连可提高手术效果，但需谨慎操作，避免损伤邻近重要的神经血管结构

- 术中出血或在感染状态下，由于术野不清，ETV 成功率较低[32]

（肖 庆 译）

参考文献

[1] Mirone G, Cinalli G, Spennato R, et al .Hydrocephalus and spinal cord tumors: a review. Childs Nerv Syst, 2011, 27(10): 1741–1749.

[2] Han JH, Kim DG, Chung HT, et al. The risk factors of symptomatic communicating hydrocephalus after stereotactic radiosurgery for unilateral vestibular schwannoma: the implication of brain atrophy, lnt J Radiat Oncol Biol Phys, 2012, 84(4):937–942.

[3] Maclennan A, Long MD, Herfarth HH. Development of communicating hydrocephalus after infliximab infusion. lnfiamm Bowel Dis, 2011,17(2):E2–E3.

[4] Bergsneider M, Egnor MR, Johnston M, et al. What we don't (but should) know about hydrocephalus. J Neurosurg , 2006, 104(3, Suppl):157–159.

[5] Vanneste JA. Three decades of normal pressure hydrocephalus: are we wiser now. J Neurol Neurosurg Psychiatry, 1994, 57(9): 1021–1025.

[6] McComb JG. Recent research into the nature of cerebrospinal fluid formation and absorption. J Neurosurg, 1983, 59(3):369–383.

[7] Weed LH. Studies on Cerebro-Spinal Fluid. No. III: The pathways of escape from the Subarachnoid Spaces with particular reference to the Arachnoid Villi. J Med Res, 1914, 31(1):51–91.

[8] Ellington E, Margolis G. Block ofarachnoid villus by subarachnoid hemorrhage. J Neurosurg, 1969,30(6):651–657.

[9] Gutierrez Y, Friede RL, Kaliney Wi. Agenesis of arachnoid granulations and its relationship to communicating hydrocephalus. J Neurosurg, 1975,43(5):553–558.

[10] Orešković D, Klarica M. Development of hydroce-phalus and classical hypothesis of cerebrospinal fluid hydrodynamics: facts and illusions. Prog Neurobiol, 2011, 94(3):238–258.

[11] Dandy W. Where is cerebrospinal fluid absorbed? JAMA, 1929, 92:2012–2014

[12] Symss NP, Oi S. Theories of cerebmspinal fluid dynamics and hydrocephalus: historical trend. J Neurosurg Pediatr, 2013, 11 (2):170–177.

[13] Penn RD, Linninger A. The physics of hydrocephalus. Pediatr Neurosurg 2009;45(3): 161–174.

[14] Greitz D. Radiological assessment of hydrocephalus: new theories and implications for therapy. Neurosurg Rev, 2004, 27(3):145–165, discussion 166–167.

[15] Li J, McAllister JP II, Shen Y, et al. Communicating hydrocephalus in adult rats with kaolin obstruction of the basal cisterns or the cortical subarachnoid space. Exp Neurol, 2008, 211(2):351–361.

[16] Malluci C, Sqouros S, et al. Cerebrospinal Fluid Disorders, New York: Informa Healthcare,2010.

[17] Conner ES, Foley L, Black PM. Experimental normal-pressure hydrocephalus is accompanied by increased transmantle pressure. J Neurosurg, 1984, 61(2): 322–327.

[18] Di Rocco C, Pettorossi VE, Caldarelli M, et al. Communicating hydrocephalus induced by mechanically increased amplitude of the

intraventricular cerebrospinal fluid pressure: experimental studies. Exp Neurol, 1978, 59(1):40–52.

[19] EkstedtJ, Friden H. CSF hydrodynamics for the study of the adult hydrocephalus syndrome//Shapiro K, Marmarou A, Portnoy H, et al. Hydrocephalus. Philadelphia: Raven, 1984:363–381.

[20] Stephensen H, Tisell M, Wikkelsö C. There is no transmantle pressure gradient in communicating or noncommunicating hydrocephalus. Neurosurgery, 2002, 50(4):763–771, discussion 771–773.

[21] Krauss JK, Regel JP, Vach W, et al. Vascular risk factors and arteriosclerotic disease in idiopathic normal-pressure hydrocephalus of the elderly. Stroke, 1996, 27(1):24–29.

[22] Kandasamy J, Yousaf J, Mallucci C. Third ventriculostomy in normal pressure hydrocephalus. World Neurosurg, 2013, 79(Suppl2):22.e1–22.e7.

[23] Pant S, Cherian 1. Clinical presentation of hydrocephalus//Pant S, et al. Hydrocephalus. Ln Tech, 2012.

[24] Pinto FC, Saad E ,Oliveira ME ,et al. Role of endoscopic third ventriculostomy and ventriculoperitoneal shunt in idiopathic normal pressure hydrocephalus: preliminary results of a randomized clinical trial. Neurosurgery, 2013, 72(5):845–853, discussion 853–854.

[25] Gangemi M, Maiuri E, Naddeo M, et al. Endoscopic third ventriculostomy in idiopathic normal pressure hydrocephalus: an Italian multicenter study. Neurosurgery, 2008,63(1):62–67, discussion 67–69.

[26] Relkin N, Marmarou A, Klinge P, et al. Diagnosing idiopathic normal–pressure hydrocephalus. Neurosurgery, 2005,57(Suppl3):S4–S16, discussion ii–v.

[27] Hailong F, Guangfu H, Haibin T, et al. Endoscopic third ventriculostomy in the management of communicating hydrocephalus: a preliminary study. J Neurosurg, 2008, 109(5):923–930.

[28] Bradley WG Jr, Kortman KE, Burgoyne B. Flowing cerebrospinal fluid in normal and hydrocephalic states: appearance on MR images. Radiology, 1986, 159(3): 611–616.

[29] McCoy MR, Klausner E, Weymayr F, et al. Aqueductal flow of cerebrospinal fluid (CSF) and anatomical configuration of the cerebral aqueduct (AC) in patients with communicating hydrocephalus–the trumpet sign. Eur J Radiol, 2013,82(4):664–670.

[30] Luetmer PH, Huston J, Friedman JA, et al. Measurement of cerebrospinal fluid flow at the cerebral aqueduct by use of phase-contrast magnetic resonance imaging: technique validation and utility in diagnosing idiopathic normal pressure hydrocephalus. Neurosurgery, 2002, 50(3):534–543, discussion 543–544.

[31] Greitz D. Cerebrospinal fluid circulation and associated intracranial dynamics. A radiologic investigation using MR imaging and radionuclide cisternography. Acta Radiol Suppl, 1993,386:1–23.

[32] Bhagwati S, Mehta N, Shah S. Use of endoscopic third ventriculostomy in hydrocephalus of tubercular origin. Childs Nerv Syst, 2010, 26(12):1675–1682.

[33] Virhammar J, Laurell K, Cesarini KG, et al. The callosal angle measured on MRI as a predictor of outcome in idiopathic normal-pressure hydrocephalus. J Neurosurg, 2014, 120(1):178–184.

[34] Greitz D. Paradigm shift in hydrocephalus research in legacy of Dandy's pioneering work: rationale for third ventriculostomy in communicating hydrocephalus. Childs Nerv Syst, 2007, 23(5):487–489.

[35] Bergsneider M, Miller C, Vespa PM, et al. Surgical management of adult hydrocephalus. Neurosurgery, 2008, 62(Suppl 2):643–659, discussion 659–660.

[36] Rangel–Castilla L, Barber S, Zhang YJ. The role of endoscopic third ventriculostomy in the treatment of communicating hydrocephalus. World Neurosurg, 2012,77(3–4):555–560

[37] Kazui H, Mori E, Ohkawa S, et al. Predictors of the disappearance of triad symptoms in patients with idiopathic normal pressure hydrocephalus after shunt surgery. J Neurol Sci, 2013, 328(1–2):64–69.

[38] Kulkarni AV, Drake JM, Kestle JR, et al. Cana-dian Pediatric Neurosurgery Study Group. Endoscopic third ventriculostomy vs cerebrospinal fluid shunt in the treatment of hydrocephalus in children: a propensity score-adjusted analysis. Neurosurgery, 2010,67(3):588–593.

[39] Dlouhy BJ, Capuano AW, Madhavan K, et al. Preoperative third ventricular bowing as a predictor of endoscopic third ventriculostomy success. J Neurosurg Pediatr, 2012, 9(2):182–190.

[40] Sacko O, Boetto S, Lauwers-Cances V, et al. Endoscopic third ventriculostomy: outcome analysis in 368 procedures. J Neurosurg Pediatr, 2010,5(1):68–74.

[41] Warf BC. Hydrocephalus in Uganda: the predominance of infectious originand primarymanagementwith endoscopic third ventriculostomy. J Neurosurg, 2005, 102(Suppl1):1–15.

[42] Gangemi M, Maiuri E, Buonamassa S, et al. Endoscopic third ventriculostomy in idiopathic normal pressure hydrocephalus. Neurosurgery, 2004, 55(1):129–134, discussion 134.

[43] Bech-Azeddine R, Waldemar G, Knudsen GM, et al. Idiopathic normal-pressure hydrocephalus: evaluation and findings in a multidisciplinary memory clinic. Eur J Neurol, 2001, 8(6):601–611.

[44] Torres-Corzo J, Vifias-Rios JM, Sanchez-Aguilar M,

et al. Transventricular neuroendoscopic exploration and biopsy of the basal cisterns in patients with Basal meningitis and hydrocephalus. World Neurosurg, 2012, 77(5–6): 762–771.

[45] Zhu X, Di Rocco C. Choroid plexus coagulation for hydrocephalus not due to CSF overproduction: a review. Childs Nerv Syst, 2013, 29(1):35–42.

[46] Fukuhara T, Luciano MG, Kowalski RJ. Clinical features of third ventriculostomy failures classified by fenestration patency. Surg Neurol, 2002,58(2):102–110.

[47] McLaughlin MR, Wahlig JB, Kaufmann AM, et al. Traumatic basilar aneurysm after endoscopic third ventriculostomy: case report. Neurosurgery, 1997,41(6):1400–1403, discussion 1403–1404.

[48] Teo C. Complications of endoscopic third ventriculostomy//Cinalli G, Maixner wJ, Sainte-Rose C, et al. Pediatric Hydrocephalus. New York: Springer-Verlag, 2004:411–420.

第11章　复杂多房性脑积水

M.Yashar S.Kalani ,Charles Teo

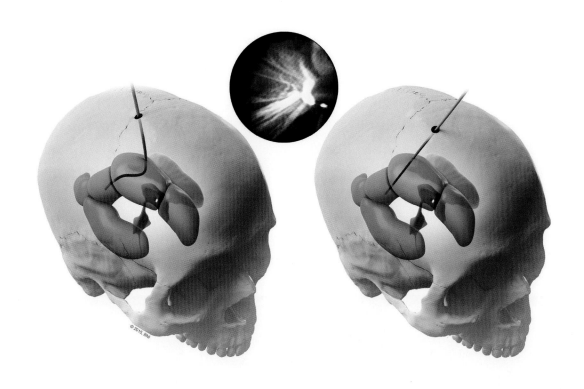

11.1 引 言

　　多房性脑积水又称多间隔性脑积水，是临床上较难处理的一种疾病，常见的发病原因是产前宫内脑膜炎和婴幼儿期脑室出血。近年来，由于婴幼儿死亡率的下降，宫内感染和脑室出血的婴幼儿则成为该病的潜在发病对象，在一项婴幼儿脑室出血后脑积水的长期随访研究中发现，多房性脑积水的发病率高达 7%[1]。过去曾尝试采用多种方法治疗该病，包括分流术和开颅多房贯通术等，随着神经内镜技术的发展，使简化分流系统、甚至不用分流系统治疗多房性脑积水成为可能。

11.2 病理生理

　　如上所述，大部分多房性脑积水是由于宫

内脑室感染和脑室出血引起[2-4]，其相对少见的发病原因包括分流相关感染[5]、开颅手术和分流手术过程室管膜损伤[6]，以及医源性分流过度[7]等。

11.3 临床特征

　　多房性脑积水多表现为颅内压增高的相关症状，如：头围持续增大，神经认识能力下降，发育停止甚至难以达到发育标准[2,8]。

11.4 诊断和影像学表现

　　多房性脑积水的临床诊断多基于颅内压增高和头围增大的症状，多于婴幼儿期发病，既往有宫内感染或脑室出血病史，薄层 CT 和 MRI 扫描有助于辨认脑室内的隔膜和囊腔壁[9]，脑脊液造影可有助于鉴别囊液是否参与正常的脑脊液循环，进而制订手术策略。有些研究团队已经开始尝试使用术中MRI[10]协助处理多发性脑积水，但根据我们的经验，术中MRI并不是必需的检查手段（图11.1）。

11.5 治 疗

手术指征：未治疗的多房性脑积水；通过复杂分流手术治疗的多房性脑积水。

神经内镜治疗多房性脑积水的目的和原理：沟通彼此孤立的脑室内囊腔；恢复正常的脑脊液循环；减少、甚至解除对分流管的依赖；与标准分流手术相比，神经内镜手术治疗多房性脑积水的方法是沟通梗阻，以便脑脊液能够以最低阻力流入腹膜腔、胸膜腔、心房。复杂性脑脊液分流手术容易并发分流无效、分流管

移位和感染。多房性脑积水的治疗目的应该是减少分流管置入，并最终使患者摆脱分流管。

内镜下第三脑室底造瘘术、透明隔造瘘术、内镜下囊肿造瘘术、导水管成形术、多个孤立囊腔贯通术等均可用于治疗多房性脑积水。

• 内镜下第三脑室底造瘘术（ETV）：具体手术过程见前述[11,12]。我们通常选择非优势半球的冠状缝前、中线旁3cm作为颅骨钻孔点[13]，将神经内镜置入第三脑室并确认第三脑室内的解剖结构后，在乳头体和漏斗隐窝之间造瘘，造瘘口大小为4~5mm（见第21章）。

• 透明隔造瘘术：又称透明隔开窗术。如使用硬性神经内镜，通常选择侧脑室较大侧冠状缝前、中线旁5cm为颅骨钻孔点，更靠外侧钻孔的目的是为了防止损伤对侧的侧脑室底部结构。另外，通过顶后入路也可以进行透明隔造瘘，神经影像导航技术可以帮助确定最佳的

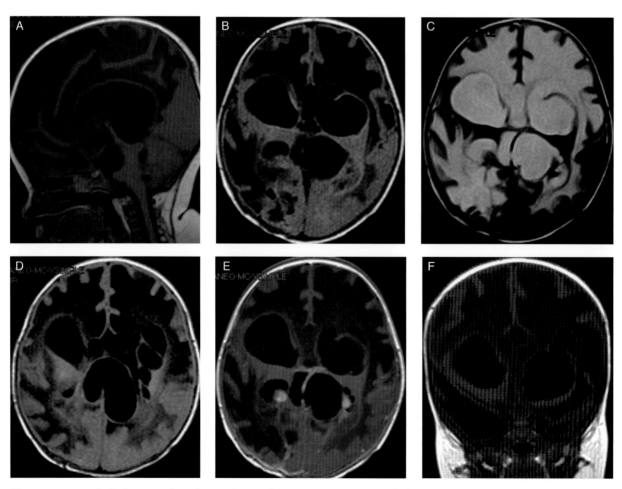

图11.1　A~F. 患者为一例3岁女童，继发于细菌性脑膜炎和脑室炎的多房性脑积水，需要行多次内镜手术沟通多个囊腔，并进行脑室－腹腔分流术

穿刺入路。根据我们的经验，造瘘的最佳位置在室间孔前、上 1cm 处。如果使用软性内镜，也可以同时进行 ETV（见第 23 章）。

• 硬性内镜简化多房性脑积水造瘘术：多房性脑积水的最佳颅骨钻孔点取决于具体的解剖结构、脑室内分流管的数量和位置、脑室内分隔的数量和种类。总之，造瘘口的选择应该尽量避开皮层功能区，且与最大的囊腔距离最小。造瘘口的选择应便于沟通囊腔和附近的脑脊液循环通路或者蛛网膜下腔，如果囊腔不止 1 个，造瘘口选择应兼顾多个囊腔。理论上讲，在分流手术前，应尽可能多地沟通脑室内分隔和囊腔。脑室内囊腔造瘘口的大小一般为 4~5mm，孤立性囊腔的造瘘口越多，造瘘成功率也越大。

• 软性内镜简化多房性脑积水造瘘术：软性内镜简化多房性脑积水的颅骨钻孔点与第三脑室底造瘘术基本相同：冠状缝上或稍前方、中线旁 2~3cm，手术步骤也基本相同。软性内镜的优点是灵活机动，可以从多个角度观察脑室系统和囊腔情况。然而，由于神经导航不能应用于软性内镜手术，神经外科医生必须依靠脑室的解剖标志来指引手术，如：室间孔、脉络丛、脑室内静脉等，这对于多房性脑积水来说尤为困难，因为脑室内的正常解剖结构已经遭到破坏，因此，外科医生术前务必仔细阅片，以便了解脑室系统和囊腔之间的关系，以指导手术。

• 囊肿造瘘术：蛛网膜囊肿应尽可能地与基底池打通。鞍上蛛网膜囊肿由于囊壁较厚，打通基底池可能较为困难，此时在囊肿顶部开窗，与脑室交通即可。具体手术步骤可参见第 17 章。

• 导水管成形术：导水管成形术的具体手术方法之前已有论述[14]。对于侧脑室狭窄的患者，可以通过枕下后正中入路进入第四脑室；对于侧脑室扩大的患者，可以通过经额入路进入侧脑室→第三脑室→第四脑室，使用水分离技术和球囊导管技术扩张导水管（见第 22 章）。

11.6　风险及补救措施

术中可以通过水冲洗技术和双极电凝止血，在我们的经验中无 1 例患者因术中出血而终止手术。另外一组超过 500 例手术的报道中，仅有 6 例因术中出血而终止手术，但患者术后未遗留任何神经功能缺失[8]。术中应该注意止血、保持术野清晰。

11.7　内镜手术的替代方案

内镜下复杂性多房性脑积水的替代治疗方案包括：开颅手术，囊壁或囊肿造瘘术，同时置入多根分流管的分流术[15]。经大脑纵裂 - 胼胝体入路是进入侧脑室和第三脑室最常用的开颅手术方式；而枕下后正中入路是进入第四脑室的常规入路。虽然开颅手术是安全的，但也有相应的手术风险，如经纵裂 - 胼胝体入路有可能因牺牲桥静脉造成静脉性梗死、大脑前动脉分支（anterior cerebral artery, ACA）损伤、胼胝体切开造成的相应并发症等[8]。临床工作中，也有医生使用多根分流管治疗多房性脑积水，但是我们不认同这种治疗方式，因为我们可以通过神经内镜技术贯通彼此孤立的囊腔，从而降低分流管的使用数量[16]。

11.8　术后管理

多房性脑积水行神经内镜造瘘术后一般不放置脑室内引流管，除非术中出血较多或者其他原因造成术后颅内压增高，才放置脑室引流管引流血性脑脊液，同时监测颅内压。术后不放置脑室引流管的目的在于防止引流后囊腔塌陷、造瘘口闭合、造瘘无效。

11.9　并发症

多房性脑积水神经内镜造瘘术最常见的并发症是造瘘无效。我们最近报道了一组病例：总病例数 114 人，72% 的患者术后只需要一根分流管；28% 的患者不需要分流管；11% 的患者重新调整了分流管[16]。出血只是理论上的并发症，在我们的经验中很少发生[8,16]，只有 1 例患者出现了迟发性出血，但是这例患者术中止血充分。重要神经结构损伤也是理论上的并发症，这种情况有可能发生在邻近第四脑室的手术操作中，在我们的经验中有 2 例患者出现了短暂性共轭不良凝视，经治疗后好转。多房性脑积水造瘘到蛛网膜下腔或基底池有可能损伤其中的血管，因此，术中需谨慎操作，避免损伤血管。其他并发症包括脑脊液漏、脑室炎、脑室感染。

11.10　结果和预后

　　神经内镜造瘘术治疗多房性脑积水通常预后良好。我们最近报道了一组病例：总病例数 114 人，随访 65 个月[16]，其中 72% 的患者术后只需要一根分流管；部分患者术后不再需要分流管；8 例患者再次接受了分流手术。与神经内镜造瘘术相比，多根分流管置入术的并发症较多，预后较差[17]。

　　神经内镜造瘘术治疗多房性脑积水术后分流管失效的发生率比对照组高 5 倍[8]。与单房性脑积水相比，囊肿复发率高 2 倍。神经内镜手术前行分流术的患者中，超过 50% 需要再次内镜治疗。虽然内镜造瘘术治疗多房性脑积水的复发率较高，且需要进一步治疗，但对于大多数患者而言，内镜手术的确可以减少患者对分流系统的依赖。

11.11　结　论

　　神经内镜造瘘术治疗多房性脑积水可以减轻多数患者对分流系统的依赖，部分患者甚至可以不再需要分流系统。虽然神经内镜造瘘术后部分患者仍需要调整分流管的位置，但是与复杂的分流手术相比，神经内镜造瘘术治疗多房性脑积水患者的总体预后良好。

（王　飞　凌士营　译）

参考文献

[1] Reinprecht A, Dietrich W, Berger A, et al. Posthemorrhagic hydrocephalus in preterm infants: long-term follow-up and shuntrelated complications. Childs Nerv Syst, 2001, 17(11): 663–669.

[2] Albanese V, Tomasello F, Sampaolo S. Multiloculated hydrocephalus in infants. Neurosurgery, 1981, 8(6): 641–646.

[3] Baumann B, Danon L, Weitz R, et al. Unilateral hydrocephalus due to obstruction of the foramen of Monro: another complication of intrauterine mumps infection.Eur J Pediatr, 1982, 139(2):158–159.

[4] Brown LW, Zimmerman RA, Bilaniuk LT. Polycystic brain disease complicating neonatal meningitis: documentation of evolution by computed tomography. J Pediatr, 1979, 94(5):757–759.

[5] Jamjoom AB, Mohammed AA, Al-Boukai A, et al. Multiloculated hydro-cephalus related to cerebrospinat fluid shunt infection. Acta Neurochir (Wien), 1996, 138(6):714–719.

[6] Marquardt G, Setzer M, LangJ, et al. Delayed hydrocephalus after resection of supratentorial malignant gliomas. Acta Neurochir (Wien), 2002, 144(3):227–231, discussion 231.

[7] Oi S, Matsumoto S. Slit ventricles as a cause of isolated ventricles after shunting. Childs Nerv Syst, 1985, 1(4):189–193.

[8] Lewis Al, Keiper GL Jr, Crone KR. Endoscopic treatment of loculated hydrocephalus. J Neurosurg, 1995, 82(5):780–785.

[9] Gandhoke GS, Frassanito P, Chandra N, et al. Role of magnetic resonance ventriculography in multiloculated hydrocephalus. J Neurosurg Pediatr, 2013, 11(6): 697–703.

[10] Paraskevopoulos D, Biyani N, Constantini S, et al. Combined intraoperative magnetic resonance imaging and navigated neuroendoscopy in children with multicompartmental hydrocephalus and complex cysts: a feasibility study. J Neurosurg Pediatr, 2011, 8(3):279–288.

[11] Teo C. Third ventriculostomy in the treatment of hydrocephalus: experience with more than 120 cases// Hellwig D, Bauer BL, et al. Minimally invasive Techniques for Neurosurgery. Heidelberg: Springer-Verlag, 1998:73–76.

[12] Teo C, Jones R. Management of hydrocephalus by endoscopic third ventriculostomy in patients with myelomeningocele. Pediatr Neurosurg, 1996, 25(2):

57–63, discussion 63.

[13] Chen F, Chen T, Nakaji P. Adjustment of the endo-scopic third ventriculostomy entry point based on the anatomical relationship between coronal and sagittal sutures. J Neurosurg, 2013, 118(3): 510–513.

[14] Teo C, Burson T, Misra S. Endoscopic treatment of the trapped fourth ventricle. Neurosurgery, 1999, 44(6): 1257–1261, discussion 1261–1262.

[15] Nida TY, Haines sJ. Multiloculated hydrocephalus: craniotomy and fenestration of intraventricular septations. J Neurosurg, 1993, 78(1):70–76.

[16] Teo C, Kadrian D, Hayhurst C. Endoscopic manage-ment of complex hydrocephalus. World Neurosurg, 2013, 79(Suppl2):21.e1–21.e7.

[17] Nowosławska E, Polis L, Kaniewska D, et al. Effec-tiveness of neuroendoscopic procedures in the treatment of complex compartmentalized hydrocephalus in children. J Childs Nerv Syst, 2003, 19: 659–665.

第12章 脑室内和脑室旁肿瘤

Ibrahim Hussain,Assem Mounir Abdel-Latif,Mark M.Souweidane

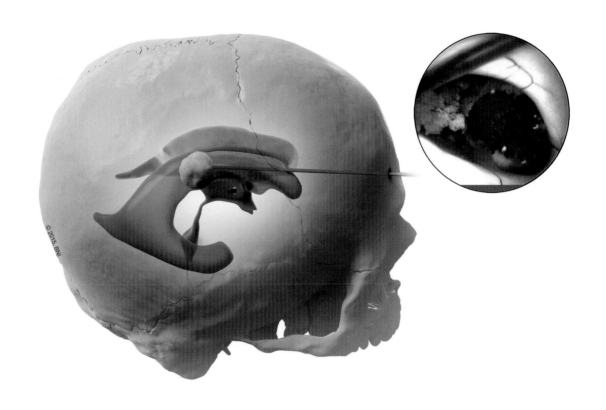

12.1 引　言

　　脑室内和脑室旁肿瘤是一类解剖位置较深、手术风险巨大的肿瘤，显微手术能够有效地对其进行活检并切除，但是由于术中牵拉、分离损伤和脑室塌陷，导致并发症的发生率也随之升高。近40年来，随着微侵袭神经内镜技术的迅猛发展，这类疾病得到了有效治疗，患者的住院时间缩短、术后并发症发生率降低，同时患者的术后生活质量得到了进一步提高[1,2]。这些进步离不开高分辨内镜技术、光纤维传导技术及兼容技术的发展。随着越来越多的神经外科医生熟悉并掌握了这种治疗方法，神经内镜已经成为治疗脑室内或脑室旁肿瘤的首要选择。

12.2 病理生理

　　脑室内和脑室旁肿瘤的性质差异巨大，试图通过单一手术方式完全切除此类肿瘤几乎不可能。构成脑室内和脑室旁结构的细胞具有转变成肿瘤细胞的潜质，了解肿瘤的发生、发展有助于制订合适的手术方式。临床上通过患者的年龄、病史、肿瘤解剖结构和影像学特征，可以对肿瘤的病理生理进行全面的评估，以制订合理的治疗方案。

　　临床病史对诊断提供了可能的线索，多尿和口渴感提示中枢神经系统（central nervous system,CNS）生殖细胞肿瘤和朗格汉斯组织细胞增多症；原发肿瘤病史高度提示转移癌；接受放射线治疗提示脑膜瘤，特别是儿童和青少年患者；长期使用免疫抑制剂提示原发性中枢神经系统淋巴瘤；脑三叉神经综合征的临床症状提示室管膜下巨细胞星形细胞瘤（subependymal giant cell astrocytoma,SEGA）。当然，具体诊断还需考虑其他具体情况和患者的年龄。

患者的年龄对于鉴别肿瘤的性质及制订进一步的治疗方案具有重要意义。中枢神经系统生殖细胞肿瘤（生殖细胞瘤和非生殖细胞瘤）常发生于儿童和青少年，对于这类患者的脑室内和脑室旁肿瘤应选择内镜下活检术；其他常发于儿童和青少年的肿瘤还有脉络丛肿瘤、室管膜瘤、非典型畸胎瘤；此部位的成人肿瘤常有脑膜瘤、松果体实质细胞肿瘤（松果体细胞瘤、松果体区乳头状肿瘤），以及胶质细胞肿瘤（星形细胞瘤、室管膜瘤和室管膜下巨细胞星形细胞瘤）；成人转移瘤和原发性中枢神经系统淋巴瘤常采用神经内镜下活检术；第三脑室内胶样囊肿的发病率较低，首选神经内镜治疗，详见本书第 13 章。

根据脑室内神经内镜手术学的观点，术前鉴别肿瘤源于脑室内还是脑室外向脑室生长，对于达到手术目的非常重要。简而言之，源于室管膜下或白质向脑室内生长的肿瘤，不可能通过纯内镜手术完全切除；相反，局限于室管膜内的肿瘤则适用神经内镜手术。然而，如果仅仅是为了获取肿瘤活检标本，这两类肿瘤均适用神经内镜手术。

除了肿瘤与室管膜之间的关系，肿瘤起源处的解剖部位对于实现手术目的也非常重要。侧脑室房部多发生脑膜瘤和室管膜瘤，这两类肿瘤均需手术全切除，而非活检；松果体区和鞍旁肿瘤则多选择内镜下活检术，以便制订下一步的治疗方案；室间孔区肿瘤多为室管膜下巨细胞星形细胞瘤、室管膜下瘤、中枢神经细胞瘤，这类肿瘤均需手术全切除；源于脑室旁和多中心肿瘤的组织学类型不易确认，最好先行内镜下活检术，确定病理类型，再制订下一步的治疗方案。

12.3　临床特征

脑室内肿瘤的临床症状多取决于肿瘤所在的部位。脑室内肿瘤多阻塞脑脊液循环通路如室间孔（图 12.1）、导水管（图 12.1~12.5）及第四脑室正中孔和外侧孔，从而形成梗阻性脑积水和颅内压（ICP）增高。患者的年龄不同，临床表现也不同，婴幼儿和青少年患者多表现为头围增大、喂养困难、易怒、发育不良等，成人则多表现为头痛、呕吐、意识障碍、走路不稳等。

脑室内肿瘤，如果考虑内镜手术，不可低估全面性磁共振检查的重要性，特别是 T2 像，因为 T2 像可以清楚地显示脑脊液循环途径及其与肿瘤之间的关系。

12.4　内镜手术治疗

术前通过仔细阅读影像学资料、询问病史，确定手术治疗目的，手术目的至关重要，尤其是对确定活检还是肿瘤全切术。对于体积巨大的脑室内肿瘤，如手术目的是全部切除，则传统显微手术为首选（图 12.6）。术前确定手术目的，从而制订手术策略，选择手术入路，准备手术器械。术前确定是否需行脑脊液转流术（第三脑室底造瘘术、透明隔造瘘术）对于手术成功与否同样非常重要。

12.4.1　患者体位

体位适当和合适的手术室内器械摆放能够大大提高手术的流畅度。对于大多数脑室内肿瘤患者，应将头部固定在马蹄状头架上，如需导航，则需要加装头钉。患者的身体摆放应基于手术入路而定，但对于大多数患者而言，常采用额部钻孔仰卧位、头部稍抬即可。较少使用的顶部或枕部入路需要侧卧位或侧俯位，目的是纵向暴露侧脑室体部和颞角。无论手术目的和体位如何，采用头高脚低位并将穿刺点作为术野最高点有助于减少术中脑脊液外溢和脑室塌陷。显示器的合理摆放有助于减少术者头

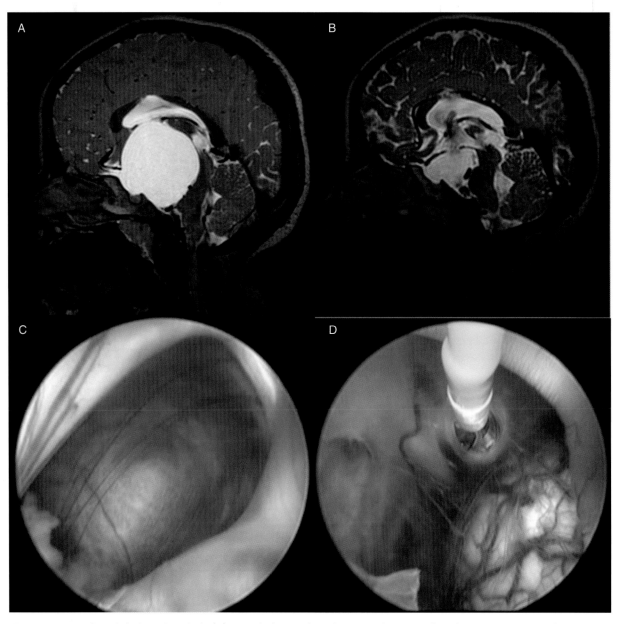

图 12.1　鞍上蛛网膜囊肿的典型影像学表现。患者为 5 岁女童，因发育迟缓就诊，诊断为鞍上蛛网膜囊肿，分别于 2 岁和 3 岁时行鞍上蛛网膜囊肿造瘘术。A. 术前头颅 MRI 矢状位 T2 像显示病变位于脚间窝、基底池，向后压迫脑干。B. 术后 4 个月头颅 MRI 矢状位 T2 像显示囊肿缩小、脑干回位，脑脊液在囊肿上下端造瘘口处形成涡流。C. 术中通过室间孔可见囊肿上壁。D. 囊肿下壁造瘘，进入基底池

部和身体的转向，从而减少内镜和手术器械随意活动的次数。

12.4.2　手术器械

　　大多数神经内镜手术是通过镜鞘的应用来完成的，内镜本身和手术器械（例如剪刀、杯状钳、双极电凝、吸引器）通过镜鞘进出脑室，除了 1~2 个冲洗孔道外，还有两个工作通道。脑室内肿瘤切除首选棒状棱镜系统，相比

于纤维光学系统，棒状棱镜系统更昂贵，更易碎，且没有转向功能，最常用于侧脑室手术的棱镜直径为 2~4mm[3]。除了标准的 0° 镜外，30° 镜也可以通过转动内镜长轴提供更广阔的视野。

　　大量配套的手术器械可以应用于神经内镜手术。通过剪刀、杯状钳和吸引器之间的相互配合，可以完成脑室内肿瘤切除。吸力可调节的吸引器可协助直视状态下切除肿瘤，并实时

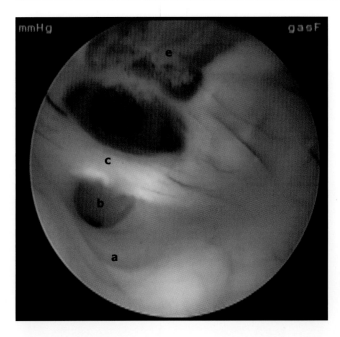

图 12.2　图 12.4 患者的术中图像显示第三脑室后部的结构（a：导水管上口；b：肿瘤；c：后联合；d：松果体隐窝；e：三脑室内脉络丛）

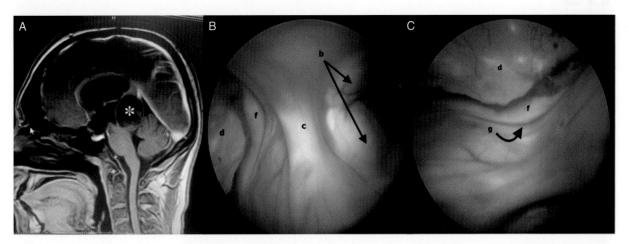

图 12.3　患者男性，20 岁，因头痛入院，神经系统检查及血液检查正常。A. 头颅矢状位 T1 加权 MRI 显示松果体区占位（星形），行内镜下第三脑室底造瘘术和肿瘤活检术。B. 内镜下所见结构（a：第三脑室底漏口；b：乳头体；c：丘脑间联合；d：占位；e：脉络丛组织；f：受压的后联合）。C. 转变内镜角度并抵近观察 [d：白色珍珠样病变；f：后联合；g：受压变形的导水管（弯曲的箭头所示）]。术后病理显示为表皮样囊肿

反馈吸力，以保护正常组织。对于质韧的肿瘤和乏血管的膜，组织剔除装置可以更有效、更广泛地切除肿瘤。可以通过单极或双极电凝辅以球囊导管压迫或冲洗进行止血。

12.4.3　导　航

内镜下脑室内肿瘤活检术和切除术是通过合适的通道直接进入脑室，无须过多牵拉脑室旁组织，因此，内镜下导航技术应运而生。为了设置好理想的通道，必须考虑 3 个关键点：入路骨孔位置、内镜通道和病变部位。入路部位应该位于病变和内镜通道的延长线上，这需要术中导航进行相应的纠正。在导航辅助下，入路点选择应该避开脑沟和皮层血管，从而减少出血概率，手术入路同样需要考虑避开脑沟和血管区。选择最优的手术通道还需要考虑周围组织结构和脑脊液循环通路。通过导航技术确定的垂直手术入路有利于术中器械操作。

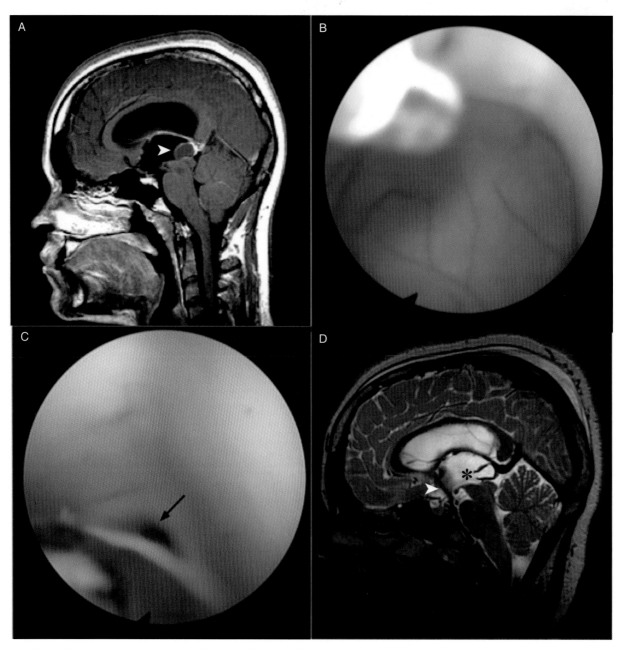

图12.4 患者女性，22岁，因进行性头痛2周入院，神经系统检查未见异常。A. 术前头颅MRI增强扫描显示导水管上口处囊性占位，并形成脑积水，行第三脑室底造瘘术和囊肿造瘘术。B. 应用软性内镜进行造瘘。C. 术中可见先前受压的导水管上口（黑色箭头所示），在囊肿造瘘减压后复位。D. 术后头颅MRI矢状位T2像显示第三脑室造瘘口处流空影（白色箭头所示）和囊肿腹侧造瘘口（黑色星形）

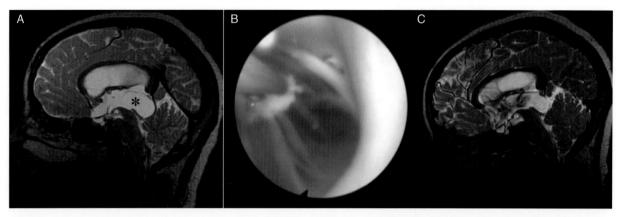

图 12.5　A. 术前头颅矢状位 T2 加权 MRI 显示松果体区（星形）囊性病变压迫导水管上口，造成梗阻性脑积水。B. 神经内镜造瘘术。C. 术后头颅 MRI 显示脑积水缓解，囊肿腹侧造瘘口处形成脑脊液流空影

12.4.4　手术过程

神经内镜下肿瘤活检术

第三脑室和松果体区肿瘤位置深在，性质不一，诊断和治疗困难，通常需要获取组织病理标本，以指导后续治疗。90% 左右的此类肿瘤可以通过神经内镜获取组织病理，这在很大程度上改变了这些肿瘤的治疗原则[4]。同样，脑室旁实质性肿瘤（丘脑、中脑和基底节区肿瘤）毗邻重要的功能区，直接手术风险巨大，这些肿瘤如向脑室内生长，可使用神经内镜通过脑室系统获取组织病理，以指导后续治疗（图 12.7、12.8；视频 12.1）。

神经内镜直视下获取病理组织，可以确保取材精准、有效。术中应注意避开肿瘤表面的血管，以防出血模糊术野。获取肿瘤标本的同时，可行透明隔造瘘术或第三脑室底造瘘术治疗脑积水，但这些附加手术可能需要改变内镜通道的骨孔位置。术前准备过程中，脑室内肿瘤的位置决定手术切口的设计和钻孔点，如肿瘤位于室间孔或透明隔附近，钻孔点可选在冠状缝前、中线旁开 3~4cm；如肿瘤位于侧脑室或第三脑室，钻孔点可能需要选在对侧，必要时使用神经导航确认手术通道。

第三脑室内肿瘤活检术前术者必须仔细阅片，因为中间块与肿瘤的相对位置决定了手术入路的选择。如果肿瘤位于中间块前方，则选择标准的额前中线旁 3cm 钻孔点即可；如果

肿瘤位于中间块后方，则钻孔点应该更靠近前方，以便内镜能够顺利通过室间孔到达肿瘤部位[5]。当然，导航下设计钻孔点更为合理。侧脑室和第三脑室前部肿瘤常选择硬性内镜，侧脑室后部肿瘤常选择软性内镜（图 12.10；视频 12.2）。到达肿瘤部位后，选择乏血管区，使用杯口钳获取肿瘤标本；应该从肿瘤的不同部位获取标本，以避免造成不确定的病理诊断；活检手术完成前应尽量避免使用双极电凝，因为电凝有可能影响病理诊断结果。

神经内镜下第三脑室底造瘘术联合松果体区肿瘤活检术

松果体区肿瘤适用神经内镜治疗，此类肿瘤由于阻塞导水管上口，可造成不同程度的脑积水（图 12.3~12.5）。部分松果体区肿瘤（生殖细胞肿瘤）可选择非手术方法 [放疗和（或）化疗] 进行治疗，如果血浆生殖细胞标志物（如 AFP 和 β-HCG）无法确诊，手术活检将是一种必需的诊疗手段，而神经内镜手术在获取肿瘤标本的同时，可行第三脑室底造瘘术治疗梗阻性脑积水，一举两得（图 12.2~12.5）。

通过单孔、双孔或是多孔进行第三脑室底造瘘术和活检术取决于肿瘤的部位、大小、脑积水程度和手术目的（单独活检或是肿瘤切除）。骨孔的具体位置则需要考虑到第三脑室底造瘘术和活检术通道的相互关系（图 12.4），如肿瘤位于中间块后方、轻度脑室扩大或不扩大、手术

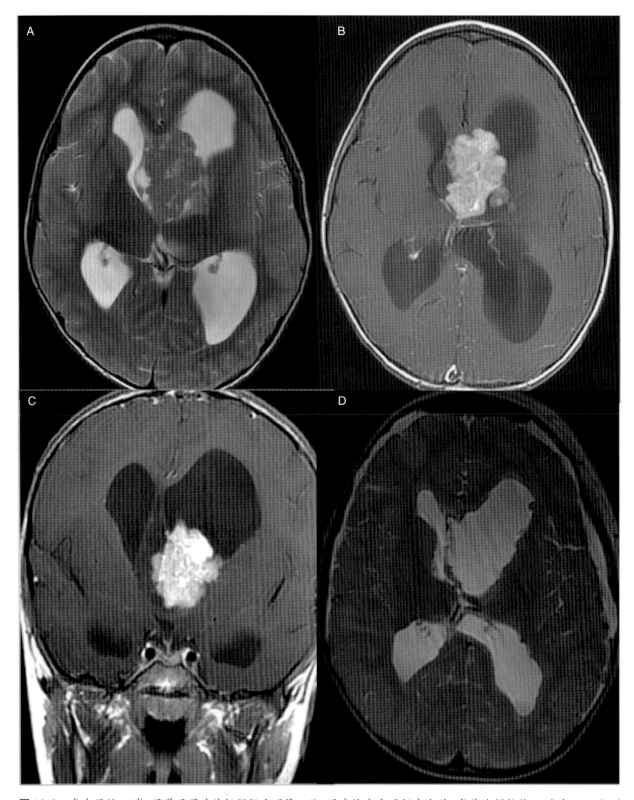

图12.6　患者男性，7岁，因学习困难伴轻微视力下降入院，眼底检查发现视盘水肿。术前头颅轴位T2加权MRI（A）和轴位增强MRI显示室间孔区占位（B），梗阻性脑积水；C.冠状位增强MRI显示肿瘤与穹窿、丘脑和膈静脉之间的相互关系；D.术后轴位T2加权MRI显示经左额皮层入路全切除肿瘤。术后病理显示室管膜下巨细胞星形细胞瘤（SEGA）

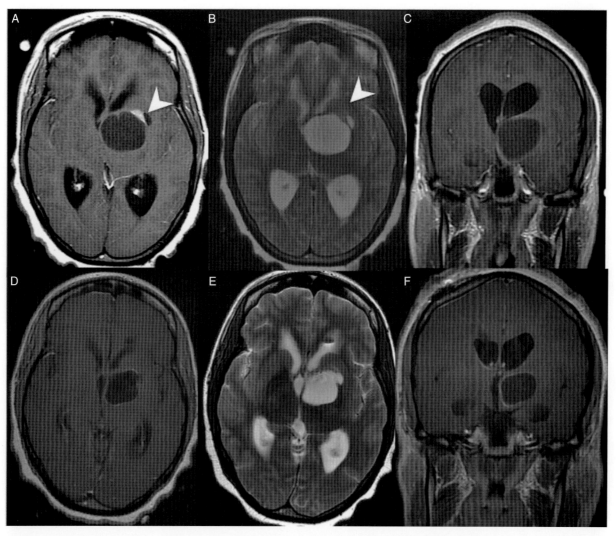

图 12.7　患者女性，24 岁，因缓慢进展性头痛入院，头颅 MRI 显示左侧丘脑巨大囊性占位。A、B. 头颅 MRI 轴位增强成像和 T2 加权像可见囊壁上小结节状增强灶，伴脑室系统梗阻（白色箭头所示）。B. 冠状位增强 T1 加权 MRI 可见病变推挤侧脑室底部，造成第三脑室几乎完全梗阻，经第三脑室实施内镜手术相当困难。C. 应用导航技术，设计经右额入路，内镜下切除病变实性部分。D~F. 术后 MRI 显示肿瘤实质部分全切除。术后病理显示节细胞胶质瘤（WHO Ⅰ级）

目的要求全部切除肿瘤（肿瘤直径 < 2cm）[6]，对于这些病例第 2 个骨孔应尽量靠前。肿瘤偏向中线的程度也是一个需要考虑的因素，如肿瘤明显偏离中线向侧方发展，则需要从对侧入路以获取更多的操作空间。术者选择使用硬镜还是软镜，是最后的影响因素。光纤软镜理论上灵活机动，可以通过一个骨孔同时进行第三脑室底造瘘术和活检术，但是与硬镜相比，软镜成像质量稍差、方向感不强、且工作通道狭小，限制了软镜的应用范围[7]。

手术方式确定之后，首先进行侧脑室穿刺，获取脑脊液常规行生化和细胞学检查。内镜活检手术中可能发生出血，影响术野清晰度和第三脑室底的位置判断，故应先行第三脑室底造瘘术。通过室间孔进入第三脑室后，根据脑室内解剖标志确定方位，如：脉络丛、丘纹静脉、膈静脉等。第三脑室底造瘘术的理想瘘口位置在漏斗后方、乳头体前方的灰结节区域，首先使用钝性器械造瘘（见第 21 章），然后用 Fogarty 球囊导管扩大漏口。对于第三脑室底较厚、不透明，乳头体和基底动脉辨别不清时，禁行第三脑室底造瘘术，可考虑行脑室 - 腹腔分流术或脑室外引流术。第三脑室肿瘤侵袭性生长、第三脑室底判断不清或者预期漏口

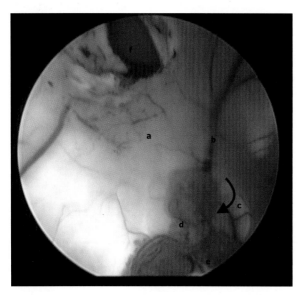

图 12.8　图 12.2 的患者经右额入路内镜术中图片（a：透明隔；b：隔静脉；c：穹窿柱；d：脉络丛；e：丘纹静脉；f：透明隔上的造瘘口）

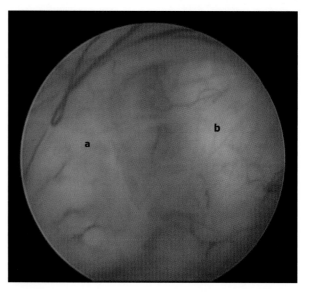

图 12.9　图 12.2 内镜手术中进入囊肿后的图，可见术前磁共振上的增强小结节，质韧（a），与丘脑界面清楚（b）

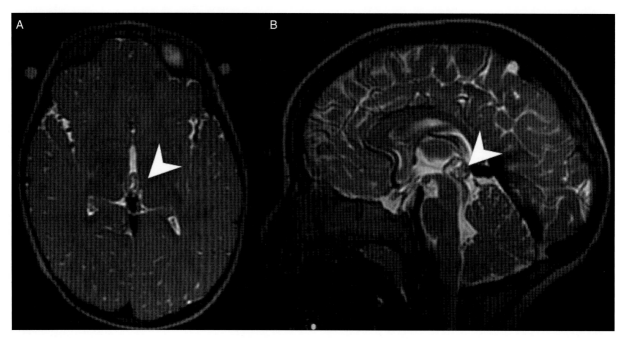

图 12.10　患者年龄 2 岁 1 个月，既往有双侧视网膜母细胞瘤病史。头颅 MRI 轴位 T2 加权像（A）和矢状位（B）图像显示第三脑室后部占位，提示三侧性视网膜母细胞瘤可能，导航辅助下行软性神经内镜肿瘤活检术。术后病理为松果体母细胞瘤，证实了术前诊断

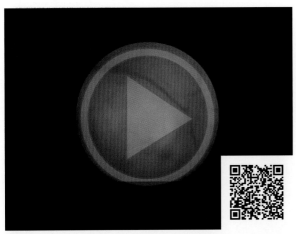

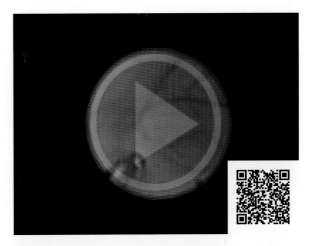

视频 12.1　神经内镜下切除左侧丘脑神经节细胞胶质瘤（图 12.7）。内镜下右额入路进入侧脑室，行透明隔造瘘，到达左侧病灶，囊壁开窗抵达肿瘤实质部分，内镜下全切除肿瘤

视频 12.2　图 12.10 中导航辅助软性内镜下松果体区肿瘤活检术，神经导航确认脑室内通路，并指引内镜到达第三脑室后部，获取组织标本

很快将堵塞，也是需要重视的情况。

第三脑室底造瘘成功后进行肿瘤活检术。使用杯口活检钳，在乏血管区多部位抓取典型的肿瘤标本（图 12.2），活检过程尽量不使用双极电凝，以免对病理诊断结果造成不良影响。

神经内镜下透明隔造瘘术

部分第三脑室肿瘤阻塞一侧室间孔，造成局部脑积水，神经内镜下透明隔造瘘术可沟通双侧侧脑室，从而达到治疗脑积水的目的。第三脑室肿瘤活检或切除术同时行透明隔造瘘术，骨孔应该选择偏离中线 4~6cm，以便获取垂直的手术通道（见第 23 章）。穿刺进入侧脑室额角后，解剖结构依次出现：脉络丛、丘纹静脉、膈静脉、室间孔。仔细辨认透明隔，并在乏血管区进行造瘘，根据我们的经验，室间孔上缘上方 1cm、前方 1~2cm 处是比较合适的造瘘部位[8]。先使用单极或者双极电凝造瘘，继而使用标本钳扩大瘘口，也可以使用 3F 或 4F 球囊导管或组织切除器械扩大瘘口。将内镜通过透明隔瘘口推入对侧侧脑室并观察其中情况，确保造瘘成功（图 12.8）。如有出血，可以通过冲洗装置或者电凝器进行止血。

神经内镜下肿瘤切除术

随着神经内镜技术的迅猛发展，一些以往采用显微手术切除风险巨大的肿瘤，也可以通过内镜手术切除。详细询问病史，术前仔细阅片，准确诊断，严格把握手术适应证，选择合适的手术器械，通过双手操作神经内镜，可以全切除肿瘤。但仍有部分肿瘤不能通过神经内镜进行切除（视频 12.5、12.6），通常对直径 > 2cm 的肿瘤，需要分块切除，内镜手术则耗时较长[9]。同样，质地较硬的肿瘤也不适于内镜切除。内镜和导航容易进出扩大的脑室，但是，脑室系统不扩大也不是手术禁忌[10,11]，术中导航可以引导内镜进入没有扩大的脑室系统。

一旦肿瘤进入侧脑室和第三脑室，设计冠状缝前、中线旁 3~4cm，发际内小弧形切口，高速钻磨颅骨形成骨孔。右额入路适于中线肿瘤（如中枢神经细胞瘤、胶样囊肿），如果肿瘤偏向一侧生长则适用对侧入路（图 12.8）。对第三脑室后部肿瘤，骨孔选择应靠前，以便直视下切除肿瘤（视频 12.6）。

十字切开硬脑膜，边缘电凝止血（视频 12.5），使用直径小的镜鞘穿刺侧脑室，也可以使用带有导航功能的内镜鞘穿刺。术者利用脑室内解剖结构进行定位，如：脉络丛、膈静脉、丘纹静脉、室间孔。如术中使用 30° 内镜，

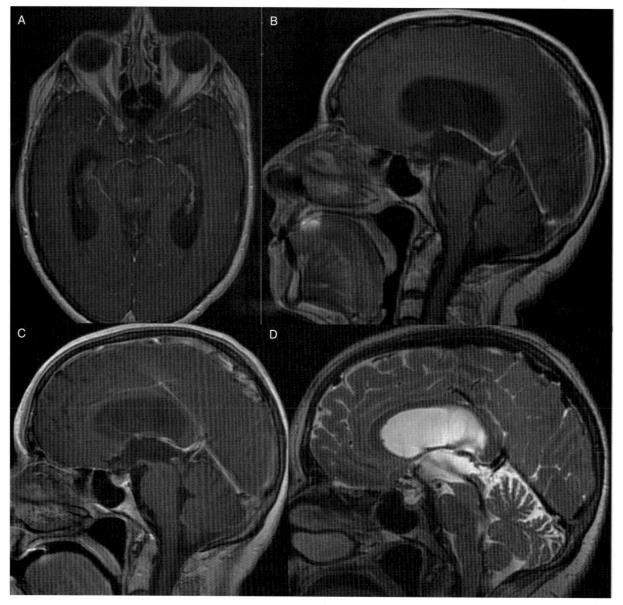

图 12.11 患者女性，71 岁，先前诊断为特发性正压性脑积水，头颅 MRI 发现中脑微小占位，阻塞导水管形成脑积水。头颅 MRI 轴位增强像（A）和矢状位增强像（B）显示肿瘤阻塞导水管。术后 MRI T1 加权像（C）和矢状位 T2 加权像对比（D）显示肿瘤全切除，导水管通畅

需要注意视觉变形。术中注意观察室管膜界面，特别是术前影像资料显示此界面已经破坏的肿瘤（视频 12.6）；沿着肿瘤边界使用剪刀和双极电凝进行分离操作，带蒂的肿瘤沿着室管膜界面进行分离，可以更快地全切肿瘤；但是，对于多数脑室内肿瘤而言，需要首先使用杯口钳获取组织标本，然后使用取瘤钳和吸引器分块切除肿瘤（图 12.2、12.11；视频 12.3）；肿瘤切除的同时，应进行第三脑室底造瘘术以预防术后发生脑积水（视频 12.5、12.6）；肿

瘤全切后，彻底止血，退出内镜及镜鞘；用浸有凝血酶的吸收性明胶海绵封堵皮层造瘘口，预防脑脊液漏、假性脑膜膨出和硬膜下水瘤的形成；用钛片封堵骨孔，分层缝合头皮各层。

神经内镜下囊性肿瘤造瘘术

脑室囊性病变可通过神经内镜下造瘘术进行治疗，此类疾病多数为良性病变，包括蛛网膜囊肿（图 12.1、12.5）、胶样囊肿和松果体区囊肿（图 12.4、12.5），这些病变仅在出现

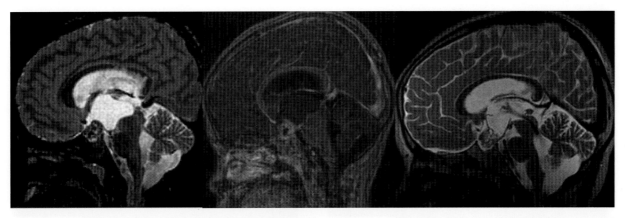

图 12.12　患者为 7 岁男童，因行为改变、步态不稳、注意力下降数月，突然跌倒后急送入急诊科，头颅 MRI（A、B）示鞍内实性病变伴第三脑室囊性扩张，高度提示颅咽管瘤，其中第三脑室内囊性部分阻塞正常脑脊液循环。神经内镜下行囊肿减压术和活检术，证实术前诊断，术后头颅 MRI 矢状位 T2 加权像（C）显示第三脑室脑脊液循环恢复。对肿瘤实质部分实施分割放疗

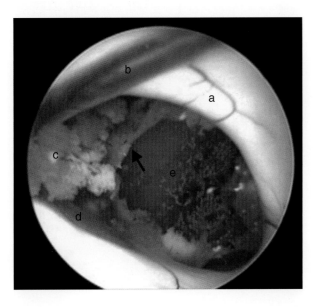

图 12.13　图 12.5 的患者的内镜手术中图片，患者行右额入路囊肿顶部开窗术（a：穹窿柱；b：隔静脉；c：脉络丛；d：尾状核前静脉；e：囊肿内部）。黑色箭头所示为囊肿顶部开窗边缘

临床症状时才需要手术治疗。囊性肿瘤也经常发生，既可以是源于脑室内的囊肿肿瘤，也可以是源于脑室外向脑室内生长的囊性肿瘤，如鞍上（图 12.1）、脑室旁（图 12.5）、松果体区。常见的囊性肿瘤包括：囊性颅咽管瘤（图 12.12）、拉克囊肿、表皮样囊肿、皮样囊肿、脉络丛囊肿、神经上皮样囊肿和室管膜囊肿等。相比于实性脑室内肿瘤，囊性肿瘤的大小不是应用神经内镜的限制性条件[4,9,12]。吸除囊肿内容物后，肿瘤体积会快速减小，手术视野和操作空间会随之增大，肿瘤实质部分和囊壁便容易全切除（图 12.4、12.13；视频 12.4）。

对于脑室内囊肿可以选择冠状缝前、中线

旁 3cm 作为钻孔点，穿刺侧脑室额角，置入硬性神经内镜，发现肿瘤后，使用剪刀或单极电凝锐性打开囊壁，吸除囊内容物，从室管膜和脉络丛上分离剩余的囊壁，并分块切除（图12.12），新一代不产热的组织切割器械可以更加有效地分离、切除质地较硬的肿瘤。如果囊壁与重要结构粘连紧密、无法剥离，则电凝烧灼囊壁边缘、预防复发。

如果肿瘤不能被全切除，则肿瘤复发将会困扰患者一生。据报道，多种方法可用于预防肿瘤复发，囊肿开窗引流术可能是一种较为确切的方法，此外，还有脑室囊肿造瘘术（图 12.1）、囊肿漏口支架植入术、囊肿 - 腹腔分流术等。

视频 12.3 第三脑室底造瘘术和第三脑室内肿瘤切除术（图 12.11），使用硬性内镜通过 2 个相互独立的骨孔和通道进行 ETV 和肿瘤切除术。ETV 中使用了 Fogarty 球囊扩张技术，肿瘤切除术的骨孔更靠前，且使用了 30° 内镜。术中，后联合、松果体隐窝、导水管入口和囊性肿瘤清晰可见，用抓钳全切除肿瘤，双极电凝彻底止血

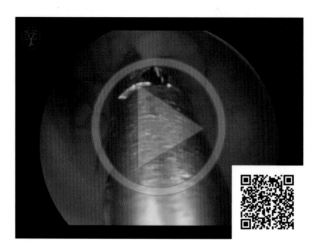

视频 12.5 神经内镜下第三脑室后部肿瘤切除术。患者因第三脑室后部肿瘤阻塞导水管引起急性梗阻性脑积水住院，行右额入路神经内镜下肿瘤切除术。在右额钻孔，置入硬性神经内镜；经右侧侧脑室室间孔进入第三脑室，在中间块下方到达第三脑室后部，见肿瘤堵塞导水管；交替使用抓钳和双极电凝全切肿瘤。术后头颅 MRI 显示肿瘤全部切除，脑积水缓解。术后病理证实为乳腺癌脑转移

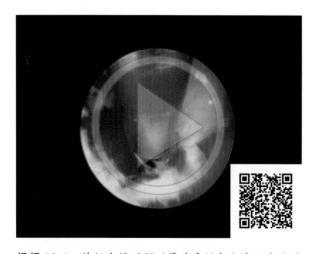

视频 12.4 神经内镜下颅咽管瘤囊性部分减压术（图 12.13）。使用硬性内镜通过右侧侧脑室和室间孔进入第三脑室，可见颅咽管瘤囊性部分；首先在囊肿顶部开窗，瘤体缩小后使用双极电凝从第三脑室侧壁分离囊壁，组织切割器械切除部分囊壁，囊肿减压后，脑脊液循环通路恢复；交替使用组织切割器械和双极电凝继续切除颅咽管肿瘤后，双极电凝彻底止血

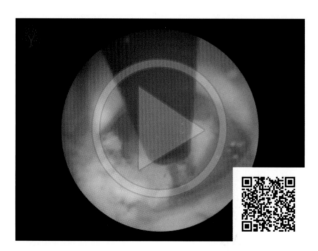

视频 12.6 神经内镜切除青少年毛细胞型星形细胞瘤。右额入路经室间孔置入神经内镜，见肿瘤位于第三脑室内，交替使用双极电凝、取瘤钳和组织切割器械全切除肿瘤。手术器械进入室间孔时需格外谨慎，以防损伤穹窿。手术完成后彻底止血

12.5　风险及补救措施

内镜下切除肿瘤的过程中会遇到肿瘤出血的情况，但很少会出现临床症状[15]。恒温林格液冲洗即可止血，如冲洗止血无效，可以使用双极电凝和球囊压迫方式止血[15]。需要注意的是：持续冲洗可能导致脑室扩张、颅内压增高，因此，预留一个独立于工作通道的流出孔非常重要。

手术结束退出内镜和镜鞘后，可能发生脑脊液漏，可以用含有凝血酶的凝胶填塞（辉瑞公司生产）在皮层穿刺道内，减少脑脊液外流，预防硬膜下和皮下积液。穿刺不准确几乎可以完全避免，在内镜鞘管穿刺前，先用标准的脑室外引流管试穿刺，可以保证穿刺的准确性，术中导航也可以保证穿刺的准确性，导航还可以优化手术路径、减少内镜操作时对周围组织结构的损伤、预防并发症，如血管损伤、尿崩、偏瘫、梗死[16]。

12.6　内镜手术的替代方案

对于不适合行内镜手术的肿瘤，开颅显微手术仍然是常用的手术方式。如手术目的是为了获取组织标本，则首选内镜手术；如肿瘤体积较大、质地较硬、血管丰富，则首选开颅显微手术。脑室内肿瘤的生长部位不同，手术入路也不同，熟悉这些手术入路对于手术成功非常重要[17-21]。

对于部分脑室内肿瘤、脑室旁肿瘤及残余肿瘤，常规放射治疗和立体定向放射治疗也是一种备选方法[22-25]。在部分生殖细胞肿瘤的鉴别诊断中，血清标志物如 β–HCG 和 AFP 等可以部分替代活检手术。对于某些适宜化疗的转移瘤和脑室旁淋巴瘤，内镜活检可能是一种合适的选择。

12.7　术后管理

所有接受内镜下脑室内肿瘤切除术的患者，术后至少在神经监护病房监护治疗 24h，且每小时进行一次神经系统检查。患者因脑积水或脑室出血而病情恶化时，需行脑室外引流术，引流至脑脊液变清，颅内压正常。持续性脑室系统扩大患者可行脑室 – 腹腔外引流术。术后 48h 内需行 CT 或 MRI 检查，评估脑室情况、是否出血及住院时间（一般为 2~7d）[2]。对于恶性肿瘤，术后常规放、化疗。少数残余较大的肿瘤，甚至可以考虑开颅手术切除。如无特殊情况，术后 2 周可首次随访。

要　点

- 患者选择：内镜手术可以使患者受益是最重要的原则；肿瘤大小、位置、质地、血供也是应该考虑的因素
- 脑室不大不是内镜肿瘤活检和切除的禁忌证。导航能够引导脑室穿刺、确定肿瘤位置、减小内镜对周围脑组织的牵拉损伤
- 获取到可靠的病理标本前，不要进行电凝灼烧
- 可调压吸引器直视下实时反馈肿瘤的切除情况，避免无意中吸到正常的脉络丛组织；为了避免脑脊液过度吸除，保证仅头端接触肿瘤后才开始工作的吸引器非常重要
- 术中出血可以通过温水冲洗止血，某些顽固性出血可以通过双极电凝或球囊压迫止血
- 对于导致脑积水分区的肿瘤，可同时行间隔造瘘术；而导致梗阻性脑积水的第三脑室和松果体区肿瘤可同时行 ETV 治疗。钻孔的数量、位置和（或）通道将根据同时进行切除或活检而决定
- 术后脑室内是否置管引流取决于术前临床症状和术中脑室内出血情况；术后脑室引流管和颅内压监护的调整取决于出血清除情况和颅内压的变化

12.8 结 论

对于某些形态大小合适的脑室内和脑室旁肿瘤，内镜手术的确优于显微手术：肿瘤切除程度和复发率大致相当，但手术时间和住院时间少于显微手术，切除肿瘤的同时可以处理脑积水。随着神经外科医师培训过程中对神经内镜技术重视程度的提高，同时纤维光学技术、高分辨率显示器、配套手术器械的进步，未来神经内镜的手术适应证将越来越广。

（王 飞 凌士营 译）

参考文献

[1] Macarthur DC, Buxton N, Vloeberghs M, et al. The effectiveness of neuroendoscopic interventions in children with brain tumours. Childs Nerv Syst, 2001, 17(10):589–594

[2] Barber SM, Rangel-Castilla L, Baskin D. Neuroendoscopic resection of intraventricular tumors: a systematic outcomes analysis. Minim Invasive Surg, 2013, 2013:898753.

[3] Qiao L, Souweidane MM. Purely endoscopic removal of intraventricular brain tumors: a consensus opinion and update. Minim Invasive Neurosurg, 2011, 54(4): 149–154.

[4] Cappabianca P, Cinalli G, Gangemi M, et al. Application of neuroendoscopy to intraventricular lesions. Neurosurgery, 2008, 62(Suppl 2):575–597, discussion 597–598.

[5] Souweidane MM, Sandberg Df, Bilsky MH, et al. Endoscopic biopsy for tumors of the third ventricle. Pediatr Neurosurg, 2000, 33(3):132–137.

[6] Morgenstern PF, Souweidane MM. Pineal region tumors: simultaneous endoscopic third ventriculostomy and tumor biopsy. World Neurosurg, 2013, 79(2, Suppl):18.e9–18.e13.

[7] Morgenstern PE, Osbun N, Schwartz TH, et al. Pineal region tumors: an optimal approach for simultaneous endoscopic third ventriculostomy and biopsy. Neurosurg Focus, 2011, 30(4):E3.

[8] Aldana PR, Kestle JR, Brockmeyer DL, et al. Results of endoscopic septal fenestration in the treatment of isolated ventricular hydrocephalus. Pediatr Neurosurg, 2003, 38(6):286–294.

[9] Souweidane MM, Luther N. Endoscopic resection of solid intraventricular brain tumors. J Neurosurg, 2006, 105(2): 271–278.

[10] Souweidane MM. Endoscopic surgery for intraventricular brain tumors in patients without hydrocephalus. Neurosurgery, 2008,62(6, Suppl 3): 1042–1048.

[11] Naftel RE Shannon CN, Reed GT, et al. Small-ventricle neuroendoscopy for pediatric brain tumor management. J Neurosurg Pediatr, 2011, 7(1): 104–110.

[12] Margetis K, Souweidane MM. Endoscopic treatment of intraventricular cystic tumors. World Neurosurg, 2013, 79(2, Suppl):19.e1–19.e11.

[13] Cinalli G, Spennato P, Cianciulli E, et al. The role of transventricular neuroendoscopy in the management of craniopharyngiomas: three patient reports and review of the literature. J Pediatr Endocrinol Metab, 2006, 19(Suppl 1):341–354.

[14] Tamburrini G, D'Angelo L, Paternoster G, et al. Endoscopic management of intra and paraventricular CSF cysts. Childs Nerv Syst, 2007, 23(6):645–651.

[15] Luther N, Cohen A, Souweidane MM. Hemorrhagic sequelae from intracranial neuroendoscopic procedures for intraventricular tumors. Neurosurg Focus, 2005, 19(1):E9.

[16] Hayashi N, Murai H, Ishihara S, et al. Nationwide investigation of the current status of therapeutic neuroendoscopy for ventricular and paraventricular tumors in Japan. J Neurosurg, 2011, 115(6):1147–1157.

[17] Wang X, Cai BW, You C, et al. Microsurgical management of lateral ventricular meningiomas: a report of 51 cases. Minim Invasive Neurosurg, 2007, 50(6): 346–349.

[18] Bhatoe HS, Singh P, Dutta V. Intraventricular meningiomas: a clinicopathological study and review. Neurosurg Focus, 2006, 20(3):E9.

[19] Mizowaki T, Nagashima T, Yamamoto K, et al. Optimized surgical approach to third ventricular choroid plexus papillomas of young children based on anatomical variations. World Neurosurg, 2014, 85(4):e15–19.

[20] Winkler PA, Weis S, Büttner A, et al. The transcallosal interforniceal approach to the third ventricle: anatomic and microsurgical aspects. Neurosurgery, 1997, 40(5): 973–981, discussion 981–982.

[21] Zaheer SN, Wood M. Experiences with the telovelar approach to fourth ventricular tumors in children. Pediatr Neurosurg, 2010, 46(5): 340–343.

[22] Safaee M, Clark AJ, Bloch O, et al. Surgical outcomes in choroid plexus papillomas: an institutional experience. J Neurooncol, 2013, 113(1): 117–125.

[23] Zachary G, George J, Jaishri B, et al. Management of disseminated choroid plexus papilloma: a case study. Pediatr Blood Cancer, 2014, 61(3): 562–563.

[24] Patel DM, Schmidt RE ,Liu JK. Update on the diagnosis, pathogenesis, and treatment strategies for central neurocytoma. J Clin Neurosci, 2013, 20(9): 1193–1199.

[25] McDermott MW. Intraventricular meningiomas. Neurosurg Clin N Am, 2003,14(4): 559–569.

第 13 章　胶样囊肿

Mehrnoush Gorjian, Douglas Hardesty, Peter Nakaji

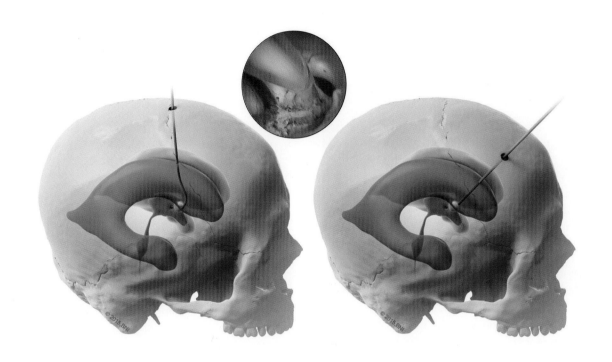

13.1　引　言

胶样囊肿是相对罕见的良性颅内肿瘤，占脑肿瘤的 0.5%~2%，占所有脑室内肿瘤的 15%[1,2]。胶样囊肿可发生于各年龄段，以 30~40 岁的患者居多，并且有 8% 的病例在小儿科年龄组中确诊[3]。在儿童病例中，胶样囊肿具有更加侵袭性的临床表现，并且在影像学表现上显得更加急剧[4]。一些学者认为，该年龄组患者临床表现的急剧发展可能是囊肿内更多的液体导致其快速扩增的结果[5]。

13.2　病理生理

胶样囊肿曾被认为是神经上皮所衍生[6]，但更多最新的研究表明，胶样囊肿起源于内胚层[7-11]。在组织学上，胶样囊肿由一个外部较薄的纤维囊覆盖一层内部上皮构成，上皮通常是单层产黏液或有纤毛的细胞。囊肿的内部含有类黏蛋白和凝胶状物质，黏度上存在差异，从稀薄的黏液到固体。这些物质可被过碘酸 – 雪夫（periodic acid-Schiff, PAS）和黏蛋白卡红染色[6,12]。家族性发病极其少见，如果发现这类病例，推荐对其所有一级亲属[10,13]进行临床和影像学评价。尽管胶样囊肿最多见于室间孔附近的第三脑室发音区[13-15]，但也可见于整个脑室系统的其他部分。胶样囊肿发生于脑室外比较少见，但是大脑半球、中间髓帆、蝶鞍上、视交叉、小脑半球、第四脑室、海绵窦、嗅沟和脑干的胶样囊肿均已有报道[12,16-19]。

13.3　临床特征

胶样囊肿最常见的临床症状为头痛、意识改变、共济失调（或步态不稳）和记忆困难。当肿瘤迅速增长时，会引起脑脊液（CSF）循环受阻，脑室扩大，颅内压增高（视频13.1、13.2），甚至突然死亡，尽管死亡的情况很少见，但也时有发生。有一些囊肿是逐渐增长的，患者因适应了增大的肿瘤尺寸，而无脑脊液循环障碍，此类病例通常没有临床症状[20-23]。究竟哪些囊肿会扩增并且何时增大，对此的预测仍然具有挑战性。大多数患者被认为在陷入抑郁意识前会有头痛发作。

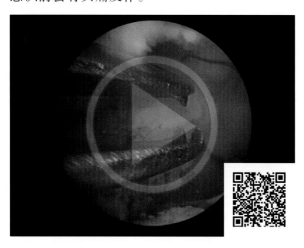

视频13.1　内镜下切除胶样囊肿1。本视频展示了内镜下切除胶样囊肿。通过右前外侧钻孔，抵达右侧脑室。在第三脑室内观察到大的胶样囊肿，闭塞了右室间孔。使用抓钳、双极电凝和吸引器来排出囊肿内容物，同时使用抓钳和剪刀（双器械技术）来切除第三脑室顶的囊壁。用吸引器清除第三脑室内可能阻塞中脑导水管的小血肿。最后完成胶样囊肿切除术

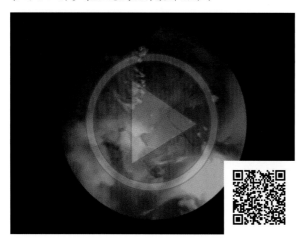

视频13.2　内镜下切除胶样囊肿2。本视频展示了一例32岁女性胶样囊肿继发急性脑积水患者，接受内镜下胶样囊肿切除术。在右侧脑室内观察到大的胶样囊肿并阻塞了室间孔；用双极电凝脉络丛，打开囊肿壁，抽吸并排出囊肿内容物，电凝残余囊壁，使其收缩并去除；检查第三脑室和中脑导水管是否有囊肿碎片和（或）小血肿，必要时将其取出，同时进行透明隔造瘘术以防止不对称性脑积水

13.4　诊断与神经影像学检查

在早期的放射学技术中，采用气脑造影诊断第三脑室的胶样囊肿，几乎可以显示所有病例的肿块轮廓。仰头侧围投射对显示病变部位效果最好。在脑室造影检查中，放射科医生可操纵气体置入，随着气体从室间孔进入第三脑室，可清楚地显示肿块的轮廓，凭借肿块的圆形特征及孔的位置可以得出可能的诊断。在颈动脉血管造影中，位于第三脑室顶部到侧脑室的大脑内静脉前段的移位，同样可以作为附加依据[24]。在当代，诊断的主要依据是CT和MRI[25]。在CT扫描图上，囊肿因与室间孔的纤维分隔通常可清晰显示（图13.1A）。与CT相比，囊肿在MRI上的特点是高度可变的，而且一旦粗心，就可能被忽略[26]（图13.2B~E）。这两种诊断技术对显示囊肿内容物的质量具有重要作用。CT显示这些胶样囊肿富含蛋白质且胆固醇含量较高，而在MRI上，T1加权像上显示高信号，T2加权像上显示低信号[27]。水样囊肿在T2加权像上则显示高信号。在内镜手术中，囊肿的强度和密度与抽吸囊肿内容物的困难程度密切相关。CT上高密度和MRI T2加权像上低信号与囊肿内容物的高黏度相一致，这会影响外科医生在手术中抽吸这些内容物的方法[28,29]。

13.5　治　疗

患者伴随的急性脑积水有10%的突然致死风险，开放性手术切除囊肿适用于较大、有症状或与脑积水相关的胶样囊肿的治疗，近距离微创手术可用于较小、无症状囊肿的治疗[23]。直径超过9mm的囊肿更有可能伴有脑积水并引起相关症状[23]。胶样囊肿的传统治疗方法是经胼胝体或经皮质的开颅手术。为了将该手术的围手术期并发症降至最低，内镜微创手术得到了越来越多的应用[30-32]。目前胶样囊肿的最佳治疗方法仍存在争议。有显微外科专家指出，有报道显示开放性手术的囊肿全切率可达100%，因

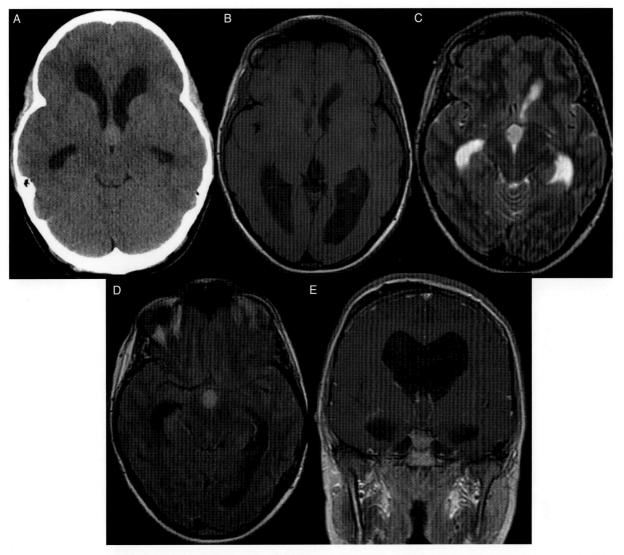

图 13.1　A. CT 平扫显示第三脑室内阻塞室间孔的高密度病变。B. 在本病例，囊肿不能与 T1 加权 MRI 上的相邻白质进行区分。C. 在轴位 T2 加权 MRI 上可见高信号胶样囊肿。D. 轴位 FLAIR-MRI 序列显示相对高信号。E. 在强化核磁冠状 T1 加权 MRI 上见薄的增强边缘，这种罕见的结果通常代表由囊肿拉伸的隔膜被增强

此支持开放性显微手术。内镜手术的提倡者指出，采用内镜手术可降低患者的住院率并减少并发症[33,34]。还有专家指出，内镜手术的缺点是其相对较低的囊肿壁全切率和理论上相对较高的囊肿复发风险[35-39]。然而必须要说明的是，曾有报道绘制出了一个重要的与内镜技术相关的学习曲线[35,38]，该曲线显示，与如今的内镜手术技术相比，以前的内镜手术囊肿全切率较低。除此之外，与传统的内镜手术相比，使用经过技术改造后的设备，采用需要双手操作双重工具的内镜技术，并通过前外侧入路的手术方法，可以达到更为理想的手术效果。

13.5.1　操作步骤

将患者头部置于一个三点 Mayfield 头部固定架中，取正中位置并使头矢状面与地面垂直。利用术前影像或影像引导，便可确定手术入路的最佳点。该点通常位于冠状缝前约 5cm（鼻根后 8cm），中线外侧 5~7cm，并取决于脑室扩张程度[40]。

通常首选可不破坏尾状核头的前外侧入路，可以穿过胶样囊肿附属结构到达第三脑室顶，为手术提供最佳视角（视频 13.1、13.2）[40]。一般选择有利于患者的右侧额部入路，但当遇到脑室不对称及病变主要位于左侧时，也可选

择左侧额部入路，此时应注意不要进入 Broca 区。在影像或导针引导下，脑室是筒状的。此时可选用剥脱鞘，但是当脑室容积较小时，为了维持一定的脑室容积，就无法使用剥脱鞘。只要能进入第三脑室，便可以在立体定向引导下，将一个 30° 的硬性内镜放入侧脑室额角。囊肿切除过程中，可不抽吸脑脊液，并且用室温乳酸林格溶液进行温和间断冲洗。手术过程中应注意辨别正常的组织结构，并确保内镜进入了正确的位置。先将覆盖在囊肿上的脉络丛凝结（视频 13.1、13.2）；然后用等离子体双极电切将囊肿壁的外露区域凝结，用锋利的剪刀将其穿破；最后使用 6F 儿科气管内抽吸导管进行抽吸 [30,41]。随着抽吸的完成，用一种双重工具技术切除囊肿壁（视频 13.1），它包含一个置于内镜副通道可弯曲的儿科紧握钳和一个位于传统直接操作通道的第二工具。肿瘤切除是用双手操作的方式完成，一只手控制工具，同时另一只手控制镜子。用小钳子夹紧囊肿，以便在有张力的情况下剪刀和双极电切装置的顺利使用。使用双重工具技术将囊肿壁牵拉入侧脑室，通过轻柔的牵引，凝结，并使用锋利的工具进行切割，最终切除囊肿壁（图 13.3A~D；视频 13.1）。

使用可曲式神经内镜时，可选用 Kocher 入口点（中线外 2.5~3cm，冠状缝前 1cm）。手术操作过程与硬性内镜相似，即先将囊肿壁开窗，再引流囊肿内容物。条件允许的情况下应尽量切除包囊。可曲式内镜的缺点是缺少双手操作的工具，因此手术耗时可能更长。事实上，通常情况下我们采用硬性内镜切除胶样囊肿。

可曲式神经内镜可以在囊肿切除手术即将完成时使用，以检查侧脑室枕角和第三脑室后部，目的是寻找手术切除过程中不慎遗落的胶样囊肿碎片，这些散落的碎片会堵住大脑导水管的入口并导致脑积水。

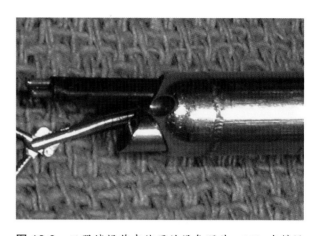

图 13.2 双器械操作中使用的设备照片。30° 内镜远端视图显示了传统直通道中的内镜双极电凝和侧通道中弯曲的抓钳。使用弯曲的器械可以在烧灼或切割时将抓握的结构置于温和的张力下。直的内镜剪也可放置在传统直通道中，并与弯曲的抓钳一起使用

13.6 内镜手术的替代方案

13.6.1 开颅手术

自从 Dandy[42] 首次报道了第三脑室内胶样囊肿切除术的结果后，经皮质和经胼胝体入路手术开始得到广泛应用。随着显微技术和现代影像学的应用，与这些手术相关的发病率和死亡率明显下降。与内镜手术相比，这些手术方法可以提供更好的手术视野，且可以完全切除囊肿。当然对此说法也存在争议，因为带有光学角度的内镜可以提供与开放囊肿手术同等甚至更好的视野。然而，与内镜手术相比，显微手术的器械操作优势几乎没有争议。虽然报道显示经皮质和经胼胝体入路手术相对比较安全，但仍会导致严重的手术相关并发症，例如有发生皮质静脉血栓形成后静脉梗死及残余神经功能缺损的报道。虽然经皮质入路手术中一般不会发生此类并发症，但是我们更倾向于经胼胝体入路，以避免损伤皮质组织。如果使用影像学引导技术，右侧额叶经皮质入路方法的手术并发症可能更低，是一种比较合理的选择。其他系列研究显示，经胼胝体和经皮质入路方式可能有导致记忆缺陷的风险。尽管经胼胝体入路具有导致并发症的风险，但是这种方式的

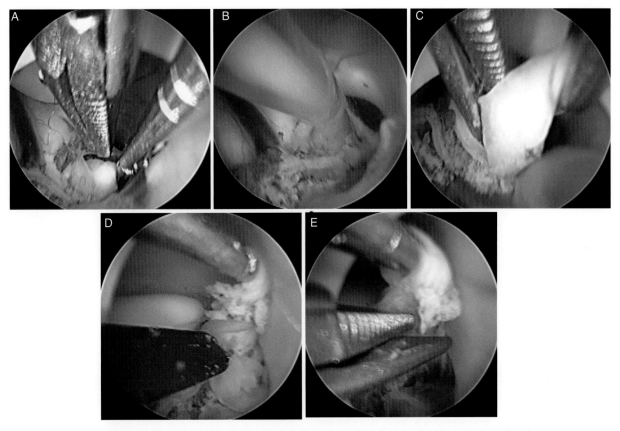

图 13.3　A、B. 囊肿钻孔和抽吸。C~E. 使用双击电凝切除囊肿壁；在使用剪刀或双极电凝进行解剖和凝固时，将可弯曲的儿童抓钳放置于内镜的侧通道中，以施加温和的张力

残余囊肿再手术率为 0。相对于内镜手术后常见的残余囊肿，这是开放手术非常重要的不同。截至目前，我们的技术还不能对内镜下胶样囊肿切除术的成功率进行术前预测。在这个问题得到完全解决之前，医生和患者必须接受这种可能性，即患者在内镜手术后可能需要接受另外一种手术以达到治愈胶样囊肿的目的[30,43]。

13.6.2　其他替代方案

内镜手术的其他替代方案包括保守观察、立体定向引流、孤立性脑室 - 腹腔分流术和幕下小脑上入路手术[20,44,45]。保守治疗已被提倡用于不显示脑室扩大的老年无症状患者[22,46]。但是考虑到许多因迅速扩大的囊肿引起病情突然恶化和死亡的病例报告，导致保守治疗仍存在争议[1,23,47-49]。立体定向放置的管牵开器已用于创建微创经脑室入路[29,50-52]。这种方法结合了内镜手术的小孔径与显微外科手术更大的操作灵活性。虽然这些系列报告显示了良好的成功率，但该技术需要进行比内镜手术范围更大的皮质切除以及具有比显微手术更有限的工作角度。

自 1978 年报道以来，立体定向针吸取囊肿也得到了广泛的研究。早期报告显示该方法的效果较好，但囊肿残余和复发令人无法接受[53-58]。尽管有两种方法可以确定成像因素有助于预测这种技术的成功率，但目前基本上被内镜取代[32,54]。

13.7　术后评估

为了评估残留囊肿壁在术中明显但在术后 MRI 中不显影，囊肿切除的完整性可以根据新的标准进行分级，该标准考虑到了放射学隐匿的残留囊壁（表 13.1）。该量表的分级标准是：Ⅰ级代表术中和术后 MRI 均显示完全切除；

Ⅱ级代表切除术中医生可见的一小部分残留，但在 MRI 上不显示；Ⅲ级代表在 MRI 上残余囊壁明显；Ⅳ级代表有目的地小部分切除囊肿。

表 13.1　Barrow 神经科学研究所胶样囊肿切除的分级量表 [a]

Ⅰ级	无手术或影像学残留 [b]
Ⅱ级	术中可见的一小部分残留，但在影像学上不呈现 [b]
Ⅲ级	术中可见残留囊壁，影像学上呈现残留囊壁 [b]
Ⅳ级	仅去除囊肿内容物或不去除囊肿内容物

a：胶样囊肿切除程度基于术中发现和术后影像学特征
b：MRI 是评估残留的首选影像学方法

13.8　结果和预后

在我们进行的系列内镜下第三脑室内胶样囊肿切除术中，一共统计了 22 例患者，评估他们的初始囊肿大小，切除完整性，术后影像学残留，随访复发情况，再次手术需求和神经系统发病率。所有囊肿切除均采用前外侧入路，双器械通过单个内镜协同工作。

在 22 例患者中，95% 的患者接受了囊肿完全切除术，其中有 3 例患者留下了非常小的影像学隐匿残留物，结果共有 18 例患者（82%）获得了完整的囊壁切除。所有患者的随访均无复发，也没有患者需要开颅手术或进行再次切除术。16 例（94%）长期临床随访患者中有 15 例情况保持稳定或症状改善。

13.9　结　论

与开颅手术、立体定向引流术或单独分流手术相比，内镜下第三脑室内胶样囊肿切除术是一种安全有效的方法。与经胼胝体入路相比，内镜手术可以使手术时间和住院时间更短，同时感染率更低。与历史报道的结果相比，使用双器械进行内镜下胶样囊肿切除术的前外侧入路在囊肿切除的完整性和类似的发病率方面具有优势。

要　点

- 与传统的 Kocher 点入路相比，前外侧入路具有显著优势。使用硬性内镜时，Kocher 点入路不能直接观察穹窿反折处的囊肿边界。使用前外侧入路可以更接近室间孔，并且可以保留穹窿

- 如果工作通道位于 30° 内镜的上方，则可以容易地解剖第三脑室顶部附着点处的囊肿，并随后检查残留的囊壁，而不需要在穹窿操作

- 尾状核头用作该入路侧向限制的指导。在脑积水患者中，这种限制通常远至中线外侧 7cm（遵循头皮的曲率与一个灵活的标尺）

- 尽可能常规选择右侧入路，因为在左侧，这一入路轨迹与 Broca 区的位置相距不远

- 由于在内镜下进行真正解剖的能力有限，因此采用了双手双器械技术。可以旋转侧通道中略微弯曲的器械以产生分散力

- 内镜器械的复杂运动包括在夹住囊壁后旋转和拉动侧通道器械，可通过剪刀或双极电凝将囊壁置于传统直通道中的张力下。与仅使用单器械单独抓握和拉动相比，这种方法可以提供了更令人满意的控制效果，并且降低了与内镜解剖相关的并发症发生率。内镜需要更少的侧向运动，以减少与大脑中"挡风玻璃擦拭"运动相关的创伤

- 如果使用软性内镜，则入口点是可变的，因为内镜可以成角度以接近脑室的顶部，并且镜身外部可以用于提供牵引力

- 建议在切除结束时检查侧脑室枕角和第三脑室后部，以探查有无囊肿碎片

（赵　澎　译）

参考文献

[1] Aronica PA, Ahdab-Barmada M, Rozin L, et al. Sudden death in an adolescent boy due to a colloid cyst of the

third ventricle. Am J Forensic Med Pathol, 1998, 19(2): 119–122.

[2] Staub BN, Rangel-Castilla L, Olar A, et al. Olfactory colloid cyst: case report and review of extraventricular colloid cyst literature. World Neurosurg, 2014, 81 (1): 202.e19–202.e22.

[3] Kornienko VN, Pronin PI. Diagnostic Neuroradiology. New York: Springer, 2009.

[4] Goyal N, Sharma BS, Mahapatra AK. Third ventricular colloid cysts in children–a series of eight cases and review of the literature. Turk Neurosurg, 2014, 24(1): 1–7.

[5] Kumar V, Behari S, Kumar Singh R, et al. Pediatric colloid cysts of the third ventricle: management considerations. Acta Neurochir (Wien), 2010, 152(3): 451–461.

[6] Kondziolka D, Bilbao JM. An immunohistochemical study of neuroepithelial (colloid) cysts. J Neurosurg, 1989, 71(1): 91–97.

[7] Ho KL, Garcia JH. Colloid cysts of the third ventricle: ultrastructural features are compatible with endodermal derivation. Acta Neuropathol, 1992, 83(6): 605–612.

[8] Lach B, Scheithauer BW, Gregor A, et al. Colloid cyst of the third ventricle. A comparative immunohis-tochemical study of neuraxis cysts and choroid plexus epithelium. J Neurosurg, 1993, 78(1): 101–111.

[9] Macaulay RJB, Felix I, Jay V, et al. Histological and ultrastructural analysis of six colloid cysts in children. Acta Neuropathol, 1997, 93(3): 271–276.

[10] Romani R, Niemelä M, Korja M, et al. Dizygotic twins with a colloid cyst of the third ventricle: case report. Neurosurgery, 2008, 63(5): E1003, discussion E1003.

[11] Tsuchida T, Hruban RH, Carson BS, et al. Colloid cysts of the third ventricle: immunohistochemical evidence for nonneuroepithelial differentiation. Hum Pathol, 1992, 23(7): 811–816.

[12] Turillazzi E, Bello S, Neri M, et al. Colloid cyst of the third ventricle, hypothalamus, and heart: a dangerous link for sudden death. Diagn Pathol, 2012, 7(7): 144.

[13] Benoiton LA, Correia J, Kamat AS, et al. Familial colloid cyst. J Clin Neurosci, 2014, 21(3): 533–535.

[14] Batnitzky S, Sarwar M, Leeds NE, et al. Colloid cysts of the third ventricle. Radiology, 1974, 112(2): 327–341.

[15] Little JR, MacCarty CS. Colloid cysts of the third ventricle. J Neurosurg, 1974, 40(2): 230–235.

[16] Lettau M, Laible M. Colloid cyst in the cavernous sinus. German:Rofo, 2011, 183(3): 282–284.

[17] Campbell DA, Varma TR. An extraventricular colloid cyst: case report. Br J Neurosurg, 1991, 5(5): 519–522.

[18] Jaskólski DJ, Wróbel-Wiśniewska G, Papierz W, et al. Colloid-like cyst located in the prepontine region. Surg Neurol, 2003; 60(3): 260–263, discussion 263–264.

[19] Hingwala DR, Sanghvi DA, Shenoy AS, et al. Colloid

cyst of the velum interpositum: a common lesion at an uncommon site. Surg Neurol, 2009, 72(2):182–184.

[20] Desai KI, Nadkarni TD, Muzumdar DP, et al. Surgical management of colloid cyst of the third ventricle–a study of 105 cases. Surg Neurol, 2002, 57(5): 295–302, discussion302–304.

[21] Nitta M, Symon L. Colloid cysts of the third ventricle. A review of 36 cases. Acta Neurochir (Wien), 1985, 76(3–4):99–104.

[22] Pollock BE, Schreiner SA, Huston J III. A theory on the natural history of colloid cysts of the third ventricle. Neurosurgery, 2000,46(5):1077–1081, discussion1081–1083.

[23] de Witt Hamer PC, et al. High risk of acute deterioration in patients harboring symptomatic colloid cysts of the third ventricle. J Neurosurg, 2002, 96(6): 1041–1045.

[24] Sage MR, McAllister VL, Kendall BE, et al. Radiology in the diagnosis of colloid cysts of the third ventricle. BrJ Radiology, 1975, 48(573): 708–723.

[25] Algin O, Ozmen E, Arslan H. Radiologic manifestations of colloid cysts: a pictorial essay. Can Assoc Radiol J, 2013, 64(1): 56–60.

[26] Maeder PP, Holtâs, Basibuyuk LN, et al. Colloid cysts of the third ventricle: correlation of MR and CT findings with histology and chemical analysis. AJNR, 1990, 11: 575–582.

[27] Romero FJ, Ortega A, lbarra B, et al. Craniocervical neuroepithelial cyst (colloid cyst). AJNR Am J Neuroradiol, 1987, 8(6): 1001–1002.

[28] El Khoury C, Brugières P, Decq P, et al. Colloid cysts of the third ventricle: are MR imaging patterns predictive of difficulty with percutaneous treatment? AJNR Am J Neuroradiol, 2000, 21(3): 489–492.

[29] Kondziolka D, Lunsford LD. Microsurgical resection of colloid cysts using a stereotactic transventricular approach. Surg Neurol, 1996, 46(5): 485–490, discussion 490–492.

[30] Horn EM, Feiz-Erfan I, Bristol RE, et al. Treatment options for third ventricular colloid cysts: comparison of open micmsurgical versus endoscopic resection. Neurosurgery, 2007, 60(4): 613–618, discussion 618–620.

[31] Wilson DA, Fusco DJ, Wait SD, et al. Endoscopic resection of colloid cysts: use of a dual-instrument technique and an anterolateral approach. World Neurosurg, 2013, 80(5): 576–583.

[32] Stachura K, Libionka W, Moskała M, et al. Colloid cysts of the third ventricle. Endoscopic and open microsurgical management. Neurol Neurochir Pol, 2009, 43(3): 251–257.

[33] Grondin RT, Hader W, MacRae ME, et al. Endoscopic

versus microsurgical resection of third ventricle colloid cysts. CanJ Neurol Sci, 2007, 34(2): 197–207.

[34] Shapiro S, Rodgers R, Shah M, et al. Interhemispheric transcallosal subchoroidal for nix–sparing craniotomy for total resection of colloid cysts of the third ventricle. J Neurosurg, 2009, 110(1): 112–115.

[35] Boogaarts HD, Decq P, Grotenhuis JA, et al. Longterm results of the neuroendoscopic management of colloid cysts of the third ventricle: a series of 90 cases. Neurosurgery, 2011, 68(1): 179–187.

[36] Decq P, Le Guerinel C, Brugières P, et al. Endoscopic management of colloid cysts. Neurosurgery, 1998, 42(6): 1288–1294, discussion 1294–1296.

[37] Greenlee JD, Teo C, Ghahreman A, et al. Purely endoscopic resection of colloid cysts. Neurosurgery, 2008, 62(Suppl 1): 51–55, discussion 55–56.

[38] Hellwig D, Bauer BL, Schulte M, et al. Neuroendoscopic treatment for colloid cysts of the third ventricle: the experience of a decade. Neurosurgery, 2003, 52(3): 525–533, discussion532–533.

[39] Rodziewicz GS, Smith MV, Hodge CJ Jr. Endoscopic colloid cyst surgery. Neurosurgery, 2000, 46(3): 655–660, discussion 660–662.

[40] Rangel-Castilla L, Chen E Choi L, Clark JC, et al. Endoscopic approach to colloid cyst: what is the optimal entry point and trajectory. J Neurosurg, 2014, 121(4): 790–796.

[41] Souweidane MM, Luther N. Endoscopic resection of solid intraventricular brain tumors. J Neurosurg, 2006, 105(2): 271–278.

[42] Dandy WE. Benign Tumors in the Third Ventricle of the Brain: Diagnosis and Treatment. Springfield: Charles C. Thomas, 1933.

[43] Kehler U, Brunori A, Gliemroth J, et al. Twenty colloid cysts–comparison of endoscopic and microsurgical management. Minim Invasive Neurosurg, 2001, 44(3):121–127.

[44] Hernesniemi J, Leivo S. Management outcome in third ventricular colloid cysts in a defined population: a series of 40 patients treated mainly by transcallosal microsurgery. Surg Neurol, 1996, 45(1): 2–14.

[45] Konovalov AN, Pitskhelauri DI. Infratentorial supracerebellar approach to the colloid cysts of the third ventricle. Neurosurgery, 2001, 49(5): 1116–1122, discussion 1122–1123.

[46] Pollock BE, Huston J III. Natural history of asymptomatic colloid cysts of the third ventricle. J Neurosurg, 1999, 91(3): 364–369.

[47] Bittner A, Winkler PA, Eisenmenger W, et al. Colloid cysts of the third ventricle with fatal outcome: a report of two cases and review of the literature. Int J Legal Med, 1997, 110(5): 260–266.

[48] Chan RC, Thompson GB. Third ventricular colloid cysts presenting with acute neurological deterioration. Surg Neurol, 1983, 19(4): 358–362.

[49] Torrey J. Sudden death in an 11–year–old boy due to rupture of a colloid cyst of the third ventricle following 'disco–dancing' . Med Sci Law, 1983, 23(2): 114–116.

[50] Abernathey CD, Davis DH, Kelly PJ. Treatment of colloid cysts of the third ventricle by stereotaxic microsurgical laser craniotomy. J Neurosurg, 1989, 70(4): 525–529.

[51] Barlas O, Karadereler S. Stereotactically guided microsurgical removal of colloid cysts. Acta Neurochir (Wien), 2004, 146(11): 1199–1204.

[52] Cabbell KL, Ross DA. Stereotactic microsurgical craniotomy for the treatment of third ventricular colloid cysts. Neurosurgery, 1996, 38(2): 301–307.

[53] Hall WA, Lunsford LD. Changing concepts in the treatment of colloid cysts. An 11–year experience in the CT era. J Neurosurg, 1987, 66(2):186–191.

[54] Kondziolka D, Lunsford LD. Stereotactic management of colloid cysts: factors predicting success. J Neurosurg, 1991, 75(1):45–51.

[55] Longatti P, Martinuzzi A, Moro M, et al. Endoscopic treatment of colloid cysts of the third ventricle: 9 consecutive cases. Minim Invasive Neurosurg, 2000, 43(3):118–123.

[56] Skirving DJ, Pell ME. Early recurrence from stereotactic aspiration of a colloid cyst of the third ventricle. J Clin Neurosci, 2001, 8(6): 570–571.

[57] Mohadjer M, Teshmar E, Mundinger E. CT-stereotaxic drainage of colloid cysts in the foramen of Monro and the third ventricle. J Neurosurg, 1987, 67(2):220–223.

[58] Musolino A, Munari C, Fosse S, et al. Stereotactic aspiration of colloid cysts of the third ventricle. Preliminary report. Appl Neurophysiol, 1987, 50(1–6): 210–217.

第 14 章　下丘脑错构瘤

Ruth E.Bristol

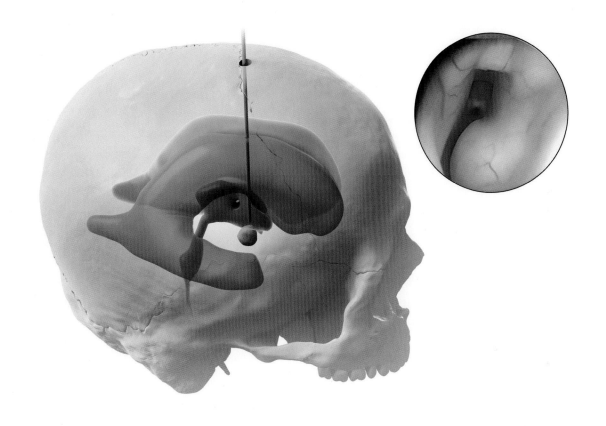

14.1　引　言

　　下丘脑错构瘤（hypothalamic hamartomas，HH）是非肿瘤的灰质病变，通常发生于第三脑室内或下部。该病最常见的临床表现是痴笑样发作和性早熟。患者的临床症状与病变部位相关，病变发生于第三脑室内部更有可能导致癫痫[1]。大多数病例在幼年期确认，通过详细的病史就可以发现患者在幼年就存在临床症状，有些症状甚至在出生时便存在。病变体积通常很大，严重影响毗邻结构，可导致脑脊液循环障碍。随着时间的推移，下丘脑错构瘤会与大脑成比例地增长。

14.2　病理生理

　　下丘脑错构瘤组织是固有的致癫痫部位。术中记录与体外单细胞实验都已经阐明源于神经元错构瘤的癫痫自发发作[2]。由该组织产生的特殊类型的发作被称为痴笑样癫痫，对药物治疗不敏感。下丘脑错构瘤的附着位置决定了所导致的临床症状。它们通常发生于第三脑室内部，占据了第三脑室底部并与下丘脑漏斗相连。对于较大的下丘脑错构瘤，很难准确判断附着部位，可能会同时附着在多个部位。单纯附着于下丘脑漏斗的下丘脑错构瘤除了会引起癫痫外，更容易引起性早熟。错构瘤细胞与垂体系统细胞之间的特殊关系目前尚未明确。

14.3 临床表现

下丘脑错构瘤最常见的临床症状是痴笑样癫痫，主要是指不适当、无法控制并且非环境激发地笑。每天可发作数百次，每次通常持续仅几秒钟。癫痫发作的持续状态又称为 "Status gelasticus"，也有报道[3]。许多患者也会呈现出其他的发作类型，并表现出推测的从属癫痫发作的症状。复杂部分发作是第二常见类型。其他类型的发作较痴笑样发作对药物治疗更敏感。

下丘脑错构瘤常见的第二种临床表现是内分泌失调。除最常见的性早熟外，也可见到其他种类的内分泌系统疾病。许多有性早熟症状的患者也会有促性腺激素释放激素的分泌，直到青春期与其年龄相称，或经历了外科手术切除后才恢复正常。

下丘脑错构瘤经常侵犯乳头体，患者因此会出现记忆缺陷，并随着年龄的增加，入学后表现出学习能力下降，但这种症状经治疗后很有可能得到改善，因此可作为一个治疗指标[4]。损伤程度最大但癫痫发作持续时间最短的患者，往往预后效果最好。

下丘脑错构瘤患者也经常会出现攻击性行为及愤怒发作。年轻的患者可能需要限制其自由以确保安全，而年老的患者如果有伤害自己和他人的行为，可送入社会福利机构进行照料。幸运的是，这些症状会随着错构瘤的切除而得到改善。

14.4 诊断与神经影像学检查

MRI 检查可以为下丘脑错构瘤的诊断提供特征性的依据。MRI 通常表现出 T2 加权像上呈现高信号，T1 加权像上呈现等信号（图 14.1、14.2；视频 14.1）。相关联的囊肿并不少见，但很少有对比增强。以下是最佳诊断推荐序列：

- 3D MRI T1 加权像，1mm 各向同性体素
- 矢状位 MRI T1 加权像，最少的 TE 时间；层厚 3mm，间隔 0.5mm；视野 20cm
- 矢状位 MRI T2 加权像，快速自旋回波成像；层厚 2mm，无间隔；视野 20cm
- 冠状位 MRI T2 加权像，快速自旋回波成像；层厚 2mm，无间隔；视野 16cm

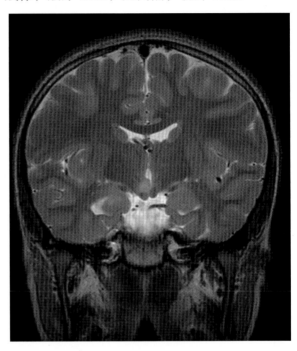

图 14.1 冠状位 MRI T2 加权像显示了一个位于第三脑室内右侧直径 1cm 的高信号病灶，在其上方轻微显示了乳头体。手术过程中确定病变并未真正附着于乳头体

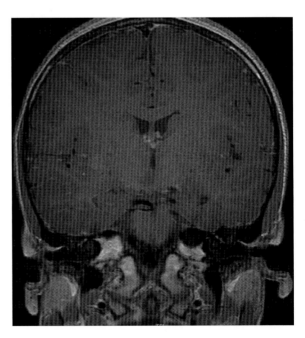

图 14.2 冠状位 MRI T1 加权像，显示了一个小的稍高信号病灶

- 冠状位 MRI T1 加权像，3D-SPGR 序列；层厚 2mm；视野 24cm，轴位检查
- 轴位 MRI T2 加权像（快速自旋回波成像），常规颅脑检查
- 冠状位 MRI T2 加权像是识别病变的最佳序列。

下丘脑错构瘤可以采用 DeLalande 分类法进行分类[5]，这种分类方法的依据是下丘脑错构瘤的附着位置（图 14.3）。功能性 MR 扩散张量成像或正电子发射计算机断层扫描（PET）都不能提供相关信息，因此，我们目前的诊断和治疗方法发生了变化。我们发现神经胶质片段或神经元片段与 MRI 波谱分析之间存在某种关联。含有更多胶质成分的病变在 T2 加权像上信号往往更强[6]。许多病变在影像学上看似左右对称地附着在某个位置，但仔细观察我们经常会发现，附着处仅仅位于一侧，而病变则靠近对侧，这一细节在影像学检查中并不总能被识别。

14.5　治　疗

对下丘脑错构瘤患者需要在团队指导下进行个体化的治疗。对于每天发作次数较多或发作频率有所增加的痴笑样癫痫患者应考虑手术治疗。同样，对药物治疗不敏感的性早熟或有其他内分泌系统疾病的患者也需要手术治疗。有明确的证据表明，伴有一些行为问题的患者在切除下丘脑错构瘤后症状会得到明显改善。该试验中的 4 例患者仅因难以控制的行为问题（如愤怒的周期性发作，对他人的威胁性行为）而接受了手术治疗，术后行为症状得到了出乎意料的改善[7]。下丘脑错构瘤的手术禁忌证并不明确，但是和之前一样，家属及治疗团队需要谨慎权衡手术干预的风险。

14.5.1　内镜下肿瘤切除术

目前随着光学、照明和切除技术的发展，小的下丘脑错构瘤或有小的附属物病变适用于内镜切除。完全位于第三脑室内或构成第三脑室底的病变最适合行内镜切除术。如果一个病变横向延伸进入鞍上池，那么单一行经脑室的内镜手术无法处理病变。神经内镜的使用受下丘脑错构瘤大小的限制。对于直径超过 1.5cm 的病变，我们将不再考虑单纯用内镜进行切除，这种情况可以先先用其他方式对大的病变进行不完全切除，将神经内镜作为第二阶段的手术方式，切除剩余病变（视频 14.1、14.2）。

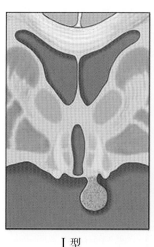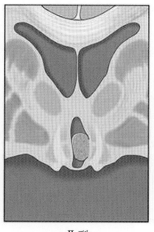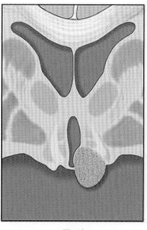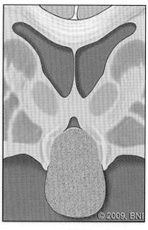

Ⅰ型　　　　　Ⅱ型　　　　　Ⅲ型　　　　　Ⅳ型

图 14.3　DeLalande 下丘脑错构瘤分类法。Ⅰ型：第三脑室下方有柄病灶。Ⅱ型：第三脑室内无柄病灶。Ⅲ型：病变附着处在第三脑室底上下相结合。Ⅳ型：巨大病灶

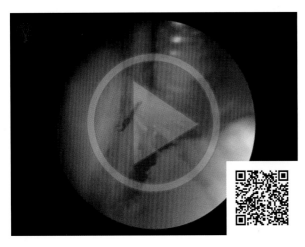

视频 14.1 内镜辅助下丘脑错构瘤切除术 1。本术中视频展示了用硬性内镜切除第三脑室下丘脑错构瘤。错构瘤源自第三脑室的右侧壁，使用紧握钳将错构瘤在侧壁上分离并将其压实，切除后用双极电凝进行细致止血

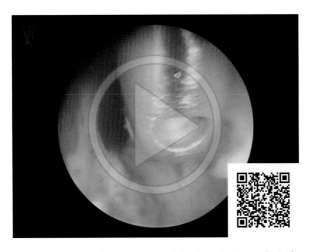

视频 14.2 内镜辅助下丘脑错构瘤切除术 2。本术中视频展示了用硬性内镜切除第三脑室下丘脑错构瘤。通过左侧脑室入路到达第三脑室，错构瘤源自第三脑室左侧壁。使用紧握钳压实肿瘤，涉及第三脑室侧壁的界限，实现了错构瘤的全切。用双极电凝和充足的灌洗进行细致的止血

在下丘脑错构瘤内镜手术中，患者处于仰卧位，头处于自然体位。使用立体定向引导确定通过室间孔到达病变底部的最佳路径。使用钻孔及内镜鞘进入脑室对侧至病变的附着处。横跨室间孔，可看到病变靠着对侧壁（图14.4）。由于难以呈现分离病变的必要视角，所以不采用同侧手术入路。先切除病变基底部以将其从下丘脑分离（视频 14.1）。如果在切除末尾病变的附着处时仍有残余病灶，那么就很难达到令人满意的手术切除效果。错构瘤切

除的有利条件是乏血管且组织结构连贯（视频14.1、14.2），因此用内镜垂体骨钳可轻易将其切除。具体操作是：先将骨钳平行放置于错构瘤附着位置的壁上，然后将闭合的骨钳轻轻压入病变；轻柔拧转骨钳，使肿瘤组织从周围向中间全部进入骨钳中；最后撤出骨钳。收集到样本后，重复上述方法，再次切除肿瘤。另外一种可以节省时间的切除方法是使用两把骨钳同时进行切除。只要基底部分离，病变就被切除了，病变通常被整块分离或分离成几大块。吸水管和（或）适合通过内镜的切除设备的发明已经大大提高了切除效率，激光电凝（铥）也取代了骨钳的使用。同样，只要切除了大部分病变，对于可疑残留，可以使用抽吸设备或激光刮除。外部气动或锁定设备和可视显微操纵器有助于切除肿瘤，并减少了人工长时间手持镜子的问题。理论上这类手术的记忆丧失率应该很低，但研究显示，开放性手术和内镜手术的记忆丧失率均为 8%[8]。

与开颅手术相比，神经内镜手术具有术后恢复快，住院时间短，手术并发症发生率低的优点。缺点是应用受肿瘤大小的限制。在内镜抽吸设备广泛应用前，内镜手术不适用于超过 1.5cm

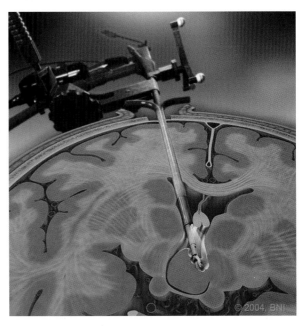

图 14.4 图中显示了内镜手术下的立体定向导航系统和内镜上的显微操纵器。入路轨迹是从对侧到病变附着部位。内镜事先通过室间孔以观察第三脑室肿块

的病变。大部分切除是用微垂体骨钳，从而每一次咬合完成不足 1mm（视频 14.1、14.2）。另外，通过室间孔很难观察第三脑室靠后的病变，因此触及大脑穹窿的风险更大。

14.6　风险及补救措施

经脑室内镜进入脑室系统时存在基线风险。这些风险包括使用立体定向确定小脑室及识别界限。下丘脑错构瘤切除术中使用立体定向技术可大大降低进入脑室的风险。对于室间孔很大，在冠状位 MRI T2 加权像上可以看到的下丘脑错构瘤患者，小脑室就不作为使用内镜的限制因素。

如果使用气动臂握持镜子，应考虑到其发生故障的可能性。在该部位一旦出现不稳定或无法预测的动作会导致极大的风险。如果术中气动臂失灵，可安排一个助手握持镜子。

不论采用哪种手术方式，肿瘤与下丘脑之间模糊的界限都是下丘脑错构瘤切除过程中最大的挑战。因为肿瘤组织与周围下丘脑组织很难辨别，所以几乎很少能根据解剖上的平均值来确定切除范围。虽然乳头体对切除范围有所帮助，但因其通常位于病变较远的一侧，常在手术的最后阶段才被发现。我们发现，虽然与 MRI T2 加权像上高信号的完全切除并不总是有关联，但非常小的穿孔性血管的发现通常提示了肿瘤的边缘。对此，立体定向技术可以提供帮助，对于这些病例，切除范围有所变化也很常见。过度切除会导致非常严重的术后并发症，尤其是内镜手术的副作用，如肥胖；但切除不足会降低癫痫发作控制的有效性。巨大的下丘脑错构瘤通常需要多模式治疗，包括现有手术方式的任意组合。

14.7　内镜手术的替代方案

14.7.1　第三脑室内的病变

Jeffrey Rosenfeld 曾描述了经胼胝体、大

脑穹窿之间的下丘脑错构瘤手术 [9,10]，2003 年 Harold Rekate 和 Barrow 神经科学研究团队对该手术进行了改进。在过去的 5~10 年，尽管经胼胝体入路为开放性手术提供了一个通用的直接路径，但内镜和激光热消融的发展却提供了侵犯性更小的手术方法。

经胼胝体、大脑穹窿之间的手术方式可以充分显示第三脑室和使用各种切除方法。患者取仰卧位，头转向90°以使大脑镰与地面平行。使用立体定向技术来确定胼胝体的中线，并在第三脑室进行大脑穹窿间的切除。在第三脑室壁上可看到肿瘤。手术可采用标准肿瘤切除技术，包括微分离器和超声吸引技术。这种手术方法的缺点是会对脆弱的穹窿结构造成潜在的伤害及发生记忆丧失的风险。根据临床观察，儿童比成人更能耐受这种切除方法 [11]。对于某些患者来说，还可以采用另一种方法，即分裂脉络膜或通过扩大的室间孔进行手术。组合方法可以采用通过标准的大脑半球之间进入侧脑室，然后通过室间孔送入内镜。这种方法适用于单纯内镜手术不理想的小脑室患者 [12]。

14.7.2　回旋脑室下方的病变

位于第三脑室下方的病灶可通过翼点入路或眶颧入路进行切除。10 岁以下的儿童患者通常不使用眶颧入路，而采用标准翼点入路，因为这种入路方式可以保护血管结构、垂体柄和视交叉。在颈动脉的穿动脉和大脑前动脉之间进行解剖时需要小心谨慎。标准翼点入路的缺点之一是乳头体的同侧附着处和下丘脑的可视化差，对此，我们常计划从对侧切除。

14.7.3　内镜手术的替代方法

立体定向放射手术作为内镜手术的替代方法，可为患者提供更微创的治疗方案。根据我们的经验，该手术方法通常需要 12~18 个月甚至 24 个月才能发挥效用，有些文献甚至提出该方法有效性的发挥需要 3 年 [13]。因此，这种方式适用于症状较轻或发作不频繁的患者，或经保守治疗有效的患者。与内镜手术相似，放

射手术的使用也受病变大小的限制，不适用于直径超过3cm的病变，也不适用于紧邻视路或视交叉的病变。另一种可替代的微创疗法是立体定向激光热消融，同样更多地应用于较小的病灶，或通过表面的直线接近附着点的病灶。在决定使用这种方法时，测温探针对毗邻结构产生的损伤大小也必须考虑在内。附着点的基部足够大以容纳激光器，但又不会到达边缘的病变，消融效果最好。

目前对下丘脑错构瘤的治疗，除手术外还有很多其他方法，包括射频消融[14]、迷走神经刺激、深部脑刺激[15]和间质放射技术。替代手术方法包括额下或"眉弓"开颅手术，很多替代手术已经有小系列的报道，并发症发生率也与标准手术治疗方法类似。

14.8　术后管理

大部分术后管理由重症监护室和内分泌小组进行。许多患者会发生暂时性尿崩症（diabetes insipidus,DI），通常涉及三相反应，即患者首先出现DI，然后转变为抗利尿激素不适当分泌综合征（syndrome of inappropriate antidiuretic hormone, SIADH），最后再转回DI。大多数患者的三相反应发生在术后5~7d内。但少数患者的DI将长期发生或永久存在。术后对患者进行严格的液体管理对于避免严重的高钠血症或低钠血症及其相关的副作用至关重要。术后几个月内患者通常不会出现甲状腺激素、生长激素、应激激素和性激素的分泌不足。我们倡导对患者进行术前和术后神经心理学评估，术后评估通常放在术后3~6个月进行。

14.9　并发症

该手术很常见的并发症之一就是肿瘤不完全切除，导致癫痫症状发作无法减轻。导致手术失败的原因多是无法区分下丘脑错构瘤和正常的下丘脑。对于术后MRI扫描发现残留组织的病例，可以行二次手术切除或采用其他方法治疗。

另外一种常见的并发症是内分泌系统疾病。高达60%的患者会出现体重增加，34%的患者会出现其他激素分泌紊乱。短暂性记忆缺陷也很常见，14%的患者术后可即刻出现记忆缺陷。内镜手术有永久性记忆缺陷的发生率高达8%，与开放手术相似。乳头体或大脑穹窿的损伤最常见，因很多肿瘤是大面积地附着在器官上，而不是简单的点附着，因此增加了此类损伤的风险。在内镜手术过程中的每一次操作都应尽量减少对乳头丘脑侧束的损伤，以最大限度地保存患者的记忆功能。对可能已经发生解剖损伤的患者计划采用另外一种治疗方法时，也必须考虑到这个问题。

此外，脑桥池和位于其中的穿血管附近也是罕见并发症的来源。该区如果受损，可能影响脑干和丘脑的穿通。已有卒中和偏瘫患者的报道，但不同患者的恢复程度也有差异。

内镜手术与开放性手术相比，前者术后脑积水的发生率较小。如前所述，术前应对脑积水患者适当排水。

14.10　结果和预后

关于内镜切除下丘脑错构瘤最大的系列性研究包括90例患者[16]，其中17例患者需要联合另外一种手术，低于采用其他方法治疗的联合手术率（15.8%）。在接受内镜切除术的患者中，高达49%的患者在随访前的20个月内癫痫发作完全终止，这个数字在长期随访中（平均58个月）下降至29%左右[11]。91%的患者在55个月内癫痫发作次数减少。接受开放性手术的患者首次手术后癫痫发作完全停止的概率是54%，内镜手术在这个方面的效果可以与之媲美。术后发生的许多内分泌系统疾病和记忆缺陷是暂时的，并可随着时间的推移而改善[16]。在行内镜切除术治疗的患者中，平均住院时间为4.1d，而开放性手术为7.7d。

14.11　结　论

脑室内神经内镜为切除下丘脑错构瘤提供了更加微创的方法。因小的病灶具有最小的血管分布和柔软的质感，因此是内镜切除术的理想选择。平均而言，与具有相似癫痫发作控制率的开放性手术相比，选择内镜切除术的患者住院时间较短。随着内镜技术的进一步发展，切除技术逐渐提高，适合切除病变的患者数量也将得到扩大。

要　点

- 手术方法：从对侧进入第三脑室有助于解剖病变的附着部位，这适用开放性手术和内镜手术
- 立体定向指导：引导有助于朝向病灶的轨迹和进入小的侧脑室。在关闭切口之前也可以切除病灶边缘
- 脑脊液引流：对术前脑室血肿患者建议采用脑室切开术。如果患者术前没有脑积水，则不需要引流脑脊液
- 术中 MRI：由于完全评估肿瘤边缘比较困难，因此推荐使用术中 MRI

（赵　澎　译）

参考文献

[1] Abla AA, Shetter AG, Chang SW, et al. Gamma Knife surgery for hypothalamic hamartomas and epilepsy: patient selection and outcomes. J Neurosurg, 2010, 113(Suppl): 207–214.

[2] Steinmetz PN, Wait SD, Lekovic GP, et al. Firing behavior and network activity of single neurons in human epileptic hypothalamic hamartoma. Front Neurol, 2013, 4:210.

[3] Ng YT, Rekate HL. Emergency transcallosal resection of hypothalamic hamartoma for "status gelasticus." Epilepsia, 2005, 46(4): 592–594.

[4] Wethe JV, Prigatano GP, Gray J, et al. Cognitive functioning before and after surgical resection for hypothalamic hamartoma and epilepsy. Neurology, 2013, 81(12): 1044–1050.

[5] Delalande O, Fohlen M. Disconnecting surgical treatment of hypothalamic hamartoma in children and adults with refractory epilepsy and proposal of a new classification. Neurol Med Chir (Tokyo), 2003, 43(2): 61–68.

[6] Amstutz DR, Coons SW, Kerrigan JE ,et al. Hypothalamic hamartomas: Correlation of MR imaging and spectroscopic findings with tumor glial content. AJNR Am J Neuroradiol, 2006, 27(4): 794–798.

[7] Ng YT, Hastriter EV, Wethe J, et al. Surgical resection of hypothalamic hamartomas for severe behavioral symptoms. Epilepsy Behav, 2011, 20(1): 75–78.

[8] Ng YT, Rekate HL, Prenger EC, et al. Endoscopic resection of hypothalamic hamartomas for refractory symptomatic epilepsy. Neurology, 2008, 70(17): 1543–1548.

[9] Rosenfeld JV, Harvey AS, Wrennall J, et al.Transcallosal resection of hypothalamic hamartomas, with control of seizures, in children with gelastic epilepsy. Neurosurgery, 2001, 48(1): 108–118.

[10] Rosenfeld JV. The evolution of treatment for hypothalamic hamartoma: a personal odyssey. Neurosurg Focus, 2011, 30(2):E1.

[11] Drees C, Chapman K, Prenger E, et al. Seizure outcome and complications following hypothalamic hamartoma treatment in adults: endoscopic, open, and Gamma Knife procedures. J Neurosurg, 2012, 117(2): 255–261.

[12] RothJ, Bercu MM, Constantini S. Combined open microsurgical and endoscopic resection of hypothalamic hamartomas. J Ne uro s urg Pediatr, 2013, 11(5): 491–494.

[13] Régis J, Scavarda D, Tamura M, et al. Gamma knife surgery for epilepsy related to hypothalamic hamartomas. Semin Pediatr Neurol, 2007, 14(2): 73–79.

[14] Fujimoto Y, Kato A, Saitoh Y, et al. Stereotactic radiofrequency ablation for sessile hypothalamic hamartoma with an image fusion technique. Acta Neurochir (Wien), 2003, 145(8): 697–700, discussion 700–701.

[15] Khan S, Wright I, Javed S, et al. High frequency stimulation of the mamillothalamic tract for the treatment of resistant seizures associated with hypothalamic hamartoma. Epilepsia, 2009, 50(6): 1608–1611.

[16] Wait SD, Abla AA, Killory BD, et al. Surgical approaches to hypothalamic hamartomas. Neurosurg Focus, 2011, 30(2):E2.

第15章　松果体区肿瘤的内镜手术入路

Ali M. Elhadi, Hasan A. Zaidi, Peter Nakaji

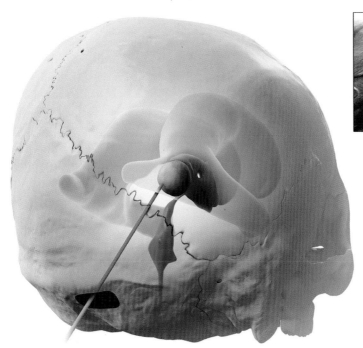

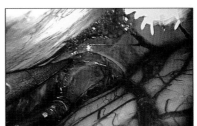

15.1　引　言

　　松果体区是后颅窝与幕上区相交汇的颅顶深部区域。它上方毗邻胼胝体压部，后部为脑干头侧的四叠体，两侧为丘脑枕。因这个区域的主要结构是松果体，所有此区域的大部分病变均起源于松果体。但是，这个区域也会产生多样的病理学特点的病变，使得手术也变得多样化，也有某些单一的病理学特点的病变（除了少量单一的病理学类型的病变外，其他多样的病理学类型的病变在该区域显著部位的增多，也吸引了外科的兴趣）。

　　松果体是神经内分泌腺体，它在胚胎发育的第二个月起源于第三脑室顶部，包含称作松果体细胞的神经内分泌细胞，可以分泌褪黑素直接入血。松果体在调节睡眠－觉醒和昼夜节律中发挥着重要的作用[1]。松果体富含交感神经节，通过下丘脑的视交叉上核和颈上神经节与视网膜相联系。松果体的交感输入通过日光周期转变为激素的反应，从而激活其他激素的调节，如尿促卵泡素和黄体生成素。松果体区是各种肿瘤的好发部位，由于其亚型较多导致变化较大。

15.2　病理生理

　　松果体区肿瘤占成人颅内肿瘤的0.5%~1%，占儿童颅内肿瘤的3%~9%；通常源于松果体腺内或周围的细胞[6]。来源于松果体实质的肿瘤包括松果体细胞瘤、中度分化的松果体区肿瘤、松果体母细胞瘤、混合型和乳头状肿瘤；常见的生殖细胞肿瘤包括生殖细胞瘤、胚胎癌、绒膜癌、卵黄囊癌和畸胎瘤；其他类型的病变包括转移瘤、松果体囊肿、脑膜瘤、胶质瘤、表皮样囊肿、室管膜瘤、海绵状血管瘤、Galen 静脉血管瘤和松果体区血管动脉瘤。

松果体实质肿瘤占原发性松果体区肿瘤的 11%~28%[2]。从良性的松果体区肿瘤发展到恶性的松果体母细胞瘤，主要取决于松果体细胞的分化程度（Ⅰ~Ⅳ级）。年轻人多发生慢性生长的肿瘤。在病理学方面，良性肿瘤通常边界清楚，瘤体呈灰色和伴有出血；而恶性肿瘤常浸润周围的脑组织并伴有坏死组织。

生殖细胞肿瘤是松果体区最常见的病变（50%~75%）[3]，男性发病率高于女性，且常发生于青春期。生殖细胞瘤是松果体区最常见的肿瘤，占 50%，其中胚胎癌比较罕见、具有侵袭性的肿瘤，常在发展的早期就发生转移[4]。

松果体囊肿也来源自松果体腺体，其发生机制仍不清楚。小的松果体囊肿通常无症状，常在颅脑影像学检查时偶然发现。这些良性病变也可发生于年轻人，并随着病变体积的增大而出现症状。当松果体囊肿压迫周围组织时，如四叠体，患者可以出现视觉障碍及脑脊液流通不畅所致的脑积水。

15.3 临床特征

与实质性肿瘤和生殖细胞肿瘤相类似，松果体区肿瘤的临床表现与其直接压迫相邻的解剖结构，主要是中脑有关。Parinaud 综合征（向下注视障碍）以上丘功能障碍为特征，通常是由于松果体区肿瘤的侵袭或压迫所致。发生此类综合征的患者由于动眼神经核和 Edinger-Westphal 核功能障碍而导致垂直注视受损。

一些罕见的肿瘤，如高血流或侵袭性恶性肿瘤可以侵袭周围组织。一些功能性肿瘤也可以因肿瘤细胞分泌活性激素从而导致神经内分泌功能障碍。因此，患有松果体区肿瘤的患者常出现性早熟，患有功能性生殖细胞肿瘤的患者可出现内分泌功能障碍。年轻

男性患者通常因绒毛膜促性腺激素水平升高而表现为青春期前发育，而年轻女性患者通常表现为继发性闭经。

巨大占位可导致患者出现头痛、恶心和呕吐。梗阻性脑积水由于中脑导水管的脑脊液自然流通障碍而出现与未经治疗的脑积水相似的症状，如嗜睡、平衡障碍、意识模糊、尿失禁，甚至意识丧失。除了中脑导水管近端受压导致脑积水外，患者还可能出现瞳孔不等大，眼球震颤，瞳孔散大及由于中脑导水管前部灰质受压所致的 Parinaud 综合征。导水管前部灰质也在痛觉调节及镇痛中起作用，但可受松果体区肿瘤的影响而发生改变。未经治疗的患者，意识水平可能下降，痛觉和行为也可能发生改变。

15.4 诊断与神经影像学检查

大多数松果体区肿瘤及巨大占位性病变所表现出的症状均提示存在颅内病变，但通常并不能定位到松果体区。在这种情况下，影像学成为临床医生重要的诊断工具，有助于确定患者出现症状的原因及明确诊断。

CT 能显示顶盖后部中线的病变，生殖细胞瘤可能表现为高密度及钙化，增强扫描时表现为均匀一致的强化。畸胎瘤表现为混合密度，包含钙化和脂肪。松果体母细胞瘤表现为高密度，有或无钙化，这可与胶质瘤相鉴别，胶质瘤更多地表现为低密度或等密度[5]。

MRI 是诊断松果体区占位的首选检查方法，尽管这种方法对钙化不敏感。在 MRI 检查中，松果体区肿瘤是血—脑屏障之外的占位且能够强化。MRI 可以辨别肿瘤是原发性松果体区肿瘤还是松果体旁肿瘤[6]。生殖细胞肿瘤在 T1 加权像上为轻度低信号，而在 T2 加权像上为高信号。由于畸胎瘤的异质性，其更倾向于高信号伴随一些钙化点。在 T2 加权像上，松果体实质肿瘤看起来是实性和分叶状，更多的是等信号或轻度高信号。尽管松果体囊性肿瘤和松果体母细胞瘤很难在 MRI 上进行鉴别，但

是其侵袭的程度可以提示可能发生的病变[6]。

松果体囊肿是良性病变，MRI 显示圆形，表面光滑，内部充满液体[7]。大的松果体囊肿可以占据整个松果体，而小的松果体囊肿可以将正常腺体挤于一侧。MRI 也可以鉴别其他病变如脑膜瘤、血管病变和转移瘤。

组织病理学一直以来都是松果体区肿瘤诊断的金标准。尽管术中冰冻可以使医生决定是否需要进一步切除肿瘤，但是仍要对最终的组织病理学检查进行仔细辨别，从而明确诊断，因为每个肿瘤的类型及其亚型都可能意味着不同的预后及个体化治疗。其他检查可能有助于诊断如血液或脑脊液中的人绒毛膜促性腺激素或甲胎蛋白的高水平，或者腰椎穿刺查找瘤细胞。

15.5　治　疗

确定松果体区肿瘤的组织学类型及分级对于选择恰当的辅助治疗至关重要，包括放疗、化疗或联合治疗。松果体与脑室的后部相邻，因此该区域的肿瘤可以占据第三脑室从而致脑脊液流通障碍[8]。松果体区肿瘤患者可伴有脑积水，并可因脑脊液分流术获益，包括内镜下第三脑室底造瘘术（ETV）。不同于大多数开颅手术，内镜下到达松果体区更微创，它可以减少手术入路导致的相关并发症，缓解脑积水，并进行活检，从而为术后提供恰当的治疗依据（视频 15.1~15.3）[9]。

15.5.1　内镜下第三脑室底造瘘术（ETV）

尽管对 ETV 在其他章节也进行了详细的讲解，但是，考虑到其在松果体区的特殊应用，因此本章将从另一个视角讲解 ETV。特别是外科医生应考虑松果体区肿瘤内镜下活检与第三脑室底造瘘术是否能在同个一通道或另开一个通道同时进行。在标准硬性内镜操作过程中，内镜经过大脑皮质进入侧脑室，通过室间孔和第三脑室到达第三脑室底的前 1/3，然

后进行第三脑室底乳头体前薄膜的开窗。硬性内镜有直径 4~6mm 的单通道，可进入一个长12~15cm、头端较尖或闭合或带气球的镊子进行开窗（视频 15.2、15.3）[10]。

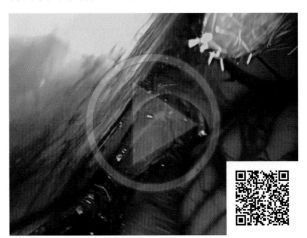

视频 15.1　内镜辅助下经幕下小脑上入路切除松果体实质性肿瘤。患者女性，24 岁，被诊断为巨大松果体区肿瘤继发严重脑积水。对患者行经幕下小脑上入路内镜辅助下松果体区肿瘤切除术。患者取坐位，做枕下旁正中切口；内镜位于术区的左角，小脑表面用棉片保护；使用吸引器和显微剪分离和暴露肿瘤，分块切除肿瘤，应保留静脉；可在第三脑室后部观察到肿瘤被完整切除

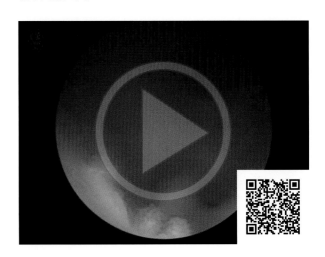

视频 15.2　生殖细胞肿瘤活检术和 ETV。此视频展示了内镜下经脑室入路行松果体区巨大肿瘤切除术。该年轻患者的症状为头痛、平衡不稳，被诊断为梗阻性脑积水。脑脊液标记为阴性。患者通过不同的钻孔进行了 ETV 及肿瘤活检术，其中一个孔位于冠状（脑室造瘘），另一个位于额叶（活检）。先进行肿瘤活检，然后行 ETV。镜下可以观察到慢性脑积水导致的乳头体前方的薄膜。病理证实为生殖细胞瘤。该患者经过放疗效果满意

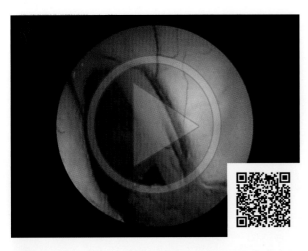

视频 15.3　内镜下松果体区肿瘤活检术。此视频展示了内镜下经脑室松果体区肿瘤活检术。内镜经右侧室间孔到达第三脑室后部，再经中间块上方到达肿瘤，使用取瘤钳在肿瘤上多处取活检组织。术后病理证实为转移瘤

　　当仅行 ETV 时，在沿中线于鼻根后 13~15cm、冠状缝前 1cm、旁开 2.5cm 处做一 2cm 切口。理想的骨孔位置是变化的，应根据患者的具体情况如 MRI 检查结果而定[11,12]，神经导航可提供帮助。理想的穿刺通道是经过室间孔到达灰结节，不牵拉穹窿，同时不损伤语言功能性皮质。选择可脱离的内镜鞘进入同侧侧脑室，确保在恰当的位置能使脑脊液流出。内镜由内镜鞘进入侧脑室，图像投射于外显示器上。熟悉脑室系统及周围结构的解剖对于此区域的安全操作非常重要。应确保进入的是容易进入的一侧脑室而不是另一侧。沿着穹窿柱、脉络丛、丘纹静脉、膈静脉辨认室间孔时，应注意保护沿途结构。避免在任何位置来回运动，从而预防血管的意外损伤或对穹窿柱的过度牵拉。确认室间孔后，内镜即可进入第三脑室，随之清晰可见第三脑室底。熟悉第三脑室周围的结构很重要，其侧壁是丘脑的内侧面，中脑的近端导水管开口通常被松果体区肿瘤阻塞。重要的是，松果体位于第三脑室底的后部，而第三脑室底是内镜造瘘的位置。没有一个理想的直线通道能同时到达第三脑室底和松果体（图 15.1）。但是，如果松果体区肿瘤主要位于第三脑室前部，这两个地方就可以共用第三脑室底造口通道（视频 15.3）。

　　肿瘤的活检可以在第三脑室底造瘘切口的

前方 5~7cm 处另行钻孔。这个通道更能直线进入松果体区肿瘤而对穹窿造成最小限度地牵拉（视频 15.2）。虽然经脑室内镜下全切巨大的松果体区肿瘤可能十分困难，但这个通路可以获取足够的病理活检组织。如果第三脑室可以足够扩大，有时候选择中间通路，通过移动内镜的前部行 ETV，移动内镜的后部到达松果体区。

　　当肿瘤不能通过第三脑室底造口通道到达时，应用软性内镜可同时到达第三脑室底和松果体区肿瘤。软性内镜对经验不足的外科医生来说，操作比较困难，且图像上解剖标志的扭曲变形也会给医生造成困扰，但软性内镜能同时到达这两个位置，其主要优点就是灵活性很强[13]。

15.5.2　多模式治疗策略

　　对松果体区肿瘤患者进行活检或切除术后，可以采用一些辅助治疗方法。一般情况下，松果体区肿瘤最好的治疗方法是完整切除，这也是大多数外科医生所希望的。手术可选择经内镜手术或开颅手术完成肿瘤全切术，入路方式包括纵裂入路、枕下幕上入路或幕下小脑上入路。但由于技术方面的原因，每例患者都达到完全切除不仅存在安全问题，而且常常无法实现。因此，此处仅简要介绍一些辅助治疗方法。

放　疗

　　放疗对儿童恶性肿瘤效果较好。生殖细胞肿瘤对放疗敏感，生存率超过 90%，但非生殖细胞肿瘤对放疗的敏感性则较差。通常行全脑放疗，预防性脊髓放疗仍存在争议[14]。据报道，患者放疗后会发生认知功能障碍、下丘脑功能障碍及内分泌功能障碍，因此，当肿瘤为良性及希望有较长的生存期时，许多肿瘤医生不提倡对儿童使用放疗。

化　疗

　　基于铂的静脉化疗研究显示，化疗对近 80% 的生殖细胞和非生殖细胞松果体区肿瘤有

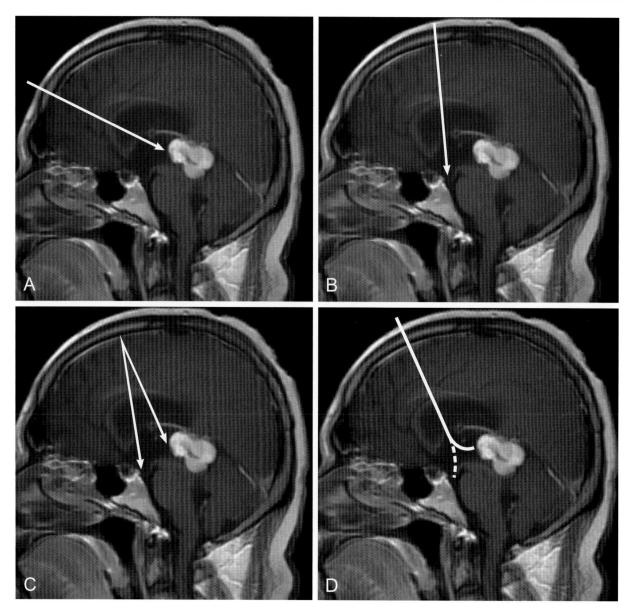

图 15.1　到达松果体区肿瘤的主要通道。A. 到达松果体区的理想通道是经额进入（箭头所示），然后经过室间孔到达松果体区。B. ETV 的理想通道是从灰结节向后穿过室间孔到皮肤的连线（箭头所示）。C. 如果室间孔足够大，且肿瘤靠前，可以采用中间通路同时到达这两个位置，术中应小心操作预防损伤穹窿的前部及丘脑的后部。D. 软性内镜可经过同一通道同时到达松果体区（实线所示）和第三脑室底（虚线所示）

效。化疗作为放疗的重要辅助手段，主要目的是减少放疗带来的辐射及降低复发率。目前尚未确立松果体区肿瘤最优的化疗方案，但是，临床上已经使用的化疗药物包括长春新碱、顺铂、环磷酰胺和氨甲蝶呤[15]。

立体定向放疗

　　立体定向放疗在颅内许多肿瘤中的应用越来越受关注。虽然相关文献报道较少，但一些报道显示该方法对松果体区肿瘤效果良好。立体定向放疗受到广泛关注的主要原因是其可以对特定区域进行局部放疗，减少了对周围组织的辐射，这对于儿童患者非常重要[16、17]。因此，有些作者提出，应将立体定向放疗作为生殖细胞肿瘤的一线治疗方法。

15.5.3　开颅手术

　　手术切除仍是松果体区肿瘤的首选治疗方法，尤其是边界清楚的良性肿瘤[18-20]。尽管手术切除被广泛应用于大多数松果体实质性肿瘤、生殖细胞肿瘤和松果体囊肿，但是，选择活检还是全切术在文献上仍有较大的争议，主要是因为这个区域可能会出现重要功能脑组织的损伤而导致严重后果。肿瘤全切术可以治愈多数良性病变[21]，也可以为病理诊断提供丰富的样本，这样可以减小活检过程中样本误差的风险。对于不能完全切除的恶性肿瘤和巨大肿瘤，手术减压可以提高术后辅助放化疗的效果。

近十年来，开颅切除松果体区肿瘤的致死率和致残率稳步升高。鉴于肿瘤的位置和大小，可有多种入路选择，其各有优缺点：①后部入路如幕下小脑上入路（SCIT）；②幕上小脑幕切迹入路；③后纵裂入路。

SCIT 入路是进入松果体区的传统入路方式，通过后颅骨中线切口暴露后颅窝，通过枕下（图 15.2）暴露窦汇和横窦，向上的通道到达小脑幕切迹后缘[22]。多数医院倾向于减小开颅骨窗，因为过度地暴露并不能使手术视野扩大，且可增加入路相关损伤的风险。手术切除主要受肿瘤位置和脑组织回缩程度的限制。

我们赞同部分作者提倡的 SCIT 旁入路（图15.2），而不是中线 SCIT 入路，目的是暴露过程中避免窦汇和到达小脑幕过程中损伤桥静脉[23]。另外还有一些改良的 SCIT，包括中线、旁中线、侧方和极远侧方 SCIT 入路[24]。考虑到外科医生的个人偏好，手术切除应根据肿瘤的位置和大小来设计。总之，越靠近中线的入路越会增加桥静脉和小脑顶的阻挡，会影响术者到达松果体区的视野。

后纵裂入路可到达松果体区。但是，这种入路方式需要暴露和回避主要的引流静脉，而这些静脉常常邻近中央沟。另外，牵拉枕叶可能导致不必要的视皮质损伤。鉴于这些原因，这种入路方式我们医院已很少采用。同样，幕上枕下入路也要牵拉枕叶以增加达到松果体区的视野，因此我们医院也较少使用。

内镜在松果体区主要用于活检和处理脑积水，以及作为辅助手段确保肿瘤的完全切除[8-10]。近年来，内镜技术快速发展，单纯内镜入路已可以到达松果体区。

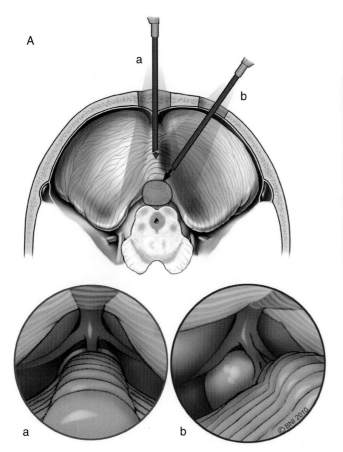

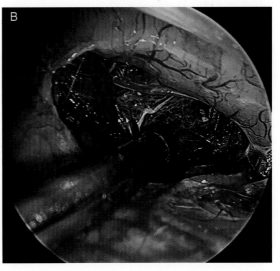

图 15.2　极远侧和（或）旁中线入路经 SCIT 优于中线入路到达松果体区。图中展示了总体和内镜下的视野（a：中线入路可看到视野被小脑蚓部和桥静脉阻挡；b：旁正中入路视野避免了这两个结构的阻挡，同时可从松果体一侧到达另一侧）

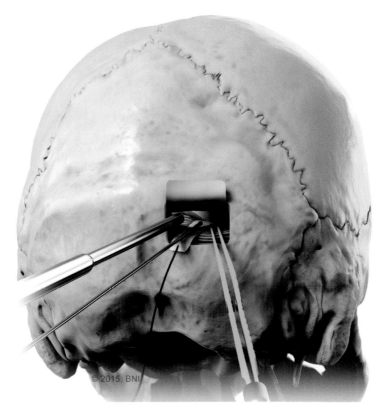

图 15.3 内镜下经幕下小脑上开颅手术的位置。手术切口在正中线以下的横窦，它的大小允许为内镜进入提供一个可视化的角落并适用两种仪器（如吸入管和双极镊子）与之平行放置，并同时操作。内镜可以从一个上角移动至另一个，从而便于观察和手术需要

15.5.4　锁孔内镜入路

内镜下 SCIT 入路至松果体区是一种相对较新的入路方式，而且越来越受欢迎，是因为其到达松果体区和切除肿瘤时的效率比较高（视频 15.1）。该技术通过比传统开颅较小的切口及骨窗提供靠上的视野。内镜下 SCIT 入路已应用于切除松果体囊肿、生殖细胞肿瘤和实质性肿瘤如胶质瘤。内镜下入路减少了入路相关并发症，一些人认为其安全性较高是因为可增加关键神经血管结构的视野。

技术注意事项

SCIT 入路是到达松果体区的重要方法，但是为了提供充足的视野，需形成沿小脑和小脑幕较长的通道。内镜的光源和摄像是近镜头仪器，因此不需要为了看到深部结构而牵拉脑组织，正因为如此，一些作者提倡使用内镜作为主要的显示光源。视频 15.1 展示的是由深资作者（P.N）经 SCIT 入路锁孔内镜下切除松果体区肿瘤。

应用内镜中的内镜工作通道可以使视野清晰。幕下空间可以提供手术通道潜在的空间，而且在患者坐位及头低位时靠脑组织的重力下垂可使该空间进一步扩大，以便于在珠网膜池开放后引流脑脊液和放置腰椎引流管，必要时也可使用甘露醇使小脑组织回缩下垂。

内镜经 SCIT 入路最常用的患者体位是坐位或半坐位且头部低垂，这是术者最舒适的手术体位，且可以靠脑组织的自然下垂而不需要牵拉即可获得幕下操作空间[18,25]。患者坐位时，较低的静脉压可减少手术中出血并使血液流到术野之外。但是，患者处于坐位时有发生静脉空气栓塞的风险，因此，可应用术前超声心动图以除外卵圆孔的气泡。另外需要注意的一点是，如果术中需要紧急转为开颅手术，坐位会使术者的胳膊在操作过程中处于不舒服的位置，我们在临床实践中也碰到过此类情况。

内镜技术

我们现在热衷于使用旁中线锁孔下内镜经 SCIT 入路切除松果体区肿瘤（图 15.3）。在这种入路方式中，内镜用于提供视野，常需要同时使用长的显微器械。手术开始，做一长 4cm 的纵向切口，旁开中线 2.5cm，从横窦上方向下方切开[18]。术前行层厚 1mm 的 MR 检查，导入立体定向导航系统。在影像导航下，我们可以轻松地确认横窦和钻孔的位置，从而更好地制订手术计划。

锁孔骨窗（2.5cm × 1.5cm）在钻孔的一边，暴露横窦的下缘和小脑上缘硬膜。对于中线的病变，我们习惯左侧开颅，尤其当术者是右利手时。通常将内镜固定在术野的外上角，与主要操作的手方向相反，以利于操作[20]。不同于显微镜入路，内镜入路的开颅孔径更小，且不牺牲视野的范围，但是这种小尺寸的开颅方式可能导致器械冲突，因此在显微镜开颅手术中很难再进一步缩小开颅的骨窗大小[26,27]。在这种情况下，内镜可以提高手术的自由度。

手术过程中可"十"字或者"U"形剪开硬膜，基底位于横窦。释放脑脊液，使小脑组织回缩，扩大手术空间。使用甘露醇可进一步扩大手术空间从而避免牵拉脑组织。熟悉此区域的解剖是安全使用内镜及完美切除肿瘤的关键。为了更精确地解剖定位，可将一个适配器与内镜相连接，以确定内镜尖端在神经导航平台上的位置[20]。

内镜从被棉片保护的小脑上进入。幕下桥静脉多数都能保留，对于任何阻挡内镜进入的桥静脉都应小心电凝，然后锐性剪断以避免撕脱。如果建立一个平行小脑幕通道，就可以直接观察到 Galen 静脉，进入通道向下稍微倾斜，打开小脑上折返的蛛网膜，就可以看到静脉汇合于 Galen 静脉，松果体区就位于此。器械应紧随内镜进出，用湿棉片保护小脑上部以防损伤。切除肿瘤时应助手持镜，术者双手操作，动作应敏捷精确。内镜及任何内镜器械应发挥"刺戳"作用而不是"摆动"作用，因为通道到肿瘤是直进直出而不是左右摆动的。一旦忽视这个原则就会因神经血管组织脱离内镜尖端的视野范围导致医源性损伤增加（视频 15.1）。

锐性剪开小脑蚓上面较厚的蛛网膜可以暴露小脑中央前静脉，不需要切断该静脉。采用极外侧入路时的手术视野可以从一侧把同侧的和对侧松果体都暴露在静脉前方，术者便可以完全观察到松果体，并采用联合锐性或钝性方法切除肿瘤，这与显微镜操作相似。从内镜的角度可以看到第三脑室前部和导水管开口。肿瘤切除后通常会留下一个通道到达第三脑室后部。但是，值得注意的是，这个通道不允许进入室间孔以下的结构，除非去除一些肿瘤碎片。松果体区的所有静脉都应小心保护，包括覆盖的大脑内静脉和 Rosenthal 侧方基底静脉。切除肿瘤之后，用传统方法缝合硬脑膜，回纳骨瓣和缝合皮肤[20]。

15.6　术后管理

术后管理依赖病理学诊断和肿瘤切除程度。对于恶性肿瘤，需要术后 48h 内行 MRI 或 CT 检查进行重新评估，因为术后增强扫描可能会影响肿瘤残余组织的辨别，且通常术后 6~8 周仍无法辨别。影像学结果的不确定可能需要术后数周再次影像学检查以评估残余肿瘤。

15.7　风险及补救措施

- 血管性肿瘤在活检时通常会发生出血。缓慢旋转活检技术能减少出血

- 即使发生严重的出血，简单的填塞和大量冲洗通常能控制

- 当出血导致脑脊液浑浊时，一定要十分小心勿损伤穹窿或松果体区肿瘤周围的结构，例如大脑内静脉、两侧丘脑和中脑

- 采用后部 SCIT 入路时，空气栓塞的风险尽管不常见但仍有可能发生。我们建议使用心前区多普勒监测空气流入，必要时使用中心导管允许空气流入。

15.8 结 论

目前临床上越来越多地采用内镜诊断和切除松果体区病变。除了经脑室技术外，相比于创伤更大的显微镜开颅入路，神经内镜因其创伤更小的优势，作为一种可行的替代方法，越来越受到临床医生和患者的青睐。内镜操作下经脑室或 SCIT 入路是到达松果体区病变的理想入路，因为只需要很小的切口和骨窗就能提供更好的视野，且与入路相关的致残率更低。但是，这种技术需要较长的学习曲线，以及高水平的神经内镜技术和对重要神经血管结构的深刻认识，这些都是手术成功的关键因素。

要 点

- 松果体区病变所致脑积水的处理应独立于病变本身，虽然也可以选择在肿瘤未切除前暂时性脑室外引流的方法治疗，但我们通常选择第三脑室底造瘘术
- 每个松果体病变都应独立评估，向前生长的病变应从前部入路，而向后生长的病变应从后部入路
- 除了标准的入路方式外，每种入路方式都应根据患者的影像学检查结果进行设计
- 当松果体区肿瘤活检和第三脑室底造瘘术都需要进行时，两种手术可以不分先后进行。如果肿瘤预期出血较多，可先行第三脑室底造瘘术，以避免出血对视野的影响
- 中间块可影响经前部入路到达松果体区，通常情况下轻微地牵拉甚至横断切开中间块，也不会导致很大的致残率
- 内镜下经 SCIT 入路到达第三脑室底需要使用有角度的内镜和器械，这对于在切除松果体区肿瘤的过程中避免损伤四叠体很重要

（姚晓辉 杨德标 译）

参考文献

[1] Arendt J. Melatonin and the pineal gland: influence on mammalian seasonal and circadian physiology. Rev Reprod ,1998, 3(1): 13–22.
[2] Lantos PL, VandenBerg SR, Kleihues P. Tumours of the nervous system. In: Graham DI, Lantos PL, eds. Greenfield's Neuropathology. 6th. London: Arnold, 1997(2): 677–682.
[3] The Committee of Brain Tumor Registry of Japan. Special Report of the Brain Tumor Registry of Japan (1969–1990). Neurol Med Chit, 2003, 43(Suppl): i–vii, 1–111.
[4] Jennings MT, Gelman R, Hochberg F. Intracranial germcell tumors: natural history and pathogenesis. J Neurosurg, 1985, 63(2): 155–167.
[5] Ganti SR, Hilal SK, Stein BM, et al. CT of pineal region tumors. AJR Am J Roentgenol, 1986, 146(3): 451–458.
[6] Korogi Y, Takahashi M, Ushio Y. MRI of pineal region tumors. J Neurooncol, 2001, 54(3): 251–261.
[7] Mamourian AC, Towfighi J. Pineal cysts: MR imaging. AJNR AmJ Neuroradiol, 1986, 7(6): 1081–1086.
[8] Jallo Gl, Kothbauer KE Abbott IR. Endoscopic third ventriculostomy. Neurosurg Focus, 2005, 19(6): E11.
[9] Pople IK, Athanasiou TC, Sandeman DR, et al. The role of endoscopic biopsy and third ventriculostomy in the management of pineal region tumours. Br J Neurosurg, 2001, 15(4): 305–311.
[10] Feng H, Huang G, Liao X, et al. Endoscopic third ventriculostomy in the management of obstructive hydrocephalus: an outcome analysis. J Neurosurg, 2004, 100(4): 626–633.
[11] Chen F, Nakaji P. Optimal entry point and trajectory for endoscopic third ventriculostomy: evaluation of 53 patients with volumetric imaging guidance. J Neurosurg, 2012, 116(5): 1153–1157.
[12] Chen E Chen T, Nakaji P. Adjustment of the endoscopic third ventriculostomy entry point based on the anatomical relationship between coronal and sagittal sutures. J Neurosurg, 2013, 118(3): 510–513.
[13] Warf BC. Comparison of endoscopic third ventriculostomy alone and combined with choroid plexus cauterization in infants younger than I year of age: a prospective study in 550 African children. J Neurosurg, 2005, 103(6 Suppl): 475–481.
[14] Abay EO II, Laws ER Jr, Grado GL, et al. Pineal tumors in children and adolescents. Treatment by CSF shunting and radiotherapy. J Neurosurg, 1981, 55(6): 889–895.
[15] Sebag-Montefiore DJ, Douek E, Kingston JE, et al.

Intracranial germ cell tumours: I. Experience with platinum based chemotherapy and implications for curative chemoradiotherapy. Clin Oncol (R Coll Radiol), 1992, 4(6): 345–350.

[16] Wilson DA, Awad AW, Brachman D, et al. Longterm radiosurgical control of subtotally resected adult pineocytomas. J Neurosurg, 2012, 117(2): 212–217.

[17] Reyns N, Hayashi M, Chinot O, et al. The role of Gamma Knife radiosurgery in the treatment of pineal parenchymal tumours. Acta Neurochir (Wien), 2006, 148(1): 5–11, discussion 11.

[18] Gore PA, Gonzalez LE, Rekate HL, et al .Endoscopic supracerebellar infratentorial approach for pineal cyst resection: technical case report. Neurosurgery, 2008, 62(3, Suppl 1): 108–109, discussion 109.

[19] Konovalov AN, Pitskhelauri DI. Principles of treatment of the pineal region tumors. Surg Neurol, 2003, 59(4): 250–268.

[20] Uschold T, Abla AA, Fusco D, et al .Suprace ebellar infratentorial endoscopically controlled resection of pineal lesions: case series and operative technique. J Neurosurg Pediatr, 2011, 8(6): 554–564.

[21] Deshmukh VR, Smith KA, Rekate HL, et al. Diagnosis and management of pineocytomas. Neurosurgery, 2004, 55(2): 349–355, discussion 355–357.

[22] Stein BM. The infratentorial supracerebellar approach to pineal lesions. J Neurosurg, 1971, 35(2):197–202.

[23] Ogata N, Yonekawa Y. Paramedian supracerebellar approach to the upper brain stem and peduncular lesions. Neurosurgery, 1997, 40(1): 101–104, discussion 104–105.

[24] Vishteh ,AG, David CA, Marciano FE, et al. Extreme lateral supracerebellar infratentorial approach to the posterolateral mesencephalon: technique and clinical experience. Neurosurgery, 2000, 46(2): 384–388, discussion 388–389.

[25] Gonzalez LE ,Nakaji P, Rekate HL. Endoscopic approach to the pineal region. Operative Techniques in Neurosurgery, 2005, 8(4): 172–175.

[26] Elhadi AM, Almeffy KK, Mendes GA, et al. Comparison of surgical freedom and area of exposure in three endoscopic transmaxillary approaches to the anterolateral cranial base. J Neurol Surg B Skull Base, 2014, 75(5): 346–353.

[27] Elhadi AM, Zaidi HA, Hardesty DA, et al. Malleable endoscope increases surgical freedom compared with a rigid endoscope in endoscopic endonasal approaches to the parasellar region. Neurosurgery, 2014, 10(Suppl 3): 393–399, discussion 399.

第16章 脑室内出血

Luca Basaldella,Alessandro Fiorindi,Alberto Feletti,Pierluigi Longatti

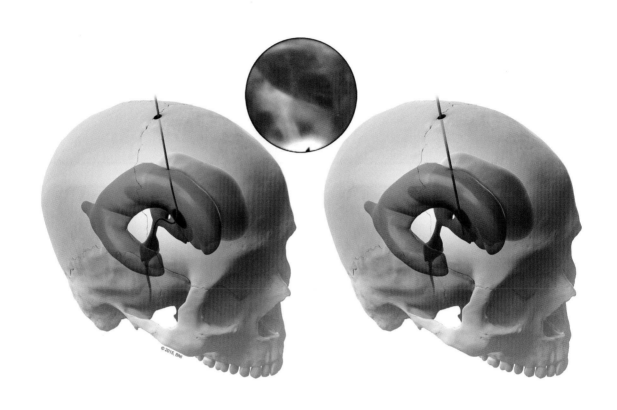

16.1 引 言

　　目前临床上使用内镜治疗脑出血已不再罕见。Auer 在 1985 年就第一次描述了使用内镜治疗脑出血并扩大脑室[1,2]。起初人们对此技术还持有很高的热情，但因内镜技术难以复制，导致这种热情逐渐减退。因此，除了少数人外，此技术已经逐渐被废弃[3-6]。但是，经验表明，血肿治疗的成功率与血肿的性质和部位有关[7-11]，主要的区别在于是形成多数颅内血肿的致密、硬性的血凝块，还是形成脑室内血肿的易碎、凝胶样的血凝块。尝试使用各种设备及技术清除颅内血肿的结果都不太令人满意，而可以弯曲的内镜即使只有 1mm 的手术通道也可以快速清除和减少整个脑室系统的血凝块。一旦研究证明内镜技术能早期和几乎完全清除脑室内血肿（intraventricular hemorrhage，IVH），随着内镜技术的不断改进，以及人们对该技术的精通，就会受到越来越多人的青睐[3,4,11-15]。我们必须承认，完全清除脑室内血肿几乎不可能实现，因为学习曲线需要近 20 个步骤，并要求掌握内镜下所有脑室的解剖结构。因此，我们建议不要花费时间去清除侧脑室内的血肿，而是将重点放在清除第三脑室及第四脑室内的血肿，以重建脑脊液的流通。

16.2 病理生理

　　脑室内出血可分为原发性和继发性出血。原发性脑室内出血是指源于脑室内的出血或脑室壁损伤导致直接室管膜内出血。继发性脑室内出血是指脑室内血肿或蛛网膜下腔出血导致的出血进入脑室。大约 30% 的脑室内出血为原发性，70% 为继发性[16,17]。原发性脑室内出血的原因包括颅脑损伤；穿刺或拔除脑室的导管（如手术创伤）；脑室内血管畸形；胚胎基质出血；动脉瘤或肿瘤；高血压或出血体质。另有报道一些罕见的病因如烟雾病，也可能是"自发性"出血[16]。由于许多原因可导致颅内出血或蛛网膜下腔出血，因此继发性脑室内出血的原因也有很多，常见的原因是高血压性脑出血（如基底节区出血），颅内动脉瘤，颅脑创伤，动静脉畸形，血管炎，凝血障碍，脑梗死出血和肿瘤。该病的临床影响和死亡率范围为 50%~80%。成人脑室内出血最常见的原因是自发性颅内出血（introcranial hemorrhage, ICH）[18]，其次是蛛网膜下腔出血（subarachnoid hemorrhage, SAH）[17]。颅内出血导致的脑室内出血是 SAH 的两倍。大约 10% 的动脉瘤所致蛛网膜下腔出血和 40% 的自发性颅内出血会发生脑室内出血[15,17]。目前对于自发性颅内出血和脑室内出血的治疗都是围绕着控制颅内压（ICP）。尽管使用了最好的治疗方法，死亡率仍然较高，第一年存活率只有 38%~50%[10,15,18]。即使采用最好的治疗方法，死亡率也高达 50%[10,18]。这些研究表明，通过控制一些因素如脑积水而控制 ICP 收效甚微[15]。脑脊液的纤维蛋白溶解作用有限[19]；出血后的几周内，血液可能会持续存在，血凝块会阻塞脑脊液的流通[20,21]。截至目前，血液降解产品依然可能会对患者的临床情况造成不良影响，也是超过 30% 的慢性分流依赖性脑积水患者的发病原因[20-22]。

16.3　临床特征

原发性或继发性脑室内出血患者的临床症状多样，主要取决于根本病因和脑室出血量。主要的临床症状为头痛，恶心和呕吐，甚至意识障碍包括昏迷。

16.4　诊断与神经影像学检查

患者发病后，应立即行头颅 CT，必要时行头颅数字减影血管造影（digital subtraction angiography, DSA）或 MRI。紧急抽血化验须重点检查凝血酶原时间和肝、肾功能。术前管理包括对凝血功能障碍的诊断和治疗，预防性给予抗惊厥药，纠正体温和血糖。将平均动脉压维持在 110mmHg 以下，收缩压低于 150mmHg。

16.5　治　疗

治疗方法取决于患者的体格检查和临床症状。治疗的关键是脑室内出血的根本原因。口服抗凝剂及双抗治疗是早期内镜治疗的禁忌证；年龄超过 75 岁且神经系统状况不佳是内镜治疗的相对禁忌证。

16.5.1　手术适应证

如果脑室内出血是颅内出血所导致，应先确定是否需要优先治疗颅内出血，对脑室内出血行脑室外引流即可，而不是立即行内镜手术治疗。一般情况下，我们对此类病例的治疗原则是，一旦确定优先行手术清除血肿，就可采取脑室外引流方法治疗，然后将患者送入 ICU 监护并动态观察 CT。如果患者早期反应良好，我们可以再考虑内镜下清除脑室内血肿和第四脑室血肿。如果脑室内出血是继发于动脉瘤破裂或动静脉畸形出血，就要早期采取手术或介入治疗动脉瘤或动静脉畸形[7]，然后对可选择的病例（Fisher 4 级的 SAH 合并大量第四脑室内血肿），我们建议对于预后相对良好的患者早期内镜下清除血肿，通常这些患者的格拉斯哥评分（Glasgow Coma Scale, GCS）为 6 分或更高。血肿引流的目的是降低颅内压和预防病情的恶化。对于胚胎基质出血的早产儿，使用软性内镜探查可清除血肿和行脑室内冲洗，也可以行内镜下第三脑室底造瘘术（ETV）和其他手术，理想的手术时间是出血发生 3~4 周后。

16.5.2 手术操作步骤

软性内镜分为两种类型，一种外径为2.5mm，一种外径为3.9mm，长度为53cm，工作通道的内径为1.2mm（图16.1），整个工作通道可用作吸引管道。双侧各做一12mm小孔作为手术入口。将一个半刚性的内镜鞘送达侧脑室管鞘，并将收缩压维持在120mmHg（图16.2）。如果侧脑室存在血管畸形，入路时应避免这一侧的脑室[7]。内镜进入脑室后，就可通过连接于内镜工作通道上的注射器进行间断的人工吸引（图16.3；视频16.1），目的是吸除血凝块并使内镜到达前端的脑室内。可将吸引与林格液（温度与体温相同）冲洗交替进行，直到看到白色的脑室壁时应立刻停止这些操作。确认脉络丛及室间孔后，内镜即可通过右侧室间孔进入第三脑室（视频16.1）。清除了第三脑室的血肿即可到达导水管及第四脑室，在大脑导水管中进行操作要加倍小心，因为内镜的管径占满导水管，如果使用林格液过度冲洗就可能导致局部压力升高。然后，将软性内镜送入脑室枕角，并退回侧脑室及三角区清除这些区域的血肿（图16.4~16.6）[23]。手术最后，对所有患者行单侧或双侧脑室外引流，并进行颅内压监测和脑脊液引流（维持15mmHg的压差）。脑室外引流保持2~3d后拔除引流管。术后行CT检查除外一些并发症如再出血。一些作者建议常规行ETV，但这能否预防交通性脑积水目前仍不清楚，但ETV似乎能解决梗阻性脑积水，但是，当第三脑室及侧脑室的血肿清除不完全时，我们仍不能肯定其能预防交通性脑积水，甚至会成为这些病例病情加重的因素[20,21,24]。

16.5.3 内镜手术的优势

如果脑室内有大量的血肿，就需要快速清除以降低颅内压。脑室内血肿量是影响患者预后的一个重要因素，需优先快速清除。脑室外引流是降低颅内压的一个紧急措施，脑室壁渗血则需要双侧脑室外引流，但引流过程中引流管常被血块堵塞，导致引流时间较长。内镜下第三脑室引流术具有以下优点：

• 能快速恢复脑脊液流通，从而减低颅内高压

• 相对脑室外引流，为侵袭性操作

• 可避免脑室外引流导致的堵塞，并作为其替代方法

• 降低依赖分流的概率

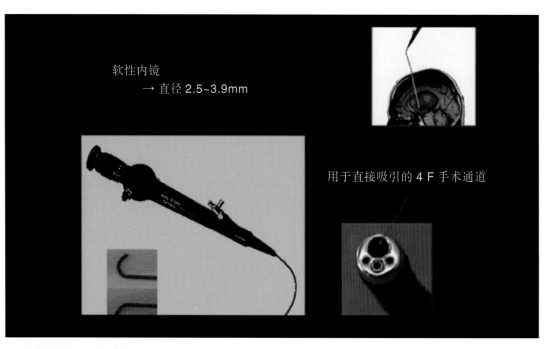

图16.1 软性内镜及工作通道

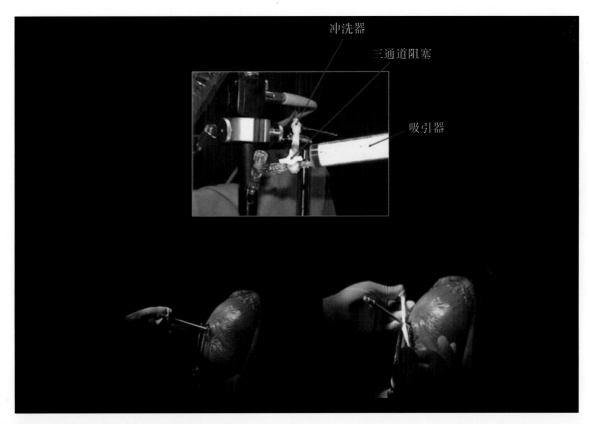

图 16.2　内镜手术中使用的吸引装置及内镜鞘

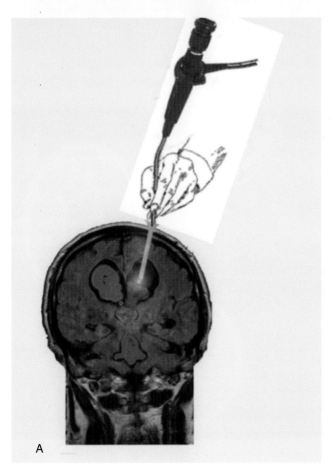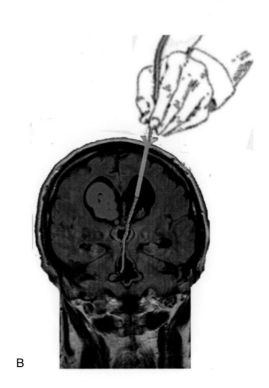

图 16.3　A、B. 软性内镜治疗脑室内出血的路径及抽吸操作

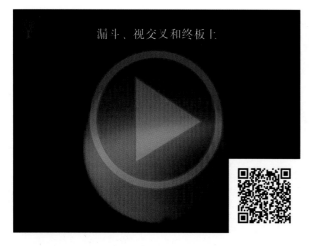

视频 16.1 内镜下治疗脑室出血（软性内镜）。视频展示了内镜的操作及脑室内血肿的清除。首先进入右侧脑室，确认脉络丛是进入室间孔的标志；使用抓钳和吸引器清除室间孔和第三脑室内的血肿，血肿清除后即可观察到正常的第三脑室解剖结构；然后到达脑室后部，进一步清除第三脑室及导水管中的血肿；将软性内镜通过导水管进入第四脑室，清除第四脑室的血肿

16.6　风险及补救措施

当内镜鞘插入脑组织，或者在吸引过程中外科医生在没有标志物定位的情况下，长时间在脑室内操作，最可能发生的风险是医源性出血。在我们的经验中，很幸运从未发生过穿刺道严重出血，因为我们发现在插入内镜鞘之前先使用标准的脑室外引流管穿刺脑室的方法非常有用。操作时谨记在侧脑室首先看到的是红色血肿，刚开始时的操作从某种程度上来说通常是盲目的，一旦红色的血肿逐渐清除，看到白色的脑室壁时，就要立即停止吸引。如果此时粗暴地转动内镜或吸引时过度深入都可能损伤脑室壁和静脉。进入第四脑室只能选用软性内镜[25]。硬性内镜和软性内镜的选择非常重要。软性内镜可以轻易地通过导水管的口径，因为在病理情况下，它会自然扩大并通过而不损伤

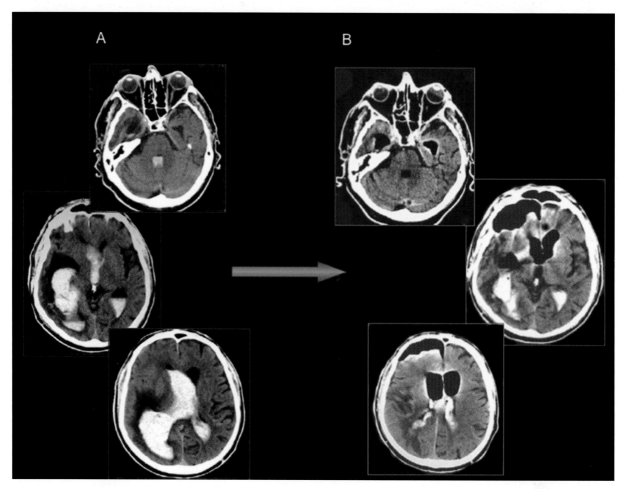

图 16.4　内镜下清除脑室内血肿。A. CT 显示右侧丘脑出血伴严重脑室积血及急性脑积水。B. 术后 CT 显示脑室额角及第三、四脑室的血肿已基本清除

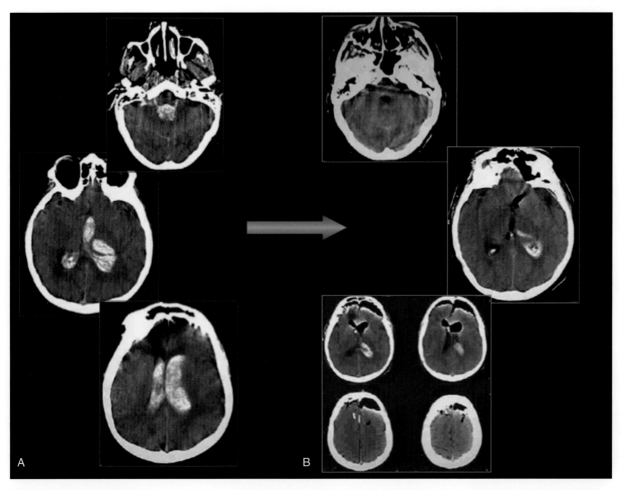

图 16.5　内镜下清除脑室内血肿。A. CT 显示左侧丘脑少量出血伴脑室内积血和急性脑积水。B. 术后 CT 影像

脑干。但是切记，在第四脑室内进行冲洗及吸引必须严格等量，因为其出口被血肿堵塞，而入口又被内镜占据[26,27]。冲洗过程中，外科医生必须监测患者的心脏情况，因为第四脑室高压可致心动过缓和心跳停止。

16.7　内镜的替代装置

使用硬性内镜治疗脑室内出血的缺点是镜头容易模糊，在脑室内操作时可能导致皮质和皮质下损伤。显微镜手术也有同样的顾虑，其在治疗颅内血肿时比较有利，但治疗脑室内出血时效果较差，因为显微镜手术是侵袭性操作且不能到达所有的脑室腔。治疗脑室内出血的主要方法是脑室外引流结合血肿溶解[28]，该方法对颅内出血所致的继发性脑室内出血的成功

率很高[18,29,30]，但似乎对动脉瘤性蛛网膜下腔出血，尤其是经过介入治疗的病例应用价值很小（图 16.7）[31]。另外，这种方法在治疗动静脉畸形所致的脑室内出血时有潜在的危险，而且常在动静脉畸形经过内镜或开颅手术治疗之后使用[8]。

16.8　术后管理

在使用内镜完全清除脑室内血肿后，使用大量等体温林格液冲洗脑室；检查脑室各处除外活动性出血；最后对所有患者放置脑室外引流管，并进行颅内压监测和脑脊液引流（压力梯度为 15mmHg），2~3d 后拔除引流管。术后行 CT 检查除外相关并发症如再出血。

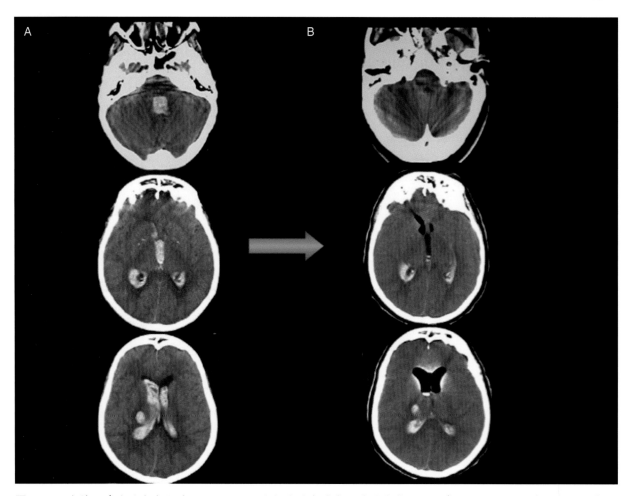

图 16.6 内镜下清除脑室内血肿。A. CT 显示右侧丘脑少量出血伴脑室内积血和急性脑积水。B. 术后 CT 影像

16.9 并发症

并发症发生率和类型与其他脑室内镜手术相似，包括脑室穿刺过程中的出血和（或）血管损伤，尤其是室间孔处脑室壁静脉的撕裂，会导致基底节区严重梗死。进入导水管时必须保证视野清晰。内镜通过导水管时不可损伤其前壁，因为可能损伤动眼神经核导致严重甚至永久的复视。当快速冲洗第四脑室时警惕发生严重的心律失常，尤其当第四脑室出口堵塞时。感染，尤其是术后脑膜炎比较少见。脑脊液感染与术后脑室外引流放置时间较长有关。

16.10 结果和预后

及时采用各种方法治疗，脑室内出血患者的死亡率仍然较高。内镜治疗脑室内出血目前

临床上仍存在争议。对于原发性颅内出血而不是动脉瘤性蛛网膜下腔出血所致的脑室内出血患者，相比于单独行脑室外引流及血肿溶解，采用内镜治疗能否提高患者的预后仍不清楚。最近的一项 meta 分析[30]确定和汇总了 11 个合格的试验（6 个随机对照试验和 5 个试验组），比较了内镜手术联合脑室外引流和脑室外引流联合血肿溶解在治疗原发性颅内出血继发脑室内出血的临床效果，结果显示内镜治疗在死亡率、血肿清除率、分流依赖率方面均具有优势。这表明内镜联合脑室外引流优于脑室外引流联合血肿溶解。但是此研究的样本量太少，只有 6 个随机对照试验和 5 个试验组。Hamada[8]分析了最好的可用数据，提示脑室内血肿被清除后患者能获益 10%~15%。因此，清除脑室内血肿能显著改善患者的脑脊液循环和临床症状。许多研究都在关注新的治疗脑室内出血的

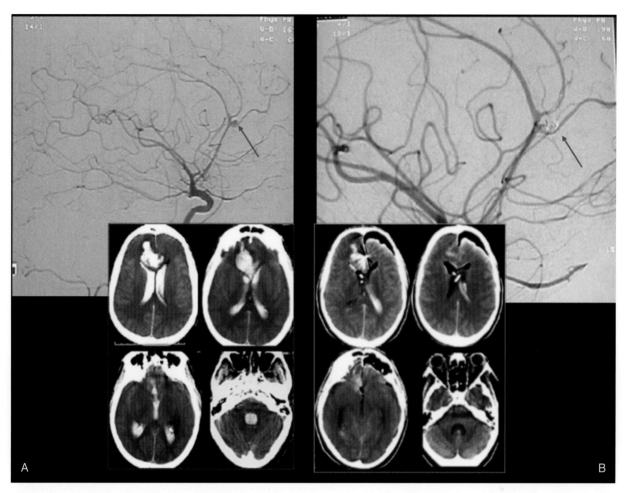

图 16.7　A. CT 显示前循环末梢小的破裂动脉瘤及脑室内积血。B. 动脉瘤栓塞后，CT 显示脑室内血肿经内镜完全清除

方法，希望能更快地清除和引流脑室内血肿，这些方法包括血肿溶解和内镜清除术。Gaberel 进行的一项 meta 分析[28] 显示，血肿溶解可能被推荐用于继发于少量自发性颅内出血的脑室内出血。一项正在进行的清除脑室内出血的随机试验[32] 包含了 500 例患者，研究目的是评估重组组织型纤维蛋白酶原激活剂（rtPA）在脑室内出血应用中的疗效，不久将会得出结论。慢性脑积水是脑室内出血最严重的并发症，并在最近的研究中均有报道。Meta 分析显示，内镜联合脑室外引流的分流依赖率明显低于脑室外引流联合血肿溶解。关于患者的预后，最新的临床研究显示，脑室内出血患者的初始 GCS 评分高于 9 分者预后较好[33]，这提示患者的预后与患病初始的 GCS 评分有关。当把功能恢复良好作为预后指标时，进行 meta 分析的两

组患者的预后又有显著差异。单独内镜手术组的功能恢复良好率为 76%，单独脑室外引流组为 56%，内镜结合脑室外引流组为 81.2%，脑室外引流结合血肿溶解组为 51.3%。因此，这似乎表明，内镜结合脑室外引流可提高继发于颅内出血的脑室内出血患者的预后，而血肿溶解似乎对经过介入治疗的动脉瘤性蛛网膜下腔出血患者的分流依赖性和功能预后无效[31]。

16.11　结　论

近 10 年来，神经内镜技术发展迅速。外科医生使用的最新一代软性内镜有更好的视野及在脑室中的操作范围更广。因为使用神经内镜的目的是完全清除所有脑室内的血肿，因此软性内镜可能是最适合的工具。在我们看来，

神经内镜未来的发展方向是能像脑室引流管一样更灵活、更柔软及更精确，并且可以任意弯曲，可60°弯曲的内镜是神经外科手术所需的理想角度。内镜所具有的吸引功能使其既能清除脑室内血肿又不损伤脑室壁，因此是理想的手术工具。在我们的经验和之前发表的系列文章中，积极的手术管理和快速清除血肿似乎可以降低围手术期死亡率[24,34]和并发症发生率[28,30,35]。我们认为，对于一些难以处理的病例，如大量脑室内出血病例，软性内镜是理想的微创工具[36]。

要 点

- 钻孔的位置距离中线不小于2cm，否则会使增加第四脑室内操作的难度和风险
- 在置入内镜鞘之前，用标准的脑室外引流或脑室穿刺针定位脑室
- 电灼和切开软脑膜，这样内镜鞘穿刺时就不会把创伤性力量传向脑组织
- 内镜鞘的置入长度不超过4~4.5cm（提前测量深度并在上面缝一针作为标记）
- 插入内镜鞘后，使用无菌带或纱布保护内镜鞘，避免内镜尖端滑入脑室
- 确保内镜鞘的插入方向，方向不正确时可能会撕裂脑室壁的静脉
- 如果内镜刚进入脑室时看到的是红色的血肿，不用担心，此操作过程通常是盲目的，但谨记，当血肿清除后看到白色的脑室壁时应立即停止吸引。如果外科医生细心且耐心地遵循这些简单的原则及操作步骤，大量的血肿都会被清除
- 行内镜血肿清除术不是术者一个人操作，还需要一个助手，助手主要负责掌握吸引的力度
- 第四脑室高压可导致危险的心动过缓
- 脑室内血肿清除后，通常进行脑室外引流，并保持15mmH$_2$O的压力梯度

（姚晓辉 刘 杰 译）

参考文献

[1] Auer LM, Ascher PW, Heppner F, et al. Does acute endoscopic evacuation improve the outcome of patients with spontaneous intracerebral hemorrhage. Eur Neurol, 1985, 24(4): 254–261.

[2] Auer LM. Endoscopic evacuation ofintracerebral haemorrhage. High-tec-surgical treatment-a new approach to the problem. Acta Neurochir (Wien), 1985, 74(3-4): 124–128.

[3] Horváith Z, Veto E Balás I, Kövér E, et al. Biportal endoscopic removal of a primary intraventricular hematoma: case report. Minim Invasive Neurosurg, 2000, 43(1): 4–8.

[4] Kamikawa S, Inui A, Kobayashi N, et al. Intraventricular hemorrhage in neonates: endoscopic findings and treatment by the use of our newly developed Yamadori-type 8 ventriculoscope. Minim Invasive Neurosurg, 2001, 44(2): 74–78.

[5] Nakano T, Ohkuma H, Ebina K, et al. Neuroendoscopic surgery for intracerebral haemorrhage-comparison with traditional therapies. Minim Invasive Neurosurg, 2003, 46(5): 278–283.

[6] Oka K, Go Y, Yamamoto M, Kumate S, et al. Experience with an ultrasonic aspirator in neuroendoscopy. Minim Invasive Neurosurg, 1999, 42(1): 32–34.

[7] Longatti P, Fiorindi A, Di Paola F, et al. Coiling and neuroendoscopy: a new perspective in the treatment of intraventricular haemorrhages due to bleeding aneurysms. J Neurol Neurosurg Psychiatry, 2006, 77(12): 1354–1358.

[8] Hamada H, Hayashi N, Kurimoto M, et al. Neuroendoscopic removal of intraventricular hemorrhage combined with hydrocephalus. Minim Invasive Neurosurg, 2008, 51(6): 345–349.

[9] Longatti PL, Martinuzzi A, Fiorindi A, et al. Neuroendoscopic management of intraventricular hemorrhage. Stroke. 2004, 35(2): e35–e38.

[10] Bhattathiri PS, Gregson B, Prasad KS, et al. STICH Investigators. Intraventricular hemorrhage and hydrocephalus after spontaneous intracerebral hemorrhage: results from the STICH trial. Acta Neurochir Suppl (Wien), 2006, 96: 65–68.

[11] Kiymaz N, Demir O, Cirak B. Is external ventricular drainage useful in primary intraventricular hemo-rrhages.Adv Ther, 2005, 22(5): 447–452.

[12] Zhang Z, Li X, Liu Y, et al. Application of neuroen-doscopy in the treatment of intraventricular hemorrhage. Cerebrovasc Dis, 2007, 24(1): 91–96.

[13] Nguyen JP, Decq P, Brugieres P, et al. A technique for stereotactic aspiration of deep intracerebral hematomas under computed tomographic control using a new device. Neurosurgery 1992, 31(2): 330–334, discussion

334–335.

[14] Nagasaka T, Tsugeno M, lkeda H, et al. Early recovery and better evacuation rate in neuroendoscopic surgery for spontaneous intracerebral hemorrhage using a multifunctional cannula: preliminary study in comparison with craniotomy. J Stroke Cerebrovasc Dis, 2011, 20(3): 208–213.

[15] Nakagawa T, Suga S, Mayanagi K, et al .Cooperative Study Group. Predicting the overall management outcome in patients with a subarachnoid hemorrhage accompanied by a massive intracerebral or full-packed intraventricular hemorrhage: a 15-year retrospective study. Surg Neurol, 2005, 63(4): 329–334, discussion 334–335.

[16] Angelopoulos M, Gupta SR, Azat Kia B. Primary intraventricular hemorrhage in adults: clinical features, risk factors, and outcome. Surg Neurol, 1995, 44(5): 433–436, discussion 437.

[17] Rosen DS, Macdonald RL, Huo D, et al. lntraventricular hemorrhage from ruptured aneurysm: clinical characteristics, complications, and outcomes in a large, prospective, multicenter study population. J Neurosurg, 2007, 107(2): 261–265.

[18] Chen CC, Liu CL, Tung YN, et al. Endoscopic surgery for intraventricular hemorrhage (IVH) caused by thalamic hemorrhage: comparisons of endoscopic surgery and external ventricular drainage (EVD) surgery. World Neurosurg, 2011, 75(2): 264–268.

[19] Lodhia KR, Shakui P, Keep RE. Hydrocephalus in a rat model of intraventricular hemorrhage. Acta Neurochir Suppl (Wien), 2006, 96: 207–211.

[20] Gross WP, Hesselmann V, Wedekind C. Development of chronic hydrocephalus and early cranial CT findings in spontaneous intracerebral/intraventricular hemorrhage. Zentralbl Neurochir, 2006, 67(1): 21–25.

[21] Nishikawa T, Takehira N, Matsumoto A, et al. Delayed endoscopic intraventricular hemorrhage (IVH) removal and endoscopic third ventriculostomy may not prevent consecutive communicating hydrocephalus if IVH removal was insufficient. Minim lnvasive Neurosurg, 2007, 50(4): 209–211.

[22] Clark JE Loftspring M, Wurster WL, et al. Bilirubin oxidation products, oxidative stress, and intracerebral hemorrhage. Acta Neurochir Suppl (Wien), 2008, 105: 7–12.

[23] Longatti P, Fiorindi A, Martinuzzi A. Neuroendoscopic aspiration of hematocephalus totalis: technical note. Neurosurgery, 2005, 57(4, Suppl): E409, discussion E409.

[24] Basaldella L, Marton E, Fiorindi A, et al. External ventricular drainage alone versus endoscopic surgery for severe intraventricular hemorrhage: a comparative retrospective analysis on outcome and shunt dependency. Neurosurg Focus, 2012, 32(4): E4.

[25] Longatti P, Basaldella L, Feletti A, et al. Endoscopic navigation of the fourth ventricle. Technical note and preliminary experience. Neurosurg Focus, 2005, 19(6): E12.

[26] Longatti P, Fiorindi A, Perin A,. Endoscopic anatomy of the cerebral aqueduct. Neurosurgery, 2007, 61(3, Suppl): 1–5, discussion 5–6.

[27] Trnovec S, Halatsch ME, Putz M, et al. Irrigation can cause prolonged intracranial pressure elevations during endoscopic treatment of intraventricular haematomas. Br J Neurosurg, 2012, 26(2): 247–251.

[28] Gaberel T, Magheru C, Parienti JJ, et al. Intraventricular fibrinolysis versus external ventricular drainage alone in intraventricular hemorrhage: a meta-analysis. Stroke, 2011, 42(10): 2776–2781.

[29] Huttner HB, Tognoni E, Bardutzky J, et al. Influence of intraventricular fibrinolytic therapy with rt-PA on the long-term outcome of treated patients with spontaneous basal ganglia hemorrhage: a case-control study. Eur J Neurol, 2008, 15(4): 342–349.

[30] Li Y, Zhang H, Wang X, et al. Neuroendoscopic surgery versus external ventricular drainage alone or with intraventricular fibrinolysis for intraventricutar hemorrhage secondary to spontaneous supratentorial hemorrhage: a systematic review and meta-analysis. PLoS ONE, 2013, 8(11): e80599.

[31] Gerner ST, Kuramatsu JB, Abel H, et al. Intraventricular fibrinolysis has no effects on shunt dependency and functional outcome in endovascular-treated aneurysmal SAH. Neurocrit Care, 2014, 21(3): 435–443.

[32] Webb AJ, Ullman NL, Mann S, et al .Resolution of intraventricular hemorrhage varies by ventricular region and dose of intraventricular thrombolytic: the Clot Lysis: Evaluating Accelerated Resolution of IVH (CLEAR IVH) program. Stroke, 2012, 43(6): 1666–1668.

[33] Naif NJ, Carhuapoma JR, Williams MA, et al. Treatment of intraventricular hemorrhage with urokinase: effects on 30-day survival. Stroke, 2000, 31(4): 841–847.

[34] Gaab MR. Intracerebral hemorrhage (ICH) and intraventricular hemorrhage (IVH): improvement of bad prognosis by minimally invasive neurosurgery. World Neurosurg, 2011, 75(2): 206–208.

[35] Luther N, Schwartz TH. Reducing the incidence of hydrocephalus in intraventricular hemorrhage. World Neurosurg, 2011, 75(2): 209–210.

[36] Longatti P, Basaldella L. Endoscopic management of intracerebral hemorrhage. World Neurosurg, 2013, 79(Suppl2): 17.e1–17.e7.

第17章 蛛网膜囊肿和囊性占位

Nobuhito Morota, Hideki Ogiwara

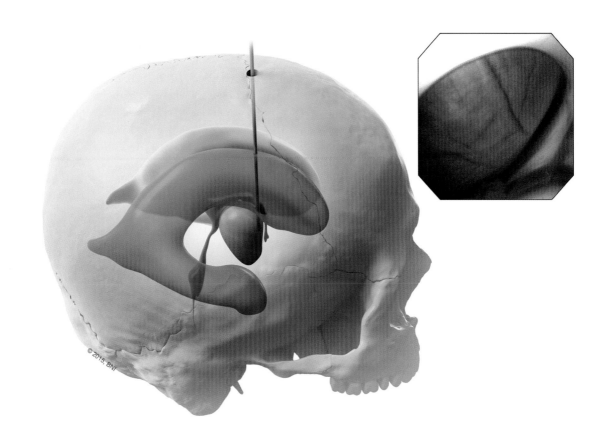

17.1 引 言

脑室内囊肿是神经内镜手术的最佳适应证之一。这些病变位于脑组织深部，而且囊肿本身或者由其引发的脑室扩大为神经内镜提供了良好的手术操作空间。

脑室内囊肿的病理机制复杂多样（图17.1），根据囊肿发生来源可以分为以下几种类型[1]：

• 来源于间质：蛛网膜囊肿

• 来源于内胚层：神经管肠源性囊肿，胶样囊肿

• 来源于外胚层：室管膜囊肿，脉络丛囊肿，纵裂囊肿，Rathke 囊肿，松果体囊肿，透明隔囊肿

蛛网膜囊肿是最常见的颅内囊性病变，约占颅内病变的 1%，基于 MRI 的最新数据显示，蛛网膜囊肿在儿童群体中发病率约为 2.6%[2]。脑室囊肿患者往往以颅内高压为主要临床表现（头痛、头围异常增大、发育迟缓、癫痫、偏瘫），但对于大部分患者来说，颅内囊肿都是偶然发现的，所以外科干预时机的选择以及选择何种手术方式仍然存在很大争议。

尽管 30%~50% 的蛛网膜囊肿位于中颅窝，但是发生部位与年龄仍似乎存在一定关系，脑室内、鞍上、纵裂囊肿往往多见于婴幼儿[3]。

脉络膜囊肿是最常见的一种脑室内囊性疾病，常常在第 2 次（11~13 周）产前超声

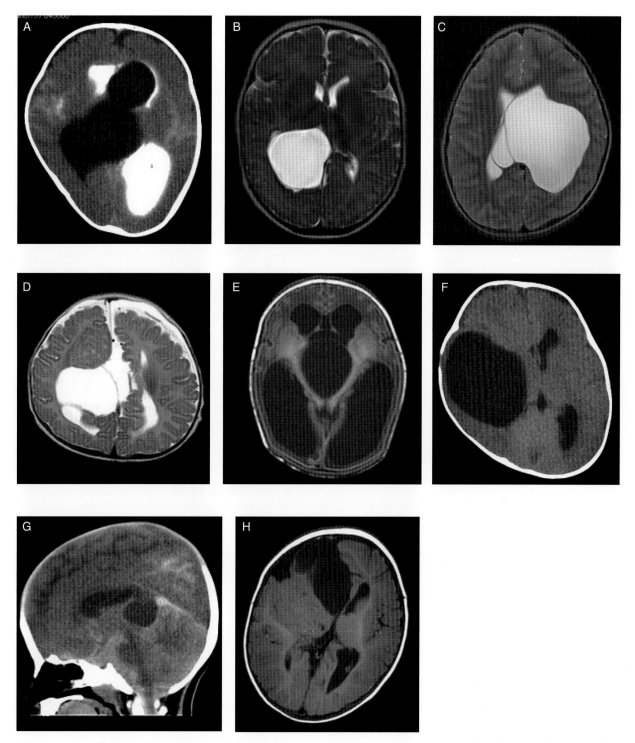

图 17.1　不同类型的脑室内囊肿。A. 脉络丛囊肿（CT 脑室显影）。B ~ D. 不同部位、大小、形态的脑室内蛛网膜囊肿（MRI T2 加权像）。E. 鞍上蛛网膜囊肿伴脑积水（MRI T1 加权像）。F. 脑实质内蛛网膜囊肿（CT 平扫）。G. 四叠体池蛛网膜囊肿（CT 脑池造影）。H. 大脑半球间蛛网膜囊肿（MRI T1 加权像）

检查时发现 [4,5]，脉络膜囊肿尸检阳性率约为30%，大部分情况下由于其体积小所以临床上没有任何症状 [6]。

从外科角度来说，囊肿的位置比囊肿的病理发生可能更重要，因为囊肿的位置决定了采用何种手术入路以及操作技术。按照囊肿位置又可以分为以下几种类型：

- 囊肿位于侧脑室内：蛛网膜囊肿，脉络膜囊肿，室管膜囊肿
- 囊肿位于第三脑室：鞍上蛛网膜囊肿，四叠体池蛛网膜囊肿
- 囊肿位于脑室周围：中颅窝蛛网膜囊肿，室管膜囊肿，纵裂蛛网膜囊肿

本章节中我们将详细介绍上述囊肿以及神经内镜的治疗。

17.2 病理生理

鞍上蛛网膜囊肿约占所有颅内蛛网膜囊肿的 2%[2,7]，占需要手术治疗的颅内蛛网膜囊肿的 10%~20%（图 17.1E），这也说明，鞍上蛛网膜囊肿比其他类型的蛛网膜囊肿更容易出现临床症状 [8]。鞍上蛛网膜囊肿起源于鞍上池向上方生长，可达第三脑室甚至室间孔水平，向后方可压迫脑干腹侧。

脑积水是鞍上蛛网膜囊肿最常见的临床表现，往往是由于双侧室间孔阻塞所致，另外由于囊肿压迫脑干引发中脑导水管梗阻、狭窄，也是脑积水形成的主要原因之一。应用神经内镜技术可以清晰地观察到中脑导水管入口被扩张的第三脑室壁堵塞。视交叉以及下丘脑 - 垂体系统也容易受到囊肿的挤压变形，导致视觉和内分泌功能异常。尽管大部分鞍上蛛网膜囊肿都是先天性的，但最近也有文章报道了后天获得性蛛网膜囊肿病例 [9]。

侧脑室囊肿在整个颅内囊肿中所占的比例并不高，Shim 等人报道的 209 例颅内蛛网膜囊肿患者中，侧脑室蛛网膜囊肿仅占 1.4%（图17.1A~D）。但 Pradilla 和 Jallo 报道，在他们治疗的颅内蛛网膜囊肿病例中，约 20% 为脑

室内蛛网膜囊肿 [10]。侧脑室内蛛网膜囊肿的胚胎发生机制尚不清楚，但有人认为侧脑室内蛛网膜囊肿很可能是在胚胎形成早期从侧脑室周围结构移行而来。图 17.2 显示了侧脑室蛛网膜囊肿发生于透明隔间隙。大部分脑室内囊肿都是先天性的，一般在产前就可以诊断出来（图17.3）。脉络膜囊肿往往体积较小而且没有临床症状，但当其直径 > 2cm 时，就会出现临床症状 [4,5]（图 17.1A）。由于这些囊肿位于脑室内，有一定的生长空间，所以临床往往难以发现。有临床表现的室管膜囊肿报道较少，目前仅报道了 4 例 [11,12]。

其他脑室周围囊肿有着多种多样的病理机制。除中颅窝蛛网膜囊肿（middle fossa arachoid cysts, MFAC）以外，先天性蛛网膜囊肿多发生于纵裂和四叠体池（图 17.1G、H）。室管膜囊肿发生率极低，多见于幕上 [12,13]（图17.1F）。获得性脑室周围囊肿如透明隔蛛网膜囊肿多发生在出血或者感染后 [14]。

17.3 临床特征

几乎所有的鞍上池蛛网膜囊肿（SSACs）都有脑积水或者脑室扩大的表现。在婴幼儿患者中，头围异常增大是最主要的临床表现。其他年龄段儿童多以头痛和其他颅内压增高症状为首发表现。据统计，在鞍上池蛛网膜囊肿的临床表现中内分泌功能异常占 25%，视力、视野障碍占 30%，由于脑干受压引起的共济障碍占 30%。尽管 Bobble-doll 综合征的发生概率低，但这也是鞍上池蛛网膜囊肿的典型临床表现之一。

侧脑室内囊肿早期往往缺乏临床表现，直到肿瘤体积增大到引起颅内压增高时才会出现临床症状 [3]。当囊肿位于室间孔附近时，尽管囊肿体积较小，患者也有可能出现间断性梗阻性脑积水的症状 [4]。

许多无症状性颅内囊肿都是在头外伤或者癫痫发作后通过影像学检查得到诊断。近年来随着影像技术的不断发展，使得许多颅内囊肿

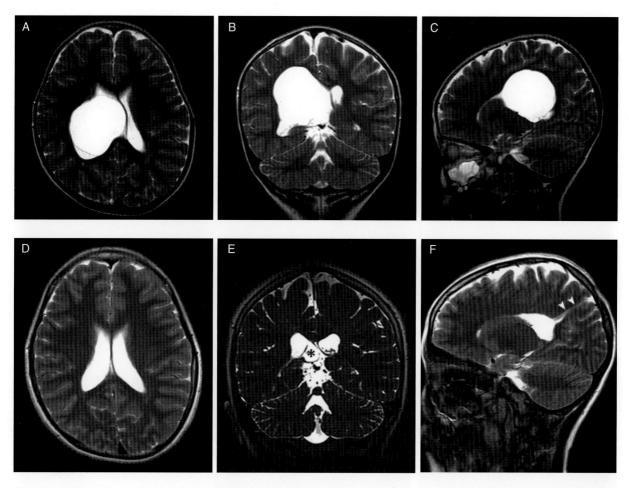

图 17.2　患儿 3 岁，以抽搐发作为首发症状。A~C. 术前 MRI 显示右侧脑室巨大囊性占位性病变。神经内镜下行脑室囊肿脑室造瘘术。D、E. 术后 6 年随访发现室间隔囊性病变（星号标记）。本病例的蛛网膜囊肿可能起源于侧脑室。F. 神经内镜顶枕区通道（箭头所示）

在产前就得到诊断[15]。

17.4　诊断与神经影像学检查

　　常规 CT 和 MRI 检查就可以诊断鞍上蛛网膜囊肿，由于扩张的第三脑室向上方推挤可以到达室间孔水平，侧脑室往往会出现前后角分离的现象。最终在室间孔水平层面上就出现了 5 个相对独立的空腔，即"米老鼠征"，这时往往会合并脑积水。囊肿通常都是对称性生长，但也有一些巨大囊肿会呈现单侧生长。鞍上池蛛网膜囊肿需要与 Rathke 囊肿、下丘脑周围囊肿、脉络丛囊肿以及其他先天性囊肿相鉴别。

　　鞍上池蛛网膜囊肿根据 CT 形态表现可分为 3 种亚型[16]（图 17.4）：Ⅰ 型，囊肿与脑室和基地池完全独立；Ⅱ 型，与脑室完全独立，但与基底池延迟沟通（图 17.5）；Ⅲ 型，与脑室完全独立，但是与基底池相互沟通。

　　四叠体池蛛网膜囊肿根据囊肿的生长方向也可以分为 3 种类型：Ⅰ 型，向幕上幕下生长呈哑铃型；Ⅱ 型，向幕下生长；Ⅲ 型，向侧方生长[17]。

　　在影像学上，脑室扩张的形态和程度常常与囊肿的生长部位及脑脊液循环梗阻的发生部位相关[3]。侧脑室蛛网膜囊肿或室管膜囊肿常导致局部侧脑室扩张，伴或不伴其他脑室扩张。囊肿形态多规则，呈圆形或椭圆形。相反，脉络膜囊肿一般体积较小，甚至在影像上很难辨

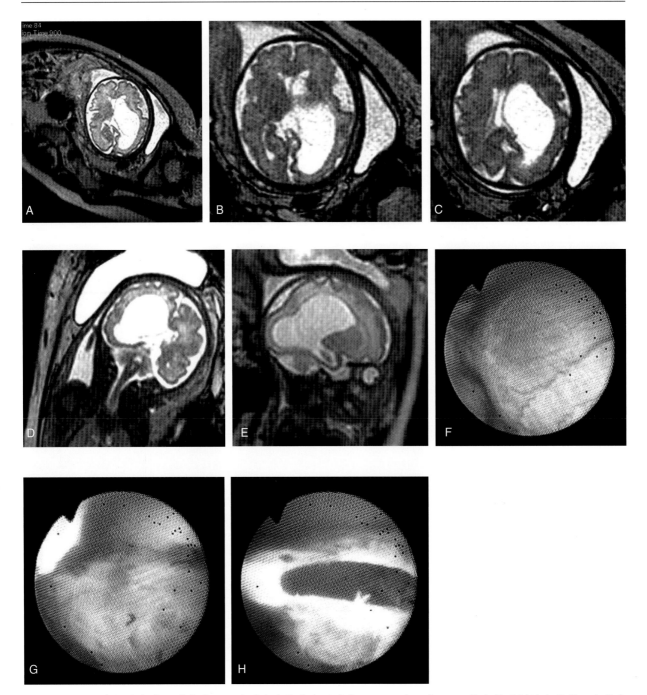

图 17.3 胚胎期侧脑室蛛网膜囊肿。A. 产前超声检查发现病变。B~E. 进一步 MRI 检查提示侧脑室囊肿。女婴在第 39 周时剖宫产出生。由于头围显著增大，出生后第 2 个月进行了神经内镜下脑室囊肿造瘘术。F. 脑室内囊肿。G. 囊肿壁被切开。H. 扩大造瘘口

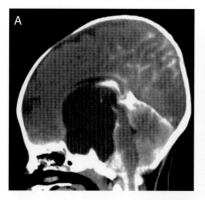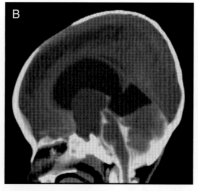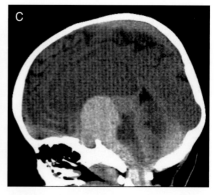

图 17.4　A~C.基于 CT 脑池造影结果进行鞍上池蛛网膜囊肿分类。1 型：囊肿与基底池不沟通。2 型：囊肿与基底池不完全沟通。3 型：囊肿与基底池相互沟通。注入造影剂（Isovist）后 3h 进行 CT 扫描

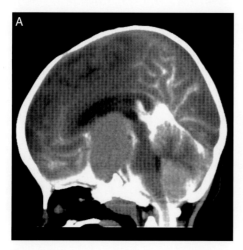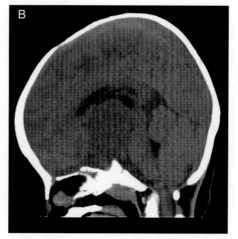

图 17.5　与基底池延迟沟通的 2 型鞍上池蛛网膜囊肿。A.注射造影剂 3h 后 CT 扫描显示囊肿内少量造影剂流入。B.24h 后囊肿与周围脑池密度呈现不同

认。3D-MRI 成像技术对诊断脉络膜囊肿具有一定的价值[4]。单侧脑室扩张常常是脉络膜囊肿的唯一影像学表现[6]。

单纯通过影像学检查手段对以上囊性病变进行鉴别诊断非常困难，需要采集临床标本对病变进行准确的病理诊断[11]。

17.5　治　疗

对有症状的脑室内囊肿，手术仍然是目前主要的治疗手段。药物治疗仅应用于继发感染的脑室内囊肿。对于偶然发现、无症状的中颅窝蛛网膜囊肿，如果囊肿体积较小（Galassi Ⅰ级），可暂不进行干预，给予随访观察。

17.5.1　手术指征

有临床症状的脑室内囊肿是手术适应证。对于偶然发现的囊肿是否应该手术治疗目前学术界还存在较大争议，但是如果存在囊肿体积巨大、压迫脑组织、合并脑室扩张等临床表现时也应该进行手术治疗[18]。

17.5.2　内镜手术的优势

手术目的是减小囊肿体积和改善脑积水。传统手术方式包括开颅囊肿切除或者囊肿壁造瘘，以及脑室 - 腹腔（V-P）分流术。内镜下囊肿壁造瘘术作为一种新兴的手术方式越来越多地应用于临床[10]。长期随访结果显示，相比较传统手术方式，内镜造瘘手术具有创伤小、

并发症发生率低等优势[19]。

选择手术方式的主要依据是囊肿的部位和大小。内镜手术已经成为鞍上池囊肿和侧脑室囊肿的首选手术方式。

脑室囊肿脑池造瘘术（ventriculocysto-cisternostomy，VCC）或脑室囊肿造瘘术（ventriculocystostomy，VC）都是鞍上池蛛网膜囊肿可供选择的治疗方式[16, 20, 21]（图17.6；视频17.1~17.3）。VCC仅适用于Ⅰ型鞍上池蛛网膜囊肿，而VC比较适用于Ⅱ、Ⅲ型鞍上池蛛网膜囊肿[16]。无论采用何种手术方式，手术的目的都是减小囊肿体积，重新建立脑脊液循环通路。对于婴幼儿患者，如果存在持续的脑室扩张，应进行V-P分流术缓解脑积水症状。

对于侧脑室以及侧脑室周围囊肿，VC、VCC、囊肿-脑室造瘘术（cystoventriculostomy，CV）和脑室-囊肿-脑室造瘘术（ventriculocystoventriculostomy，VCV）都是可选择的内镜手术方式[22]（图17.7；视频17.1~17.3）。总之，手术方式和操作技术主要根据囊肿的位置、大小，以及是否存在脑积水或者是否合并脑室扩张等临床和影像学因素等进行选择[15,17,22]。

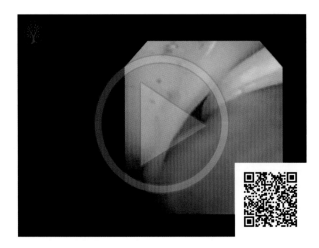

视频17.2 神经内镜下治疗鞍上池蛛网膜囊肿。视频展示神经内镜下治疗婴儿巨大鞍上池蛛网膜囊肿。高清神经软镜下行脑室-囊肿-脑池造瘘术。通过右侧室间孔可见蛛网膜囊肿，以单极电凝和抓持钳在囊肿顶壁造瘘。神经内镜下通过囊肿内可辨认多处组织结构。可见基底池内神经血管，比如双侧动眼神经、基底动脉及其分支血管。进一步扩大造瘘口，同时为建立囊肿基底池脑脊液循环，在左侧动眼神经和基底动脉之间进行囊肿底壁造瘘，造瘘口进一步通过球囊和抓持钳进行扩大。囊肿体积缩小后可见第三脑室后方的中脑导水管和后联合。囊肿进一步通过电凝进行收缩，第三脑室解剖结构更加清晰。最终检查确认造瘘口后撤出神经内镜。术后MRI扫描显示囊肿体积和脑积水均得到改善

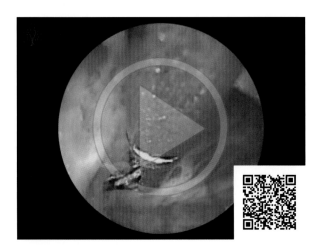

视频17.3 神经内镜下切除鞍上池囊肿。视频展示神经内镜下造瘘并切除鞍上池囊肿。神经内镜通过右侧室间孔后到达囊肿，双极电凝皱缩囊肿壁后用剪刀造瘘（脑室囊肿脑池造瘘术）。扩大造瘘口，进入囊肿腔，在囊肿底壁造瘘（脑室脑池造瘘术）使囊肿和基底池相互沟通

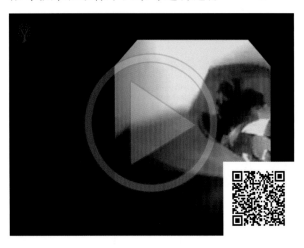

视频17.1 第三脑室蛛网膜囊肿合并脑积水病例。视频展示了神经内镜治疗婴儿脑室出血和炎症后并发巨大第三脑室蛛网膜囊肿。囊肿-腹腔分流术后高清软镜下仍可见巨大脑室内蛛网膜囊肿，以单极电凝和抓持钳进行囊肿壁造瘘并扩大造瘘口。神经内镜下进一步行囊肿内探查。囊肿充分减压后手术结束。术后CT扫描显示囊肿体积显著缩小，脑积水明显改善

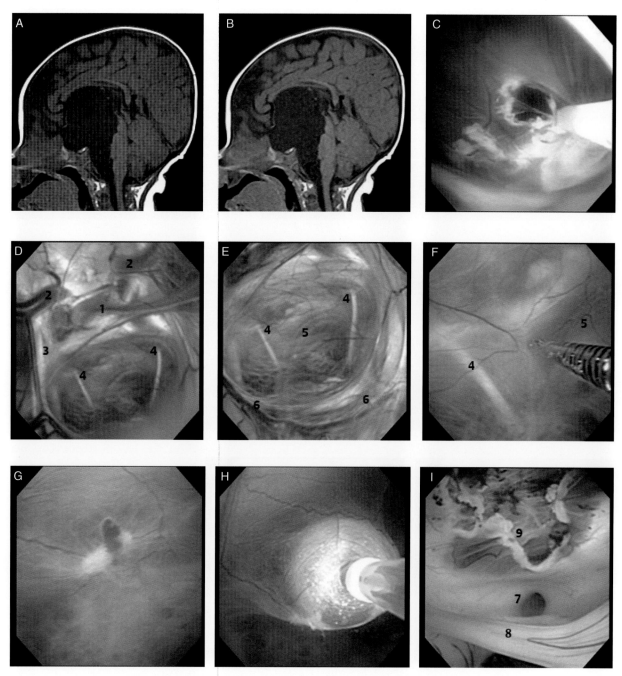

图 17.6 1 型鞍上池蛛网膜囊肿造瘘术。妊娠 27 周时胎儿被诊断为鞍上池蛛网膜囊肿。出生时无高颅压体征和表现。生后第 4 个月随访时，超声检查发现囊肿体积增大而且出现巨脑室。在第 5 个月时进行了手术治疗。A. 鞍上池巨大蛛网膜囊肿压迫脑干（MRI T1 加权像）。B. 囊肿壁嵌入室间孔。C. 对囊肿壁进行造瘘（囊肿脑室造瘘术）。D. 内镜下可见前颅底。E. 内镜下囊肿底壁。F. 脑室底壁造瘘（囊肿脑池造瘘术）。G. 囊肿壁造瘘口。H. 对造瘘口进行球囊扩张。I. 内镜下观察第三脑室后方（1：垂体和垂体柄；2：颈内动脉；3：动眼神经；4：外展神经；5：基底动脉；6：大脑后动脉；7：中脑导水管；8：丘脑间粘合；9：皱缩的囊肿壁）

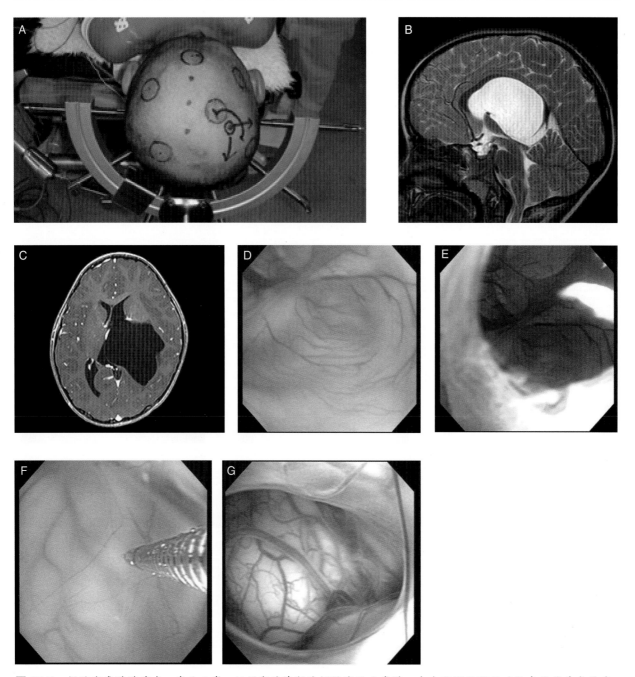

图 17.7 侧脑室囊肿造瘘术。患儿 5 岁，妊娠期被诊断为侧脑室后方囊肿，出生后因无明显症状未给予手术治疗，后抽搐发作，连续观察 7 个月发现囊肿体积持续增大，给予神经内镜下囊肿造瘘治疗。A ~ C.患儿俯卧位，应用术中 MRI 导航。D.左侧脑室囊肿壁。E.造瘘术（侧脑室囊肿造瘘术）。F.囊肿内进一步造瘘。G.囊肿底壁造瘘（囊肿脑池造瘘术）

17.6　并发症和处理措施

　　尽管经脑室 – 囊肿造瘘术的操作相对简单，但仍存在一定的风险。应谨慎选择造瘘口位置，最大限度地避免损伤颅神经和血管。虽然大血管受损的概率不高，但如果受损则会带来致命的后果。术中导航技术可降低此类并发症的发生率。

　　囊肿造瘘口边缘小的出血灶可以通过反复冲洗或者用球囊压迫进行止血，一般情况下球囊压迫 2min 就可以起到止血效果。

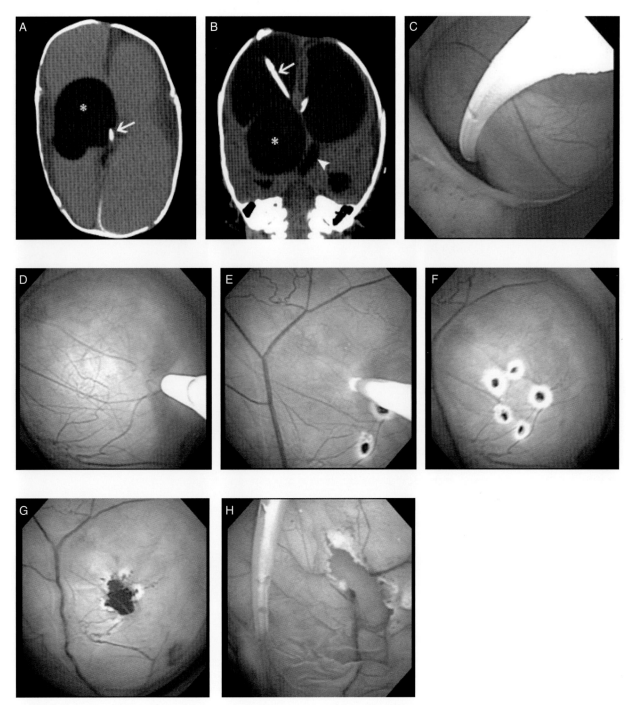

图 17.8　对继发于脑室出血和严重颅内感染的脑实质内囊肿进行造瘘。该患儿为 8 月龄，在妊娠第 25 周时早产并发现多房性脑积水。在患儿颅内植入脑脊液储存装置，一端带有支架管沟通侧脑室至第四脑室，另一端置于帽状腱膜下层，随后囊肿体积持续增大并压迫脑室端支架管。神经内镜下造瘘术优先考虑行脑室 – 腹腔分流术。A. 囊肿位于右侧脑室（星号所示；CT 脑室造影，轴位）。B. 囊肿位于右侧脑室下壁，侧脑室被挤压至对侧（箭头所示；CT 脑室造影，冠状位）。C. 囊肿压迫支架管。D. 通过电凝在囊肿壁造口。E. 多处造口。F. 围成环形。G. 环形孔中心造瘘。H. 扩大造瘘口，充分对囊肿减压

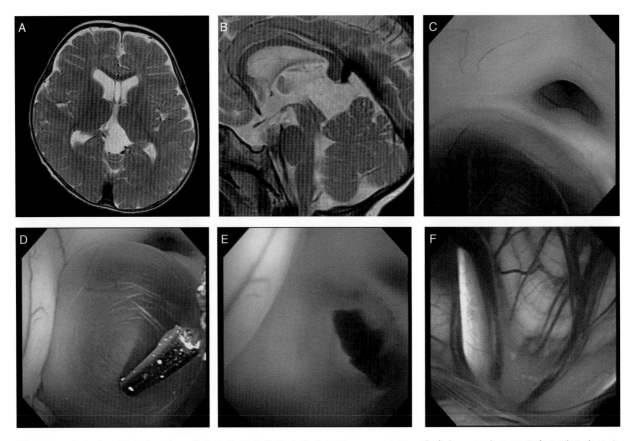

图 17.9 患者为 1 岁女童，行四叠体池蛛网膜囊肿造瘘（与图 17.1G 为同一患者）。A. 患儿因发育迟滞检查时发现颅内囊肿。B. 四叠体池蛛网膜囊肿合并轻度脑室扩大。患者行第三脑室底造瘘术和囊肿造瘘术。C. 囊肿轻度挤压中脑导水管。D. 用取瘤钳在囊肿壁取标本并造瘘。E. 造瘘完成。F. 囊肿内面观

17.7 其他治疗方法

除内镜手术外，囊肿 – 腹腔（cystoperitoneal, CP）分流术是治疗脑室囊肿的另一种备选手术方式。该手术方式主要应用于内镜治疗效果不佳的半球间囊肿[15, 23]。手术后期引流管依赖率从 4% 至 70% 不等[3,8,24]。在婴幼儿患者中，CP 分流术是巨大囊肿的首选治疗方式[24]。

内镜手术后脑积水症状持续不缓解的病例可以给予 V-P 分流术。有数据显示，对术前存在脑积水或者进行性脑室扩张的患者应用 V-P 分流术的概率明显升高[3]。

单纯内镜造瘘术也存在一定的不足[26]。通过内镜作为一种观察工具的显微手术，称为内镜辅助下显微外科手术，该术式也是治疗囊肿的方法之一[6,8]。

17.8 术后管理

术后应对脑室进行充分的冲洗，如果存在血凝块应该予以清除。如有必要，可以在囊肿和脑室间放置支架，防止术后造瘘口发生粘连闭塞。当造瘘困难、放置支架或者术中有出血等情况时，术后应该复查头颅 CT。

术后 1、6、12 个月应对患者进行随访，随访时应进行 CT 或者 MRI 检查并进行评估，之后每年随访一次。对于鞍上池蛛网膜囊肿患者应进行内分泌检查和治疗。

17.9 并发症

内镜下手术治疗蛛网膜囊肿的并发症发生率较低，几乎没有死亡病例报道，致残率为 1%~5%[17–19,21,26–28]。Shim 等人报道了对 84

例颅内不同部位蛛网膜囊肿患者进行内镜造瘘术，术后仅 2 例出现并发症（1 例为出血，1 例为脑室炎）。

硬膜下积液（subdural fluid collection, SDFC）是分流术后最常见的并发症，内镜手术可以降低术后硬膜下积液的发生率[3,8]。Karabatsou 对 39 例颅内不同位置蛛网膜囊肿患者的术后并发症发生率进行了统计，其中有 2 例发生了 SDFC[27]。如果积液持续堆积，则必须行分流手术。相比较其他部位的蛛网膜囊肿，半球间的囊肿术后更容易出现硬膜下积液[15,23]。

17.10 结果和预后

神经内镜手术是治疗脑室内囊肿十分有效的手段。手术成功率可达 90%，术后临床症状缓解率为 66%~96%[19]。就术后囊肿腔体积缩小程度而言，内镜手术要逊色于 C-P 分流术，但是总体预后方面，内镜手术明显优于 C-P 分流术[8,10,26-29]。Tam burrini 等人报道，约 95% 的内镜手术患者的囊肿体积会不同程度地缩小[19]。

数据显示，中颅窝蛛网膜囊肿内镜手术的有效率为 80%~90%[25,27,29]，只有一小部分患者可能需要行二次手术，但是，内镜造瘘术后囊肿体积缩小程度小于其他传统手术方式[25,27]。由于目前对于造瘘口数量和大小尚无统一的标准，所以各家报道的囊肿体积缩小程度不一，这也是学术界对于中颅窝蛛网膜囊肿应采用何种手术方式仍存在争议的主要原因。

中颅窝蛛网膜囊肿内镜下造瘘术的手术成功率为 80%~100%[8,21,28]。Maher 等人统计，脑室-囊肿-脑池分流术后再手术率约为 8%，脑室囊肿分流术后再手术率为 16%。对于 Ⅰ 型鞍上池蛛网膜囊肿患者[21]，单纯脑室-囊肿分流术后有较高的再次手术率。因此在内镜治疗鞍上池蛛网膜囊肿前应详细评估囊肿与脑池的沟通情况[16]。

内镜造瘘术对四叠体池蛛网膜囊肿有

较高的手术成功率。脑室-囊肿造瘘同时行第三脑室底造瘘术是首选的手术方式，手术成功率达 80%~90%，无须进行分流手术[17]。需行二次内镜造瘘术的手术病例占 10%~20%[17,19]。对于纵裂蛛网膜囊肿患者，内镜手术成功率为 70%，但应注意术后容易发生硬膜下积液[15,23]。

17.11 结 论

神经内镜造瘘术是脑室内囊肿的首选手术方式。应根据囊肿的位置和可能的形成机制，选择应用脑室或囊肿造瘘、穿通以及开窗手术。术前应进行详细的手术规划，丰富的手术经验和娴熟的操作技巧都是手术成功的必要因素。部分患者可能需要进行脑脊液分流手术，应根据患者的具体情况进行详细评估。

要 点

- 我们使用的软镜是 Olympus VEF 第五代神经软镜，该软镜头端安装了电耦合元件（charge-coupled device, CCD）。整个软镜直径 4.8mm，工作通道直径 2.0mm。这套软镜系统的成像质量可以与硬镜相媲美
- 我们选择 Kocher 点（冠状缝前方 1~2cm 与瞳孔矢状线相交点）为进镜点，进入侧脑室然后到达鞍上池和其他中线区域的蛛网膜囊肿
- 在治疗鞍上池蛛网膜囊肿时，囊肿往往突入室间孔，且囊肿壁经常有活瓣形成。可以应用电凝或电切在囊肿壁上先造口，然后进一步切开扩大瘘口，切除部分囊肿壁并用标本钳取出送病理检查。瘘口越大预后越好（图 17.6）
- 如果瘘口不够大，术后随着囊肿的萎缩和塌陷，瘘口可能发生闭塞，最终导致囊肿复发

- 对于 I 型鞍上池蛛网膜囊肿，术中应进行脑室 – 囊肿 – 脑池造瘘术[16]。尽量避免损伤神经血管结构，囊肿底壁可以钝性打开或者应用取瘤钳锐性切开，然后应用球囊技术进一步扩大瘘口（视频17.1）
- 在脑室 – 囊肿造瘘术和脑室 – 囊肿 – 脑室造瘘术后，应用电凝烧灼囊肿壁使囊肿壁发生皱缩以确保中脑导水管开口开放[18]（图 17.6）
- 对于室管膜囊肿或者厚壁蛛网膜囊肿，可以采取点 – 点连接造瘘技巧。在囊肿壁上连续烧灼小瘘口形成环形，然后连接这些小的瘘口，并取下中间的脑室壁形成一个较大的造瘘口（图 17.8；视频17.2）
- 囊肿壁上造瘘口位置的选择常根据囊肿类型的不同而有所差异，但一般情况下在囊肿长轴上距离皮层最近的位置选择造瘘口，尽可能避免损伤大脑功能区
- 对于侧脑室巨大蛛网膜囊肿，囊肿体主要位于脑室三角区的病例，穿刺点应在侧卧位下选择顶枕区，造瘘通道应指向脑室前角（图 17.2），进行囊肿 – 脑室造瘘（囊肿 – 侧脑室前角）或者脑室 – 囊肿 – 脑室造瘘术（侧脑室三角区 – 囊肿 – 侧脑室前角）
- 对于神经内镜下脑室内囊肿手术可以选择性应用导航技术[22,27]。对于室管膜来源的囊肿或者通过囊肿壁很难观察到囊肿内容物的囊肿，都可以采用神经导航技术辅助。对于形态复杂的囊肿或者需要多部位造瘘的手术也可以采取导航辅助
- 止血必须彻底，小的血肿应尽可能清除。手术结束前，应在脑组织的内镜通道里填入可吸收止血材料以防止脑室与硬膜下腔相互沟通

（乌优图 译）

参考文献

[1] Yoshioka S. Intracranial cystic disease: a review. Nervous System in Children. Japanese. 2014, 37: 398–408.
[2] Al-Holou WN, Yew AY, Boom saad ZE, et al. Prevalence and natural history of arachnoid cysts in children. J Neurosurg Pediatr, 2010, 5(6): 578–585.
[3] Zada G, Krieger MD, McNatt SA, et al. Pathogenesis and treatment of intracranial arachnoid cysts in pediatric patients younger than 2 years of age. Neurosurg Focus, 2007, 22(2): E1.
[4] Filardi TZ, Finn L, Gabikian P, et al. Treatment of intermittent obstructive hydrocephalus secondary to a choroid plexus cyst. J Neurosurg Pediatr, 2009, 4(6): 571–574.
[5] Nahed BV, Darbar A, Doiron R, et al. Acute hydrocephalus secondary to obstruction of the foramen of Monro and cerebral aqueduct caused by a choroid plexus cyst in the lateral ventricle. Case report. J Neurosurg, 2007, 107(Suppl3): 236–239.
[6] Cham czuk AJ, Grand W. Endoscopic cauterization of a sym ptom atic choroid plexus cyst at the foramen of Monro: case report. Neurosurgery, 2010, 66(6 Suppl Operative): 376–377, discussion 377.
[7] Rizk E, Chern JJ, Tagayun C, et al. Institutional experience of endoscopic suprasellar arachnoid cyst fenestration. Childs Nerv Syst, 2013, 29(8): 1345–1347.
[8] Shim KW, Lee YH, Park EK, et al. Treatment option for arachnoid cysts. Childs Nerv Syst, 2009, 25(11): 1459–1466.
[9] Invergo D, Tom ita T. De novo suprasellar arachnoid cyst: case report and review of the literature. Pediatr Neurosurg, 2012, 48(3): 199–203.
[10] Pradilla G, Jallo G. Arachnoid cysts: case series and review of the literature. Neurosurg Focus, 2007, 22(2): E7.
[11] Boockvar JA, Shafa R, Form an MS, et al. Symptomatic lateral ventricular ependymal cysts: criteria for distinguishing these rare cysts from other symptomatic cysts of the ventricles: case report. Neurosurgery, 2000, 46(5): 1229–1232, discussion 1232–1233.
[12] Pawar SJ, Sharm a RR, Mahapatra AK, et al. Giant ependymal cyst of the temporal hornan unusual presentation. Case report with review of literature. Pediatr Neurosurg, 2001, 34: 306–310.
[13] Conrad J, Welschehold S, Charalam paki P, et al. Mesencephalic ependymal cysts: treatment under pure endoscopic or endoscope-assisted keyhole conditions. J Neurosurg, 2008, 109(4): 723–728.
[14] Funaki T, Makino Y, Arakawa Y, et al. Arachnoid cyst of the velum interpositum originating from tela

choroidea. Surg Neurol Int, 2012, 3: 120.

[15] Giannetti AV, Fraga SMF, Silva MC, et al. Endoscopic treatment of interhemispheric arachnoid cysts. Pediatr Neurosurg, 2012, 48(3): 157–162.

[16] Ogiwara H, Morota N, Joko M, et al. Endoscopic fenestration for suprasellar arachnoid cysts. Clinical article. J Neurosurg Pediatr, 2011, 8: 484–488.

[17] Cinalli G, Spennato P, Colum bano L, et al. Neuroendoscopic treatment of arachnoid cysts of the quadri-geminal cistern: a series of 14 cases. J Neurosurg Pediatr, 2010, 6(5): 489–497.

[18]Rangel-Castilla L, Torres-Corzo J, Vecchia RRD, et al. Coexistent intraventricular abnormalities in periventricular giant arachnoid cysts. J Neurosurg Pediatr, 2009, 3(3): 225–231.

[19] Tam burrini G, D'Angelo L, Paternoster G, et al. Endoscopic m anagement of intra and paraventricular CSF cysts. Childs Nerv Syst, 2007, 23(6): 645–651.

[20] Decq P, Brugieres P, Le Guerinel C, et al. Percutaneous endoscopic treatm ent of suprasellar arachnoid cysts: ventriculostomy or ventriculocystocisternostomy. J Neurosurg, 1996, 84: 696–701.

[21] Maher CO, Goum nerova L. The e ectiveness of ventriculocystocisternostomy for suprasellar arachnoid cysts. J Neurosurg Pediatr, 2011, 7(1): 64–72.

[22] Oertel JMK, Baldauf J, Schroeder HW, et al. Endoscopic cystoventriculostomy for treatment of paraxial arachnoid cysts. J Neurosurg, 2009, 110(4): 792–799.

[23] Cinalli G, Peretta P, Spennato P, et al. Neuroendoscopic management of interhemispheric cysts in children. J Neurosurg, 2006, 105(Suppl3): 194–202.

[24] Li C, Yin L, Jiang T, et al. Shunt dependency syndrome after cystoperitoneal shunting of arachnoid cysts. Childs Nerv Syst, 2014, 30(3): 471–476.

[25] Spacca B, Kandasamy J, Mallucci CL, et al. Endoscopic treatment of middle fossa arachnoid cysts: a series of 40 patients treated endoscopically in two centres. Childs Nerv Syst, 2010, 26(2): 163–172.

[26] Di Rocco F, Yoshino M, Oi S. Neuroendoscopic transventricular ventriculocystostomy in treatment for intracranial cysts. J Neurosurg, 2005, 103(1, Suppl): 54–60.

[27] Karabatsou K, Hayhurst C, Buxton N, et al. Endoscopic m anagement of arachnoid cysts: an advancing technique. J Neurosurg, 2007, 106(Suppl6): 455–462.

[28] Oertel JM, Wagner W, Mondorf Y, et al. Endoscopic treatment of arachnoid cysts: a detailed account of surgical techniques and results. Neurosurgery, 2010, 67(3): 824–836.

[29] Di Rocco F, R Jam es S, Roujeau T, et al. Limits of endoscopic treatment of sylvian arachnoid cysts in children. Childs Nerv Syst, 2010, 26(2): 155–162.

第18章　脑室和蛛网膜下腔脑囊虫病

Jaime Gerardo Torres-Corzo, Juan Lucino Castillo-Rueda, Leonardo Rangel-Castilla

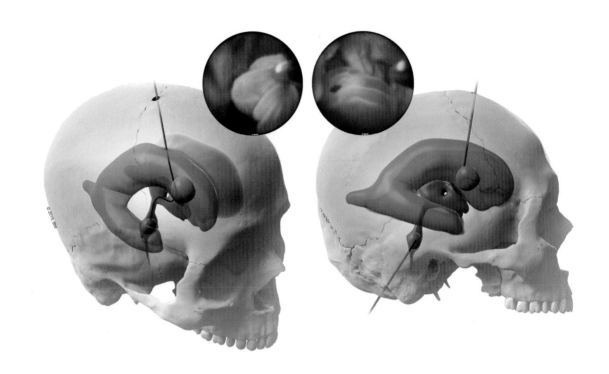

18.1　引　言

　　脑囊虫病（neurocysticercosis, NCC）是绦虫的幼虫囊尾蚴寄生于中枢神经系统（the central nervous system, CNS）引起的疾病。在亚洲、非洲、东欧、中美洲、南美洲以及墨西哥等地区是成年人癫痫的主要致病因素[1-4]。即使在北美由于移民的影响，该病的发病率也在逐年上升[4]。脑囊虫病根据发生部位主要分为脑实质内囊肿病和脑实质外囊虫病[3]。脑实质内囊虫病最为常见，通常以药物治疗为主。脑实质外囊虫病约占脑囊虫病的30%，主要发生于基底池、蛛网膜下腔和脑室。脑实质外囊虫病的治疗较为棘手，需要药物联合手术治疗[3]。部分患者同时存在脑实质内囊虫病和脑实质外囊虫病（图18.1A）。

18.2　病理生理

　　脑实质外囊虫病最常见的临床表现是脑积水，主要的发病原因是病变阻塞脑脊液循环通路。脑囊虫的囊可以阻塞室间孔、中脑导水管、第四脑室或第四脑室出口（图18.1B~D）。脑室内囊虫可以引发脑室壁或者脉络丛炎性反应，形成脑室炎或室管膜炎，最终导致脑室内脑脊液循环通路梗阻（视频18.1、18.2）。位于基底池的脑囊虫也可以引发强烈的炎性反应，形成蛛网膜炎。脑囊虫分泌物主要由胶原蛋白、淋巴细胞、巨噬细胞、粒细胞和透明的寄生虫膜构成，这些分泌物刺激基底池周围软脑膜增厚（视频18.3~18.5）。囊尾是薄壁囊性结构，可以长达20mm，这种病理性改变可以发生在神经系统的任何部位，但在基底池尤为多见（图18.1F）[4-6]。

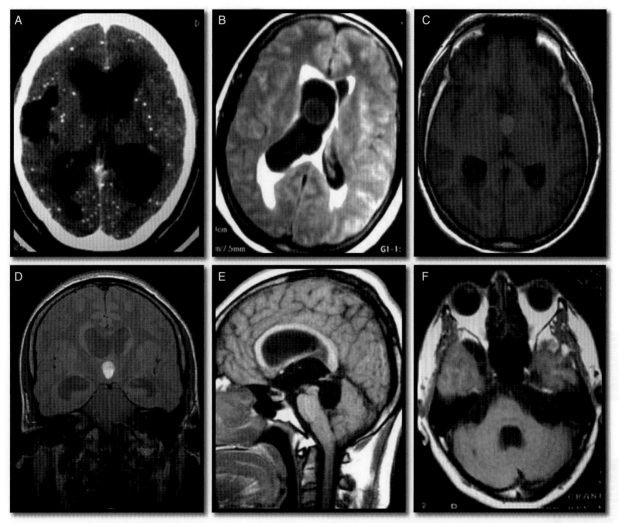

图 18.1　A.CT 显示脑实质内多处有钙化结节的囊尾蚴囊肿，右侧裂见花瓣状囊肿，右侧脑室枕角见巨大囊肿合并脑积水。B. 轴位 MRI 见右侧脑室圆形囊肿，阻塞室间孔引起单侧脑室积水。C、D. 轴位和冠状位 MRI 显示第三脑室前部囊尾蚴囊肿伴发梗阻性脑积水。E. 矢状位 MRI 见第四脑室囊尾蚴囊肿，引发脑积水并伴有小脑占位效应。F. 轴位 MRI 见右侧颞极、桥前池、双侧 CPA 区多发花瓣状囊肿。脑干由于占位效应向右偏移

18.3　临床特征

　　脑囊虫病的临床表现根据囊虫的发生部位以及生长数量不同而有所差异。癫痫是脑实质内囊虫病的最常见症状，约 70% 的患者都有癫痫发作。脑实质外囊虫病多表现为头痛、恶心呕吐、视力下降、颅神经麻痹、精神症状或者其他与脑积水相关的颅内压增高症状（图 18.1）[2,3,7]。脑囊虫性脑炎是脑实质广泛受囊尾蚴感染所引发的急性临床表现。感染可以进一步引发血管炎性改变，进而导致脑卒中，约占脑囊虫病患者的 3%。部分患者可表现为轻重不一的精神症状。既往有脑室 – 腹腔（V-P）

分流术史的患者往往会出现分流失效的相关临床表现。脑囊虫病患者的中脑室腹腔分流管失效率可以高达 55%~82%（视频 18.6）[8]。

18.4　诊断与神经影像学检查

　　脑囊虫病在影像学上的表现并不典型。现代影像学技术的发展显著提高了脑囊虫病的诊断准确率。CT 和 MRI 可以清楚地显示囊肿的部位以及数量（图 18.1~18.4）。脑室内囊虫在 CT 上表现为低密度影，并伴有不对称性脑积水（图 18.1A）。由于脑囊虫内液体与脑脊液的性质不同，所以脑室内囊虫在 MRI 上更

容易观察到（图 18.4）。包囊可在脑室腔内移动，并产生一种球状活瓣（ball-valve）作用，可突然阻塞第四脑室正中孔，导致颅内压突然急骤增高，引起眩晕、呕吐、意识障碍和跌倒，甚至死亡，即布龙征（Brunsign）发作，这些特异性表现在一定程度上具有诊断价值。在蛛网膜下腔脑囊虫患者中，脑室扩张是最常见的临床表现，多是基底池等脑池在炎性刺激下发生粘连并阻塞第四脑室的正中孔和侧孔所致。由于基底池蛛网膜炎症，所以 MRI 上可以观察到异常增厚或者强化的脑膜征。蛛网膜下腔的囊虫病多表现为多囊状（图 18.1F）。血清和脑脊液囊虫免疫学检查具有诊断意义。Del Brutto 等人提出了脑囊虫病的诊断标准[2,3,9]。

18.5 治　疗

　　脑实质外囊虫病与脑实质内囊虫病的治疗方法有所不同。抗囊虫药物对两者均有一定的效果，但是脑实质外囊虫病仍以非药物治疗为主，因为抗囊虫药物在脑室和蛛网膜下腔很难

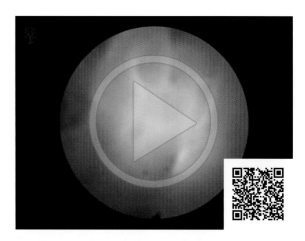

视频 18.2　第三脑室脑囊虫病（软性内镜）。视频展示了通过软镜取出第三脑室内囊尾蚴囊肿的过程。巨大的囊肿占据了整个第三脑室。抓持钳通过室间孔取出囊肿

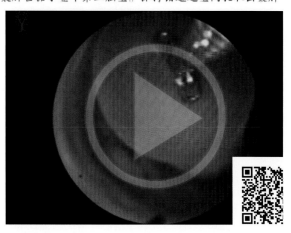

视频 18.3　第四脑室脑囊虫病（软性内镜）。视频展示了通过软性内镜取出第四脑室内囊尾蚴囊肿的过程。内镜通过中脑导水管进入第四脑室，脑室内见巨大囊肿。用抓持钳行囊肿造瘘后取出囊肿。由于囊肿体积较大，囊肿和内镜同时退出脑室

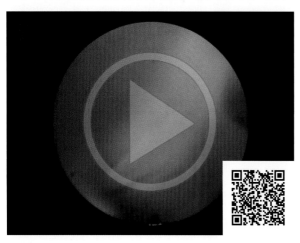

视频 18.1　侧脑室脑囊虫病（软性内镜）。视频显示软镜下切除侧脑室囊尾蚴囊肿。进入左侧脑室后可见一巨大囊尾蚴囊肿阻塞左侧室间孔。对囊肿进行造瘘后取出。依脉络裂继续向前至同侧脑室枕角，见两处囊肿并于内镜下将其取出。脑室壁可见颗粒样的炎性反应灶。通过透明隔造瘘到达对侧脑室，枕角可见囊尾蚴囊肿，造瘘后取出。通过室间孔进入第三脑室，可见之前做过的第三脑室底造瘘术的痕迹，探查第三脑室后方发现另一个囊肿阻塞中脑导水管，内镜下将其取出

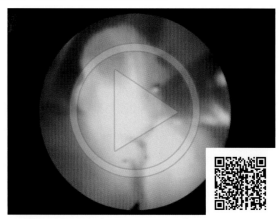

视频 18.4　基底池脑囊虫病（软性内镜）。视频展示了通过软性内镜取出基底池囊尾蚴囊肿的过程。通过"缠绞技术"（抓持钳轴向旋转）取出延髓前池内囊尾蚴囊肿。抓持钳轴向旋转可以获取更好的抓持囊肿效果。将内镜和囊肿同时退出脑室

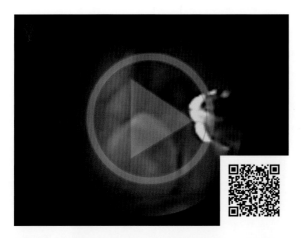

视频 18.5　基底池脑囊虫病（软性内镜）。视频展示了通过软性内镜取出基底池囊尾蚴囊肿的过程。囊尾蚴囊肿位于右侧椎动脉和末组颅神经之间，通过抓持钳将囊肿取出

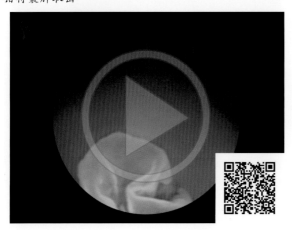

视频 18.6　脑室内脑囊虫病。视频展示了通过软镜探查脑积水侧脑室并取出侧脑室囊尾蚴囊肿的过程。患者曾行脑室 – 腹腔分流术，但分流管失效。进入右侧脑室后可见多个巨大囊尾蚴囊肿，用抓持钳取出游离囊肿。室管膜和脉络丛可见炎性反应，将第二个大囊肿从枕角取出

达到治疗浓度。但目前对药物治疗存在的最大争议是：如果不能去除囊肿灶，患者将会一直存在脑积水及脑疝的危险。药物治疗包括激素、抗癫痫药、抗寄生虫药物 [吡喹酮 50mg/（kg·d），共 15d；或阿苯达唑 15mg/（kg·d），共 2~4 个月]。对于脑实质外囊虫可能需要更高的剂量和疗程。

18.5.1　手术指征

影像学证实，脑室内或者蛛网膜下脑囊虫病是手术的指征（图 18.1）。对于一些脑囊虫病高发地区，单纯脑积水可作为神经内镜探查脑室和蛛网膜下腔的手术指征，因为脑实质外脑囊虫有较高的病死率，早期手术治疗可明显降低死亡率。对于合并脑积水的脑囊虫患者应尽早手术治疗。早期清除脑囊虫病灶可以降低囊虫的抗原反应和慢性炎症反应，同时可以改善和解决脑积水 [4-6,10]。

18.5.2　内镜手术的目标和优势

内镜手术的两大目的是去除囊虫和解决脑积水。侧脑室和第三脑室内的囊虫手术可以通过硬性内镜完成，但硬性内镜对一些特殊区域的显露却存在一定的局限性 [5,6,10]。囊肿摘除是最常采用的手术方式（视频 18.1~18.6）。术中可以采用透明隔造瘘到达对侧脑室（视频 18.2；见第 23 章）。术中必须做第三脑室

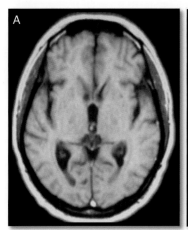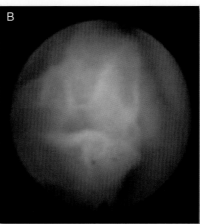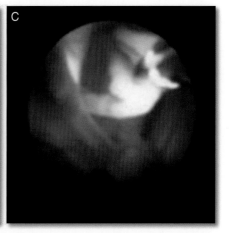

图 18.2　患者女性，36 岁，主因间断性头痛伴短暂晕厥发作（Burns 综合征）入院。A. 轴位 MRI 可见第三脑室后方囊尾蚴囊肿，阻塞中脑导水管。B、C. 术后内镜图片可见囊肿被移出第三脑室，囊尾蚴囊肿通过室间孔（C）

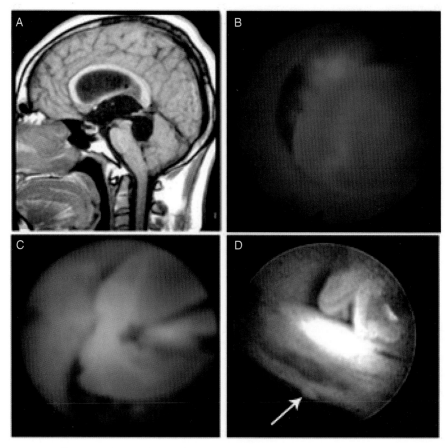

图 18.3 A. 矢状位 MRI 可见第四脑室内巨大囊尾蚴囊肿，挤压中脑被盖和小脑。B~D. 术中神经内镜下取出囊肿。B. 囊肿体积较大无法通过中脑导水管，先给予囊肿造瘘。C. 释放内容物。D. 囊肿塌陷后，取出囊肿。囊肿经过中脑导水管取出，可见后联合和缰联合

底造瘘术，这不但可以改善脑积水而且可以进一步探查基底池（图 18.5；视频 18.2~18.5；见第 21 章）[11]。第四脑室是囊虫好发部位，术中应尽可能进行探查（图 18.3A；视频 18.3）。对于存在中脑导水管狭窄的患者应进行中脑导水管成形术（见第 22 章）[12]。术中还应该对第四脑室正中孔和侧孔是否存在闭塞进行评估，如果存在狭窄闭塞应进行第四脑室孔成形术（见第 28 章）。如果可能还应进行小脑延髓池探查（图 18.6）。

18.6　风险及补救措施

刺破囊虫囊肿壁释放囊液是去除囊虫的必要手段，尤其当囊肿位于第四脑室或者基底池时。术中可以用持瘤钳或者吸引管将囊肿取出，

如果囊肿较大也可将内镜和囊肿一起退出脑室或者脑池系统（视频 18.3、18.4、18.6）。手术结束前应对脑室或者蛛网膜下腔进行充分的冲洗以防止术后产生化学性脑室炎或者脑膜炎。术前、术后推荐应用类固醇激素防止中枢神经系统的化学性炎症。术中最大的风险就是由于血管损伤而导致的颅内出血，尤其是基底动脉和分支的破裂出血。对于合并脑积水患者，由于脑室系统的扩张往往使第三脑室底变得菲薄透明，术中很容易透过脑室底观察基底动脉。尽管如此，在切除第三脑室和基底池附近的囊肿时仍要十分谨慎以防损伤血管。

18.7　内镜手术的替代方案

V-P 分流术和开颅囊肿切除术都是内镜以

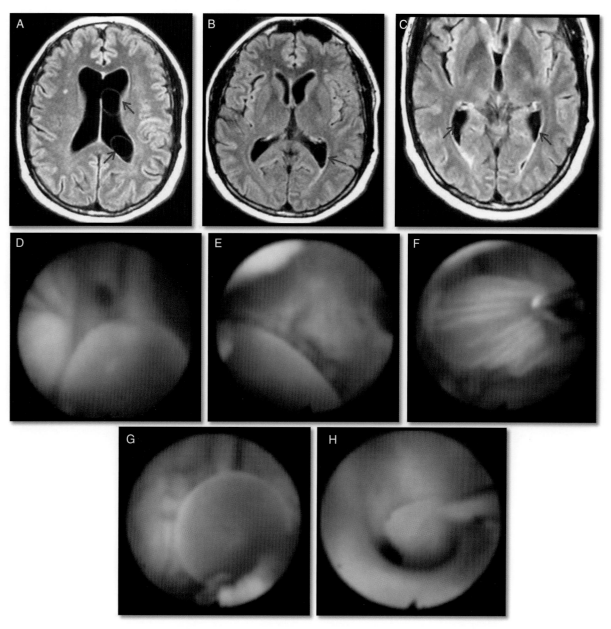

图 18.4 患者为南美洲女性，46 岁，表现为慢性头痛，恶心呕吐，视物模糊，视盘水肿。A~C.轴位 MRI 显示双侧脑室内多发囊尾蚴囊肿（额角和枕角，箭头所示）。C~H.术中内镜图片显示囊肿从脑室内被取出

外的手术方式。但对于脑囊虫囊肿患者，V-P 分流术后分流管的失效率极高，可高达 82%[8]。开颅囊肿切除术后患者的预后差异较大，有些情况下由于囊肿涉及多个部位，可能需要联合多种手术入路才能达到全切除的目的。

18.8 术后管理

囊肿切除或者脑室造瘘术后应用大量林格液冲洗脑室脑池直到脑脊液清亮。术后不常规放置脑室外引流管，患者清醒后转入神经重症监护室（ICU）。术后除非有病情变化否则无须常规复查头颅 CT。部分患者术后可能会出现短暂的发热或者化学性脑膜炎症状，一般持续 2~3d。注意有发生尿崩症的可能，原因可能与在第三脑室底附近操作有关。一般进行短期激素治疗后，患者于术后 2~3d 可以出院。术后 1、6、12 个月时应进行复查，如病情有变化随时复诊，1 年后可每年复查一次。

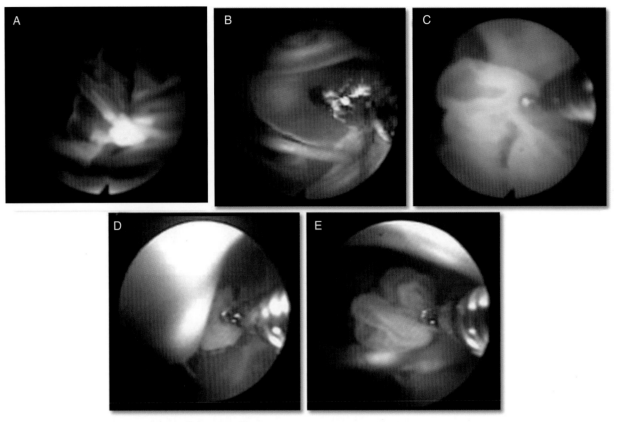

图 18.5　术中神经内镜下基底池囊尾蚴囊肿图片。A.囊肿位于右侧面听神经下方。B.囊肿经后交通动脉和动眼神经之间取出。C、D.囊肿从桥前池被移除。E.囊肿从桥前池被取出时与外展神经的关系

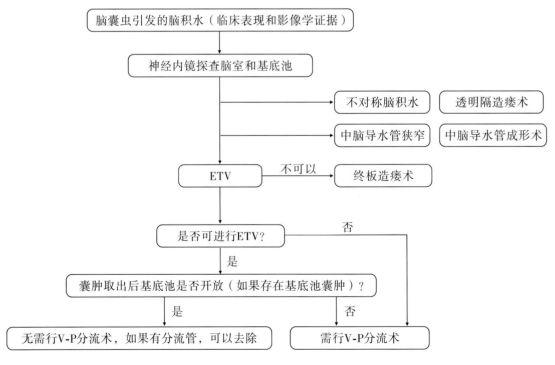

图 18.6　由脑囊虫引发的脑积水治疗模式。内镜手术后建议短期服用类固醇激素（地塞米松 8mg/d，疗程为 5d）

18.9 并发症

神经内镜治疗脑囊虫病的并发症的类型和发生率几乎与其他神经内镜手术相似，主要包括：感染，出血，神经血管损伤诸如动脉、静脉、穹窿和中脑导水管等。尤其在将囊肿拖出基底池时应格外注意避免损伤颅神经、动脉及其分支。一般情况下动脉的细小穿通支损伤可以通过持续冲洗或者电凝烧灼就能达到止血目的。术中应时刻警惕脑囊虫病患者的脑室壁往往比较硬且缺乏弹性[5,6,10]。

18.10 结果和预后

脑实质内囊虫病患者的预后优于脑实质外囊虫病患者。对于最佳治疗方案目前学术界尚无定论，但是目前不推荐单纯药物治疗，因为其疗效尚不确切，而且无法改善脑积水症状。采用抗寄生虫药物治疗后脑实质外囊虫病仍有可能复发。目前专家推荐在药物治疗前应首先进行手术适应证的评估。

神经内镜手术在脑实质外囊虫病的治疗中有很大优势。一项包含 140 例脑实质外囊虫病患者的研究显示，在生存期与住院时间方面，神经内镜手术与传统药物治疗相比无显著差异，但是所有采用传统药物治疗的患者都经历过至少 1 次 V-P 分流术，而绝大部分神经内镜手术患者没有进行 V-P 分流术[5]。来自休斯顿医院的病例研究也表明行内镜手术时无须进行 V-P 分流术，而且预后优于其他治疗方式。在采用药物治疗的脑囊肿患者中，约有 57% 的患者发生了腹腔分流管失效，其中部分患者经历了多次分流手术。在分流管失效的患者中，术后第 1 年分流管失效率为 78%，术后第 3 年失效率高达 96%[10]。死亡率为 1.6%~18%，大部分死亡都与分流管失效相关。

18.11 结 论

脑室和蛛网膜下腔脑囊虫病通常难以确诊，治疗更加困难。而且由于伴有脑积水和颅内压增高症状，往往预后较差，死亡率较高。在临床医生和放射科医生难以鉴别诊断慢性脑膜炎和脑积水时应考虑到脑囊虫病，尤其在囊虫病流行地区。如需外科手术治疗，神经内镜手术应该作为优选治疗手段。对于脑室内和蛛网膜下腔囊虫，有经验的外科医生可以进行全切术，且术后复发率极低。

要 点

- 软性内镜可以用来探查所有脑室、脑池、蛛网膜下腔系统
- 有时对于不同部位的囊虫可能需要采用多种入路进行内镜探查
- 许多不明原因的脑积水实际上都是由脑囊虫病引起的，只是这些囊虫难以通过 CT 或者 MRI 观察到，所以在应用神经内镜手术治疗脑积水时应对基底池进行探查以除外脑囊虫病
- 当囊虫的囊体积较大，大于室间孔或者第四脑室孔时，应先释放囊液缩小体积再取出囊虫
- 脚间池内蛛网膜囊肿可以压迫周围结构，尤其是椎动脉，使其失去正常的走行结构，这种情况下在进行内镜下第三脑室底造瘘术时应尤其注意，以防损伤基底动脉及穿支
- 基底池较大的囊肿往往包裹颅神经及血管结构（图 18.5），这时切除囊肿需要格外小心。我们用取瘤钳夹持囊肿后再沿取瘤钳长轴旋转夹持取瘤，缓慢将囊肿从神经血管上剥离下来，整个过程必须在内镜直视下完成，我们称这种技术为"面条旋转技术"
- 手术结束前应探查侧脑室枕角，取出残留的血凝块和囊肿碎屑，由于重力作用该部位是这些碎屑最容易沉积的地方
- 尽管软性内镜成像的质量逊于硬性内镜，但软性内镜可以探查所有脑室以及部分脑池的优点完全可以弥补成像质量上的劣势

（乌优图 译）

参考文献

[1] Bhattarai R, Budke CM, Carabin H, et al. Quality of life in patients with neurocysticercosis in Mexico. Am J Trop Med Hyg, 2011, 84(5): 782-786.

[2] Del Brutto OH. Diagnostic criteria for neurocysticercosis, revisited. Pathog Glob Health, 2012, 106(5): 299-304.

[3] Del Brutto OH. Neurocysticercosis: a review. Scientic World J, 2012: 159821.

[4] Kelesidis T, Tsiodras S. Extraparenchymal neurocysticercosis in the United States. Am J Med Sci, 2012, 344(1): 79-82.

[5] Proaño JV, Torres-Corzo J, Rodríguez-Della Vecchia R, et al. Intraventricular and subarachnoid basal cisterns neurocysticercosis:a comparative study between traditional treatment versus neuroendoscopic surgery. Childs Nerv Syst, 2009, 25(11): 1467-1475.

[6] Torres-Corzo JG, Tapia-Pérez JH, Vecchia RR, et al. Endoscopic management of hydrocephalus due to neurocysticercosis. Clin Neurol Neurosurg, 2010, 112(1): 11-16.

[7] Carabin H, Ndim ubanzi PC, Budke CM, et al. Clinical manifestations associated with neurocysticercosis: a systematic review. PLoS Negl Trop Dis, 2011, 5(5): e1152.

[8] Kelley R, Duong DH, Locke GE. Characteristics of ventricular shunt malfunctions among patients with neurocysticercosis. Neurosurgery, 2002, 50(4): 757-761, discussion 761-762.

[9] Del Brutto OH, Rajshekhar V, White AC Jr, et al. Proposed diagnostic criteria for neurocysticercosis. Neurology, 2001, 57(2): 177-183.

[10] Rangel-Castilla L, Serpa JA, Gopinath SP, et al. Contemporary neurosurgical approaches to neurocysticercosis. Am J Trop Med Hyg, 2009, 80(3): 373-378.

[11] Torres-Corzo J, Rangel-Castilla L. Endoscopic third ventriculostomy. Contemp Neurosurg, 2006, 28: 1-8.

[12] Oertel JM, Baldauf J, Schroeder HW, et al. Endoscopic options in children: experience with 134 procedures. J Neurosurg Pediatr, 2009, 3(2):81-89.

第 19 章　脑膜炎和感染性脑积水

Anouk Borg, Leonardo Rangel-Castilla

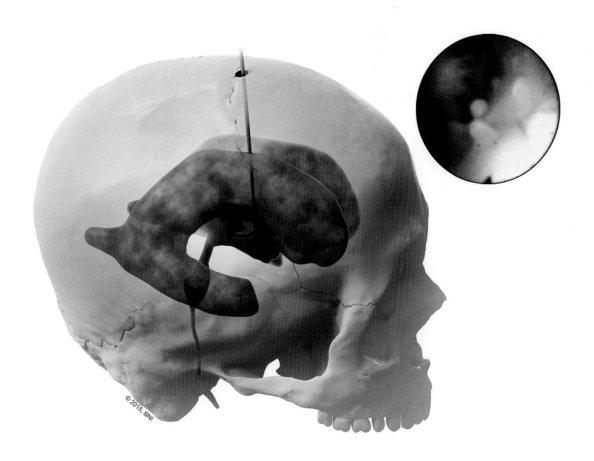

19.1　引　言

感染性脑积水是发展中国家最常见的脑积水病因[1]，通常发生在急性细菌性脑膜炎导致的脑脊液通路阻塞及其吸收障碍情况下，即使接受治疗，也有较高的发病率和死亡率。尽管脑脊液分流仍然是治疗的首要原则，但是在这种沟通性脑积水中，改变了的脑脊液动力学决定了手术治疗的成功与否。有报道显示，内镜下第三脑室底造瘘术（ETV）越来越多地被用于治疗感染性脑积水，然而它相对于分流手术的优越性仍存在争议（视频 19.1）。

19.2　病理生理

颅内感染可由多种微生物引起，通过 3 种途径扩散至颅内：血源性感染、直接感染和逆行感染。血源性感染最多见，血液中的病原体通过渗透入血—脑屏障和血—脑脊液屏障的血管细胞层，从而进入脑脊液，在蛛网膜下腔生长繁殖引起脑膜炎（视频 19.1）[2]。

急性细菌性脑膜炎是颅内感染导致感染性脑积水的最常见形式，几项研究已经表明致病微生物因年龄段、地域、季节不同而有所变化。

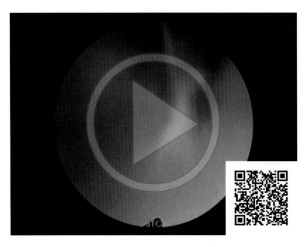

视频 19.1 脑膜炎和感染性脑积水（软性内镜）。视频所示为一例表现为意识改变和发热的脑积水患者，对患者行内镜探查脑室和基底池。在第三脑室靠近右侧脑室和右侧室间孔的侧壁上发现反应性炎症性颗粒外观（脑室炎）。通过 ETV 进入基底池。在基底池内部可见稠密、微黄色的絮状渗出液充满整个蛛网膜下腔，限制了脑脊液流动。使用显微内镜器械分离和解除黏附，与此同时获得多个样本。在切除和牵拉稠密的渗出液及瘢痕组织前必须将其与颅内神经和动脉分离。可能的话，分离应贯穿整个基底池，从脚间窝尾部至延髓前池。最终，充足的脑脊液在基底池和第三脑室恢复流动

在整个欧洲，引起脑膜炎的细菌类型有脑膜炎奈瑟菌（22%）、肺炎链球菌（18%）、金黄色葡萄球菌（10%）、乙型链球菌（5%）和大肠埃希菌（5%）[3]。

美国 2003—2007 年的统计中，这些数据有轻微变化，肺炎链球菌占主要部分（58%），其次是乙型链球菌（18.1%）、脑膜炎双球菌（13.9%）、流感嗜血杆菌（6.7%）和单核细胞增多性李斯特菌（3.4%）[4]。在其他发展中国家的流行病学统计中也有类似发现，不同年龄段的主要致病细菌概述见表 19.1。

表 19.1 不同年龄组的细菌性脑膜炎病因

年龄分组	病因
新生儿	B 组链球菌，大肠杆菌，李斯特菌
婴儿和儿童	肺炎链球菌，脑膜炎奈瑟菌，B 型流感嗜血杆菌
青少年与年轻人	脑膜炎奈瑟菌，肺炎链球菌
老年人	肺炎链球菌，脑膜炎奈瑟菌，李斯特菌

引自参考文献 45

在每年气温最高的国家中，A 群脑膜炎球菌是造成脑膜炎最常见的病原体，大约占非洲撒哈拉沙漠以南地区 80%~85% 的脑膜炎病例[5]。而在许多发展中国家的研究中明显缺少乙型链球菌[1]。金黄色葡萄球菌导致的脑膜炎在成年人中相对罕见，通常发生于术后患者、菌血症或有其他基础疾病的患者，因此它主要发生于院内感染。相比其他化脓性脑膜炎，金黄色葡萄球菌感染的脑膜炎患者的死亡率更高[6,7]。

随着艾滋病病毒的发现，结核病（tuberculosis, TB）也重新被西方国家所关注[8]，结核性脑膜炎在某些地区如非洲撒哈拉沙漠以南地区、印度和拉丁美洲仍然很常见，在这些地区，结核病仍然是一项社会负担[9]。隐球菌性脑膜炎（cryptococcal meningitis, CM）由真菌隐球菌所致，这是一种发生在免疫功能障碍机体的机会致病菌[10]。脑积水是隐球菌性脑膜炎的一种被详细描述过的后遗症，可发生在感染急性期或感染发生数周至数月之后[11]。其他中枢神经系统感染可能伴随脑积水的包括寄生虫囊肿和弓形虫病。

脑膜、室管膜、蛛网膜炎症的发生原因通常是细菌的毒性化合物、促炎性细胞因子的释放（视频 19.1）[12]。炎症过程中细胞因子的生成导致血—脑屏障被破坏，并导致血管渗透性增加，结果是炎性渗出物阻断蛛网膜下腔引起脑积水（脑室外脑池内的梗阻性脑积水），这是结核性脑膜炎最常见的发病原因（图 19.1）[13]。

通过神经内镜观察发现，脑膜炎后的室管膜及脉络丛可见瘢痕形成，以及脑室内脓性物及含铁血黄素沉积共同造成中脑导水管阻塞[14]。对比度增强神经成像显示脑膜增强表示脑室炎和蛛网膜炎（图 19.2）。有研究显示，这种反应性炎症可能导致脑脊液流动减少引起脑脊液吸收减少，从而导致交通性脑积水（视频 19.1）[12]。

脑膜炎最终可造成感染性脑积水的总体风险约为 7.1%[15]，在社区获得性细菌所致的成人脑膜炎患者中这一风险相对较低（3%~5%）[16,17]，而在儿童及新生儿群体中该

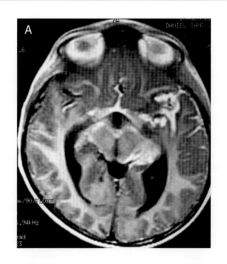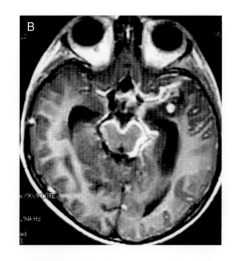

图 19.1　A、B. 患者男性，67 岁，被诊断为感染性蛛网膜炎和脑室炎引起的继发脑积水。增强 MRI 显示基底池和外侧裂强化，同时脑室增大

风险上升至 31%[1,18]。此外，感染性脑积水的出现也预示着严重的神经系统后遗症[19]。结核性脑膜炎并发脑积水的风险最高（85%）[20]，在这种情况下，脑积水倾向于在感染的急性期而不是在后期的化脓性脑膜炎期发展。在中枢神经系统结核中，脑积水类型也可能是因中脑导水管狭窄引起的非交通型脑积水。

19.3　临床表现

脑膜炎典型的临床表现为发热、头痛、颈项强直，以及大脑功能紊乱。尽管上述单个症状可能敏感性不高，但是不具备上述任何两种症状可以排除脑膜炎的阴性预测值为 95%[21]。然而，临床特征可能依赖于不同年龄组以及潜在的病原体，例如，幼儿常不表现出颈项强直[22]，而在成年人中颈项强直却是特征性的临床表现（45%）[21,23]。新生儿脑膜炎的临床特征还包括囟门膨隆、易怒和反射亢进。该病的临床表现也可以根据感染的严重性做出让步。这些重要的特征也可预示预后不良[23]。

19.4　诊断与神经影像学检查

对于临床诊断怀疑脑膜炎的患者，腰椎穿刺后脑脊液检查仍然是确诊的主要方法。大多数实验室生化分析检测标准包括各分化型白细胞计数、血脑脊液葡萄糖比例，以及乳酸和蛋白质测定[24]，其他常用的检测方法包括革兰氏染色和培养，以及抗酸染色实验。现行标准也规定，使用凝集测试来检测细菌和隐球菌抗原。化脓性脑膜炎患者无一例外地会出现脑脊液白细胞计数升高。而诊断细菌性脑膜炎的标准是脑脊液白细胞计数 ≥ 500/mυL，脑脊液 / 血葡萄糖比 <0.4，脑脊液中乳酸含量 ≥ 31.53mg/dL（3.5mmol/L）[24]。脑脊液聚合酶链反应现在也广泛用于区分病毒性和细菌性脑膜炎。而结核性脑膜炎的其他诊断特征是一种蛋白质：葡萄糖的比率 ≥ 2，脑脊液总白细胞计数 < 800 以及并发脑积水[25]，而积极的结核分枝杆菌培养和抗酸杆菌染色只在大约 10% 的结核性脑膜炎患者中有阳性表现[26]。

CT 和 MRI 均发现软脑膜和脑室强化（图 19.2），其他放射学特征包括脑水肿，并发中耳炎和（或）鼻窦炎，以及脑梗死。结核性脑膜炎基底池中可发现强化的结核瘤。脑室扩大及脑沟消失也是常见的影像学表现[18]。

对不足 6 个月的婴儿，头颅超声可以用来诊断脑积水、脑脓肿和脑梗死，感染后也可观察到间隔性脑室炎（视频 19.1）。因此，超声可以作为缺乏 CT 和 MRI 设备国家的替代检查设备。

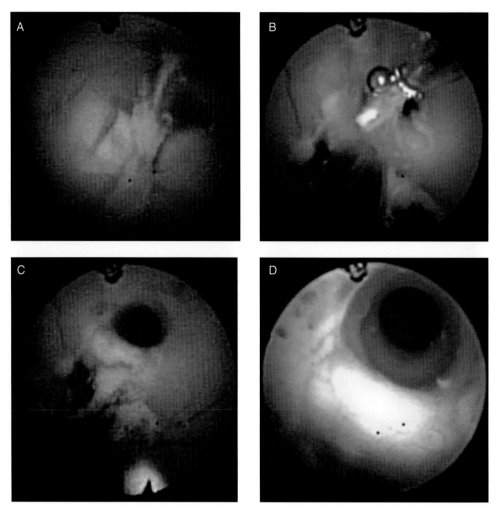

图 19.2　细菌性脑膜炎和蛛网膜炎。脑室细菌感染患者的术中内镜图像。注意渗出性感染物（A）位于第三脑室底部，覆盖并阻塞了中脑导水管的入口。将渗出物用钳子（B）机械切除（C）以打开中脑导水管。D. 感染传播到中脑导水管和第四脑室

19.5　治　疗

19.5.1　手术适应证

　　感染性脑积水一旦确诊应该立即进行治疗，和其他阻塞性脑积水的治疗目标一致，感染性脑积水应通过分流脑脊液来控制颅内压，但是还应考虑到其他的发病原因。由于脑脊液吸收不良，这类脑积水往往是交通性的；但慢性炎症也会导致中脑导水管狭窄及脑室外脑池内阻塞，从而导致非交通性脑积水，这与手术方式的选择有关。各种不同程度的成功病例报道指出，V-P 分流术是目前最常用的手术方式[27,28]。但是感染性脑积水因感染产生的杂质和更高的脑脊液蛋白质含量可能导致分流堵塞，这也是导致失败率高于其他类型脑积水的原因（图 19.3）。

19.5.2　内镜手术的目标和优势

　　有几项研究报道了对一些感染性脑积水患者采用内镜下第三脑室底造瘘术（ETV）代替分流手术，效果确实良好[14,29,30]。然而一些作者认为既然感染性脑积水是最常见的交通性脑积水，问题是脑脊液的吸收障碍，所以 ETV 可能不会成功[31,32]。最近，ETV 已经被用于治疗各种原因的交通性脑积水，包括感染，并有良好的成功率和结局，这些都表明它完全可以作为分流术的替代方法（视频 19.1）[33,34]。

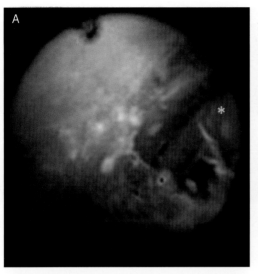
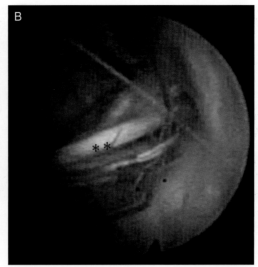

图 19.3　A、B.结核性脑膜炎。结核性脑膜炎患者术中内镜图像，影响基底池及其内部结构，包括基底动脉（＊）和颅神经（＊＊）

对结核性脑膜炎所致脑积水患者使用 ETV 也被广泛报道有良好的长期成功率[32,35,36]，在其他原因的交通性脑积水中也是如此[37,38]。此外，ETV 可能更适用于发展中国家，但这些地区的 V-P 分流术由于缺乏医护服务而难以管理（见第 39 章）[14,39,40]。其他的内镜手术包括透明隔开窗术、导水管成形术、终板造瘘术、椎间孔成形术。

脑膜炎的药物治疗方法是联合抗生素治疗和辅助糖皮质激素。糖皮质激素通过加强首次抗生素剂量的持续作用以减少发生在蛛网膜下腔的炎症反应。抗菌治疗在病原体确定之后应进行相应的调整。

19.6　风险及补救措施

ETV 在第三脑室底开放后，公认的风险是会损害基底动脉。由于感染加重，感染后的第三脑室透明度降低，因此可能无法直接观察到基底动脉。因此，术前通过回顾影像学表现来研究基底动脉及其分支的解剖结构及所采取的手术路径尤其重要，可以避免术中发生意外。脑室感染后可能存在的脑室壁隔膜可以改变正常的脑室解剖结构。由于解剖结构的变化取决于隔膜的厚度，因此术前影像学不一定能观察

到，对感染性脑部疾病行 ETV 时应注意到这一点（图 19.4）。

19.7　内镜手术的替代方案

V-P 分流术是脑积水患者可供选择的主要手术方式，因其应用时间较长和相对简单的技术要求，普遍应用于大多数医疗中心。交通性脑积水患者也可以考虑行腹膜内分流术。

当交通性脑积水发展至急性感染期，也可以选择行连续腰椎穿刺。但是，对患者进行密切监测和间隔神经成像才能永久性消除脑积水的发展。

也可使用药物如乙酰唑胺减少脑积水的产生，但是没有明确证据支持可以长期使用药物治疗。

19.8　术后管理

根据患者术前的精神状态及全身状况，患者术后醒来后可以立即拔除气管插管。在急性感染期，应该持续给予抗菌药物治疗，可以根据术中送检的标本药敏实验结果选择合适的抗生素。当患者术后有临床指征或者随访时，可以进行影像学复查。

195

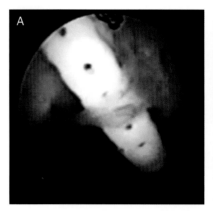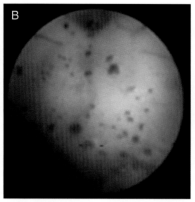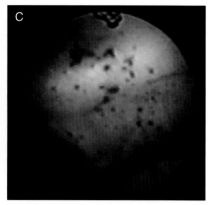

图 19.4　V-P 分流感染相关的细菌性脑膜炎。A. 观察分流管周围的脓性物质。B. 在脑室壁上。C. 在第三脑室底部

19.9　并发症

术中并发症包括第三脑室穿孔时基底动脉或其分支损伤导致的出血。穹窿损伤可能发生在手术推进通过室间孔时，与任何手术操作步骤一样，这也是导致感染的风险之一。

ETV 对感染性脑积水的治疗效果良好，尤其是对结核性脑膜炎。但也有报道该方法治疗失败后患者的病情会迅速恶化。感染后使用 ETV 治疗脑积水的成功率低于其他原因导致的脑积水[38]，这一治疗方法对非常小的婴儿也显示出较低的治愈率[41]。

19.10　结果和预后

社区获得性细菌性脑膜炎具有很高的发病率和死亡率。随着蛋白质结合疫苗在 H 流感嗜血菌 b 族（Hib）、肺炎链球菌和细菌性脑膜炎中的引进，细菌性脑膜炎的流行病学发生了显著的改变，但仍然是危及生命的紧急医疗事件。已有研究显示皮质类固醇可以降低成年人细菌性脑膜炎的死亡率及儿童细菌性脑膜炎的神经后遗症，尤其可以降低听力损失的风险[42]。化脓性和结核性脑膜炎患者如果发生脑积水，往往提示预后较差[15,43]。但是，一旦确诊和经

手术治疗，也是可以达到好的治疗效果。

ETV 治疗感染性脑积水，尤其是结核性脑膜炎的效果较好。随机对照研究比较了 48 例结核性脑膜炎患者，分别采用 V-P 分流术和 ETV 两种手术方式，结果显示手术成功率分别为 68% 和 42%，但也显示 ETV 具有避免分流远期并发症的优势[44]。

19.11　结　论

脑膜炎[45]和感染性脑积水是威胁生命的危险性疾病，即使是治愈后仍伴有高发病率和高死亡率。流行病学变化与个体所在地区、年龄以及免疫状况有关。交通性脑积水可能发生在脑膜炎之后，原因是炎症引起瘢痕性蛛网膜下腔的过程中脑脊液吸收不良。诊断脑膜炎主要依据临床表现和腰椎穿刺的脑脊液检查结果。对已知先前发生过神经系统感染的患者，发生感染性脑积水时应怀疑神经系统恶化。CT 或 MRI 是诊断脑积水的必备手段，一旦确诊，应及时处理。ETV 是治疗感染性脑积水的有效方法，并得到了外科医生越来越多的应用。因为该方法避免了对分流故障的处理，所以尤其适用于发展中国家，通常可以立即服务于卫生保健行业。

要　点

- 因为脑膜炎患者的后脑室壁可能较厚，因此在行 ETV 时，应谨记这一点，只有这样才能造出足够大的瘘口
- 如果可能，脑室结核瘤和寄生虫囊肿也可经 ETV 去除
- 在 ETV 期间行硬膜组织活检，有助于增加辅助诊断和治疗的敏感性，尤其是对结核病例（视频 19.1）
- 由于脑脊液蛋白增加和存在碎片，内镜检查中的图像清晰度可能降低，因此需要使用生理盐水反复冲洗，也可以进行神经内镜下脉络丛消融以减少脑脊液的产生。一些研究表明，联合 ETV 的手术疗效优于单纯 ETV[46]

（姜之全　译）

参考文献

[1] Li L, Padhi A, Ranjeva SL, et al. Association of bacteria with hydrocephalus in Ugandan infants. J Neurosurg Pediatr, 2011, 7(1): 73–87.

[2] Kim KS. Pathogenesis of bacterial meningitis: from bacteraemia to neuronal injury. Nat Rev Neurosci, 2003, 4(5): 376–385.

[3] Okike IO, Ribeiro S, Ramsay ME, et al. Trends in bacterial, mycobacterial, and fungal meningitis in England and Wales(2004–2011): an observational study. Lancet Infect Dis, 2014, 14(4): 301–307.

[4] Thigpen MC, Whitney CG, Messonnier NE, et al.Emerging Infections Programs Network. Bacterial meningitis in the United States(1998–2007). N Engl J Med, 2011, 364(21): 2016–2025.

[5] Schlesinger LS, Ross SC, Schaberg DR. Staphylococcus aureus meningitis: a broad-based epidemiologic study. Medicine (Baltimore), 1987, 66(2): 148–156.

[6] Jensen AG, Espersen E, Skinhøh Rosdahl VT, et al. Staphylococcus aureus meningitis. A review of 104 nationwide, consecutive cases. Arch Intern Med, 1993, 153(16): 1902–1908.

[7] Kamholz SL. Resurgence of tuberculosis: the perspective a dozen years later. J Assoc Acad Minor Phys, 1996, 7(3): 83–86.

[8] Raviglione MC, Snider DE Jr, Kochi A. Global epidemiology of tuberculosis. Morbidity and mortality of a worldwide epidemic. JAMA, 1995, 273(3): 220–226.

[9] Pyrgos V, Seitz AE, Steiner CA, et al. Epidemiology of cryptococcal meningitis in the US(1997–2009). PLoS ONE, 2013, 8(2): e56269.

[10] Park MK, Hospenthal DR, Bennett JE. Treatment of hydrocephalus secondary to cryptococcal meningitis by use of shunting. Clin Infect Dis, 1999, 28(3): 629–633.

[11] Scheld WM, Dacey RG, Winn HR, et al. Cerebrospinal fluid outflow resistance in rabbits with experimental meningitis. Alterations with penicillin and methylprednisolone. J Clin Invest, 1980, 66(2): 243–253.

[12] Dastur DK, Manghani DK, Udani PM. Pathology and pathogenetic mechanisms in neurotuberculosis. Radiol Clin North Am, 1995, 33(4): 733–752.

[13] Warf BC. Hydrocephalus in Uganda: the predominance of infectious origin and primary management with endoscopic third ventriculostomy. J Neurosurg, 2005, 102(Suppl1): 1–15.

[14] Edmond K, Clark A, Korczak VS, et al. Global and regional risk of disabling sequelae from bacterial meningitis: a systematic review and meta-analysis. Lancet Infect Dis, 2010, 10(5): 317–328.

[15] Bodilsen J, Schønheyder HC, Nielsen H. Hydrocephalus is a rare outcome in community-acquired bacterial meningitis in adults: a retrospective analysis. BMC Infect Dis, 2013, 13(1): 321.

[16] Kasanmoentalib ES, Brouwer MC, van der Ende A, et al. Hydrocephalus in adults with community-acquired bacterial meningitis. Neurology, 2010, 75(10): 918–923.

[17] Snyder RD. Ventriculomegaly in childhood bacterial meningitis. Neuropediatrics, 1984, 15(3): 136–138.

[18] Singhi P, Bansal A, Geeta P, et al. Predictors of long term neurological outcome in bacterial meningitis. Indian J Pediatr, 2007, 74(4): 369–374.

[19] Rajshekhar V. Management of hydrocephalus in patients with tuberculous meningitis. Neurol India, 2009, 57(4): 368–374.

[20] Lucht E .Sensitivity and specificity of clinical signs in adults. Med Mai Infect, 2009, 39(7–8): 445–451.

[21] Geiseler PJ, Nelson KE. Bacterial meningitis without clinical signs of meningeal irritation. South Med J, 1982, 75(4): 448–450.

[22] van de Beek D, de Gans J, Spanjaard L, et al. Clinical features and prognostic factors in adults with bacterial meningitis. N Engl J Med, 2004, 351(18): 1849–1859.

[23] Straus SE, Thorpe KE, Holroyd-Leduc J. How do I perform a lumbar puncture and analyze the results to diagnose bacterial meningitis. JAMA, 2006, 296(16): 2012–2022.

[24] Qamar FN, Rahman AJ, lqbal S, et al. Comparison of

clinical and CSF profiles in children with tuberculous and pyogenic meningitis; role of CSF protein: glucose ratio as diagnostic marker of tuberculous meningitis. J Pak Med Assoc, 2013, 63(2): 206–210.

[25] Kumar R, Singh SN, Kohli N. A diagnostic rule for tuberculous meningitis. Arch Dis Child, 1999, 81(3): 221–224.

[26] Savardekar A, Chatterji D, Singhi S, et al. The role of ventriculoperitoneal shunt placement in patients of tubercular meningitis with hydrocephalus in poor neurological grade: a prospective study in the pediatric population and review of literature. Childs Nerv Syst, 2013, 29(5): 719–725.

[27] Palur R, Rajshekhar V, Chandy MJ, et al. Shunt surgery for hydrocephalus in tuberculous meningitis: a long-term follow-up study. J Neurosurg, 1991, 74(1): 64–69.

[28] Warf BC. Comparison of endoscopic third ventriculostomy alone and combined with choroid plexus cauterization in infants younger than 1 year of age: a prospective study in 550 African children. J Neurosurg, 2005, 103(Suppl6): 475–481.

[29] Gangemi M, Maiuri E Colella G, et al. Is endoscopic third ventriculostomy an internal shunt alone. Minim Invasive Neurosurg, 2007, 50(1): 47–50.

[30] O'Brien DE, Seghedoni A, Collins DR, et al. Is there an indication for ETV in young infants in aetiologies other than isolated aqueduct stenosis. Childs Nerv Syst, 2006, 22(12): 1565–1572.

[31] Kumar A, Singh K, Sharma V. Surgery in hydrocephalus of tubercular origin: challenges and management. Acta Neurochir (Wien), 2013, 155(5): 869–873.

[32] Hailong F, Guangfu H, Haibin T, et al. Endoscopic third ventriculostomy in the management of communicating hydrocephalus: a preliminary study. J Neurosurg, 2008, 109(5): 923–930.

[33] Greitz D. Paradigm shift in hydrocephalus research in legacy of Dandy's pioneering work: rationale for third ventriculostomy in communicating hydrocephalus. Childs Nerv Syst, 2007, 23(5): 487–489.

[34] Bhagwati S, Mehta N, Shah S. Use of endoscopic third ventriculostomy in hydrocephalus of tubercular origin. Childs Nerv Syst, 2010, 26(12): 1675–1682.

[35] Figaji AA, Fieggen AG, Peter JC. Endoscopic third ventriculostomy in tuberculous meningitis. Childs Nerv Syst, 2003, 19(4): 217–225.

[36] Jonathan A, Rajshekhar V. Endoscopic third ventriculostomy for chronic hydrocephalus after tuberculous meningitis. Surg Neurol, 2005, 63(1): 32–34, discussion 34–35.

[37] Furlanetti LL, Santos MV, de Oliveira RS. The success of endoscopic third ventriculostomy in children: analysis of prognostic factors. Pediatr Neurosurg, 2012, 48(6): 352–359.

[38] Mugamba J, Stagno V. Indication for endoscopic third ventriculostomy. World Neurosurg, 2013, 79(Suppl2): 20.e19–20.e23.

[39] Kamalo P. Exit ventriculoperitoneal shunt; enter endoscopic third ventriculostomy (ETV): contemporary views on hydrocephalus and their implications on management. Malawi Med J, 2013, 25(3): 78–82.

[40] Koch D, Wagner W. Endoscopic third ventriculostomy in infants of less than 1 year of age: which factors influence the outcome. Childs Nerv Syst, 2004, 20(6): 405–411.

[41] van de Beek D, de Gans J, McIntyre H, et al. Corticosteroids for acute bacterial meningitis. Cochrane Database Syst Rev, 2007, (1): CD004405.

[42] Raut T, Garg RK, Jain A, et al. Hydrocephalus in tuberculous meningitis: Incidence, its predictive factors and impact on the prognosis. J Infect, 2013, 66(4): 330–337.

[43] Goyal P, Srivastava C, Ojha BK, et al. A randomized study of ventriculoperitoneal shunt versus endoscopic third ventriculostomy for the management of tubercular meningitis with hydrocephalus. Childs Nerv Syst, 2014, 30(5): 851–857.

[44] Zhu X, Di Rocco C. Choroid plexus coagulation for hydrocephalus not due to CSF overproduction: a review. Childs Nerv Syst, 2013, 29(1): 35–42.

第 20 章　脑室 – 腹腔分流失效

Christina M. Sayama, Andrew Jea

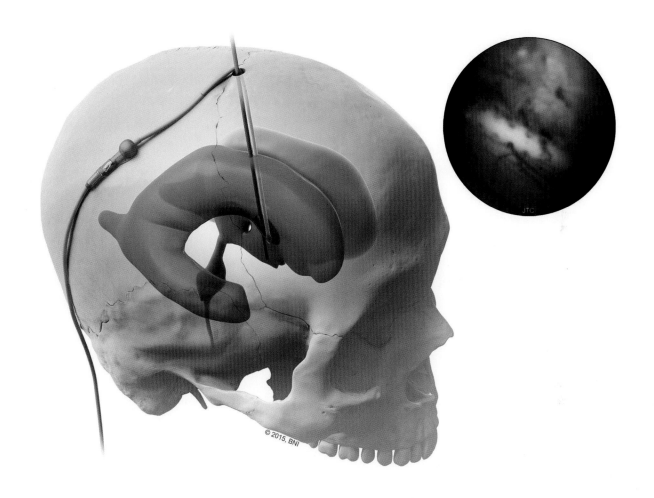

20.1　引　言

脑室 – 腹腔（ventriculoperitoneal，V-P）分流术仍然是治疗脑积水的主要手术方式。脑积水术后并发症会造成患者及其家属的身体、精神以及社会和经济负担。尽管目前分流技术已经取得了显著的进步，但术后第一年一定程度的近端分流故障发生率仍为 10%~40% [1,2]，这种情况在年龄越小的病例中越常见 [3]。因此，分流术的失败目前仍无法避免，约 81% 的分流术需要在术后 12 年检查通畅情况 [4]。

随着纤维镜片的发展，内镜仪器得到了进一步改进，使 ETV 技术也得到了快速发展。现在很多神经外科医疗中心已将这种方式作为脑积水治疗的首选术式（如梗阻性脑积水、感染性脑积水、裂隙脑室综合征）。

20.2　治　疗

20.2.1　内镜辅助脑室导管置入术

降低近段阻塞的方法包括脑室导管置入

术,以远离脉络丛和室管膜壁,可以采用神经导航来置入脑室导管[9-11]。而且,有报道显示内镜下脑室导管置入术可以减少近端阻塞的发生率[12-14],其临床适应证是多房性脑积水,内镜下可造瘘将分离的脑脊液相互沟通起来[15-17]。

然而,在一项实验条件控制良好、具有里程碑意义的前瞻性研究中发现,常规内镜下脑室导管置入术与其他手术方式相比,并不能降低分流失败及近端分流器故障的发生率[1]。同样,选择使用内镜指导下脑室导管置入虽然能提高放置的准确性,但似乎也不能减少近端分流器故障的发生率[18]。其他限制内镜下脑室导管置入术广泛推广的原因包括:高额的费用,每一个手术程序可能需要更长的时间,术野使用更多的硬件设备可导致感染的风险增加,以及需要经过专门培训的人员参与手术过程。

20.2.2　内镜检查与分流梗阻

超过 25 年以来,ETV 一直是治疗脑积水的首选手术方法。如今 ETV 也是导管狭窄和阻塞性脑积水患者的首选手术方法。由于 ETV 的操作方法简便,其适应证也不断被评论、改进和扩大,尤其在脑积水治疗方面因更符合解剖特点,不仅成功率相对较高,且无须放置分流硬件,避免了增加感染的风险[19]。

与 V-P 分流术(或修正;视频 20.1)相比,ETV 的另一个优势是感染率下降(0~2%,相对于分流术的 5%~10%)[2, 20-23],避免了分流特征性并发症,如狭窄脑室综合征和脑脊液过度引流,以及可以通过腹腔吸收脑脊液[24]。

因此,ETV 分流术越来越受到临床医生和患者的青睐,其临床疗效也已得到证实[19,20,25,26](表 20.1)。Bilginer 等[19] 报道了 45 例脑积水婴儿行 ETV 分流术后的总体成功率为 80%,这些患儿病因多样,包括导水管阻塞、新生儿脑膜炎、肿瘤、早产儿脑室内出血(IVH)、脊髓瘤和创伤。作者分析了导管狭窄患者发生亚组分流故障后采用 ETV 分流术,成功率提高至 85.7%。Cinalli 等报道在他们进行的系列研究中 ETV 的成功率达到 90%[5]。

Siomin 等[27] 的报道显示 ETV 对具有感染史的患者成功率为 64.3%。在一项多中心研究中,脑室内出血患者的成功率为 60.9%。有脑出血病史患者的多变量分析显示:在 ETV 之前的 V-P 分流装置放置史是 ETV 成功的阳性预测因子(OR=18.139;P=0.01)。O'Brien 等

表 20.1　对先前行分流术的患者行 ETV 的结果与并发症的相关文献综述

作者(年)	患者数(例)	结果(免分流;%)	并发症(%)
Tep, Kpmes(1996)[40]	55	84	NA
Baskin, 等 (1998)[8]	15	66	13.3
Brockmeyer, 等 (1998)[41]	36	42	NA
Cinalli, 等 (1998)[5]	30	77	13.3
Hopf, 等 (1999)[42]	25	84	NA
Fukuhara, 等 (2000)[43]	37	NA	NA
Elbabaa, 等 (20001)[44]	NA	38	NA
Buxton, 等 (2003)[45]	88	52	5.6
Boshert, 等 (2003)[26]	17	82	0
O'Brien, 等 (2005)[20]	63	70	1.6
Bilginer, 等 (2009)[19]	45	80	0
Melikian, Korshunov(2010)[25]	60	72	20
Siomin, 等 (2002)[27]	56	64.3	14.9
Hader, 等 (2008)[28]	45	80	31

人 [20] 的报道显示了感染组和 IVH 组的成功率分别为 75.0% 和 71.0%。Bilginer 等 [19] 的报道显示感染组和 IVH 组的成功率分别为 77.8% 和 100.0%。

ETV 术中在执行分流功能时或抗感染时可能发生的并发症不应该被低估。急性脑室扩张常继发于阻塞分流，相比于慢性扩张性脑积水，第三脑室通常扭曲并比所看到的更厚，这导致脚间池的神经血管，尤其是基底动脉顶端的可见性差，以及潜在致命的动脉损伤 [5]。脑室扩大患者在分流故障时的症状通常较新诊断的阻塞性脑积水患者轻 [28]，下丘脑功能障碍和颅神经损伤是 ETV 独有的脑脊液转移程序。

Hader 等 [28] 报道了 131 例采用 ETV 作为主要手术方式的患者，其中一组同时存在分流故障，结果显示虽然两组的成功率均较高，但是，相对于原发性 ETV（86 例中为 7 例，占 8%），存在分流故障组的患者行 ETV 更容易发生严重并发症（14/45，31.0%；$P=0.02$）；曾有两次或多次分流史的患者（$P=0.03$）更容易发生严重并发症，如脑膜炎（$P=0.01$）患者行 ETV 时可能需要行多次分流置换术。

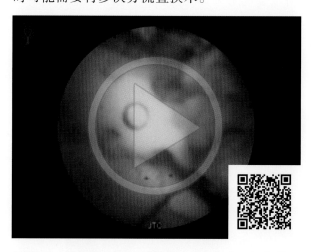

视频 20.1　内镜下脑室 – 腹腔分流修正术。视频展示了内镜下脑室内分流导管的修复，使用软性神经内镜。将内镜引导管送入右侧脑室并导入右心室和右心房，找到被室管膜组织掩埋封闭的导管并去除；之后广泛凝血，并检查导管的全长，将导管的远端部分埋置在丘脑内，使用镊子将导管拉回脑室；进行正式检查确保导管孔充分通畅

20.2.3　内镜检查和分流感染

感染已经被认定为 V-P 分流术治疗脑积水患者最严重（致命性）的并发症之一，特别是对儿童脑积水患者 [29-31]。管理 V-P 分流感染的标准化策略尚未建立 [32]，目前采用的一部分管理策略包括根除感染、控制脑积水，以及插入新的分流装置。但有几项报道显示插入分流装置的再发感染率高达 14.8%~26.0% [29,33,34]。由于去除分流装置后患者的预后可能更好 [34]，因此对行 ETV 的患者，在感染分流术期间最好拔除分流装置。V-P 分流术导致的感染通常不会导致交通性脑积水或新生儿脑膜炎。先前存在感染分流装置的患者发生分流感染可能导致继发性导管狭窄，因此，对这类患者拔除分流装置后，行 ETV 成功的可能性更大 [20]。

Shimizu 等 [32] 分析了 45 例有分流感染的患儿，去除感染分流装置后分别接受再分流术和 ETV，再感染发生率分别为 27.8% 和 11.1%，因此，作者分析得出：ETV 对脑脊液再感染的预防作用很小。

20.2.4　软性内镜和分流失败

在 ETV 治疗脑积水成功的报道出现之后，使用软性内镜治疗儿童脑积水的病例在乌干达地区急剧增加 [35,36]。软性内镜可完成硬性内镜不能完成的动作（视频 20.1）：因其工作通道更小，可以进入更小的位置，允许 360° 顺时针或逆时针旋转；以及有 180° 弯曲的尖端，使它可能进入硬性内镜不能进入的重要位置，如薄片终端 [37]。除了第三脑室底造瘘术外，开窗薄板或导水管网可以作为脑脊液转移的另外通路。在脉络丛使用软性内镜，术者更容易进入颞角。脉络丛凝血通常被保留已经显示出不到一岁的婴儿在这个年龄组有较高的成功率 [38,39]。

我们评估了过去 1 年收治的使用软性内镜进行手术的患者的情况，共有 5 例患者，包含 3 例男性和 2 例女性，年龄为 9 个月至 21 岁（平均年龄 6.5 岁）。使用 ETV 的原因包括：

表 20.2　ETV 分流失败后的经验总结

患者	年龄	性别	手术原因	手术方式	分流管去除成功	失败（月）	随访（月）
1	9 月龄	男	分流管暴露	分流管去除，ETV，EVD 替代	否	0.5	3
2	4 岁	男	分流管故障	同上	否	1.5	1.5
3	4 岁	女	分流管感染	同上	是	N/A	0.5
4	3 岁	女	分流管暴露	同上	否	0.25	2
5	21 岁	男	分流管暴露	同上	否	0.25	1

以前的分流装置阻塞或功能障碍（1 例），感染（1 例），通过皮肤分流侵蚀（3 例）。平均随访时间为 1.6 个月（范围 0.5~3 个月），术后其中 1 例患者仍然存在分流障碍（20%；表 20.2），自由分流成功率低于文献报道。

20.3　病　例

20.3.1　病例 1：ETV 用于分流装置感染

患者是一例 4 岁儿童伴发脑积水的二次颅脑外伤的，曾在婴儿期发生非意外创伤。患儿 5 个月时在外院首次放置分流管。在儿童神经外科诊所发现并注意到她的引流管周边有一个巨大的假性脑膜膨出，母亲代诉该患儿变得嗜睡且易怒。头颅 CT 平扫显示脑室和其引流阀和引流管沿路有轻微扩张（图 20.1）。我们将患儿送入手术室重新进行了引流，由于阀门附近有一个小洞，所以我们为其更换了引流管。患儿被送回监护室数日后开始持续发热，高烧至 102°F（约 38.9℃），白细胞计数上升至 17.9×10^9/L，引流管中可见血性液体（图 20.2）。对引流管中的液体进行引流并给予抗生素，同时，移除分流器和脑室外引流（EVD）装置，尝试使引流通畅，同时与患者家属商量行 ETV。将患儿送入手术室，取头颅左偏位暴露出引流手术切口，常规将头部几乎完全向右转，以便我们行 ETV 引流术（无论是否行脉络丛烧灼术），我们并不计划对该患儿行脉络丛烧灼术。打开头颅的旧引流切口，在没有任何困难的情况下移除引流管并将其送检培养。我们计划于右额骨钻孔以便灵活地使用内镜。

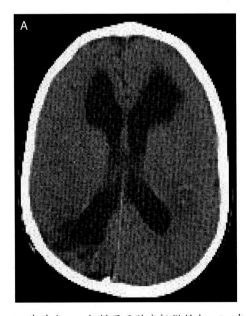
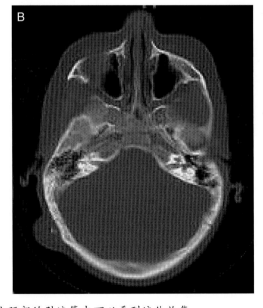

图 20.1　A. 非对比 CT 扫描显示脑室轻微扩大。B. 在右颈部的引流管中可以看到液体收集

内镜进入第三脑室，直观呈现脑室间孔，由于基底部很薄，很容易辨认出乳头体和脑垂体漏斗部。我们过去常做的脑室脑池造瘘术的问题就在于使用单极电凝（对基底部使用压力而不是烧灼，因为担心损害附近的基底动脉），内镜的灵活性在于可以从一侧到另一侧，以扩大造瘘口，术中很少需要使用 Fogarty 球囊导管或只用来扩大造瘘口。然后镜头通过造瘘口，观察以确保脑池内无粘连，如果存在粘连，应小心地通过造瘘口，并在视野范围内用精确的动作解除粘连。随后小心地把镜头从脑池内取出并将其转到第三脑室后部，看到大脑导水管（图 20.3），这个位置没有明显的网状物或粘连。最后放置脑室外引流管，调节管内压力为 $10cmH_2O$（$1cmH_2O \approx 0.1kPa$）。

术后，我们将引流管压力每天降低 $5cmH_2O$，夹闭 2d。患儿耐受性良好。床边的压力计监控器显示患儿的颅内压在术后第 5 天仍保持为 $10cmH_2O$。移除脑室外引流管后，患儿仍在医院接受了 10d 的抗生素治疗。术后第 7 天，患儿呕吐了几次，并变得更加烦躁，对其完全禁食水（无食物或液体通过口腔），并

计划在次日上午置入引流管。但在手术当天，患儿的脑室压力恢复到正常水平且较前更好，因此没有重新置入外引流管。1 个月后的门诊随访显示患儿恢复良好。

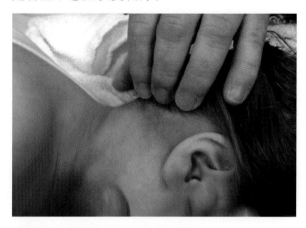

图 20.2 引流管周边可见红肿

20.3.2 病例 2：ETV 用于独立引流

患者是一例 3 岁女童，患有脊柱裂并曾进行了脑积水分流术。患儿出生第 14 天时进行了脑积水引流术并于 1 年半前因近端阻塞进行过一次修复手术。观察可见靠近引流管的皮肤被侵蚀，且有脓性物质排出，但一直无发烧

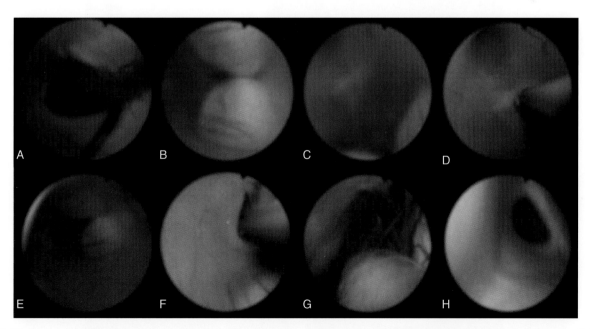

图 20.3 A. 右脑室间孔。B. 乳头体和第三脑室终板。C. 垂体漏斗部和乳头体之间的第三脑室透明终板。D. 通过内镜使用单极电凝在第三脑室终板造瘘。E. 起始的脑室脑池造瘘口。F. 将内镜旋转至一侧，以扩大脑室脑池造瘘口。G. 将内镜从造瘘口进入脑池，观察基底动脉和脑干。h. 将内镜置入第三脑室，并观察中脑导水管

或其他症状。该患儿的脑室很小（图 20.4），我们在手术室为其去除了引流管且放置脑室外引流，并将 ETV 列入候选方案。之后我们和患儿家属商量手术方案，介绍 ETV 手术可以在不使用引流设备的情况下治疗脑积水。整个手术过程也很简单，我们做了与案例 1 相同的右前额钻孔。因该患儿的脑室较小，手术存在一定的难度，需要通过灌注来扩大脑室，以便看到所有必要的解剖结构，识别第三脑室底部，并找到一个合适的位置行脑室脑池造瘘术。我们对患儿进行了内镜下终板开窗术，术后患儿一般状况很好。之后我们先将其脑室外

引流放在 10cmH$_2$O 压力下，第二天阻断达到 15cmH$_2$O 的压力，然后是 20cmH$_2$O 的压力。在 20cmH$_2$O 压力下，脑室外引流 24h 内排出了 259mL 引流液。我们决定将压力保持在 25cmH$_2$O 下，第二天再将其夹闭。但患儿在病程的 24h 内表现出嗜睡，对其进行 CT 扫描显示脑室出现轻微的扩大（图 20.4）。通过每隔 30s 测得的颅内压显示该患儿的 ETV 手术失败。因此，只能重新打开脑室外引流，患儿的神经系统状态也迅速恢复至基线水平。第 2 天对患儿重新进行 V-P 分流术。

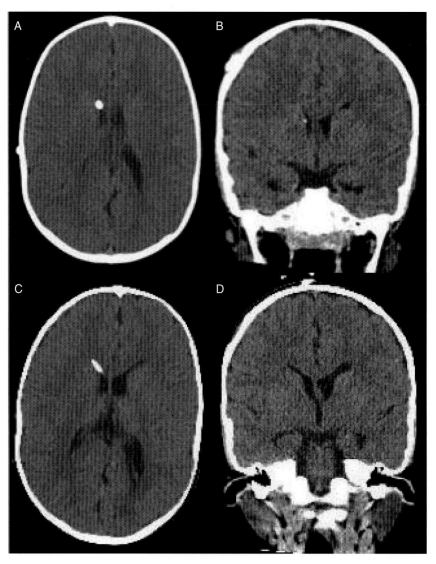

图 20.4 轴位非对比 CT（A）和（B）头颅的冠状位非对比 CT 显示在引流后和因 ETV 感染引起的脑室变化之前的脑室大小。轴位非对比 CT（C）和（D）冠状位非对比 CT 显示，行 ETV 由于未能阻断脑室外引流而使脑室轻微扩大

20.4　结　论

分流管故障和感染是ETV手术的适应证。ETV手术不仅可以恢复生理上的脑脊液循环，还可以避免外来物质植入带来的较高的感染风险，在这种情况下，ETV的成功率是可以接受的。但对于低龄患者（＜2岁）来说，如果曾有多次引流功能障碍，或在行ETV时发生严重并发症，可能导致更坏的结果和更高的失败率，这与几篇已发表的报道相符合。

ETV对分流患者来说，仍然是一种可行和合理的治疗选择。尽管如此，当预期患者存在ETV高风险时，对比潜在的获益，仍有必要对患者的手术期望值进行谨慎的讨论。

（姜之全　译）

参考文献

[1] Kestle JR, Drake JM, Cochrane DD, et al. Endoscopic Shunt Insertion Trial participants. Lack of benefit of endoscopic ventriculoperitoneal shunt insertion: a multicenter randomized trial. J Neurosurg, 2003, 98(2): 284–290.

[2] Drake JM, Kestle JR, Milner R, et al. Randomized trial of cerebrospinal fluid shunt valve design in pediatric hydrocephalus. Neurosurgery, 1998, 43(2): 294–303, discussion 303–305.

[3] McGirt MJ, Leveque JC, Wellons JC III, et al. Cerebrospinal fluid shunt survival and etiology of failures: a seven-year institutional experience. Pediatr Neurosurg, 2002, 36(5): 248–255.

[4] Sainte-Rose C, Platt JH, Renier D, et al. Mechanical complications in shunts. Pediatr Neurosurg, 1991–1992, 17(1): 2–9.

[5] Cinalli G, Salazar C, Mallucci C, et al. The role of endoscopic third ventri-culostomy in the management of shunt malfunction. Neurosurgery, 1998, 43(6): 1323–1327, discussion 1327–1329.

[6] Yamamoto M, Oka K, Nagasaka S, et al. Ventriculoscope-guided ventriculoperitoneal shunt and shunt revision. Technical note. Acta Neurochir (Wien), 1994, 129(1–2): 85–88.

[7] Jones RE Stening WA, Kwok BC, et al. Third ventriculostomy for shunt infections in children. Neurosurgery, 1993, 32(5): 855–859, discussion 860.

[8] Baskin JJ, Manwaring KH, Rekate HL. Ventricular shunt removal: the ultimate treatment of the slit ventricle syndrome. J Neurosurg, 1998, 88(3): 478–484.

[9] Gil Z, Siomin V, Beni-Adani L, Sira B, et al. Ventricular catheter placement in children with hydrocephalus and small ventricles: the use of a flameless neuronavigation system. Childs Nerv Syst, 2002, 18(1–2): 26–29.

[10] Hayhurst C, Beems T, Jenkinson MD, et al. Effect of electromagnetic-navigated shunt placement on failure rates: a prospective multicenter study. J Neurosurg, 2010, 113(6): 1273–1278.

[11] Whitehead WE, Jea A, Vachhrajani S, et al. Accurate placement of cerebrospinal fluid shunt ventricular catheters with real-time ultrasound guidance in older children without patent fontanelles. J Neurosurg, 2007, 107(Suppl5): 406–410.

[12] McCallum J. Combined frameless stereotaxy and neuroendoscopy in placement of intracranial shunt catheters. Pediatr Neurosurg, 1997, 26(3): 127–129.

[13] Theodosopoulos PV, Abosch A, McDermott MW. Intraoperative fiber-optic endoscopy for ventricular catheter insertion. Can J Neurol Sci, 2001, 28(1): 56–60.

[14] Villavicencio AT, Leveque JC, McGirt MJ, et al. Comparison of revision rates following endoscopically versus nonendoscopically placed ventricular shunt catheters. Surg Neurol, 2003, 59(5): 375–379, discussion 379–380.

[15] Oi S, Abbott R. Loculated ventricles and isolated compartments in hydrocephalus: their pathophysiology and the efficacy of neuroendoscopic surgery. Neurosurg Clin N Am, 2004, 15(1): 77–87.

[16] Paraskevopoulos D, Biyani N, Constantini S, et al. Combined intraoperative magnetic resonance imaging and navigated neuroendoscopy in children with multicompartmental hydrocephalus and complex cysts: a feasibility study. J Neurosurg Pediatr, 2011, 8(3): 279–288.

[17] Schulz M, Bohner G, Knaus H, et al. Navigated endoscopic surgery for multiloculated hydrocephalus in children. J Neurosurg Pediatr, 2010, 5(5): 434–442.

[18] Roth J, Constantini S. Selective use of intra-catheter endoscopic-assisted ventricular catheter placement: indications and outcome. Childs Nerv Syst, 2012, 28(8): 1163–1169.

[19] Bilginer B, Oguz KK, Akalan N. Endoscopic third ventriculostomy for malfunction in previously shunted infants. Childs Nerv Syst, 2009, 25(6), 683–688.

[20] O'Brien DE Javadpour M, Collins DR, et al. Endoscopic third ventriculostomy: an outcome analysis of primary cases and procedures performed after ventriculoperitoneal shunt malfunction. J Neurosurg, 2005, 103(5, Suppl): 393–400.

[21] Aquilina K, Edwards RJ, Pople IK. Routine placement of a ventricular reservoir at endoscopic third ventri-

culostomy. Neurosurgery, 2003, 53(1): 91−96, discussion 96−97.

[22] Quigley MR, Reigel DH, Kortyna R. Cerebrospinal fluid shunt infections. Report of 41 cases and a critical review of the literature. Pediatr Neurosci, 1989, 15(3): 111−120.

[23] Schroeder HW, Niendorf WR, Gaab MR. Complications of endoscopic third ventriculostomy. J Neurosurg, 2002, 96(6): 1032−1040.

[24] Bruce DA, Weprin B. The slit ventricle syndrome. Neurosurg Clin N Am, 2001, 12(4): 709−717, viii.

[25] Melikian A, Korshunov A. Endoscopic third ventriculostomy in patients with malfunctioning CSF-shunt. World Neurosurg, 2010, 74(4−5): 532−537.

[26] Boschert J, Hellwig D, Krauss JK. Endoscopic third ventriculostomy for shunt dysfunction in occlusive hydrocephalus: long-term follow up and review. J Neurosurg, 2003, 98(5): 1032−1039.

[27] Siomin V, Cinalli G, Grotenhuis A, et al. Endoscopic third ventriculostomy in patients with cerebrospinal fluid infection and/or hemorrhage. J Neurosurg, 2002, 97(3): 519−524.

[28] Hader WJ, Walker RL, Myles ST, et al. Complications of endoscopic third ventriculostomy in previously shunted patients. Neurosurgery, 2008, 63(Suppl 1): ONS168−ONS174, discussion ONS174−ONS175.

[29] Kestle JR, Garton HJ, Whitehead WE, et al. Management of shunt infections: a multicenter pilot study. J Neurosurg, 2006, 105(Suppl3): 177−181.

[30] Kulkarni AV, Drake JM, Lamberti-Pasculli M. Cerebrospinal fluid shunt infection: a prospective study of risk factors. J Neurosurg, 2001, 94(2): 195−201.

[31] Tuli S, Drake J, Lawless J, et al. Risk factors for repeated cerebrospinal shunt failures in pediatric patients with hydrocephalus. J Neurosurg, 2000, 92(1): 31−38.

[32] Shimizu T, Luciano MG, Fukuhara T. Role of endoscopic third ventriculostomy at infected cerebrospinal fluid shunt removal. J Neurosurg Pediatr, 2012, 9(3): 320−326.

[33] Kulkarni AV, Rabin D, Lamberti-Pasculli M, et al. Repeat cerebrospinal fluid shunt infection in children. Pediatr Neurosurg, 2001, 35(2): 66−71.

[34] Simon TD, Hall M, Dean JM, Kestle JR, et al. Reinfection following initial cerebrospinal fluid shunt infection. J Neurosurg Pediatr, 2010, 6(3): 277−285.

[35] Warf BC. Hydrocephalus in Uganda: the predominance of infectious origin and primary management with endoscopic third ventriculostomy. J Neurosurg, 2005, 102(1, Suppl):1−15.

[36] Warf BC, Campbell JW. Combined endoscopic third ventriculostomy and choroid plexus cauterization as primary treatment of hydrocephalus for infants with myelomeningocele: long-term results of a prospective intent-to-treat study in 115 East African infants. J Neurosurg Pediatr, 2008, 2(5): 310−316.

[37] Rangel-Castilla L, Hwang SW, Jea A, et al. Efficacy and safety of endoscopic transventricular lamina terminalis fenestration for hydrocephalus. Neurosurgery, 2012, 71(2): 464−473, discussion 473.

[38] Warf BC. Comparison of endoscopic third ventriculostomy alone and combined with choroid plexus cauterization in infants younger than 1 year of age: a prospective study in 550 African children. J Neurosurg, 2005, 103(Suppl6): 475−481.

[39] Warf BC, Tracy S, Mugamba J. Long-term outcome for endoscopic third ventriculostomy alone or in combination with choroid plexus cauterization for congenital aqueductal stenosis in African infants. J Neurosurg Pediatr, 2012, 10(2): 108−111.

[40] Teo C, Jones R. Management of hydrocephalus by endoscopic third ventriculostomy in patients with myelomeningocele. Pediatr Neurosurg, 1996, 25(2): 57−63, discussion 63.

[41] Brockmeyer D, Abtin K, Carey L, et al. Endoscopic third ventriculostomy: an outcome analysis. Pediatr Neurosurg, 1998, 28(5): 236−240.

[42] Hopf NJ, Grunert H, Fries G, et al. Endoscopic third ventriculostomy: outcome analysis of 100 consecutive procedures. Neurosurgery, 1999, 44(4): 795−804, discussion 804−806.

[43] Fukuhara T, Vorster SJ, Luciano MG. Risk factors for failure of endoscopic third ventriculostomy for obstructive hydrocephalus. Neurosurgery, 2000, 46(5): 1100−1109, discussion 1109−1111.

[44] Elbabaa SK, Steinmetz M, Ross J, et al. Endoscopic third ventriculostomy for obstructive hydrocephalus in the pediatric population: evaluation of outcome. Eur J Pediatr Surg, 2001, 11 (Suppl 1): S52−S54.

[45] Buxton N, Hol CJ, Macarthur D, et al. Neuroendoscopic third ventriculostomy for hydrocephalus in adults: report of a single unit's experience with 63 cases. Surg Neurol, 2001, 55(2): 74−78.

第IV部分
神经内镜手术

第 21 章　内镜下第三脑室底造瘘术

Douglas Hardesty, Andrew S. Little

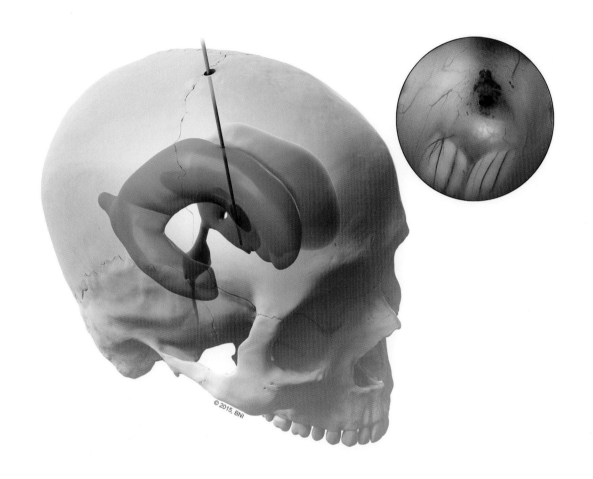

21.1　引　言

内镜下第三脑室底造瘘术（endoscopic third ventriculostomy, ETV）建立了新的脑脊液（CSF）循环替代途径，使脑脊液能够从脑室流入脚间池再进入蛛网膜下腔内。使用 ETV 治疗脑积水与内镜技术的进步同时发展，如今在各大神经外科中心 ETV 已成为脑积水的常规治疗措施。ETV 的传统用途是治疗因顶盖胶质瘤、松果体区肿瘤、第四脑室肿瘤、先天性中脑导水管狭窄等引起的第三脑室阻塞性脑积水 [1-4]。对这些疾病选择 ETV 治疗的前提是蛛网膜下腔脑脊液吸收功能正常。然而，也有关

于使用 ETV 治疗其他类型脑积水的报道，例如创伤性脑积水、感染性脑积水，以及脑出血引起的脑积水 [5,6]。本章节我们将介绍 ETV 的手术适应证、手术技巧、并发症及手术效果。

21.2　适应证和禁忌证

ETV 可用于治疗各种类型的脑积水（表 21.1），主要适用于儿童及成人因先天性中脑导水管狭窄、顶盖胶质瘤、松果体区肿瘤、中脑肿瘤或海绵状静脉畸形，以及第四脑室肿瘤等所致的第三脑室流出道梗阻引起的脑积水（图 21.1）。ETV 能使脑脊液从第三脑室流出

至脚间池和蛛网膜下腔内，并被正常吸收。

已经有许多研究探讨和验证了对 ETV 成功或失败有密切影响的相关因素。脑积水的病因是 ETV 成功与否的关键因素，对感染性或脑出血引发的蛛网膜下腔功能障碍患者，ETV 手术的失败率更高 [3,7]。ETV 手术用于年龄较小的患者（＜6 个月）失败率较高，病因及患者年龄小引起的生长因子环境和长期造瘘通畅率低可能是手术失败的原因 [8-11]。此外，对曾接受过分流手术的患者采用 ETV 的长期成功率不高，原因可能是脑积水的不同病因或者长期分流使患者正常的脑脊液重吸收功能丧失 [12]。儿科领域常采用已经过多组研究验证的"ETV 成功评分"来预测患儿术后 6 个月，甚至更长时间（长达 36 个月）的 ETV 成功率 [7,13,14]。ETV 成功评分包括 3 个变量：患儿手术时的年龄、脑积水的病因和是否有分流手术史。评分越高，ETV 的长期成功率就越高，但这种评分方法目前尚未用于成年患者。

尽管中脑导水管开口是 ETV 的首选适应证，但仍有许多关于 ETV 成功应用于其他疾病如感染性脑积水、出血后脑积水、正常压力性脑积水和长期明显的脑室扩大的报道 [5,6,15,16]，目前 ETV 治疗上述疾病的生理基础尚不完全明确。小型随机对照临床试验显示，对正常压力性脑积水和结核性脑膜炎引起的脑积水，脑室分流术比 ETV 更具有临床优越性。在这些方面以及在伴有脑脊液吸收紊乱的其他疾病方面，应用 ETV 时必须更加谨慎 [17,18]。我们对手术正常压力性脑积水病例应用 ETV 的有效性仍持怀疑。

表 21.1　ETV 的手术适应证及报道的成功率

病因	报道的成功率
先天性中脑导水管狭窄	60%~94%[2,3,32,33]
顶盖和松果体区肿瘤	81%~100%[2,3]
第四脑室肿瘤	74%~80%[2,3]
蛛网膜囊肿	67%~80%[2,3]

正确的术前影像诊断能够帮助医生预测特定患者的 ETV 成功率。很多试验发现 ETV 的成功率与 MRI 图像上第三脑室底变形或弯曲有一定关系 [19,20]。ETV 的成功也与术前终板的位移有关系，术前终板的位移可通过 MRI 成像的标准化指数来测量，且可在 ETV 手术成功后迅速得到改变 [20]。

ETV 的相对手术禁忌证：
- 颅底动脉顶端动脉瘤
- 感染后及出血后脑积水
- 脑室狭窄
- 年龄＜6 个月的患者

对颅底血管异常患者行脑室造瘘的风险

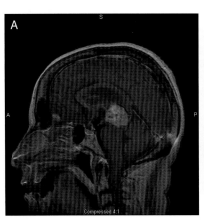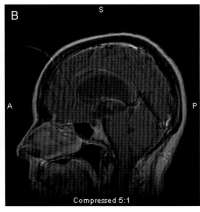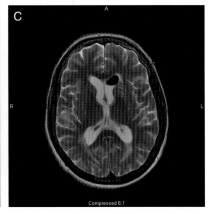

图 21.1　ETV 手术典型实例。A. 患者女性，50 岁，被诊断为松果体区肿瘤堵塞导水管，图示为矢状位 MRI T1 加权图像。B. 患者女性，60 岁，被诊断为低级别丘脑胶质瘤堵塞第三脑室，图示为 MRI T1 加权图像。C. 患者女性，69 岁，分流术失败，伴脑室扩大，脑室探查可见一网状结构堵塞第三脑室，将 ETV 方案作为该患者分流去除术的一部分 [经许可引自 Rekate HL. Selecting patients for endoscopic third ventriculostomy. Neurosurg Clin N Am, 2004, 15(1):39-49.]

高于 ETV 本身的优势，对此类患者应进行传统的分流术，包括真菌性脑膜炎如球孢子菌病或结核性脑膜炎等引起的脑积水（图 21.2），蛛网膜颗粒受损，以及蛛网膜下腔脑脊液再吸收功能障碍。研究发现，早产儿脑室出血或动脉瘤性蛛网膜下腔出血患者存在相同的生理机制。脑室狭窄增加了 ETV 的操作难度，也增加了深静脉、穹窿及丘脑等附近结构钝性损伤的风险。对小于 6 个月的婴幼儿，ETV 的应用失败率很高，因此对这类患者一定要慎重权衡利弊，如果实施了 ETV，则必须密切跟踪。

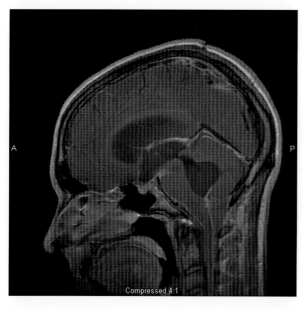

图 21.2　患者男性，24 岁，被诊断为球孢子菌病真菌性脑膜炎，脚间池广泛感染。该患者并不适合行 ETV，因为他不仅存在第四脑室出口脑脊液循环阻塞，脚间池也有阻塞

21.3　手术技术

21.3.1　术前准备

手术医生和助手站立于患者头顶，面朝患者脚部的手术监护仪和影像导航监测仪。麻醉师位于患者左侧，手术冲洗助手位于患者右侧。常规全身麻醉，患者取仰卧姿势，头附屈。如果使用硬性内镜，我们建议采取无框架立体定向手术，并使用 Mayfield 头架固定，并使用马蹄形头夹或泡沫环。在绝大多数情况下，倾向

于选择右侧入路，只有在少数情况下，如既往有额部颅骨修补术或右额叶疾病时，才选择左侧入路。

适当的内镜钻孔位置可使医生和患者更好地进行后续的手术操作。理想的手术路线是允许内镜从钻孔处进入室间孔（Monro 孔），并在对相邻结构进行最少操作的前提下看到第三脑室底。如果需要过度收缩室间孔，可能会损伤穹窿。一般选择中线旁 2.5~3cm 处且冠状缝前行 ETV 钻孔。我们组对神经导航下确定 ETV 钻孔的理想位置进行了研究，找到了每例患者各自不同的理想手术入路，范围为冠状缝前 3cm 或冠状缝后 3.5cm。另外，冠状缝存在自然进程，当它向侧方移动时钻孔位置应向后方移动（视频 21.1）[21.22]。总而言之，我们的研究结果证明了对不同的个体进行常规 ETV 手术时神经导航的应用价值。如果手术时使用软性内镜，就适合采用标准的 Kocher 切口（中线旁 2.5~3cm 处，冠状缝正前方；视频 21.2）。

ETV 手术开始前我们应检查所需的内镜手术器械，包括内镜本身的图像清晰度、监测功能、自动冲洗功能等，以及球囊导管和医用钳。术前器械检查有助于我们在切皮前进行有效的故障排除。

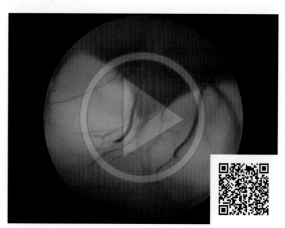

视频 21.1　ETV 手术（硬性内镜）。视频展示了一例采用硬性内镜实施的 ETV 手术。手术采取标准的右额叶钻孔入路，到达右侧脑室，找到室间孔；之后内镜进入第三脑室，找到乳头体、漏斗隐窝和视交叉；在第三脑室底颅底动脉前进行初始开口，并用抓钳扩张，将内镜插入桥前池，确保 Liliequist 膜开窗；颅底动脉及穿孔器完好无损

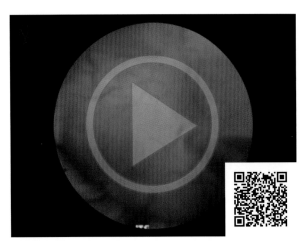

视频 21.2 ETV 手术（软性内镜）。视频展示了一例采用软性内镜实施的 ETV 手术。首先术者将内镜送入右侧脑室，找到室间孔；之后进入第三脑室，可以看到乳头体、半透明灰结节和漏斗管；通过透明的前乳头体膜，可以看到颅底动脉和动眼神经；使用抓钳，在前乳头体膜中心钻多钻几个孔并将其连接，可立即观察到脑脊液搏动充分；内镜进入脚间池和桥前池以确保 Liliequist 膜开窗及脚间池开放；手术最后可看到第三脑室底搏动，表明有充足的脑脊液流量

21.3.2 手术步骤

确定钻孔位置后，凝固硬膜并打开，放置可撕脱导引鞘，这一步能减少置入和取出脑室镜时对脑部的操作。导引鞘比脑室镜略大，也能使灌注液排出，对避免因灌注液导致颅内压增高有重要的作用。立体定向神经导航能够帮助导引鞘找到理想的路径。导引鞘可以被固定或缝合在消毒被单上以防止深度偏移。当成角的内镜进入侧脑室，则可以确定室间孔（图21.3A）[我们使用的是带有两侧灌注通道和一条工作通道的儿科 Lotta 6° 视角脑手术内镜（美国 Karl Storz 内镜，埃尔赛贡多，加州）或 30° Minop 脑室镜（德国蛇牌）]。确保正确的侧脑室插管可以避免对对侧穿窿或丘脑的损伤，确定脑室镜镜头的方向也非常重要。检查侧脑室中的结构如脉络丛、透明隔及丘纹静脉可以帮助外科医生定位。将脑室镜伸入室间孔，可以检查第三脑室（图21.3B；视频21.1~21.3）。在钻孔前应了解清楚解剖标志，例如乳头体、漏斗隐窝和视交叉。在没有清楚地了解解剖结构之前就钻孔可能会引起严重的

ETV 并发症。根据患者的年龄和脑积水类型，第三脑室底和灰结节存在一定的可变性和透明度。有时在钻孔前透过变薄的第三脑室底可看到基底动脉（图21.3C；视频21.1~21.3）。若无法看到基底动脉，应仔细研究患者造瘘手术前的 MRI 所显示的基底动脉解剖结构。乳头体和漏斗隐窝之间前后轴的中间点通常被选作造瘘位置。脑室底造瘘装置有很多种，我们偏好使用脑室造口钳，因该钳的外部有脊状隆起可以抓握并拉伸组织上的薄层结构（图21.3D）。此外还有其他几种造瘘方法效果也很好，包括 Fogarty 球囊导管与 Bugbee 线[23]。我们使用"三手操作"（three-handed）技术进行造瘘（视频21.3）。内镜操作员负责脑室镜和钻孔设备的路线轨迹，助手将打孔设备送入灰结节中。钻孔后，将脑室镜穿过并扩大造瘘并检查脑脊液流出道无阻碍（图21.3E；视频21.1~21.3）。向前推进脑室镜时，应该将镜头的角度直接向后移动以便轻柔地向后推开基底动脉而不会将其和脑室镜一起扯动。此时，脑室底会随着脑脊液向蛛网膜下腔的流动而波动（视频21.2~21.3）。对造瘘术时发生的少量出血应保持耐心，冲洗后将会停止。脑室镜进入脚间池使脑桥和基底动脉可见。基底蛛网膜腔检查为 ETV 的成功提供了一个衡量标准。如果脑池中有严重的粘连，或在脑室底并未观察到脑脊液流动引起的脑室底波动，则 ETV 的长期成功率不高[24,25]。应考虑行 Liliequist 膜开窗术使脑脊液无阻碍地从第三脑室流入桥前池（视频21.1~21.3）。检查完和止血后，撤出脑室镜，并对穿刺道进行检查。如果撤出内镜鞘时仍有出血，则需要再次冲洗。我们在在穿刺道皮质缺损区放置一块压缩明胶海绵（Pfizer 公司生产），目的是减少脑脊液漏在蛛网膜下腔和脑室内形成窦道。有部分作者表示在 ETV 术中给予患者使用 Ommaya 贮液囊[26]，这种情况下或者暂时性闭合性脑室造瘘术中可以通过导管鞘窦管放置贮液器。用薇乔（Vicryl）缝线间断缝合头皮，皮肤的缝合材料取决于手术医生的偏好，可以使用 U 型钉、

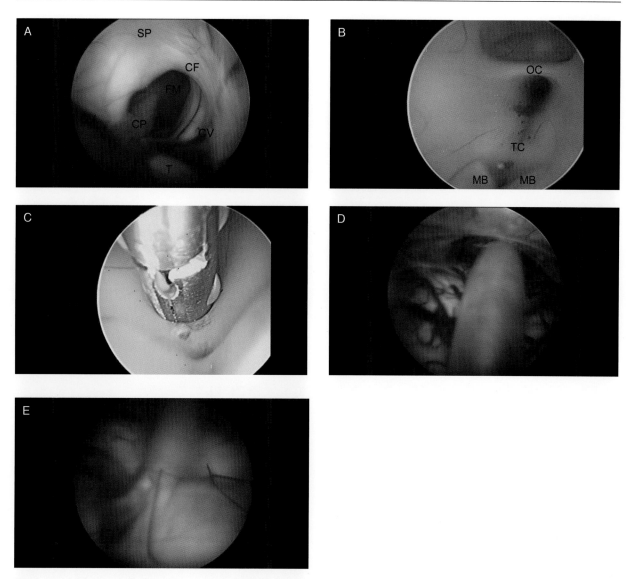

图 21.3 内镜下脑室解剖结构。A.右侧脑室的解剖标志用于确认脑室镜方向（FM：室间孔；CF：穹窿；CP：脉络丛；CV：尾状核静脉；SP：透明隔；SV：膈静脉；T：丘脑；TSV：丘纹静脉）。B.第三脑室底解剖标志（IR：漏斗隐窝；MB：乳头体；OC：视交叉；TC：灰结节）。C.用抓钳在灰结节开孔。D.当脑室镜穿过钻孔后应保证孔通畅以看到基底动脉和脑干。E.通过非常薄的第三脑室底可以看到基底动脉

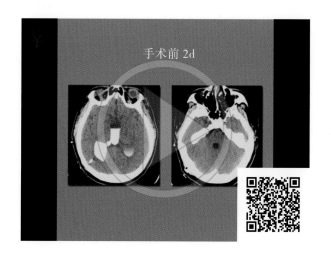

视频 21.3 ETV 手术。患者女性，19 岁，被诊断为脑积水。患者曾接受过脑室 – 腹腔分流术。最近的 MRI 图像显示中脑周围区域有轻微、非增强 9mm×9mm T2 高信号病变。CT 脑室造影图片证实中脑导水管狭窄。患者适合接受 ETV 手术治疗。内镜从室间孔小心进入，第三脑室底有搏动，由于能很清楚地观察到基底动脉，因此 ETV 术中可使用锋利的剪刀。可见基底动脉及其分支，能观察到充足的脑脊液流动

尼龙线或可吸收缝线。

21.4 风险及补救措施

在扩大脑室造瘘口时患者可能发生暂时性心动过缓，有时情况比较严重，因此麻醉团队应对此保持警惕。手术医生和麻醉师在进行这一部分操作时及时沟通很有必要。如果患者发生心动过缓，手术医生应去除 Fogarty 球囊导管，停止操作，直到患者情况稳定。心动过缓的另一个原因是无灌注释放阀导致的颅内压增高。避免发生这种状况的方法有两种，一种是确保脑室镜的其中一端开放；另一种是选择比脑室镜尺寸更大的剥脱导引鞘以使灌注液从内镜周围流出。

几乎所有脑室内出血的停止都离不开正确的冲洗和强大的耐心。单极和双极电凝止血设备必要时应一直处于开启状态。内镜的尖端或抓钳也可以压迫出血点止血。

21.5 术后管理

术后立即将患者转入重症监护病房（ICU）。ETV 术后患者曾发生过由抗利尿激素分泌异常综合征（syndrome of inappropriate secretion of antidiuretic hormone, SIADH）导致的发作性低钠血症，或由尿崩症引起的高钠血症，因此必须严格记录尿液排出量[27,28]。一般情况下我们不留置脑室外造瘘装置，除非术中发生中度至重度出血，或者存在早期脑室外引流（external ventricular drain, EVD）失败的问题。对于术后遗留外部造瘘装置的患者，我们通常关闭装置，只有在颅内压非常高或有临床体征和（或）出现脑积水症状时才打开。术后即刻影像学检查对于预测脑室造瘘术的长期效果意义不大，但非常有助于发现术后并发症如医源性脑室内或脑实质内出血。大多数择期手术患者通常于术后 1~2d 出院。术后 1~3 个月常规随访应进行 MRI 检查，可显示第三脑室流动伪影以及脑室体积缩小。MR 成像序列可用

于更好地确定钻孔处脑脊液流量。长期随访的临床与影像学检查措施由脑积水的病因决定。

21.6 并发症

大量的成人和儿童研究证实 ETV 的严重并发症发生率很低。多个已经发表的系列性调查研究共包括 2 884 例成人和儿童，总共进行了 2 985 例手术，总并发症发生率为 8.5%。最常见的并发症包括术后脑脊液漏、感染或非手术性颅内出血。严重的神经系统并发症如轻度偏瘫或记忆损伤的发生率为 1.44%，围手术期死亡率为 0.21%。已有报道很多罕见的并发症如相邻神经血管结构损伤，还包括动眼神经麻痹、垂体激素功能障碍、尿崩症、口渴功能丧失、性早熟、丘脑和下丘脑梗死及基底动脉穿孔（图 21.4）[28-31]。

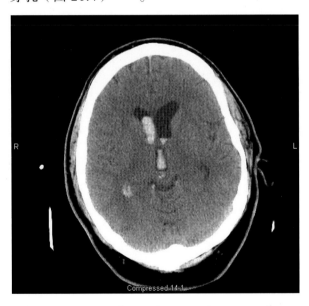

图 21.4 在脑室插管过程中因脑室壁静脉损伤导致的脑室内出血

21.7 结果和预后

虽然是否行分流术主要依赖脑积水的发病原因，但是大部分 ETV 患者无须行分流手术。已有报告显示中脑导水管狭窄和阻塞性肿瘤患者行 ETV 的临床成功率很高（80%~90%），确定可以减轻症状，无须进行分流术[12,32]。在所

有参与者中，1 年的开孔通畅率约为 75%，大部分失败的案例发生在术后第 1 个月内[3,32]。大型回顾性研究显示，急性开口闭塞导致的晚期死亡及脑积水引起的急性颅内压增高非常罕见，2 884 例患者中只发生了 2 例（0.07%）[29]。无论如何，整体患者的自然预后均取决于脑积水的潜在发病原因。

21.8　结　论

ETV 是治疗成人或儿童多种类型脑积水安全、有效的手术方法，并且应作为第三脑室流出道梗阻的一线治疗方法，优先于分流术被考虑。同时，ETV 也可以用于治疗其他类型的脑积水，但在技术上对治疗蛛网膜下腔脑脊液吸收功能障碍或基底部脑膜炎还存在一定的限制[33]。

要　点

- 应用立体定向神经导航确定钻孔位置和最佳进入路径，可减少脑室镜在进入侧脑室过程中的反复操作，在深处减少对室间孔和同侧穹窿的操作
- 注意在穿刺过程中，应避免穿刺鞘或脑室镜发生抖动。因为在退出穿刺装置时，如果手术医生没有注意，可能发生穿刺鞘向前进并且损坏穹窿的情况
- 罕见状况下，第三脑室底的解剖结构无法提供充分的空间进行造瘘，或者第三脑室底部增厚，或者第三脑室底部损伤，此时建议终止第三脑室底造瘘术，转为分流手术。大多数基底动脉的损伤发生在第三脑室底部解剖结构不清或第三脑室底增厚的患者中
- 在控制造瘘口出血过程中，耐心和连续冲洗优于电凝止血

（刘春晖　周　孟　译）

参考文献

[1] Schmitt PJ, Jane JA Jr. A lesson in history: the evolution of endoscopic third ventriculostomy. Neurosurg Focus, 2012,33(2):E11.

[2] Vogel TW, Bahuleyan B, Robinson S, et al. The role of endoscopic third ventriculostomy in the treatment of hydrocephalus. J Neurosurg Pediatr, 2013,12(1):54–61.

[3] Sacko O, Boetto S, Lauwers-Cances V, et al. Endoscopic third ventriculostomy: outcome analysis in 368 procedures. J Neurosurg Pediatr, 2010,5(1):68–74.

[4] Hellwig D, Grotenhuis JA, Tirakotai W, et al. Endoscopic third ventriculostomy for obstructive hydrocephalus. Neurosurg Rev, 2005,28(1):1–34, discussion 35–38.

[5] Rangel-Castilla L, Barber S, Zhang YJ. The role of endoscopic third ventriculostomy in the treatment of communicating hydrocephalus. World Neurosurg, 2012, 77(3–4):555–560.

[6] Hailong E, Guangfu H, Haibin T, et al. Endoscopic third ventriculostomy in the management of communicating hydrocephalus: a preliminary study. J Neurosurg, 2008, 109(5):923 –930.

[7] Kulkarni AV, Drake JM, Mallucci CL, et al. Canadian Pediatric Neurosurgery Study Group. Endoscopic third ventriculostomy in the treatment of childhood hydrocephalus. J Pediatr, 2009,155(2):254–9.el.

[8] Furlanetti LL, Santos MV, de Oliveira RS. The success of endoscopic third ventriculostomy in children: analysis of prognostic factors. Pediatr Neurosurg, 2012,48(6):352–359.

[9] Fani L, de Jong TH, Dammers R, et al. Endoscopic third ventriculocisternostomy in hydrocephalic children under 2 years of age: appropriate or not.A single-center retrospective cohort study. Childs Nerv Syst, 2013,29(3):419–423.

[10] Costa Val JA, Scaldaferri PM, Furtado LM, et al. Third ventriculostomy in infants younger than 1 year old. Childs Nerv Syst, 2012,28(8):1233–1235.

[11] Elgamal EA, El-Dawlatly AA, Murshid WR, et al. Endoscopic third ventriculostomy for hydrocephalus in children younger than 1 year of age. Childs Nerv Syst, 2011, 27(1):111–116.

[12] Woodworth GE See A, Bettegowda C, Batra S, et al. Predictors of surgery-free outcome in adult endoscopic third ventriculostomy. World Neurosurg, 2012,78(3–4):312–317.

[13] Durnford AJ, Kirkham FJ, Mathad N, et al. Endoscopic third ventriculostomy in the treatment of childhood hydrocephalus: validation of a success score that predicts long-term outcome. J Neurosurg Pediatr, 2011, 8(5):489–493.

[14] Naftel RP, Reed GT, Kulkarni AV, et al. Evaluating the Children's Hospital of Alabama endoscopic third ventriculostomy experience using the Endoscopic Third Ventriculostomy Success Score: an external validation study. J Neurosurg Pediatr, 2011, 8(5):494–501.

[15] Jenkinson MD, Hayhurst C, A1-Jumaily M, et al. The role of endoscopic third ventriculostomy in adult patients with hydrocephalus. J Neurosurg, 2009, 110(5):861–866.

[16] Gangemi M, Maiuri E Buonamassa S, et al. Endoscopic third ventriculostomy in idiopathic normal pressure hydrocephalus. Neurosurgery, 2004, 55(1):129–134, discussion 134.

[17] Goyal H Srivastava C, Ojha BK, et al. A randomized study of ventriculoperitoneal shunt versus endoscopic third ventriculostomy for the management of tubercular meningitis with hydrocephalus. Childs Nerv Syst, 2014, 30(5):851–857.

[18] Pinto FC, Saad E, Oliveira ME, et al. Role of endoscopic third ventriculostomy and ventriculoperitoneal shunt in idiopathic normal pressure hydrocephalus: preliminary results of a randomized clinical trial. Neurosurgery, 2013, 72(5):845–853, discussion 853–854.

[19] Foroughi M, Wong A, Steinbok P, et al. Third ventricular shape: a predictor of endoscopic third ventriculostomy success in pediatric patients. J Neurosurg Pediatr, 2011, 7(4):389–396.

[20] Dlouhy BJ, Capuano AW, Madhavan K, et al. Preoperative third ventricular bowing as a predictor of endoscopic third ventriculostomy success. J Neurosurg Pediatr, 2012, 9(2):182–190.

[21] Chen E Chen T, Nakaji P. Adjustment of the endoscopic third ventriculostomy entry point based on the anatomical relationship between coronal and sagittal sutures. J Neurosurg, 2013, 118(3):510–513.

[22] Chen E ,Nakaji P. Optimal entry point and trajectory for endoscopic third ventriculostomy: evaluation of 53 patients with volumetric imaging guidance. J Neurosurg, 2012, 116(5):1153–1157.

[23] Jallo Gl, Kothbauer KE, Abbott IR. Endoscopic third ventriculostomy. Neurosurg Focus, 2005, 19(6):Ell.

[24] Greenfield JR ,Hoffman C, Kuo E, et al. Intraoperative assessment of endoscopic third ventriculostomy success. J Neurosurg Pediatr, 2008, 2(5):298–303.

[25] Warf BC, Kulkarni AV. Intraoperative assessment of cerebral aqueduct patency and cisternal scarring: impact on success of endoscopic third ventriculostomy in 403 African children. J Neurosurg Pediatr, 2010, 5(2): 204–209.

[26] Xiao B, Roth J, Udayakumaran S, et al. Placement of Ommaya reservoir following endoscopic third ventriculostomy in pediatric hydrocephalic patients: a critical reappraisal. Childs Nerv Syst, 2011, 27(5):749–755.

[27] Lang SS, BaumanJA, Aversano MW, et al. Hyponatremia following endoscopic third ventriculostomy: a report of 5 cases and analysis of risk factors. J Neurosurg Pediatr, 2012, 10(1):39–43.

[28] Schroeder HW, Niendorf WR, Gaab MR. Complications of endoscopic third ventriculostomy. J Neurosurg, 2002, 96(6):1032–1040.

[29] Bouras T, Sgouros S. Complications of endoscopic third ventriculostomy. J Neurosurg Pediatr, 2011, 7(6): 643–649.

[30] Tafuri KS, Wilson TA. Growth hormone deficiency and diabetes insipidus as a complication of endoscopic third ventriculostomy. J Clin Res Pediatr Endocrinol, 2012, 4(4):216–219.

[31] Bouras T, Sgouros S. Complications of endoscopic third ventriculostomy. World Neurosurg, 2013, 79(2, Suppl): 22.e9–22.e12.

[32] Feng H, Huang G, Liao X, et al. Endoscopic third ventriculostomy in the management of obstructive hydrocephalus: an outcome analysis. J Neurosurg, 2004, 100(4):626–633.

[33] Kelly PJ. Stereotactic third ventriculostomy in patients with nontumoral adolescent/adult onset aqueductal stenosis and symptomatic hydrocephalus. J Neurosurg, 1991, 75(6):865–873.

第 22 章　导水管成形术与支架植入术

Michael J. Fritsch, Henry W. S. Schroeder

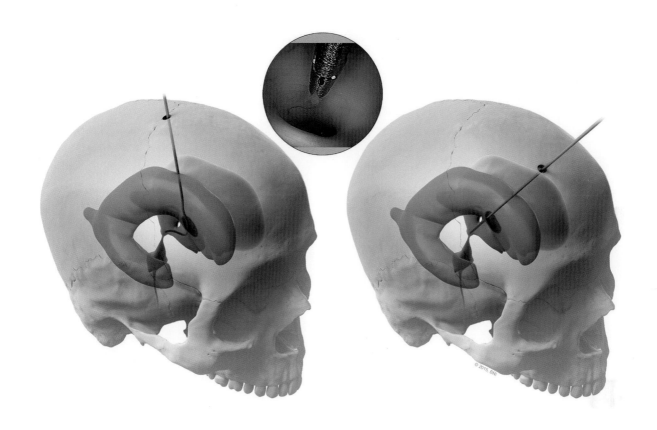

22.1　引　言

20 多年前首次系统地报道了内镜下导水管成形术（endoscopic aqueductoplasty，EAP）[1,2]，人们对该手术最初的热情也逐渐消失。未放置支架的简单导水管成形术后再闭塞率高达 50%[3-7]。为什么直到如今导水管成形术仍只能作为特定患者的治疗方法呢？

本章节我们将讨论中脑导水管狭窄的放射形态学变化，内镜下导水管成形术和支架植入术（endoscopic aqueductoplasty and stenting，EAPS）的手术技术，以及 EAPS 的远期效果和并发症。最后，我们将总结 EAPS 的适应证。

22.2　适应证和禁忌证

22.2.1　中脑导水管狭窄的放射形态学分类

我们将中脑导水管狭窄（aqueductal stenoses，AS）分为三种类型：Ⅰ型 AS 的特点是导水管中有横向小膜，可导致狭窄前近导水管部壶腹状扩张。Ⅰ型 AS 的处理方法是打开横向膜，重建脑脊液流动，但是根据我们的经验，患者发生重新闭塞的概率很高[3-9]，而内镜下第三脑室底造瘘术（ETV）因远期成功率较高和风险较低，可作为治疗 Ⅰ型 AS 更好的选择（图 22.1）。

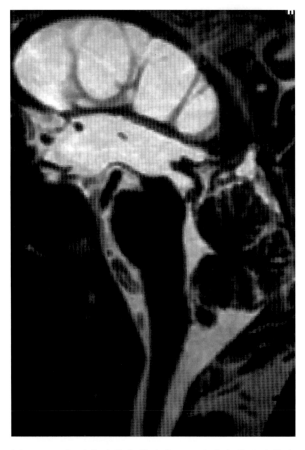

图 22.1　Ⅰ型中脑导水管狭窄。远端堵塞导致的导水管狭窄以及狭窄前壶腹状导水管扩张

Ⅱ型 AS 的发病原因是肿瘤或囊肿堵塞导水管，可能是直接阻塞（如顶盖胶质瘤），也可能间接受压（如松果体区肿瘤）导致。导水管成形术后较短时间内发生再次闭塞的概率很高。当解剖结构变形或者周边组织脆弱的情况下放置支架可增加阻塞风险。此时，在条件适宜且可能的情况下，我们可以考虑行肿瘤活检，并采用 ETV 手术治疗（图 22.2）。

Ⅲ型 AS 与孤立的第四脑室有关。对此我们发现了一种 AS 的放射形态连同第四脑室囊性扩张使脑干压向斜坡，并将小脑压向小脑幕。第四脑室外侧孔（Luschka 孔）和正中孔（Magendie 孔）之间的连接不够充分。患者一般都有相同的病史：在 1 岁以内曾发生过脑出血或脑膜炎引起的脑积水，均进行过早期脑室 – 腹腔（V-P）分流术，临床症状和影像学检查都提示过度引流（图 22.3A~C）。

22.2.2　临床决策

Ⅰ型（膜性）和Ⅱ型（肿瘤或囊肿相关）AS 推荐采用 ETV 方法治疗。

根据我们的经验，被确诊为孤立性第四脑室（Ⅲ型 AS）的患者是最佳和唯一适合行 EAPS 的人。需要指出的是，EAPS 只能治疗短距离的导水管狭窄或膜性导水管狭窄。导水管成形术（并支架植入术）的目的并非治疗脑积水的手术途经，而是使孤立的脑室之间恢复连通，患者需要进行 V-P 分流术来治疗脑积水。导水管成形术只负责建立先前孤立的脑室之间的连通，支架的目的是避免再次闭塞。另一个手术途径是对第四脑室在内镜直视下进行 V-P 分流术[10]。

22.3　手术技术

22.3.1　内镜下解剖

第三脑室后部的重要解剖标志是导水管入口、后连合，松果体隐窝、缰连合、松果体上隐窝和第三脑室后顶部（后者通常只能通过 30° 或 45° 内镜才能观察到）。

第四脑室的解剖标志是脑室前壁（菱形窝）、正中孔（Magendie 孔）下方和内侧、第四脑室外侧孔（Luschka 孔）两侧。在后部可以看到小脑、小脑半球和小脑蚓体。

22.3.2　内镜设备

我们常使用德国 Karl Storz 公司生产的 Lotta 脑室镜开展内镜手术[11]。我们使用 6° 镜在脑室中进行定位和放置套管针，使用 30° 或 45° 镜观察导水管入口和周围结构。另外，可以使用"二合一"的软性内镜穿过导水管探查第四脑室。所有的脑内镜手术我们都使用了气动支撑夹持装置（日本东京的 Mitaka 公司生产）、高清（high-definition，HD）摄像和监测器（Karl Storz 公司生产），某些情况下也会用到神经引导装置（德国 Brain 公司生产；图 22.4）。

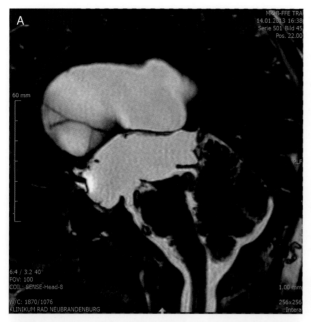

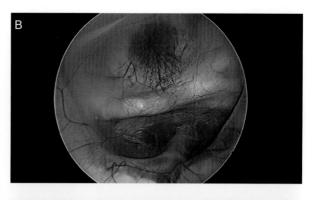

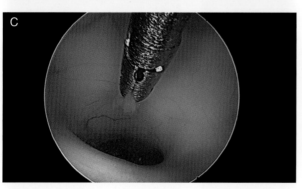

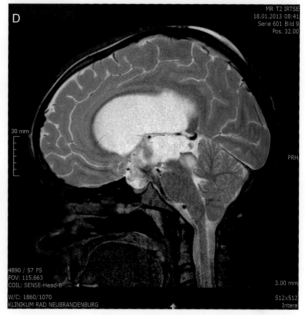

图 22.2　A. Ⅱ型中脑导水管狭窄，由顶盖胶质瘤导致。B. 患者接受 ETV（半透明的第三脑室底）治疗。C. 进行内镜下肿瘤活检。D. 术后第三天的 MRI 显示明显的造瘘术后流空效应

22.3.3　手术技术

患者处于仰卧位，头部正中放置，并用三针头夹固定。轻微抬高手术台的头部位置，使患者呈头高脚低的反 Trendelenburg 体位。年龄较小的患儿可被放置在马蹄型框架中（图 22.4）。

使用硬性内镜进入导水管的方法和进入前述第三脑室（ETV）的方法不同。一般选择冠状缝前 5cm、发际线后钻孔，且通常比传统钻孔稍居中，使钻孔的直轴通过室间孔到达第三脑室后部正中位置。神经导航装置有助于规划和执行整个路径。如果采用软性神经内镜，钻孔位置应选在 Kocher 点，距离冠状缝中线 2 ~ 3cm 处，或稍向前一些（1cm）。

对患者进行全身麻醉，并预防性地给予抗生素（常用头孢呋辛）。建议采用弧形皮肤切口，有利于之后覆盖钻孔储液池。钻孔直径应至少 10mm，可以使内镜倾斜和移动。取下颅骨内板有助于使内镜更自由地倾斜。打开硬脑膜后，使用 Scott 或 Cushing 插管进入脑室系统；将带有套管针的内镜鞘插入脑室；之后去除套管针，插入工作内镜（视频 22.1）；在侧脑室内定位之后，小心通过室间孔，探查第三脑室后方。

应将导水管的开口送入内镜视野的中心以定位内镜鞘。必要时可使用 30° 镜。用夹持装置固定好内镜鞘之后就不能移动，直到导水管成形术完成（视频 22.1）。

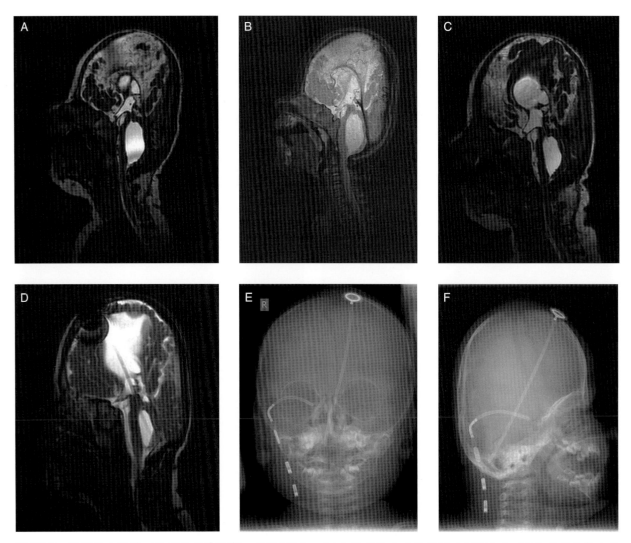

图 22.3　Ⅲ型孤立性第四脑室导水管狭窄。术前 MRI：（A）稳态构成干扰序列（CISS）和（B）反转恢复自旋回波序列显示导水管狭窄，孤立性第四脑室扩大，脑桥前蛛网膜下腔变窄，脑干紧压向斜坡，小脑受压，患者接受了内镜导水管支架成形术。术后 MRI [C（CISS）和 D（T2 加权成像）] 显示：脑桥前蛛网膜下腔变宽，先前受压的脑干变厚。E、F. 同一患者的术后正侧位 X 线片显示分流和带有钻孔储液池的导水管支架

　　仔细检查堵塞的导水管。狭窄处用非充气的 3F Fogarty 球囊导管缓慢打开一个通道。当导管通过短的导水管狭窄处时，应小心地充气（使用比 ETV 时更小的压力；视频 22.1）。去除球囊导管后，须检查导水管和第四脑室，确保第三脑室和第四脑室之间已经相通。如果路径是直的，且导水管开口足够宽，可以使用 0° 或 30° 硬性内镜，否则应使用软性内镜（视频 22.2）。

　　确认第三脑室和第四脑室相通之后，重新插入内镜，内镜直视下将支架从工作通道插入第四脑室（视频 22.1、22.3）。在支架的选择上，我们采用传统的 15cm 长的脑室导管，在

抓钳或小 Decq 钳（德国 Karl Storz 公司生产）的帮助下完成插入。

　　最重要的是，导管有额外的侧孔，可以使位于第四脑室的远端部分和位于第三脑室和侧脑室的近端部分之间形成沟通。我们用小剪子和小咬骨钳来制造这些额外的孔。内镜直视下通过导水管将导管送入第四脑室，长度取决于患者的具体解剖结构，一般为 2~4cm。在导水管内应不存在额外的孔。将导管放在合适的位置后，移走钳子，并在软性内镜或 0° 光学检查仪器的协助下重新评估支架的放置位置（视频 22.2、22.3）。

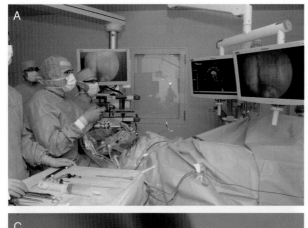

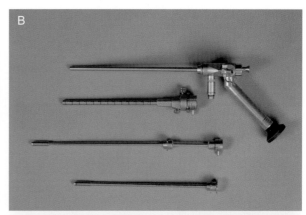

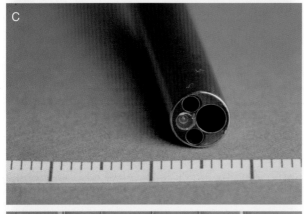

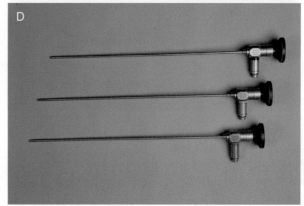

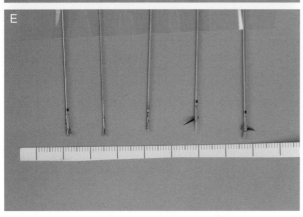

图 22.4　手术室设备和仪器。A. 建立手术室 Lotta 内镜系统和放置仪器。B. Lotta 内镜系统包括脑室镜、内镜鞘、光学套管针和常规套管针。C. 带有大工作通道的脑室镜（直径 2.9mm）。D. 带有 0°、30°、45°视角的诊断内镜。E. 内镜手术器械，例如活检钳、抓钳、Decq 钳和剪刀

22.4　风险及补救措施

为了避免支架移动，可将支架连接在钻孔储液器上。该储液器可用于测量压力，消除脑脊液达到诊断和治疗的目的，同时可以与使用支架作为近端脑室导管的传统分流系统相连。

22.5　术后管理

术后立即将患者转入神经外科重症监护室（ICU）进行 24h 监护。不需要常规给予抗生素，术后第 2 天患者就可能转出 ICU。应对患者进行 MRI 检查，采用与术前相同的序列。我们一般建议于术后第 2 天、术后 3 个月、1~2 年后对患者进行 MRI 检查。患者应到神经外科门诊进行每年至少一次的临床评估。

22.6　并发症

EAPS 的并发症包括感染、脑室炎、硬膜下积液、不良共轭凝视和支架移位[8,12-14]。

因导水管重新闭合的无支架整体修复率高达 50%[3-7]。在经历过较短支架移位之后，我们开始使用较长的 12~14cm 的支架（4cm 或 5cm），并将其与钻孔储液池相连接[8,9,15,16]。

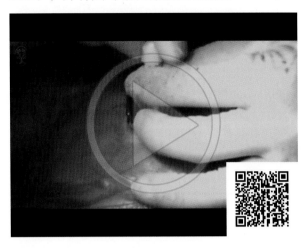

视频 22.1　内镜下导水管成形术和支架植入术。此视频展示了一例第四脑室堵塞患者的 EAPS 手术过程。先向右侧脑室插入一根脑室套管，之后替换为硬性内镜；到达第三脑室后部后，可观察到中脑导水管部分闭塞；用抓钳打开部分导水管，在内镜直视下用 Fogarty 球囊导管完成导水管成形术；将脑室导管（支架）插入中脑导水管和第四脑室中

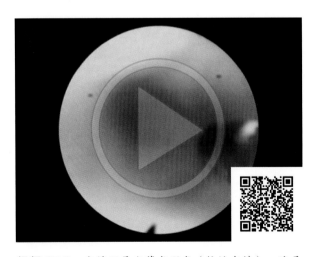

视频 22.2　内镜下导水管成形术（软性内镜）。这是一例导水管狭窄患者的内镜手术视频。采用软性内镜和抓钳来完成导水管成形术。首先，钻孔后将软性内镜从中脑导水管送入第四脑室，之后小心取出内镜，就可以得到一个完美的导水管开口

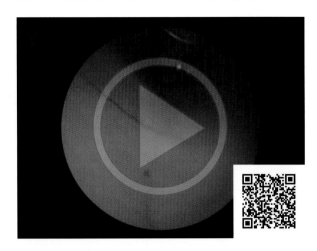

视频 22.3　内镜下导水管成形术。此视频展示了一例采用硬性内镜进行的导水管成形术。当内镜进入第三脑室后部时，可以观察到膜静脉堵塞导水管入口，用抓钳将膜去除。中脑导水管失去了顺应性，因此脱落（功能性狭窄）。支架（脑室导管）对于维持中脑导水管的开放性非常重要，在内镜直视下插入支架

22.7　结果和预后

在过去的 10 年中，有几项研究报道 EAPS 对经选择后的膜性或短阶段导水管狭窄，以及孤立性第四脑室导水管狭窄患者具有远期稳定的临床效果，且成功率高达 85%[12,13,17-20]。放置支架比单纯接受导水管成形术能更有效地防止导水管的再次闭塞[9,15,21]。

22.8　结　论

EAPS 对孤立性第四脑室患者来说并不是治疗脑积水的方法，但可以使孤立的脑室恢复连通，对此类患者可采用 V-P 分流术治疗脑积水。经选择后的此类患者采用 EAPS 可以获得远期稳定的疗效，并可使先前封闭的第四脑室与其他脑室系统良好地连通，成功率为 80%~85%[4,6,13,15]。与其他手术相同，导水管成形术也存在学习曲线，只能由经验丰富的外科医生来进行。

要　点

- MRI 检查是对患者的病情进行评估的第一步。除了 T2 加权轴位像外，我们结合 T2 加权矢状位图像，一方面非常精确地显示了包括膜状物在内的解剖结构 [例如平衡快速场回波（fast field echo,FFE）或三维稳态进动结构相干序列（dimensional constructive inference in steady state，3D-CISS）]，而另一方面可以显示脑脊液在导水管和脑室系统内的流动影像 [反转恢复自旋回波序列（inversion recovery spin-echo，IRTSE）]。此外，冠状位 MRI T2 加权成像有助于更好地显示室间孔及评估内镜手术路径

（刘春晖　李储忠　译）

参考文献

[1] Manwaring KH. Endoscopic ventricular fenestration// Manwaring KH, Crone KR, eds. Neuroendoscopy. New York: Liebert, 1992(1):79–89.

[2] Oka K, Yamamoto M, Ikeda K, et al. Flexible endoneurosurgical therapy for aqueductal stenosis. Neurosurgery, 1993,33(2):236–242, discussion 242–243.

[3] Schroeder C, Fleck S, Gaab MR, et al. Why does endoscopic aqueductoplasty fail so frequently. Analysis of cerebrospinal fluid flow after endoscopic third ventriculostomy and aqueductoplasty using cine phase-contrast magnetic resonance imaging. J Neurosurg, 2012,117(1):141–149.

[4] Schroeder HWS, Gaab MR. Endoscopic aqueductoplasty: technique and results. Neurosurgery, 1999, 45(3): 508–515, discussion 515–518.

[5] Schroeder HWS, Schweim C, Schweim KH, et al. Analysis of aqueductal cerebrospinal fluid flow after endoscopic aqueductoplasty by using cine phasecontrast magnetic resonance imaging. J Neurosurg, 2000, 93(2):237–244.

[6] Schroeder HWS, Oertel J, Gaab MR. Endoscopic aqueductoplasty in the treatment of aqueductal stenosis. Childs Nerv Syst, 2004, 20(11–12):821–827.

[7] Schroeder HWS, Oertel J, Gaab MR. Endoscopic treatment of cerebrospinal fluid pathway obstructions. Neurosurgery, 2007, 60(2, Suppl 1):ONS44–ONS51, discussion ONS51–ONS52.

[8] Fritsch MJ, Manwaring KH. Endoscopic stenting in aqueductal stenosis// Hellwig D, Bauer BL, eds. Minimally Invasive Techniques for Neurosurgery-Current Status and Future Perspectives. New York: Springer, 1997:87–92.

[9] Fritsch MJ, Kienke S, Mehdorn HM. Endoscopic aqueductoplasty: stent or not to stent.Childs Nerv Syst, 2004, 20(3):137–142.

[10] Torres-Corzo J, Rodriguez-Della Vecchia R, Rangel-Castilla L. Trapped fourth ventricle treated with shunt placement in the fourth ventricle by direct visualization with flexible neuroendoscope. Minim Invasive Neurosurg, 2004, 47(2):86–89.

[11] Schroeder HWS. A new multipurpose ventriculo-scope. Neurosurgery, 2008, 62(2):489–491, discussion 491–492.

[12] Erşahin Y. Endoscopic aqueductoplasty. Childs Nerv Syst, 2007, 23(2): 143–150.

[13] Schulz M, Goelz L, Spots B, et al. Endoscopic treatment of isolated fourth ventricle: clinical and radiological outcome. Neurosurgery, 2012, 70(4):847–858, discussion 858–859.

[14] Teo C, Rahman S, Boop FA, et al. Complications of endoscopic neurosurgery. Childs Nerv Syst, 1996, 12(5):248–253, discussion 253.

[15] Fritsch MJ, Manwaring KH, Kienke S, et al. Endoscopic treatment of isolated 4th ventricle in children. Neurosurgery, 2004, 55:372–379.

[16] Fritsch MJ, Schroeder HWS. Endoscopic aqueductoplasty and stenting. World Neurosurg, 2013, 79(2, Suppl):20.e15–20.e18.

[17] da Silva LR, Cavalheiro S, Zymberg ST. Endoscopic aqueductoplasty in the treatment of aqueductal stenosis. Childs Nerv Syst, 2007, 23(11): 1263–1268.

[18] Little AS, Zabramski JM, Nakaji P. Simplified aqueductal stenting for isolated fourth ventricle using a small-caliber flexible endoscope in a patient with neurococcidiomycosis: technical case report. Neurosurgery, 2010, 66(6, Suppl Operative):373–374, discussion 374.

[19] Ogiwara H, Morota N. Endoscopic transaqueductal or interventricular stent placement for the treatment of isolated fourth ventricle and pre-isolated fourth ventricle. Childs Nerv Syst, 2013, 29(8):1299–1303.

[20] Sagan LM, Kojder l, Poncyljusz W. Endoscopic aqueductal stent placement for the treatment of a trapped fourth ventricle. J Neurosurg, 2006, 105(4, Suppl): 275–280.

[21] Cinalli G, Spennato P, Savarese L, et al. Endoscopic aqueductoplasty and placement of a stent in the cerebral aqueduct in the management of isolated fourth ventricle in children. J Neurosurg, 2006, 104(1, Suppl):21–27.

第 23 章　透明隔开窗术

Hector Soriano-Baron, Kris A. Smith

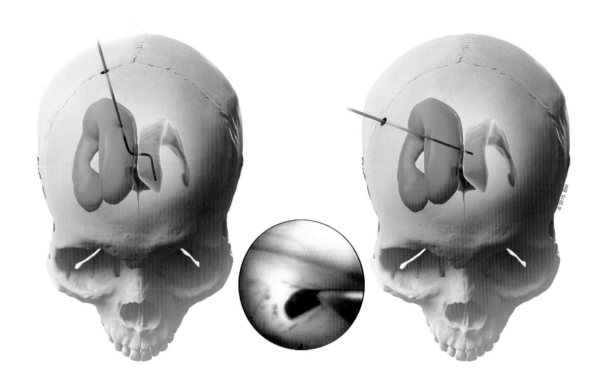

23.1　引　言

临床上采用神经内镜手术治疗脑积水患者时，可以为穿透不同的膜，开创脑脊液旁路，清除堵塞病变或重建脑脊液流通道创造条件[1,2]。

内镜手术已经成为在脑室、脑膜和蛛网膜下腔之间或肿瘤和脑室系统之间创建脑脊液旁路的一种治疗选择[3]。因此，神经内镜手术已经成为脑室－腹腔分流术（V-P分流术）和开放手术的替代手术方式[2,4,5]。

端脑中膈是由 Andy 和 Stephan[6]引入的词，用来定义头端端脑的中线结构，并被分为两个部分，一部分是包含薄膜封闭的透明隔（septum pellucidum, SP）、胶质细胞和纤维束的上部，另一部分是末端（正中隔）[5,6]。透明隔是薄的双层半透明片状结构，位于侧脑室之间，从胼胝体膝部和嘴部延伸至穹窿表面，从终板延伸至胼胝体压部[5,7,8]。

单室性脑积水（monoventricular hydrocephalus, MH）患者的主要治疗方法包括神经内镜开窗术、脑脊液分流术或开放性手术[3,9]。脑脊液分流术是最常用的方法，操作简单，也有报道该方法具有很高的修复率，尤其对有感染和蛛网膜炎的患者。内镜下透明隔开窗术（septum pellucidum fenestration, SPF）可使脑脊液从一侧脑室流入另一侧脑室，即从压力高的一侧流向压力低的一侧（图23.1；视频23.1~23.4）[5]。对 MH 患者来说，该手术可以作为脑脊液分流术和开放性手术的替代方法，对选择后的患者来说，不仅并发症发生率低，且临床效果良好[1,9]。

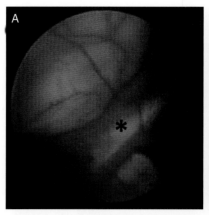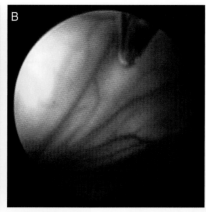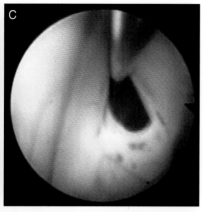

图 23.1 软性内镜下透明隔开窗术。A. 找到透明隔,选择穹窿上方和胼胝体下方无血管区(星号标记)。B. 开始钻孔。C. 行扩大开窗术

23.2 适应证和禁忌证

房隔造口术的理想适应证是室间孔堵塞[2,10]。透明隔(septum pellucidum, SP)组成了额角、体部和心房的内侧壁[5]。正常 CT 扫描所显示的透明隔畸形率为 0.3%~1.75%。最常见的透明隔病变是继发于肿瘤的囊肿,尸检显示的囊肿发病率为 10%~15%。囊肿的发生与透明隔腔闭塞有关,通常是解剖变异[11]。多数情况下,囊肿与脑室相连,且脑脊液在这两个部位之间来回流动。透明隔囊肿(the cyst of the septum pellucidum, CSP)又被称为第五脑室或韦氏腔(第六脑室)[12]。

通常情况下,几乎所有的透明隔囊肿患者均无临床症状[13],只有当患者发生颅内压增高和脑积水时才出现相应的症状。这些症状发生的原因是囊肿堵塞脑脊液在室间孔水平的流通,导致单室性脑积水。

研究显示,单室性脑积水可发生于任何年龄,包括胎儿、早产儿、新生儿、儿童和成人,分为先天性(如第六脑室)和后天性(如继发于感染或脑出血后、肿瘤或囊肿的脑室炎)[9]。

单室性脑积水患者的临床症状和体征包括头痛,呕吐,意识丧失,感觉运动障碍及其他[14,15]。增高的颅内压压迫视神经会导致如外展神经麻痹、眼球震颤、视神经盘水肿、视网

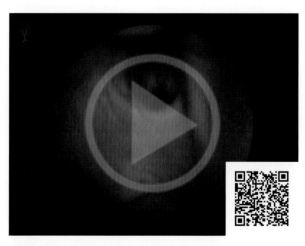

视频 23.1 软性内镜下透明隔开窗术 1。视频展示了采用软性内镜行透明隔开窗术。选择透明隔的无血管区,使用单极电凝开始钻孔并行扩大开窗术

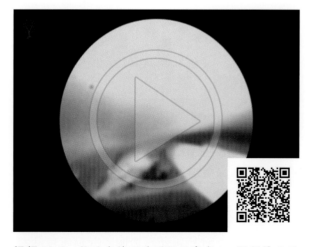

视频 23.2 软性内镜下透明隔开窗术 2。视频展示了采用软性内镜行透明隔开窗术。将内镜送入右侧脑室,找到室间孔;将软性内镜绕轴旋转,选择透明隔的无血管区,用钝型工具进行钻孔和行扩大开窗术

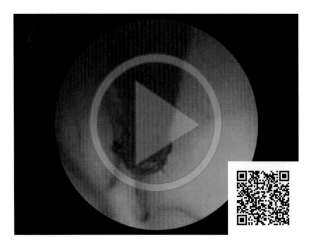

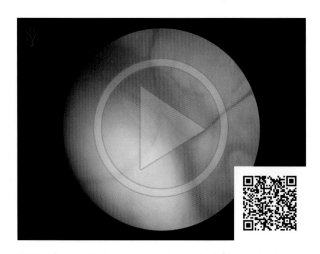

视频 23.3　硬性内镜下透明隔开窗术 1。视频展示了一例单侧室间孔阻塞患者的内镜下透明隔开窗术，选择硬性内镜进行手术，找到透明隔无血管区，采用单极电凝和剪刀进行开窗术

视频 23.4　硬性内镜下透明隔开窗术 2。视频展示了一例室间孔狭窄患者的内镜下透明隔开窗术，选择硬性内镜进行手术。检查透明隔，找到无血管区，使用单极电凝进行开窗术。将内镜送入对侧的侧脑室以确保行开窗术时造瘘口的通畅性

膜出血、部分或全部失明及视野缺损等症状[12]。此外，透明隔也是连接海马区、下丘脑、大脑边缘系统的重要中继站[5]。当对该区域影响较大时会导致患者发生如下症状，包括行为、自主和感觉运动障碍，精神状态变化，记忆损伤，癫痫，情绪不稳定，以及额叶性共济失调[12]。

目前，治疗单室性脑积水的主要方法是分流术和内镜手术。如前所述，由于脑室 – 腹腔（V-P）分流术的并发症发生率很高，包括感染和重新修复，因此并不建议采用[3,9,14,16,17]。而内镜手术可使脑脊液从自然或人造的通道流出，达到生理性修复的目的，为微创手术，且无须永久插管[1,2,9]。

通过手术打开透明隔作为一种独立的内镜操作方法，主要用于治疗孤立性侧脑室扩大。这种情况一般包括一个脑室塌陷，另一个脑室严重扩张，导致解剖结构严重扭曲，增加了手术操作的难度[18]。

透明隔开窗术的禁忌证不多，急性脑积水是该手术的绝对禁忌证。透明隔开窗术能否成功与脑积水病因、脑室内出血史以及与隔膜增厚相关的其他因素有直接的关系[10]。

23.3　手术技术

23.3.1　术前准备

手术采用全身麻醉，患者取头呈30°仰卧位。根据穿刺部位准备左或右额区，并以无菌方式遮盖。内镜下透明隔开窗术可以采用几种不同的内镜入路方式——可以采用经侧脑室额角或枕角入路作为手术路径的一部分，或者将内镜插入扩大的脑室或对侧正常的脑室中。很多研究者包括我们都发表过与这项技术相关的报道，我们建议使用前额钻孔（吻部靠近冠状缝前2cm；视频 23.1～ 23.4）通过扩大的脑室插入内镜（更倾向于经额角入路）[9,13,18]。也有很多报道详细描述了中线外侧3cm和5cm的钻孔位置[1]，但是根据我们和其他研究者的经验，距离中线4cm的钻孔不仅可以更好地看清隔膜，而且能使术者辨别所有的解剖标识，从而采用更垂直的入路方式，以降低同侧脑室平面和对侧脑室的结构损伤风险[1]。

房隔造口术的另外一条替代路径是通过颅顶骨钻孔（Frazier 点），这种方法可能更适用于受损伤的同侧脑室先前存在分流的患者[13,18,19]。

一些报道对从较小的脑室向扩大的脑室进行的房隔造口术发表了见解，认为已扩大脑室的解剖结构发生了改变，导致很难识别解剖标志和房隔造口位置。根据这些报道，已扩大的脑室因压力减小，导致保持房隔造口开放的压力梯度丢失。对此，我们需要提醒读者注意，脑脊液是持续产生的，且每24h更换3次。

23.3.2 手术过程

一旦完成穿刺孔，并将内镜送入侧脑室后，就要确认解剖标志的位置（包括静脉、室间孔、脉络丛），这点至关重要。丘脑纹状静脉在任何神经内镜手术中都是非常重要的解剖标志，该静脉在丘脑和尾状核之间走形，通过室间孔进入第三脑室，流向大脑中间帆，然后汇入大脑内静脉[5]。在内镜视野下，可看到丘脑纹状静脉位于室间孔的后外侧[9]。另一方面，后隔静脉在室间孔处汇入丘脑纹状静脉（视频23.3、23.4），偶尔也有一些患者有不止1条后隔静脉[5]。有时内部解剖结构会因为肿瘤或脑积水发生异常改变，导致几乎不能识别中线结构。找到这些结构最简便的方法是沿着丘脑纹状静脉从侧部到中部，再从后部到前部，直至到达室间孔，就可看到脉络丛。

安全实施房隔造口术的关键是选择一个无血管区（图23.1；视频23.1~23.4）[16]。透明隔只有2或3个无血管区，每个无血管区都适合行内镜开窗术[5]。1988年Vinasetal对10具注水的尸体头部进行了透明隔显微手术解剖和分析，他在隔静脉下部、侧脑室前角底部和胼胝体包绕的额节发现了一个三角形的无血管区（图23.1）。这个无血管区通常是透明的，可以使术者通过半透明的透明隔进行观察，并看到对侧的侧脑室。通过这种方法可以观察到平均长度8mm、平均高度6mm的大脑区域[3]。第二个无血管区较小，位于心房区，在隔静脉上部和透明隔后缘之间[5]。

根据我们的经验和相关文献，使侧脑室之间相通（房隔造口术）或使囊肿和脑室之间相通的理想位置是额角的无血管区，通常位于室间孔前1cm或者上部1cm处[16,18]（图23.1；视频23.1~23.4）。该区域是隔膜中最细长和最安全的部位，通常是透明或半透明的。

使用闭合抓钳钻孔，可以使用闭合抓钳、Fogarty球囊导管或硬性内镜的尖端扩大钻孔[10]。应对最初的孔钻进行最终的检查和扩大（图23.1；视频23.1~23.4）。造口完成之后，我们强烈建议通过将内镜的尖端插入对侧侧脑室确定孔的通畅性，并检查出血状况。较大的房隔造口会使脑脊液流通更好（视频23.3、23.4）。

透明隔中无动脉，但是静脉（主要包括2条后隔静脉和丘脑纹状静脉）通常会因室间孔处的压迫导致明显扩张[8,19]。神经导航系统对确定理想的手术路径和选择开窗术的位置，尤其是靠近非扩张的脑室时很有帮助[2,3,8,15,20,21]。

23.4 风险及补救措施

与其他神经内镜手术一样，透明隔开窗术的相关风险也很低[8,22]。最常见的并发症是出血。因为透明隔无动脉[5]，所以大部分是静脉或脉络丛出血，可以通过对出血部位进行充分冲洗，或者在可视和可接触出血位置的情况下使用神经内镜的尖端按压都可以达到止血目的[15,21]。不要在视野不清楚的情况下对脑室进行操作或移除内镜。应该准备好内镜下单极和双极电凝设备应对持续出血，这两种器械应做好随时取用的准备。

通常情况下，大量冲洗时会引起副交感神经反射，可导致心动过缓甚至心搏骤停，伴随颅内压增高，因此在冲洗时应时刻考虑到这个问题，确认正确的冲洗液量[23,24]。

23.5 术后管理

手术完成后，对患者进行拔管并转移入ICU进行监测。

根据Aldana等[1]和其他研究者[15]的报道，脑室外引流（EVD）管应保留术后2~4d，以引流手术过程中产生的组织碎片或出血。我们认为，如果术中没有发生不良反应，就没有必要进行脑室外引流，但是手术医生必须根据每例患者的具体需要制订策略。

已经进行了脑室外引流的患者如果没有临床症状，可以维持引流至术后24h，并在耳水平以上20cmH$_2$O的位置保持打开或者关闭。此高度可使脑脊液顺着脑室造口流出。第2天拔出引流管，并将患者转入病房或出院回家。

如果患者术后情况稳定，我们不建议立即进行影像学检查，除非患者的颅内压高于正常值或者引流管中还有出血（在进行了脑室外引流的情况下）[22]。术后几周脑室体积可保持，几乎不扩大。

据报道，内镜下透明隔开窗术的术后第6个月开放率为81%[1]。如果透明隔开窗术失败，患者通常会表现出临床症状恶化和相应的体征，并在术后几个月内发生脑积水。

因此，我们建议术后2周对患者进行随访，之后的随访时间分别为术后2个月、6个月和1年。

23.6 并发症

与开放性手术相比，神经内镜下手术的并发症发生率较低[8,10]。最常见的急性并发症是脑室内出血，需要进行2~4d的内镜下脑室外引流[1]。最常见的手术晚期并发症是手术失败和因发生脑积水导致的造口闭塞，需要进行第二次神经内镜介入手术或分流术[25]。

在内镜手术过程中，存在穿透对侧脑室侧壁的风险，伴随脑室表面重要组织的严重损伤，例如对侧内囊膝部或丘脑损伤[1]。

23.7 结果和预后

总体来说，81%~86%的单室性脑积水患者在术后6个月都会出现临床症状的改善，没有脑室扩张的影像学证据，也不需要进行二次手术[1]。但是，在回顾性研究中，术后6个月的随访显示14%~19%的患者需要行脑室-腹腔（V-P）分流术[1]，这些结果可能并不一致，取决于患者的脑积水发病原因。

23.8 结 论

神经内镜手术的目的是重建脑脊液通路或在几种情况下创造新的脑脊液通路，包括单室性脑积水[2]。神经内镜对透明隔开窗和恢复侧脑室之间的脑脊液交通非常有用，也能潜在地避免或排除对分流术的需求[1,5]。我们建议将神经内镜下透明隔开窗术作为单室性脑积水的一种治疗方法[14]。

要 点

- 为防止出血进入脑室，造瘘口应在无血管区域进行[5,8,19]
- 神经导航系统可用于确定最佳穿刺位置和进入方向，以及造瘘位置[15,20]
- 避免损伤室间孔周围深层引流静脉是非常重要的
- 由于室间孔水平的压迫，透明隔静脉和丘纹静脉通常明显扩张[8,19]
- 透明隔没有动脉[8,19]
- 考虑保留引流管引流24h，以排出血性脑脊液和防止术后脑室内出血[1,15]
- 对于新手神经内镜医生，我们建议使用硬性内镜
- 透明隔造瘘术中瘘口越大越好

（刘春晖 李储忠 译）

参考文献

[1] Aldana PR, Kestle JR, Brockmeyer DL, et al. Results of endoscopic septal fenestration in the treatment of isolated ventricular hydrocephalus. Pediatr Neurosurg, 2003, 38(6):286–294.

[2] Cappabianca P, Cinalli G, Gangemi M, et al. Application of neuroendoscopy to intraventricular lesions. Neurosurgery, 2008, 62(Suppl 2):575–597, discussion 597–598.

[3] Hamada H, Hayashi N, Kurimoto M, et al. Neuroendoscopic septostomy for isolated lateral

ventricle. Neurol Med Chit (Tokyo), 2003, 43(12):582–587, discussion 588.

[4] Rangel-Castilla L, Torres-Corzo J, Vecchia RR, et al. Coexistent intraventricular abnormalities in periventricular giant arachnoid cysts. J Neurosurg Pediatr, 2009, 3(3):225–231.

[5] Vinas FC, Castillo C, Diaz FG. Microanatomical considerations for the fenestration of the septum pellucidum. Minim Invasive Neurosurg, 1998, 41(1):20–26.

[6] Andy OJ, Stephan H. The septum in the human brain. J Comp Neurol, 1968, 133(3):383–410.

[7] Sarwar M. The septum pellucidum: normal and abnormal. AJNR AmJ Neuroradiol, 1989, 10(5):989–1005.

[8] Oertel JM, Schroeder HW, Gaab MR. Endoscopic stomy of the septum pellucidum: indications, technique, and results. Neurosurgery, 2009, 64(3):482–491, discussion 491–493.

[9] Cai 0, Song P, Chen 0, et al. Neuroendoscopic fenestration of the septum pellucidum for monoventricular hydrocephalus. Clin Neurol Neurosurg, 2013, 115(7):976–980.

[10] Tamburrini G, Frassanito P, Massimi L, et al. Endoscopic septostomy through a standard precoronal ventricular access: feasibility and effectiveness. Acta Neurochir(Wien), 2012, 154(8): 1517–1522.

[11] Mott SH, Bodensteiner JB, Allan WC. The cavum septi pellucidi in term and preterm newborn infants. J Child Neurol, 1992, 7(1):35–38.

[12] Wang L, Ling SY, Fu XM, et al. Neuronavigation-assisted endoscopic unilateral cyst fenestration for treatment of symptomatic septum pellucidum cysts. J Neurol Surg A Cent Eur Neurosurg, 2013, 74(4): 209–215.

[13] Hicdonmez T, Turan Suslu H, Butuc R, et al. Treatment of a large and symptomatic septum pellicidum cyst with endoscopic fenestration in a childcase report and review of the literature. Clin Neurol Neurosurg, 2012, 114(7):1052–1056.

[14] Nishijima Y, Fujimura M, Nagamatsu K, et al. Neuroendoscopic management of symptomatic septum pellucidum cavum vergae cyst using a high-definition flexible endoscopic system. Tokyo: Neurol Med Chit, 2009, 49(11):549–552.

[15] Meng H, Feng H, Le E ,et al. Neuroendoscopic management of symptomatic septum pellucidum cysts. Neurosurgery, 2006, 59(2):278–283, discussion 278–283.

[16] Roth J, Olasunkanmi A, Rubinson K, et al. Septal vein symmetry: implications for endoscopic septum pellucidotomy. Neurosurgery, 2010, 67(2, Suppl Operative):395–401.

[17] Tamburrini G, D'Angelo L, Paternoster G, et al. Endoscopic management of intra and paraventricular CSF cysts. Childs Nerv Syst, 2007, 23(6):645–651.

[18] Teo C, Kadrian D, Hayhurst C. Endoscopic management of complex hydrocephalus. World Neurosurg, 2013, 79(2, Suppl):21.el–21.e7.

[19] Gangemi M, Maiuri E Cappabianca P, et al. Endoscopic fenestration of symptomatic septum pellucidum cysts: three case reports with discussion on the approaches and technique. Minim Invasive Neurosurg, 2002, 45(2): 105–108.

[20] Chiu CD, Huang WC, Huang MC, et al. Navigator system-assisted endoscopic fenestration of a symptomatic cyst in the septum pellucidum-technique and cases report. Clin Neurol Neurosurg, 2005, 107(4):337–341.

[21] Gaab MR, Schroeder HW. Neuroendoscopic approach to intraventricular lesions. J Neurosurg, 1998, 88(3): 496–505.

[22] Rangel-Castilla L, Hwang SW, Jea A, et al. Efficacy and safety of endoscopic transventricular lamina terminalis fenestration for hydrocephalus. Neurosurgery, 2012, 71(2):464–473, discussion 473.

[23] Ganjoo P, Sethi S, Tandon MS, et al. Perioperative complications of intraventricular neuroen-doscopy: a 7-year experience. Turk Neurosurg, 2010, 20(1):33–38.

[24] Agrawal A, Timothy J, Cincu R, et al. Bradycardia in neurosurgery. Clin Neurol Neurosurg, 2008, 110(4):321–327.

[25] Aldana PR. Endoscopic stomy of the septum pellucidium. Neurosurgery, 2010, 67(3):E878.

第 24 章　室间孔成形术

Jody Leonardo

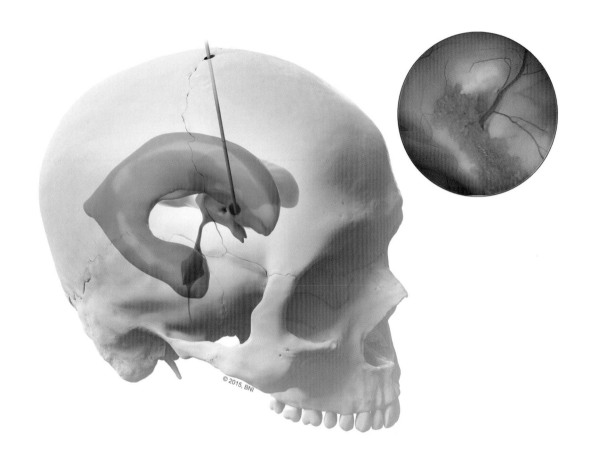

© 2015, BNI

24.1　引　言

　　室间孔成形术是通过室间孔（Monro 孔）恢复脑脊液（CSF）循环的神经内镜手术，用于治疗一侧或双侧侧脑室积水患者。室间孔成形术是通过连续的扩张穿透完全堵塞室间孔处的实性组织、瘢痕组织或膜性组织治疗室间孔闭塞，或者通过单纯的扩张室间孔治疗单纯室间孔狭窄。Dott[1] 教授最先提出，单侧脑积水是一侧侧脑室空腔或其出口因梗阻导致的单侧侧脑室扩张。双侧侧脑室积水是双侧的侧脑室因梗阻而扩张。单侧或双侧侧脑室梗阻性脑积水的病因有很多种，罕见的先天性病例是室间

孔先天性闭锁或膜性闭塞所导致，但是更常见的是室间孔病理性闭锁，病因可能是肿瘤的并发症、感染、炎性病变、外伤、血管性疾病或出血性疾病[2-4]。功能性闭塞则可能是医源性因素所导致，如分流手术或者内镜下第三脑室底造瘘术（ETV）[4-7]。梗阻性脑积水最常见的临床表现是头痛和因用力过猛引起的暂时性晕厥[8]。单侧或双侧梗阻性脑积水的 CT 和 MRI 表现为一侧或双侧脑室扩大，而第三脑室和第四脑室体积正常（图 24.2、24.3）。疑似室间孔梗阻患者可以通过更精确的脑脊液循环 MRI 或脑室造影来确定，而非直接实施脑室外引流（EVD）或脑室内引流术。随着神经内镜技术

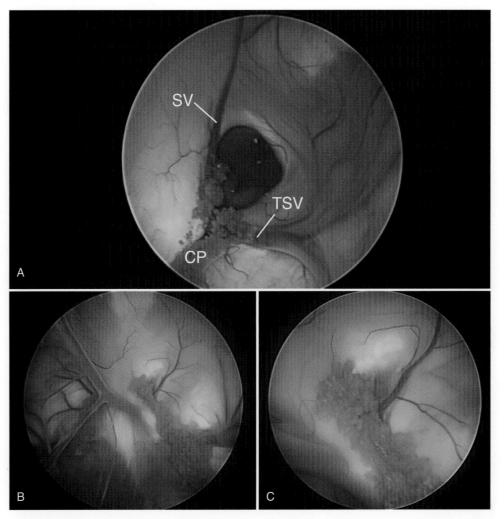

图 24.1 A. 术中观察到的正常右侧室间孔图像。脉络丛（CP）、丘纹静脉（TSV）和隔静脉（SV）的交汇点用于在室间孔成形术中定位室间孔的位置（在小节 24.3.2 中也有描述）。B. 内镜观察先天性单侧室间孔梗阻情况，注意因急性脑积水所造成的菲薄的透明隔。C. 扩大视野观察被膜性结构堵塞的室间孔

的迅猛发展，透明隔造瘘术、室间孔成形术及室间孔支架等神经内镜技术已逐渐发展成熟且其临床有效性已经得到了证实[14,15]。

在神经内镜技术出现之前，脑脊液分流手术[8-11]、立体定向透明隔造瘘术[12]或开放性显微手术如显微镜下室间孔重建术和显微镜下透明隔造瘘术等都可用于治疗侧脑室积水。随着神经内镜技术的改革与发展，透明隔造瘘、室间孔成形术[11]及室间孔支架等更加微创的神经内镜技术逐渐成熟，且临床有效性已经得到了证实[14,15]。无论是单独实施还是与其他神经内镜技术共同实施，室间孔成形术已经成为神经内镜医生的一项必备技能。这一章将重点论述室间孔成形术的手术适应证、手术操作规

范、并发症及术后管理过程中的注意事项。

24.2 适应证和禁忌证

室间孔成形术已经成为因室间孔狭窄或梗阻引起的单侧或双侧侧脑室积水的首要治疗方法。室间孔成形术可与其他神经内镜技术联合应用治疗脑积水，如与透明隔造瘘术联合治疗双侧室间孔堵塞（图 24.4）。对因室间孔狭窄或双侧室间孔堵塞导致的双侧侧脑室扩张患者，应根据透明隔是否因慢性脑积水出现生理性孔洞确定手术方案，假如一个病例已经存在双侧侧脑室之间的沟通孔洞，则只需要打通一侧室间孔。如果透明隔上没有自然形成的沟通

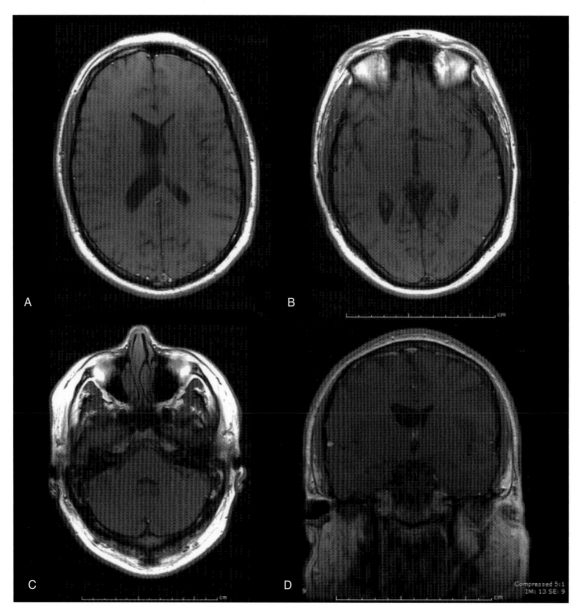

图 24.2 头颅 MRI 提示单侧脑积水。A. 右侧侧脑室扩张。B. 正常体积的第三脑室。C. 正常体积的第四脑室。D. 室间孔的冠状增强影像提示扩大的右侧侧脑室额角

孔洞，则除了实施室间孔成形术外，还应考虑同时进行内镜下透明隔造瘘术。双侧室间孔成形术也有报道，但由于存在双侧穹窿损伤的风险，所以该手术目前仍有争议[16]。如果担心术后室间孔会再度狭窄，可以在手术过程中扩张室间孔后立即置入室间孔支架[10,17,18]。

室间孔成形术禁止用于直视下有广泛瘢痕组织导致无法准确辨别穹窿的病例[19]，以及任何血管或外伤性原因导致的室间孔梗阻例如与动静脉畸形相关的大脑内静脉扩张。

24.3 手术技术

24.3.1 术前准备

手术开始之前，应对手术方案中任何微小的细节深思熟虑，并且制订出对应的解决方案。例如在处理单侧脑积水时，一侧单纯的室间孔成形术应在扩大的那侧脑室中施行。如果室间孔成形术无法完成或不能充分扩张（扩张后无法保持持续的开放状态），就可以尝试在同一

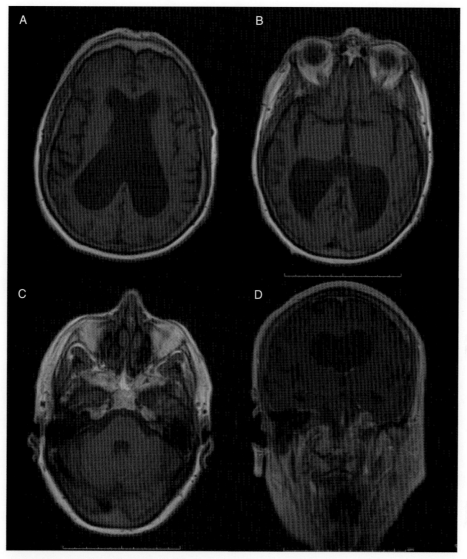

图 24.3　双侧侧脑室积水的 MRI 影像。A. 双侧侧脑室扩张。B. 正常体积的第三脑室。C. 正常体积的第四脑室。D. 室间孔的冠状增强影像提示扩大的双侧侧脑室额角

个孔洞中进行透明隔造瘘术，但这种操作有一定的技术难度，因为通常行透明隔造瘘术最理想的造瘘位置是侧脑室额角，而不是在室间孔成形术的位置。因此，在手术实施之前，医生应充分考虑并计划好出现困难时的补救措施。例如，可以考虑尝试实施比标准 Kocher 点（中线旁开 2.5~3cm，冠状缝稍靠前）更靠外侧的室间孔造瘘术方案，这种手术入路方式可以作为通过 Kocher 点手术入路无法保证手术安全时的补救方案。同时，如果神经外科医生已熟练掌握软性内镜操作技术，可同时通过 Kocher 点标准手术入路进行室间孔成形术和透明隔造瘘术。

对双侧侧脑室积水患者，尤其是透明隔没有形成自然孔洞的患者，为了避免损伤左侧优势半球，医生多选择右侧入路方式，原因是当自然孔洞没有形成或先前存在室间孔无法开口时可直接行透明隔造瘘术。对双侧侧脑室扩张患者行透明隔造瘘术过程中损伤对侧侧脑室壁的概率并不大，因为对侧侧脑室已经扩张。

双侧室间孔成形术也有报道，即在透明隔造瘘术后在更靠中间的位置开口行室间孔成形术，同时在对侧脑室行室间孔成形术[16]，但该手术因通过分开入路行双侧室间孔成形术过程中损伤双侧穹窿的风险很大而备受争议。

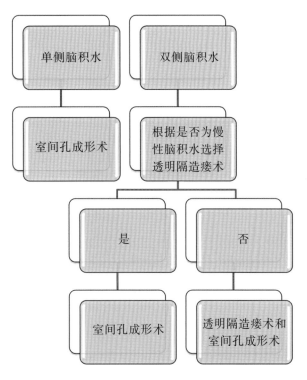

图 24.4 因室间孔狭窄或梗阻所导致的单侧和双侧侧脑室积水的手术选择方案

最后，在术前准备阶段仍然要考虑到为后期可能会行的脑室－腹腔引流术预留手术路径。在手术前做好放室间孔支架或引流的准备对可能发生再次室间孔狭窄的患者非常有益。

24.3.2 手术步骤

对患者进行常规麻醉后，将其头部置于 Mayfield 头架或手术枕上，并向天花板方向上抬 10° 使头的位置高于心脏以利于静脉引流。立体导航系统对于手术操作很有帮助。应选择 Kocher 点（中线旁开 2.5~3cm，冠状缝稍靠前）作为头皮切口位置，位于扩大的脑室之上[20]。手术入路位置和内镜置入路径见图 24.5。切开头皮后，对颅骨钻孔，之后将内镜置入扩大的脑室内，并应准确辨认出脉络丛、丘纹静脉和隔静脉，因为它们是辨认室间孔的重要解剖标志。如果室间孔被完全堵塞，就应清楚地辨认出穹窿，因为穹窿横贯侧脑室前角和颞角。如果术者找到穹窿后认为可以在不损伤穹窿的情况下造瘘，就可以先电灼室管膜，然后用显微镊或内镜末端的钝头进行造瘘（视频 24.2）[21,22]，

之后用 3~5 号 Fogarty 球囊扩张造瘘口（视频 24.1）；如果室间孔只是部分狭窄，用 3~5 号 Fogarty 球囊进行扩张即可。

对于可能发生再次室间孔狭窄的患者，尤其是用钝性扩张进行造瘘的患者，术者在行室间孔成形的过程中可考虑放置室间孔支架。所放置的室间孔支架必须要有足够的长度[22]以避免移位，或者被固定在一个水囊上 [如 Rickham（Codman, Raynham, Massachusetts）或 者 一 个 小 的 Pudenz（Integra, Plainsboro, New Jersey）][5]。水囊的放置对于后续的诊断和治疗也很有用。关闭颅骨之前可放置一个脑室外引流管，目的是用于术后颅内压监测或脑室造影。

24.4 风险及补救措施

室间孔成形术过程中可发生穹窿损伤和脑室内出血。当无法准确辨别穹窿时，术者不可盲目穿刺，而是应该选择其他方法如透明隔造瘘术或引流术。对于发生脑室内出血的患者，应根据出血量反复冲洗，并密切关注冲液量以确保颅内压可控；如果担心术中出血可能会堵塞室间孔可以考虑放置脑室外引流。

如果存在再狭窄的问题，可以在术中实施各种抢救措施。如前所述，可以使用 SPF 或支架维持椎间孔成形术的通畅性。如果椎间孔成形术失败，可以考虑手术时放置脑脊液分流装置。

24.5 术后管理

患者行室间孔造瘘术后，应根据其临床表现送入神经外科重症监护室密切监测生命体征至少 1d 甚至更长时间[19]。术后 24h 内应进行常规的 CT 扫描以观察术后是否发生颅内出血及侧脑室体积的变化。

术前症状都已缓解，术后影像学检查未发现任何危险因素的患者可于术后第 1 天出院。而对于术后仍有临床症状的患者，与 ETV 术

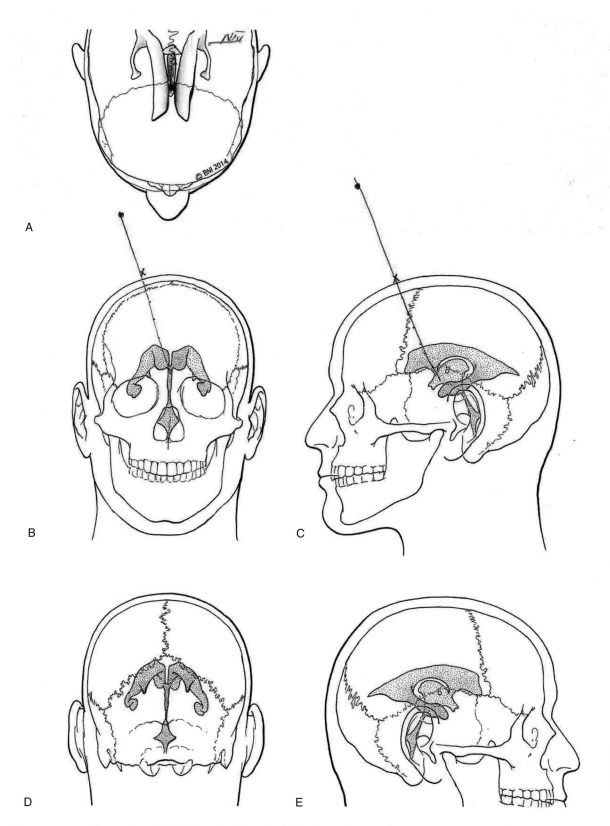

图 24.5　A~E. 室间孔成形术的手术入路选择及内镜进入路径（左侧，前面观；右侧，侧面观）

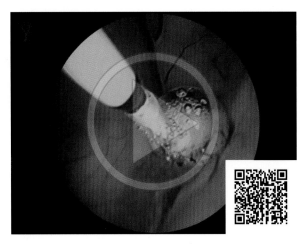

视频 24.1 室间孔成形术并第三脑室底造瘘术。患者女性，61 岁，症状为头痛和走路不稳。影像学检查可以看到非常严重的脑室扩大，双侧室间孔都有可能狭窄，大脑导水管末端可能狭窄。患者接受了第三脑室底造瘘术尝试恢复脑脊液循环。进入右侧侧脑室，发现右侧室间孔狭窄；用 Fogarty 球囊行室间孔成形术，并用内镜扩张室间孔，然后进入第三脑室行第三脑室底造瘘术

视频 24.2 室间孔成形术。视频展示了内镜下室间孔成形术。在室间孔处发现了一层膜性结构，应用钝性显微镊进行穿刺和扩张，然后将内镜置入第三脑室。观察第三脑室的前面和侧面，确定大脑导水管的位置。因为严重的瘢痕组织无法辨认前面的部分

后仍有临床症状的患者一样，行腰椎穿刺以促进脑脊液在室间孔的流动对患者可能有益[23]。如果症状仍未缓解，患者可能需要接受二次手术如室间孔二次探查、透明隔造瘘术或引流术。

如果术中放置了脑室外引流，术后应立即夹闭引流管以促进脑脊液在室间孔的流动。如果术后发生颅内压增高（>25mmHg），应谨慎地对引流管进行间断性夹闭。可通过引流管向脑室内注入造影剂进行脑室造影来监测室间孔的开放情况。

如果 CT 或 MRI 检查显示侧脑室体积减小，就可以确定室间孔成形术后患者的术前症状成功缓解，脑积水症状也得了缓解[7,10,24]。患者出院后，应在术后 1 个月和 2 个月进行常规的 CT 检查随访，之后的临床和影像学随访时间建议为每 6~12 个月一次。

24.6　并发症

尽管尚无室间孔成形术特有并发症的报道，但是在手术过程中对正常解剖结构的保护非常关键。因为穹窿对于记忆和回忆功能非常重要，所以在室间孔成形术过程中，一定要确

保穹窿解剖结构的完整性[25,26]。如果患者的室间孔被膜性组织堵塞，穹窿的位置就很难确定，或者在尝试进行室间孔成形术的过程中有伤及穹窿的可能性时，手术都应停止。而且，因为曾有行双侧室间孔成形术过程中损伤双侧穹窿导致患者失忆的报道，因此不推荐开展双侧室间孔成形术[27,28]。

神经内镜手术过程中可能发生的常见并发症包括血管损伤、感染、脑脊液漏和癫痫等[29,30]。手术过程中尤其要注意保护穿过或覆盖室间孔的静脉回流系统，以免造成潜在的损伤。

24.7　结果和预后

至今尚没有关于室间孔成形术后结果的大宗病历研究。Kalhorn 等[19]最近开展的一项包含 14 例患者的系列研究中，有 11 例患者的预后良好，在为期 12 个月至 5 年的随访中，无患者需要接受分流手术。Martinez-Berganza 等[8]对双侧室间孔闭塞患者行室间孔成形术后的结果进行了回顾性分析：6 例接受室间孔成形术的患者（1 例患者初次手术即为室间孔成形术，2 例患者在行室间孔成形术的同时放置了室间孔

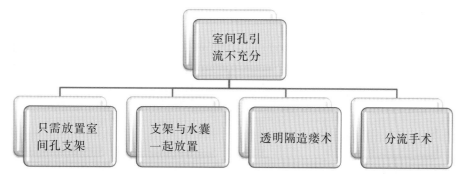

图 24-6　术中室间孔扩张不充分的补救措施

支架和固定用的水囊，3 例患者同时实施了透明隔造瘘术）中，只有 3 例患者（2 例放置了室间孔支架，1 例同时实施了透明隔造瘘术）的术后临床症状有所改善并且不需要再行分流手术。

24.8　结　论

室间孔成形术是一项非常重要的神经内镜操作技术。无论是单独开展还是与其他神经内镜技术共同开展，室间孔成形术对于因室间孔狭窄或梗阻所引起的单侧或双侧侧脑室积水患者都非常有效。

要　点

- 在开展室间孔成形术之前，应制订好术中无法实施该手术时的补救方案
- 在手术过程中应仔细辨别有利于手术进行的解剖学标识，如薄的、无血管和不完整的脑室壁比厚的、布满血管的脑室壁更有利于穿刺[31]
- 应谨慎操作闭锁或完全堵塞的室间孔，因为穿刺过程中极有可能伤及穹窿[19]
- 术中注意监控颅内压的变化。术中要时刻关注出入量以保证手术过程中各脑室不会出现颅内压增高的情况
- 留置脑室外引流可便于术后监测颅内压和患者管理。如果担心室间孔成形术后室间孔的孔径不理想，也可留置脑室外引流用于术后脑室造影

（刘春晖　译）

参考文献

[1] Dott NM. A case of left unilateral hydrocephalus in an infant. Operation cure Brain, 1927, 50: 548–560.

[2] Aldana PR, Kestle JR, Brockmeyer DL, et al. Resuits of endoscopic septal fenestration in the treatment of isolated ventricular hydrocephalus. Pediatr Neurosurg, 2003, 38(6): 286–294.

[3] Mampalam TJ, Harsh GR IV, Tien RD, et al. Unilateral hydrocephalus in adults. Surg Neurol, 1991, 35(1): 14–19.

[4] Nakamura S, Makiyama H, Miyagi A, et al. Congenital unilateral hydrocephalus. Childs Nerv Syst, 1989, 5(6): 367–370.

[5] El Refaee E, Baldauf J, Schroeder HW. Bilateral occlusion of the foramina of Monro after third ventriculostomy. J Neurosurg, 2012, 116(6): 1333–1336.

[6] Mori H, Koike T, Fujimoto T, et al. Endoscopic stent placement for treatment of secondary bilateral occlusion of the Monro foramina following endoscopic third ventriculostomy in a patient with aqueductal stenosis. Case report. J Neurosurg, 2007, 107(2): 416–420.

[7] Oi S, Enchev Y. Neuroendoscopic foraminal plasty of foramen of Monro. Childs Nerv Syst, 2008, 24(8): 933–942.

[8] Martínez-Berganza MT, Bergua BS, del Río Pérez C, et al. Biventricular hydrocephalus due to idiopatic occlusion of foramina of Monro. Neurologist, 2011, 17(3): 154–156.

[9] Abderrahmen K, Aouidj ML, Kallel J, et al. Hydrocephalus due to nontumoral stenosis of foramens of Monro: report of four cases. Neurochirurgie, 2008, 54(2): 72–78.

[10] Freudenstein D, Duffner E, Krapf H, et al. Neuro-endoscopic treatment of idiopathic occlusion of the foramen of Monro in adults-four case reports. Tokyo: Neurol Med Chit, 2002, 42(2): 81–85.

[11] Marions O, Boethius J. Congenital constriction of the foramen of Monro. Neuroradiology, 1986, 28(3): 275–278.

[12] Boyar B, Ildan E, Bagdatoglu H, et al. Unilateral hydrocephalus resulting from occlusion of foramen of

Monro: a new procedure in the treatment: stereotactic fenestration of the septum pellucidum. Surg Neurol, 1993, 39(2): 110–114.

[13] Maxwell JA, Stimac GK. Adult "congenital" bilateral occlusion of the foramina of Monro. Surg Neurol, 1992, 37(1): 51–53.

[14] Enchev Y, Oi S. Historical trends of neuroendoscopic surgical techniques in the treatment of hydrocephalus. Neurosurg Rev, 2008, 31(3): 249–262.

[15] Oertel JM, Baldauf J, Schroeder HW, et al. Endoscopic options in children: experience with 134 procedures. J Neurosurg Pediatr, 2009, 3(2): 81–89.

[16] Sharifi G, Alavi E, Rezaee O, et al. Neuroendoscopic foraminoplasty for bilateral idiopathic occlusion of foramina of Monro. Turk Neurosurg, 2012, 22(2): 265–268.

[17] De Bonis P, Anile C, Tamburrini G, et al. Adult idiopathic occlusion of the foramina of Monro: diagnostic tools and therapy. J Neuroimaging, 2008, 18(1): 101–104.

[18] Tirakotai W, Riegel T, Schulte DM, et al. Neuroendoscopic stent procedure in obstructive hydrocephalus due to both foramina of Monro occluding craniopharyngioma: technical note. Surg Neurol, 2004, 61(3): 293–296, discussion 296.

[19] Kalhorn SP, Strom RG, Harter DH. Idiopathic bilateral stenosis of the foramina of Monro treated using endoscopic foraminoplasty and septostomy. Neurosurg Focus, 2011, 30(4): E5.

[20] Tillmanns H. Something about puncture of the brain. BMJ, 1908, 2: 983–984.

[21] Chun HJ, Lee Y, Park HK, et al. Neuroendoscopic fenestration of the foramen of Monro without septostomy for unilateral hydrocephalus following neonatal intraventricular hemorrhage. Childs Nerv Syst, 2011, 27(3): 473–478.

[22] Schroeder HW, Oertel J, Gaab MR. Endoscopic treatment of cerebrospinal fluid pathway obstructions. Neurosurgery, 2008, 62(6, Suppl 3): 1084–1092.

[23] Cinalli G, Spennato P, Ruggiero C, et al. Intracranial pressure monitoring and lumbar puncture after endoscopic third ventriculostomy in children. Neurosurgery, 2006, 58(1): 126–136, discussion 126–136.

[24] Oi S, Hidaka M, Honda Y, et al. Neuroendoscopic surgery for specific forms of hydrocephalus. Childs Nerv Syst, 1999, 15(1): 56–68.

[25] Gaffan D, Gaffan EA. Amnesia in man following transection of the fornix. A review. Brain, 1991, 114(Pt 6): 2611–2618.

[26] Grafman J, Salazar AM, Weingartner H, et al. Isolated impairment of memory following a penetrating lesion of the fornix cerebri. Arch Neurol, 1985, 42(12): 1162–1168.

[27] D'Esposito M, Verfaellie M, Alexander MP, et al. Amnesia following traumatic bilateral fornix transection. Neurology, 1995, 45(8): 1546–1550.

[28] Poreh A, Winocur G, Moscovitch M, et al. Anterograde and retrograde amnesia in a person with bilateral fornix lesions following removal of a colloid cyst. Neuropsychologia, 2006, 44(12): 2241–2248.

[29] Bouras T, Sgouros S. Complications of endoscopic third ventriculostomy. J Neurosurg Pediatr, 2011, (6): 643–649.

[30] Chowdhry SA, Cohen AR. Intraventricular neuroendoscopy: complication avoidance and management. World Neurosurg, 2013, 79(2, Suppl): 15.e1–15.e10.

[31] Mohanty A, Das BS, Sastry Kolluri VR, et al. Neuroendoscopic fenestration of occluded foramen of Monro causing unilateral hydrocephalus. Pediatr Neurosurg, 1996, 25(5): 248–251.

第 25 章　神经内镜下分流管置入术

Robert Heller, Steven W. Hwang

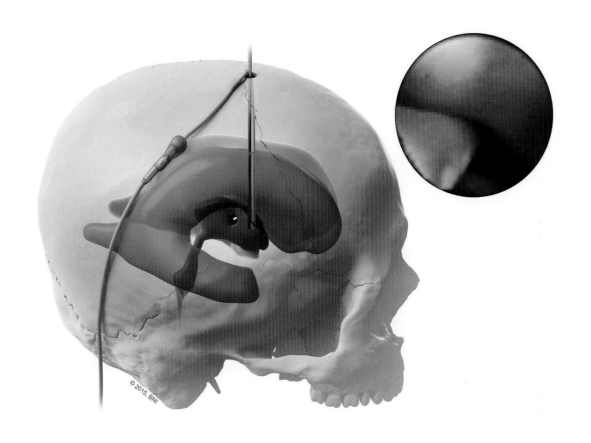

25.1 引　言

　　内镜技术在治疗神经外科疾病方面发挥着越来越重要的作用。神经内镜可作为一种主要技术单独应用，如内镜下第三脑室底造瘘术（ETV），也可作为辅助技术应用于开放性手术。相比于之前应用外部解剖标志及它们与内部解剖结构的关系来进行术中定位，神经内镜辅助技术具有在术中直视下定位解剖结构的优势，例如，在对脑积水患者行脑室 – 腹腔（V-P）分流术时，可在神经内镜辅助下置入脑室端分流管。首批对内镜引导下置入脑室端分流管的报道中，有一篇报道肯定了在神经内镜直视下置入脑室导管的作用[1]。但在一项关于 V-P 分流术的多中心随机对照试验中发现，相比于传统分流管置入方法，神经内镜辅助技术并不能显著改善分流失败率[2,3]。但也有一些作者指出，神经内镜对某些具有复杂脑室解剖结构的患者具有很大的优势[4-6]。本章主要对内镜分流手术的适应证、操作技术、相对优势及可能出现的并发症进行系统的阐述。

25.2 适应证和禁忌证

　　在 V-P 分流术中，神经内镜辅助置入脑室端分流管的适应证主要包括急、慢性病理状态导致的脑室解剖结构破坏或者脑室通道狭窄（如裂隙脑室综合征）。上述解剖结构的改变影响了使用传统脑室穿刺方法过程中应用颅外解剖标志定位脑室系统内部结构的准确性，并增加了脑室穿刺及放置导管时的风险。

　　一项多中心随机对照试验对所有行内镜辅助治疗患者的效果进行了评估，结果显示术中常规使用神经内镜辅助放置分流管并不能降低术后 1 年内分流失败的发生率（42% *vs.* 34%）[2]。但在一些具有复杂脑室解剖结构的小规模病例报道中发现，借助神经内镜辅助技术提供的清晰图像的引导，脑室穿刺置管更容易取得成功。Roth 等报道的一项包含 16 例具有复杂脑室解剖结构患儿的研究中指出，在神经内镜辅助下，将 13 例患儿的分流管脑室端放在了合适的位置，因此，他得出结论：神经内镜辅助技术在脑室狭小或变形患者的分流手术中具有极大的应用价值[4]。

　　虽然内镜辅助下分流术的禁忌证不包括 V-P 分流术后、ETV 术后或者其他的内镜辅助或者非内镜辅助术后状态，但是与任何手术一样，理论上插入脑室系统的异物会增加手术感染的风险。此外，对于既往行 V-P 分流术失败的患者，再行神经内镜辅助分流术的可行性目前尚无明确结论。而且关于利用脑室镜重新调整已有分流管脑室端的位置以达到分流管再通目的的尝试通常难以奏效，原因是过度生长的脉络丛及瘢痕组织常常包绕并长入管腔，导致管腔堵塞，并且在内镜置入及操作过程中，有造成不必要的损伤的风险。而且内镜分流手术中所使用的内镜孔径通常较小，导致图像质量较常规内镜手术明显差，因此限制了内镜辅助分流技术在脑室出血及脑脊液蛋白含量较高的患者中的应用。

　　同时，神经内镜技术也被应用于非传统脑脊液分流术中。有两份文献描述了对症状性后颅窝囊肿患者应用神经内镜辅助放置分流导管取得了良好的效果[7,8]。

　　目前神经内镜辅助分流术仅广泛应用于具有复杂或异常脑室结构的患者，因此，在传统分流术中推荐使用神经内镜确认导管位置并在直视下进行适当调整，提倡应用超声及神经导航技术定位并置入分流管。

　　Torres-Corzo 等[9] 报道了神经内镜辅助下脑室导管置入术治疗孤立性第四脑室，术中使用软性内镜协助完成分流管的放置（视频 25.2）。报道中的 11 例孤立性第四脑室患者之前都接受过内镜手术治疗（第三脑室底造瘘术或导水管成形术）。本次手术过程顺利，术后患者恢复良好，无明显并发症。在术后长期随访中，9 例患者的术前症状完全消失，2 例患者的症状无明显改善（1 例患者残留外展神经麻痹症状，另 1 例患者并发 Parinaud 综合征）[9]。

25.3　手术技术

　　手术应在全身麻醉下进行，术前对患者常规应用抗生素，患者的体位与传统分流手术基本相同。术前准备工作包括内镜设备的校验、调试及对焦，但由于镜身狭小及图像分辨率受限，内镜下的图像质量通常不高（图 25.1）。按照标准 V-P 分流术的操作步骤常规备皮、消毒、铺巾，充分暴露患者从头至腹部的手术区域，同时严格执行无菌操作，减少感染风险及相关并发症。

　　置入脑室端分流管前，先将分流管近端顶部沿分流管长轴纵行切开一段长度；切记不可垂直分流管长轴切断分流管近端，因为垂直切开时产生的钝性末端在穿刺通过脑实质时会增加脑损伤的风险，而纵行切开的导管末端在通过脑实质时会自动闭合，能够确保导管尖端圆滑。

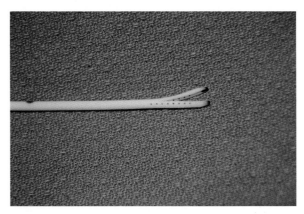

图 25.1 切开分流管脑室端的方法。平行分流管长轴纵行切开，将内镜通过分流管管腔，从切开的"鱼嘴样"开口内穿出

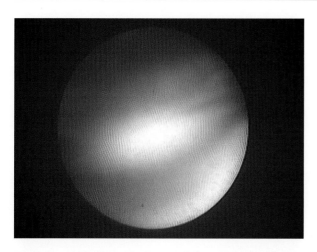

图 25.2　术中内镜下图像。因镜身狭窄导致图像分辨率较低，视野较局限

将近端导管置入合适的位置后，缓慢拔出导丝，应小心操作以避免将分流管移动或带出。然后将内镜插入近端导管并向顶端推进，置入镜身长度可通过脑内分流管长度大致判断，同时可通过内镜图像直接判断内镜头端所处的位置，避免盲目推进，以减少神经损伤的风险。当内镜通过分流管尖端所做的鱼嘴样开口时，能够感觉到轻度的阻力增加，通过内镜对导管位置的可视化可以定位脑室通路并重新调整导管位置，此时可重新调整内镜焦距，以实现最佳成像质量（视频 25.1）。术中可根据脉络丛结构来定位内镜所处位置，缓慢推进或退出镜身来扩展手术视野，操作时应谨慎以避免盲目大幅度地移动内镜。额角入路中，分流管顶端应该在直视下置入室间孔附近，而通过枕角穿刺时，可通过脉络丛作为解剖标志来间接定位分流管头端位置。当术中发现导管位置不合适时，可通过调整内镜进入的深度及角度，进而带动调整分流管的位置。当确认分流管处于合适的位置后，缓慢退出内镜，分流管脑室端置入完毕，按常规分流手术要求完成剩余操作。

应注意对初次穿刺置入导管患者，在没有脑脊液流出时不应置入内镜探查，以避免因穿刺位置异常导致在内镜推进过程中造成不必要的神经损伤。

25.3.1　内镜辅助下经脑室 – 中脑导水管第四脑室内导管植入术

患者取仰卧位，在 Kocher 点常规钻孔，将软性内镜置入侧脑室，探查侧脑室结构并通过室间孔进入第三脑室，探查中脑导水管，如有必要可行导水管成形术（见第 22 章）；拔出内镜，将分流管脑室端置入侧脑室，置入长度为 12~13cm，略长于标准 V-P 分流术；然后再次沿上述造瘘口置入软性内镜，内镜直视下将分流管依次通过"侧脑室 – 室间孔 – 第三脑室 – 中脑导水管"，最后进入第四脑室（视频 25.2）；连接分流阀，按标准 V-P 分流术完成剩余的手术操作。

25.4　风险及补救措施

对于既往分流手术失败患者，禁忌通过原分流管行内镜探查术。患者出现多次分流手术失败的常见原因是分流管头端被脉络丛组织包绕或与室管膜壁层组织粘连，导致分流管开口堵塞。在内镜探查过程中，难免导致脉络丛或室管膜瘢痕组织撕脱出血，引起脑实质或脑室内血肿。

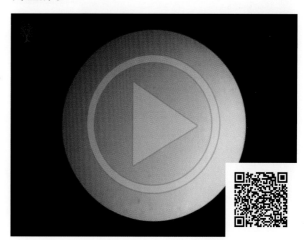

视频 25.1　内镜下分流管置入术。内镜通过分流管管腔及"鱼嘴样"开口穿过脑实质进入脑室内。通过调整内镜角度及焦距可清晰显示脉络丛及脑室内血管结构

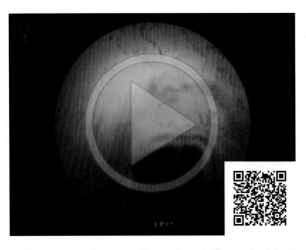

视频 25.2 内镜辅助下第四脑室分流管置入术（软性内镜）。在右冠状缝前钻孔造瘘，分流管通过"侧脑室 – 室间孔 – 第三脑室 – 中脑导水管"路径进入第四脑室。将软镜通过相同的造瘘口平行于分流管进入。在软镜引导下将分流管置入第四脑室的合适位置。本患者的中脑导水管通畅，软镜可顺利通过，进入第四脑室评估分流管位置。患者既往曾行 ETV

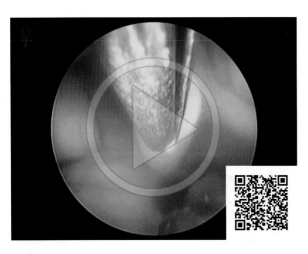

视频 25.3 内镜下分流管移除术。内镜直视下用抓钳通过侧脑室 – 室间孔，缓慢拔除第三脑室内的分流管。内镜下可见分流管头端与脉络丛及脑室壁粘连，因此应尽可能轻柔操作，避免出血等并发症。拔除分流管后，内镜探查脑室内结构，确保无潜在的出血点

不应强行拔出与脉络丛或室管膜组织粘连紧密的分流管脑室端，以免造成出血等并发症，可将其旷置并另选穿刺位点置入新的分流导管。如果在手术过程中发生出血，可沿分流管反复冲洗直至脑脊液清亮、视野清晰。只要找到侧脑室脉络丛即可确认穿刺成功，此时可将内镜推进调整到理想的位置，确认无误后拔出内镜，置管成功。

25.5 术后管理

手术结束后将患者送入麻醉恢复室进行监护，待患者苏醒后转入病房继续治疗，术后治疗方案与传统分流术相同。行内镜下 V-P 分流术的患者通常病情平稳，不需要重症监护治疗，除非术中发生明显的并发症。在未发生新的神经功能缺陷的情况下，术后可不常规行影像学检查。术后首次随访时间应根据患者的情况来定，一般是术后 6 周行 T2 加权像 MRI 或 CT检查。

25.6 并发症

除了传统分流手术相关的并发症外（包括出血、感染、分流失败以及分流管相关腹部并发症），极少情况下内镜引导下分流管置入术会遇到新的手术风险及并发症问题。一项回顾性研究表明，内镜辅助下分流术并不会增加分流管相关感染的风险[10]。然而理论上来说，额外器械的引入、操作次数的增加以及手术时间的延长都有可能增加感染的风险，当然这些风险都可以通过严格的无菌操作来避免。

确有研究表明，内镜辅助下分流术相对增加了手术时间（40min *vs.* 35min），可能会增加手术感染的风险[2]。

25.7 结果和预后

一些研究证实，内镜辅助分流术的手术成功率 > 75%[1,5]。同时，也有一项研究表明，对于具有复杂脑室解剖结构的患者来说，虽然内镜辅助下分流术降低了分流管脑室端堵塞的发生率（OR=0.56），但增加了分流管腹腔端堵塞的发生率（OR=1.52）[10]。总之，上述研究结果表明，在术后为期 6 年的随访中，内镜辅助下分流术并不能减少分流管置入后的失败率[10]，另一项多中心随机试验也得出了相同的结论[2]。

25.8 结 论

虽然不推荐在所有分流手术中应用内镜辅助技术，但对于因急、慢性疾病导致的脑室解剖结构异常患者来说，内镜引导下分流管脑室端置入术提供了一项可行性的选择。因为在内镜直视下可将分流管近端精确定位并放置在理想的位置。

室间孔成形术对于因室间孔狭窄或梗阻所引起的单侧或双侧侧脑室积水患者都非常有效。

要 点

- 平行分流管长轴纵行切开分流管头端，形成一个"鱼嘴样"切口，而不是垂直分流管长轴切开，以免形成钝性头端，在置管的过程中损伤脑实质
- 在手术过程中避免将内镜置入原分流管内探查分流失败的原因，因为可能损伤长入分流管内的脉络丛或瘢痕组织导致出血
- 推荐在异常脑室解剖结构患者中采用内镜辅助下分流管置入术，以确认导管置入的合适位置，同时提倡在超声或神经导航引导下实施手术
- 在首次穿刺置入导管过程中，如果未见脑脊液流出，不可盲目推进内镜，以免造成不必要的脑实质损伤

（刘春晖 桂松柏 译）

参考文献

[1] Kleinhaus S, Germann R, Sheran M, et al. A role for endoscopy in the placement of ventriculoperitoneal shunts. Surg Neurol, 1982, 18(3): 179–180.
[2] Kestle JR, Drake JM, Cochrane DD, et al. Endoscopic Shunt Insertion Trial participants. Lack of bene t of endoscopic ventriculoperitoneal shunt insertion: a multicenter randomized trial. J Neurosurg, 2003, 98(2): 284–290.
[3] Klimo P Jr, Thompson CJ, Drake J, et al. Assessing the validity of the endoscopic shunt insertion trial: did surgical experience a ect the results. J Neurosurg, 2004, 101(2 Suppl): 130–133.
[4] Roth J, Constantini S. Selective use of intracatheter endoscopic-assisted ventricular catheter placement: indications and outcome. Childs Nerv Syst, 2012, 28(8): 1163–1169.
[5] Theodosopoulos PV, Abosch A, McDermott MW. Intraoperative beroptic endoscopy for ventricular catheter insertion. Can J Neurol Sci, 2001, 28(1): 56–60.
[6] Sagan LM, Kojder I, Madany L, et al. Endoscope-guided placement of the ventriculoperitoneal shunt: technique and applications. Ann Acad Med Stetin, 2006, 52(3): 85–89.
[7] Turner MS, Nguyen HS, Payner TD, et al. A novel method for stereotactic, endoscope-assisted transtentorial placement of a shunt catheter into symptomatic posterior fossa cysts. J Neurosurg Pediatr, 2011, 8(1): 15–21.
[8] Sandberg DI, Souweidane MM. Endoscopic-guided proximal catheter placement in treatment of posterior fossa cysts. Pediatr Neurosurg, 1999, 30(4): 180–185.
[9] Torres Corzo J, Rodriguez Della Vecchia R, Rangel Castilla L. Trapped fourth ventricle treated with shunt placement in the fourth ventricle by direct visualization with exible neuroendoscope. Minim Invasive Neurosurg, 2004, 47(2): 86–89.
[10] Villavicencio AT, Leveque JC, McGirt MJ, et al. Comparison of revision rates following endoscopically versus nonendoscopically placed ventricular shunt catheters. Surg Neurol, 2003, 59(5): 375–379, discussion 379–380.

第26章 终板造瘘术

Jaime Gerardo Torres-Corzo, Leonardo Rangel-Castilla

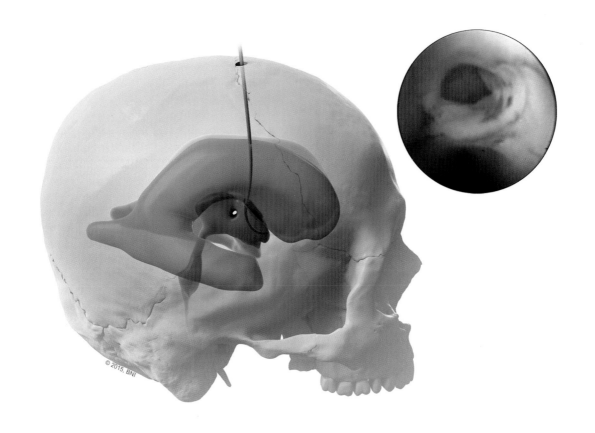

26.1 引 言

虽然目前神经内镜手术的适应证已经非常明确，但是新的内镜技术仍然在不断涌现。内镜下第三脑室底造瘘术（ETV）与导水管成形术已经从新技术转变为部分经过筛选的梗阻性脑积水病例治疗的金标准[1-7]。但是还有部分梗阻性脑积水病例的治疗需要更加先进的内镜技术。透明隔造瘘术、脑室内分隔造瘘术、室间孔成形术用于治疗一部分单侧脑室积水病例是非常不错的选择[6,7]。近年来，终板造瘘术已经成为第三脑室底造瘘术或导水管成形术无法实施时的补救措施。有部分作者注意到，在开颅显微手术过程中实施终板造瘘术可以降低动脉瘤蛛网膜下腔出血导致的分流管依赖性脑

积水的发生率[1-3]。内镜经脑室与室间孔入路终板造瘘术已经成为第三脑室底造瘘术的可行性替代方法，用于一部分梗阻性脑积水患者的治疗（图26.1）。本章我们将详细回顾经脑室终板造瘘术的适应证、手术技术、临床转归及潜在的并发症。

26.2 适应证和禁忌证

内镜经脑室终板造瘘术适用于无法实施第三脑室底造瘘术或导水管成形术，以及具有已知的高失败风险因素的梗阻性脑积水患者[1-3]。如果神经外科专家在内镜手术过程中发现因局部情况可能导致第三脑室底造瘘术失败，可转而采用终板造瘘术。术前与第三脑室底造瘘术

失败有关的因素包括：新生的脑室出血或脑膜炎，分流管感染或故障，患者的年龄小于 2 岁，曾行第三脑室底造瘘术失败，以及脑室炎未愈。术中提示第三脑室底造瘘术可能失败的因素包括：第三脑室解剖结构异常，基底池蛛网膜增厚或瘢痕化，第三脑室底造瘘口的游离缘没有搏动，基底池未开放[1,3]。手术过程中阻碍第三脑室造瘘的因素包括：第三脑室底异常增厚或解剖标志不清，血管结构从下方遮挡第三脑室底[3]。

累及基底蛛网膜下腔的炎症性病变，如真菌性或结核性脑膜炎伴脑积水，内镜终板造瘘术会比第三脑室底造瘘术的成功率更高，因为上述致病因素很少涉及视交叉上池。但是这种炎症会导致基底池的广泛瘢痕化，限制脑脊液从第三脑室底造瘘口流出。而终板的瘘口可以使脑脊液从第三脑室底进入开放的视交叉上池和终板池然后进入凸面蛛网膜颗粒[3]。

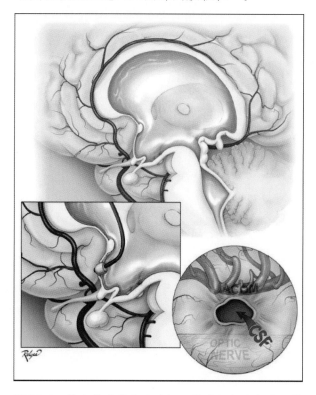

图 26.1　导水管狭窄导致的梗阻性脑积水的大脑和菲薄的第三脑室底。左下图是软性内镜经过室间孔到达第三脑室行终板造瘘术。注意终板造瘘的位置，位于前交通动脉复合体的下方。右下图是脑脊液从脑室内流向视交叉上池（经许可引自 Neurosurgery, 2012, 71: 464-473.）

相关的禁忌证包括第三脑室前部解剖结构异常，由于终板增厚，无法从第三脑室内部辨别视交叉以及存在的前交通动脉瘤[3]。

26.3　手术技术

26.3.1　术前准备

对患者行全身麻醉，患者取仰卧位，头部轻度抬高 30°。对右额部消毒并覆盖无菌巾，根据使用神经内镜的类型决定钻孔的位置。

多数决定实施内镜终板造瘘术的情况是在内镜手术过程中发现无法实施第三脑室底造瘘术或者估计存在很高的失败率。通常情况下，ETV 的颅骨钻孔位于中线旁 2.5cm，冠状缝上或冠状缝前。但是这种钻孔位置下使用硬性内镜无法满足终板造瘘所需要的手术路径，必须使用软性神经内镜[3]。

如果手术的最初目的是使用硬性内镜实施终板造瘘术，理想的手术路径应当是通过一个比较靠后的骨孔，但是为了不损伤初级运动区和（或）感觉皮质，钻孔位置不应超过冠状缝后方 2cm。应当根据第三脑室前部的解剖结构和室间孔大小设计手术路径，同时需要借助计算机导航系统[1]。

26.3.2　手术步骤（图 26.2；视频 26.1、26.2）

内镜从侧方进入第三脑室。当进行第三脑室底造瘘时，首先要确定的解剖标志是乳头体和漏斗隐窝。硬性内镜或软性内镜头端向前方成角，依次看到的结构是：漏斗隐窝，视交叉，视交叉上隐窝，大脑前动脉和前交通动脉，终板，前联合。终板是位于视神经与前交通动脉之间的透明薄层神经组织。可以先使用闭合的抓钳进行钝性穿刺，再利用同一器械进行扩张。此时，最需要注意的是避免损伤前交通复合体。初始的瘘口被打开后，再进行最后的检查和扩张。必须先将软性内镜的头端恢复到中间位置，再向后撤出内镜。

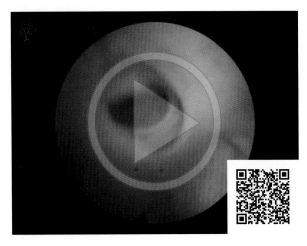

视频 26.1 内镜下终板造瘘术 1（软性神经内镜）。视频展示了继发于脑室内出血的复杂脑积水患者的内镜下终板造瘘术。首先实施 ETV：将纤维内镜送入第三脑室后，将头端灵活地转向前方，可以依次确认视神经、视交叉上隐窝和终板；然后用抓钳在终板造瘘，并用内镜扩张瘘口，内镜可以探及视交叉上池，可见前交通动脉及其分支；最后将内镜撤回第三脑室内

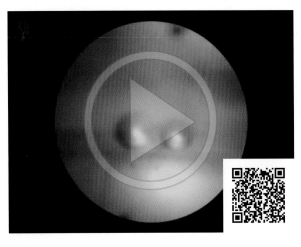

视频 26.2 内镜下终板造瘘术 2（软性神经内镜）。视频展示下一例因中脑导水管狭窄行 ETV 失败的患者。在第三脑室内侧识别视交叉及终板，进行终板穿刺后扩张瘘口，可见前交通动脉及相关血管

26.4 风险及补救措施

如果术中发生出血，术者首先不能惊慌失措，更不能盲目撤出内镜，应当继续保持充分持续的冲洗直至出血停止，术野清晰。

大多数出血是损伤室管膜静脉或脉络丛导致，耐心冲洗一般都可以使出血停止。如果出血仍未停止，可以直接用内镜头端压迫出血点，常常可以达到止血目的。只有在发生顽固性出

血时才需要使用单极或双极电凝，但是必须做好充分的术前准备，以便随时取用。

过度冲洗可引起短暂的颅内压增高，导致患者术中发生心动过缓，因此必须保证内镜工作通道或剥离鞘管的外部引流通畅。

26.5 术后管理

拔除气管插管后，将患者送入神经外科重症监护室进行严密监护。如果放置了脑室外引流装置，我们建议关闭引流管或将开放高度设置在外耳道水平以上 20~25cmH$_2$O，以维持脑脊液流经新瘘口的压力。理论上来说，当出现疑似脑积水导致的临床症状时必须开放外引流管。如果患者的病情稳定，没有临床症状，可转入普通病房或出院。如果患者的神经系统症状稳定，颅内压正常，引流管中没有提示出血（如果放置了外部引流），建议行神经影像学检查。在终板造瘘术后的数周或数月，CT 检查结果常显示脑室体积没有显著缩小，这一点与第三脑室底造瘘术相似。如果造瘘失败，术后 2 个月内患者会出现脑积水症状加重，如果发生这种情况，通常情况下必须实施脑室－腹腔（V-P）分流术。刚出院时要求患者每 2~3 个月进行一次门诊随访及影像学复查，之后可以每 6~12 个月复查一次。

26.6 并发症

目前发表的终板造瘘术相关文献仅有 2 篇[1,3]，报道显示没有发现严重的并发症。但是其他与脑内镜手术相关的常见并发症，在该手术过程中也可能出现。因此，应当在手术知情同意书中注明这些风险，包括：脑室出血、脑膜炎、脑脊液漏的发生率虽然很低，却是最常见的并发症。在第三脑室壁上操作可能出现下丘脑功能紊乱（尿崩症与发热），但是通常不需要处理就可以自行好转。

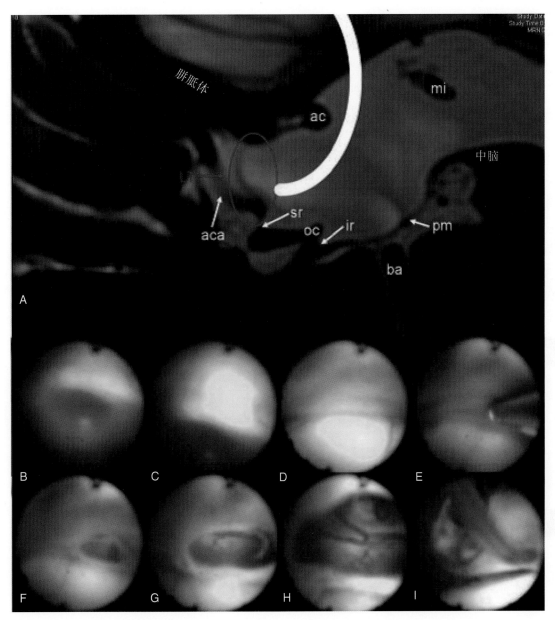

图 26.2　A. MRI 检查显示了术中内镜下第三脑室的解剖结构及软性内镜的位置（B~I）以及终板造瘘过程。B. 内镜进入第三脑室识别出漏斗隐窝（ir）与视交叉（oc）。C、D. 纤维内镜的头端向上弯曲，直至可见视交叉上隐窝（Sr）及终板（LT）。E、F. 视交叉上方钝性造瘘。G. 利用抓钳或球囊导管扩张瘘口。H、I. 造瘘之后可以看到前交通动脉（aca）复合体（mi：中间块；pm：乳头体前膜；ac：前联合。经许可引自 Neurosurgery, 2012, 71:464-473.）

26.7　结果和预后

通常情况下，65%~75% 的梗阻性脑积水患者的症状可以缓解，影像学检查显示脑室扩张消失，不需要再行其他手术[3]；剩余 25%~35% 的患者最终仍需要放置脑室-腹腔分流管，这部分患者常常具有炎性疾病相关的复杂性脑积水，例如脑囊虫病、新生儿脑膜炎、软脑膜疾病或 Chiari Ⅱ畸形。上述结果是在通过至少 6 个月随访（6~105 个月）的回顾性研究中得出的。

26.8　结　论

虽然不是一线的选择，但神经内镜终板造瘘术可以推荐用于治疗部分类型的梗阻性脑积水。除了必须使用硬性内镜的情况，建议最好选用软性内镜。

要 点

- 虽然没有视神经损伤的报道，但这种情况有可能发生。因此外科医生必须在终板上辨别出视交叉，如果不能确认，可以直接冲洗这两个结构，终板可以发生抖动，而视交叉则不会
- 一开始穿刺应当朝向下方，以避开前交通动脉及其分支
- 在任何的内镜手术过程中，都应牢记内镜视野后方的血管结构及其走行方向，特别是穹窿柱、室间孔及与其相关的结构（如脉络丛、透明隔静脉、丘纹静脉、大脑内静脉）
- 可以考虑放置24h脑室外引流，以引流血性脑脊液，预防脑室内血肿

（刘春晖 桂松柏 译）

参考文献

[1] Oertel JM, Vulcu S, Schroeder HW, et al. Endoscopic transventricular third ventriculostomy through the lamina term inalis. J Neurosurg, 2010, 113(6): 1261–1269.

[2] Rangel-Castilla L, Hwang SW, Jea A, et al. Efcacy and safety of endoscopic transventricular lamina terminalis fenestration for hydrocephalus. Neurosurgery, 2012, 71(2): 464–473, discussion 473.

[3] Souweidane MM. Anterior third ventriculostomy:an endoscopic variation on a them e. J Neurosurg, 2010, 113(6): 1259–1260, discussion 1260.

[4] Oertel JM, Baldauf J, Schroeder HW, et al. Endscopic options in children: experience with 134 procedures. J Neurosurg Pediatr, 2009, 3(2): 81–89.

[5] Tom asello F, d'Avella D, de Divitiis O. Does lamina term inalis fenestration reduce the incidence of chronic hydroccphalus after subarachnoid hem orrhage. Neurosurgery, 1999, 45(4): 827–831, discussion 831–832.

[6] Torres-Corzo J, Rangel-Castilla L. Flexible Neuroendoscopy: Part 3-Basic endoscopic procedures and advantages of exible neuroendoscopy. Contem por Neurosurg, 2013, 35(5): 1–6.

[7] Torres-Corzo J, Rangel-Castilla L. Flexible Neuroendoscopy: Part 4-Advanced endoscopic procedures andcom plications of exible neuroendoscopy. Contem por Neurosurg, 2013, 25(6).

第27章 内镜下第四脑室入路手术

Roberto Rodriguez-Della Vecchia, Jaime Gerardo Torres-Corzo

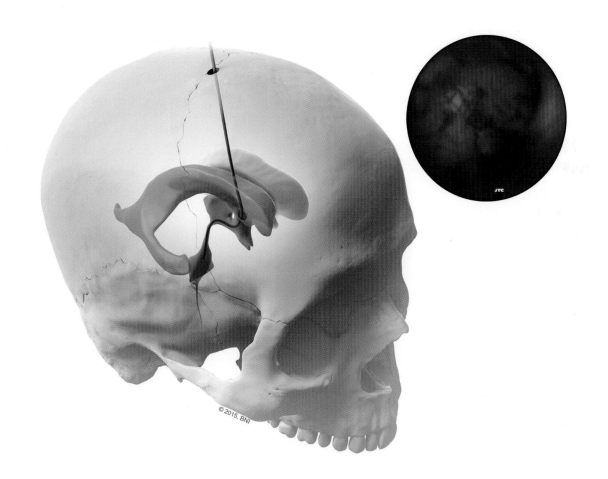

27.1 引 言

Galen[1] 与 Da Vinci 最早对第四脑室进行了描述，Vesalius 第一次将第四脑室作为脑室系统的一部分进行了阐述。但是直到19世纪，我们对第四脑室的结构研究都是非常粗浅的，Magendie 对正中孔进行了描述[2]，Luschka 对侧孔进行了描述[3]。直到20世纪早期，在 Cushing[4] 与 Dandy 的研究之前，第四脑室手术入路都被认为是不可能实施的。显微外科技术的出现使神经外科医生可以安全地在第四脑室进行手术操作。纤维神经内镜的发展开创了脑室内镜技术的崭新领域[5]。但是，内镜下第四脑室

入路仍然是一种挑战[6]。因存在潜在的风险，多数神经外科医生都不相信通过脑室、导水管入路可以到达并探查第四脑室。然而，Longatti 与 Torres-Corzo 已经成功演示了这一入路[7-9]。

临床上已经对软性神经内镜治疗脑室与蛛网膜下腔疾病制定了非常明确的标准。手术规程被分为基础与高级两种[8-10]。探查第四脑室属于高级别的内镜操作。通常情况下，第四脑室的疾病与脑积水有关，因此内镜入路有两个目的：一是诊断；二是治疗可能存在的脑积水。本章我们要回顾性分析内镜下第四脑室入路的手术指征、手术细节、手术技术、临床结果，以及潜在的并发症。

27.2 适应证和禁忌证

根据我们的经验,采用软性内镜探查第四脑室的适应证包括:第三脑室与第四脑室不明原因的脑积水,限制性或孤立性第四脑室,第四脑室脑囊虫病行寄生虫取出术,第四脑室正中孔与侧孔(见第 28 章)重新开放,继发于第四脑室感染或蛛网膜囊肿的脑积水,继发于第四脑室出血的脑积水,第四脑室肿瘤相关的脑积水[10-14]。

一般情况下,探查第四脑室的关键是恢复脑脊液向小脑延髓池流动的通畅性,对任何年龄段的患者都可以执行这项操作,包括新生儿[15]。

手术的相对禁忌证是获得性或先天性中脑导水管狭窄,第四脑室体积狭小以及手术经验缺乏。当神经外科医生有一定的能力和耐心,并努力学习神经内镜技术时,第四脑室手术就可以得到常规开展了。

27.3 手术技术

27.3.1 术前准备

对患者行常规麻醉。患者取仰卧位,头部轻度屈曲 30°。所有的内镜操作过程全部使用软性内镜,理想的钻孔位置是中线靠右侧 2.5cm,冠状缝稍前。

27.3.2 手术步骤(视频 27.1)

完成钻孔之后,十字形切开硬脑膜,进行皮层造瘘。用脑室穿刺针向室间孔方向进行穿刺,并提取脑脊液标本。用 8F 剥离鞘管代替脑室穿刺针,之后将软性内镜置入右侧脑室。

利用固定臂将内镜固定,我们建议采取"四手技术":一名神经外科医生控制内镜的前进、后退及旋转,同时另一名神经外科医生控制冲洗、器械及内镜头端的方向调节,这两名神经外科医生必须密切配合。进入侧脑室后,观察脑室内部,进入第三脑室,仔细辨别前部与后部,内镜越过丘脑间质,可见中脑导水管

开口,确定开口之后,将内镜轻柔地穿过(图 27.2A);第一名医生以内镜为轴线逆时针旋转 45°,第二名医生调节内镜尖端向内侧轻度屈曲使内镜进入导水管的第二部分;在该位置,第一名医生继续将内镜逆时针旋转 45°,第二名医生继续将内镜尖端调整为内侧屈曲,使内镜穿过导水管的第三和第四部分,到达第四脑室上部;在此位置,内镜视野将被颠倒(180°),术区视野的上方变成了图像视野的下方,而术区视野与图像视野的左右位置相对不变,术者必须非常了解这种变化才能避免发生医疗事故;将内镜送入第四脑室后进行小幅度的移动可以测试内镜头端在第四脑室的方向和位置(图 27.1A、B)。

内镜下第四脑室的解剖结构分析(视频 27.1)

概 述

当我们将内镜保持在中立位,放置于第四脑室的最上端时,可以观察到以下结构:小脑蚓部处于 12 点钟的位置;脑室底部的髓纹与第四脑室正中孔处于 6 点钟的位置;左侧第四脑室侧孔处于 3 点钟的位置,右侧第四脑室侧孔处于 9 点钟的位置;最后是从侧孔向中间孔汇聚的脉络丛(图 27.2B)。

第四脑室顶部

当我们将内镜送入第四脑室中部并将头端向前轻微弯曲(12 点钟位置),可以从上到下观察第四脑室,依次可以看到上髓帆,下髓帆,脉络丛呈 L 形分布在中线两侧,沿水平方向由正中孔向侧孔延伸,并由侧孔进入桥小脑脚(图 27.2C)。

第四脑室底部

第四脑室底部呈菱形,由三部分组成:上角,中间连接和下角。通过内镜的视角很难观察到上角。必须将内镜头端朝向 6 点钟方向才能观察到中央沟、内侧隆起和面丘。将内镜头端轻微地转向尾端,可以看到属于中间连接的结构与前庭区。在下角,我们可以看到舌下神经三角与迷走神经三角,下髓帆以及小脑蚓部结构(图 27.2C)[16]。

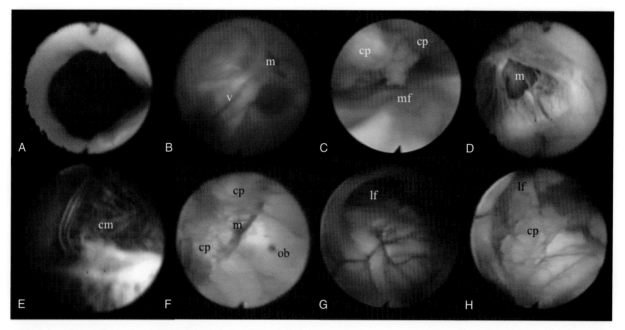

图 27.1　第四脑室入路。A. 当内镜进入导水管时，内镜逆时针旋转 45°。B. 第四脑室全景显露了小脑蚓部及中央孔。C. 第四脑室底部的中央沟及脉络丛。D. 内镜垂直下降可以看到第四脑室开口。E. 内镜穿过第四脑室开口进入大枕大池，探及小脑后下动脉及其穿支、脑闩等结构。F. 双侧第四脑室侧孔。G. 左侧第四脑室侧孔。H. 右侧第四脑室侧孔（v：小脑蚓部；cp：脉络丛；mf：中央裂；cm：大枕大池；m：第四脑室中央孔；lf：第四脑室侧孔）

第四脑室正中孔

内镜沿中线垂直向下，将进入正中孔区域，可以观察到向下延伸的第四脑室底。正中孔以延髓为边界，包含最后区与脑闩。再往前可以看到小脑蚓部，两侧是小脑扁桃体。有时会有薄膜结构堵塞正中孔，阻碍内镜进入小脑延髓池。面对此类病例，必须进行薄膜造瘘（见第28 章）。穿过正中孔后立即可以看到小脑后下动脉的扁桃体部进入小脑延髓池（图 27.1D、F）。

第四脑室侧孔

将内镜置于第四脑室中部可以横向探查侧孔。根据我们的经验，左侧侧孔更容易到达（相比于右侧侧孔），首先将内镜顺时针旋转45°，抬起内镜尖端，沿着水平部分的脉络丛可以到达由听觉区侧方和小脑下角围成的开口。两侧的侧孔一般都会有膜性结构部分阻塞，穿过侧孔就可看到后组颅神经（图 27.1G、H）。

第四脑室病变和内镜操作程序

在我们医疗中心最常见的第四脑室病变包括：

• 结核病与真菌感染，这些慢性炎症导致

室管膜与脉络丛出现严重炎症反应，随后出现中脑导水管与第四脑室流出道梗阻（见第19章）

• 脑室内脑囊虫病。这个病理过程导致室管膜与脉络丛的轻度炎症反应，并继发中脑导水管与第四脑室流出道狭窄。囊虫的包囊也经常在第四脑室中发现（见第18 章）。

• 蛛网膜囊肿

• 先天性闭锁导致的第四脑室流出道梗阻（见第 28 章）。

• 脑室内出血（见第 16 章）

• 第四脑室底部的外生型肿瘤与其他类型的第四脑室肿瘤。必要时可行 ETV 与肿瘤活检术。

27.4　风险及补救措施

第四脑室入路的主要风险包括出血、第四脑室颅内压增高和中脑导水管损伤。如果发生脑室内出血，术者必须首先保持冷静，不能盲目退出内镜，应该维持充分灌洗，直至出血停止，视野清晰。多数情况下，出血可以通过持

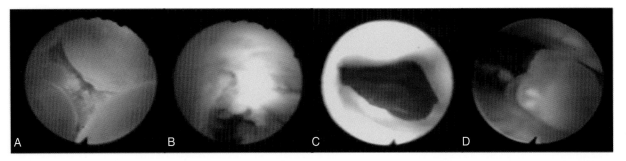

图 27.2　第四脑室病理实例。A.囊尾蚴包囊。B.第四脑室中央孔炎症反应。C.第脑室内出血。D.肿瘤（髓母细胞瘤）

续灌洗停止，但是需要一定的时间。使用内镜的头端直接压迫出血点也可以辅助止血。

第四脑室颅内压增高可以导致严重的心动过缓。灌洗液的高度不能超过室间孔 30cm，并且必须确保液体可以通过鞘管或内镜操作通道顺畅地流出。术者在操作过程中须时刻监测患者的心率。

将内镜穿过中脑导水管是手术中最危险的步骤。动作必须谨慎且细致，退出时，必须将内镜反方向移动。

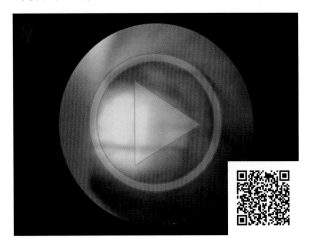

视频 27.1　内镜第四脑室入路（软性内镜）。视频展示了内镜经侧脑室进入第四脑室。内镜位于第三脑室后部观察导水管开口；内镜旋转前进穿过导水管，当内镜进入第四脑室后可以观察到小脑蚓部及脉络丛；逆时针旋转内镜，并沿中线前进可以观察第四脑室底部（面神经及舌下神经丘，髓纹）；内镜向前侧方移动可以观察到小脑中脚和第四脑室侧孔；内镜回到中央位置继续前进，进入第四脑室中央孔，在本病例中，可以观察到中央孔狭窄；内镜小心地进入小脑延髓池，可以看到小脑后下动脉、延髓后部和颈髓上部；所有的结构全部观察完之后，术者通过顺时针旋转小心地将内镜撤入第四脑室及导水管。完成操作后可以观察到完整的中脑导水管及导水管周围灰质

27.5　术后管理

拔除患者的气管插管，并转入神经监护病房。对于一部分临床症状没有明显改善的患者，我们建议在术后 48h 行腰椎穿刺，促进脑脊液由脑室进入蛛网膜下腔。如果患者的症状消失，通常不需要立即行影像学检查，术后 3d 即可出院。在出院后 15 天、3 个月、6 个月进行临床随诊，之后每年复查一次。在术后 3 个月、6 个月和 12 个月时行神经影像学复查。

27.6　并发症

在我们 19 年的神经内镜操作经验中，未出现过严重并发症，最常见的并发症是延迟苏醒和术后发热。但我们仍然需要考虑到的手术风险包括：脑室内出血，脑膜炎，脑脊液漏，一过性尿崩症，复视，神经性后遗症，手术失败，并向患者清楚告知这些风险[18]。

27.7　结果和预后

我们观察到脑积水的病因与预后密切相关。存在严重炎症反应的患者很可能需要在第四脑室放置分流装置（见第 25 章）。

27.8　结　论

采用软性神经内镜通过侧脑室及中脑导水管探查第四脑室是可行并且安全的，主要手术指征是第四脑室病变导致的脑积水，患者的预

后与病因相关。对不存在脑室扩张的患者也可以采用内镜探查第四脑室。

要　点

- 只有软性内镜才可以实现第四脑室入路
- 除了安全问题外，神经内镜的头端还需要一个可以使术者灵活转向的锁定系统
- 当内镜进入中脑导水管及第四脑室时，术者必须保持注意力高度集中，在疏于监视的情况下移动内镜可能导致脑干损伤
- 内镜在第四脑室内移动时，必须时刻保持动作细致温柔，操作幅度类似于动脉瘤显微夹闭术
- 对第四脑室进行灌洗时必须非常谨慎。将内镜送入导水管后使第四脑室成为一个脑脊液流出道的小隔间。第四脑室颅内压增高可以导致心动过缓或心搏骤停[18]
- 处理囊尾蚴的包囊时，最好先打开囊壁，抽空囊内容物后再取出包囊。体积大的包囊无法通过导水管
- 掌握内镜相关的解剖知识是进行第四脑室入路的必要条件。撤出内镜时必须时刻保持警惕，避免损伤内镜后方结构

（刘春晖　杨　明　译）

参考文献

[1] Baig MN, Chishty E Immesoete P, et al. The Eastern heart and Galen's ventricle: a historical review of the purpose of the brain. Neurosurg Focus, 2007, 23(1): E3.

[2] Tubbs RS, Loukas M, Shoja MM, et al. Francois Magendie (1783–1855) and his contributions to the foundations of neuroscience and neurosurgery. J Neurosurg, 2008, 108(5): 1038–1042.

[3] Tubbs RS, Vahedi P, Loukas M, et al. Hubert yon Luschka (1820–1875): his life, discoveries, and contributions to our understanding of the nervous system. J Neurosurg, 2011, 114(1): 268–272.

[4] Cohen-Gadol AA, Spencer DD. Inauguration of pediatric neurosurgery by Harvey W. Cushing: his contributions to the surgery of posterior fossa tumors in children. Historical vignette. J Neurosurg, 2004, 100(2, Suppl Pediatrics): 225–231.

[5] Rodríguez Della Vecchia R, Torres Corzo J, et al. "Historia de la neuroendoscopía"//Ramos Zúniga R, ed. Tractos Históricos de la Neurocirugía en México. Guadalajara. México: Ediciones de la Noche, 2012.

[6] Matula C, Reinprecht A, Roessler K, et al. Endoscopic exploration of the IVth ventricle. Minim Invasive Neurosurg, 1996, 39(3): 86–92.

[7] Longatti P, Basaldella L, Feletti A, et al. Endoscopic navigation of the fourth ventricle. Technical note and preliminary experience. Neurosurg Focus, 2005, 19(6): E12.

[8] Torres Corzo J, Rangel Castilla L. Flexible Neuroen-dosocopy: Part III–Basic endoscopic procedures and advantages of flexible neuroendoscopy. Contempor Neurosurg, 2013, 35(5): 1–6.

[9] Torres Corzo J, Rangel Castilla L .Flexible Neuroen-doscopy: Part IV–Advanced endoscopic procedures and complications of flexible neuroendoscopy. Contempor Neurosurg, 2013, 35(6): 6.

[10] Rangel Castilla L, Torres Corzo J. Flexible Neuroen-doscopy: Part II–Clinical and diagnostic indications. Contempor Neurosurg, 2013, 35(4): 1–5.

[11] Torres Corzo J, Rodriguez Della Vecchia R, Rangel Castilla L. Trapped fourth ventricle treated with shunt placement in the fourth ventricle by direct visualization with flexible neuroendoscope. Minim Invasive Neurosurg, 2004, 47(2): 86–89.

[12] Teo c, Kadrian D, Hayhurst C. Endoscopic management of complex hydrocephalus. World Neurosurg, 2013, 79(2, Suppl):21.e1–21.e7.

[13] Torres Corzo JG, Tapia-Pérez JH, Vecchia RR, et al. Endoscopic management of hydrocephalus due to neurocysticercosis. Clin Neurol Neurosurg, 2010, 112(1): 11–16.

[14] Tapia-Pérez JH, Torres-Corzo JG, Chalita-Williams JC, et al. Endoscopic scoring system for extrapa-renchymal neurocysticercosis. World Neurosurg, 2013, 79(2):340–346.

[15] Schulz M, Bfihrer C, Spors B, et al. Endoscopic neurosurgery in preterm and term newborn infants-a feasibility report. Childs Nerv Syst, 2013, 29(5): 771–779.

[16] Longatti P, Fiorindi A, Feletti A, et al. Endoscopic anatomy of the fourth ventricle. J Neurosurg, 2008, 109(3): 530–535.

[17] Rhoton AL Jr. Cerebellum and fourth ventricle. Neuro surgery, 2000, 47(3, Suppl): S7–S27.

[18] Chowdhry SA, Cohen A. Intraventricular neuroen-doscopy: Complications Avoidance an Management. World Neurosurg, 2013, 79:1–10.

第28章　内镜下第四脑室正中孔及侧孔成形术

Jaime Gerardo Torres-Corzo, Dominic Cervantes, Juan Carlos Chalita Williams, Leonardo Rangel-Castilla

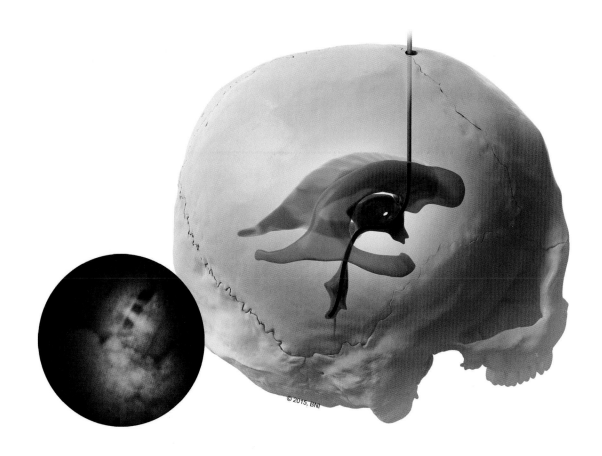

28.1 引　言

神经内镜在神经外科领域得到了快速发展。软性神经内镜使我们洞悉了脑室和脑脊液循环方式[1-3]。有的手术操作已经存在明确的适应证，也有一些手术仍然需要验证[4-15]。

第四脑室流出道梗阻导致的脑积水（fourth ventricular outlet obstruction, FVOO）已经成为一个独立的临床疾病。目前有许多治疗 FVOO 的方法，如脑室 – 腹腔（V-P）分流术，显微镜枕后开颅术，内镜下第三脑室底造瘘术（ETV）[16-22]，每一种治疗方法都会出现不同的结果。Longat ti 等[19] 第一次叙述了使用软性神经内镜

经侧脑室 – 中脑导水管开放第四脑室正中孔的成功病例。Torres-Corzo 等[23] 报道了内镜下经侧脑室 – 中脑导水管开放第四脑室正中孔及侧孔的经验。

FVOO 的病因有两种：原发性（先天性）疾病与继发性疾病。先天性疾病包括第四脑室正中孔和（或）侧孔的膜性梗阻或先天性闭锁。这些患者存在覆盖第四脑室正中孔的菲薄、坚韧的透明膜性结构[16,23-25]。膜性结构的显微镜检查提示存在非炎性的胶质增生及神经组织[17]。先天性因素通常合并后颅窝畸形，如 Chiari 畸形及颅底凹陷症。继发性因素的病理机制可能是第四脑室流出道的炎性反应及瘢痕形成，包

括慢性炎症、感染和（或）出血。所有这些炎性过程者都可以导致脑膜炎和（或）蛛网膜炎，继而出现瘢痕组织形成，使孔性结构狭窄或梗阻[1,14,15,19,21,27-30]。本章我们将讨论内镜下经侧脑室 – 中脑导水管第四脑室正中孔及侧孔成形术的治疗指征、手术技术及潜在的并发症。

28.2 适应证和禁忌证

内镜下经侧脑室 – 中脑导水管第四脑室正中孔及侧孔成形术用于治疗继发于 FVOO 的第四脑室脑积水[7,23]。第四脑室脑积水可以通过 CT 和 MRI 进行诊断。但是在影像学检查中很难观察到第四脑室开口水平的膜性梗阻或狭窄。当操作可行时应该执行神经内镜下第四脑室探查，因为这是确诊 FVOO 的唯一途径。该手术虽然是微创技术，但能够保证绝对的敏感度[1,2,9,13,15,19,22,27,29]。

脑室 – 腹腔（V-P）分流管梗阻或孤立性第四脑室患者也适合行神经内镜探查。当脑积水患者不能安全地施行 ETV 手术或者成功率可能很低时，例如乳头体前方的第三脑室底增厚，基底池蛛网膜增厚或者瘢痕形成，以及基底池没有空间的情况下，都可以作为第四脑室探查正中孔或侧孔成形术的候选情况（视频 28.1）[7,23,30,32]。

颅颈交界处病变（Chiari Ⅰ 型和 Ⅱ 型）合并 FVOO 的患者由于可能存在第四脑室正中孔的膜性梗阻，应当行内镜下第四脑室探查。当正中孔成形术无法进行时，也应考虑行侧孔成形术[7,9,22,23]。

内镜经过侧脑室和中脑导水管进入第四脑室，需要扩张导水管以保证内镜不会损伤第四脑室底部。由于操作过程复杂，应当首先尝试 ETV 及终板造瘘术等方式[7,23]。

28.3 手术技术

28.3.1 术前准备

术前准备与其他内镜手术过程相似。手术在全身麻醉下进行。患者仰卧位，头部抬高 20°~30°。对右额部备皮并进行无菌消毒，多数病例选择右侧脑室入路[7,19,23]。

28.3.2 手术步骤

钻孔部位在冠状缝前 1cm，中线旁 2~3cm。将内镜固定在支持臂上，进入侧脑室，执行全脑室系统探查。如果技术允许，应实施 ETV。探查基底池的蛛网膜下腔，确定有足够的空间，不存在膜性粘连。可以通过造瘘口边缘的运动确定造瘘的效果，如果边缘伴随脑脊液的搏动自如，就可以确定脑室系统与基底池蛛网膜下腔相通。应先评估 ETV 是否成功，再考虑是否行第四脑室正中孔和（或）侧孔成形术[23,29,30]。

当 FVOO 患者不可行 ETV 手术或者成功率非常低的情况下，可以考虑行第四脑室正中孔和（或）侧孔成形术。将软性内镜送入第三脑室后部，内镜头端处于中间位置，丘脑间联合的前下方可以看到导水管的开口（视频 28.1）。将内镜沿纵轴逆时针方向旋转，头端

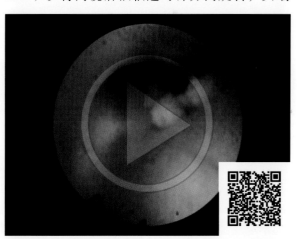

视频 28.1 内镜下第四脑室正中孔及侧孔成形术（软性内镜）。软性内镜进入侧脑室及第三脑室，进入中脑导水管到达第四脑室，可见小脑蚓部、脉络丛、第四脑室底部；内镜沿中线继续深入，显露严重脑室炎性反应导致的正中孔狭窄；内镜沿脉络丛转向侧方，越过小脑脚到达侧孔。使用抓钳小心地开放膜性结构；当造瘘完成，可以看到后组颅神经，并可以观察到足量的脑脊液流过侧孔；将内镜撤回第四脑室中线位置，完成正中孔的造瘘；最后，再次观察正中孔及侧孔，确保有充足的脑脊液流动

同时向后弯曲确定导水管开口。多数病例的导水管是扩张的，内镜轻柔缓慢地穿过导水管，要特别注意导水管的两处自然狭窄。当进入第四脑室后，将内镜移动到第四脑室中央部（图28.1A、B），可以确定面丘、髓纹、舌下神经三角和脑闩，这些解剖标志位于内镜视野的下半区，而脉络丛与小脑蚓部在视野上半区。内镜沿中线继续向前可以看到第四脑室正中孔（图28.1A~C），如果存在流出道梗阻，需要执行正中孔造瘘术（图28.1C、D）：首先进行钝性造瘘，再利用抓钳扩张瘘口，内镜手术医生必须小心操作避免损伤小脑后下动脉（posterior infrrior cerebellar arteries，PICAs；图28.1E~G），不能用电凝扩张瘘口。之后内镜穿过瘘口，确保第四脑室与小脑延髓池相通（图28.1H），将内镜撤回第四脑室。如果需要探查侧孔，首先定位脉络丛，再沿其向侧方移动（图28.2A），内镜需要进入小脑下脚的下方，找到半透膜，膜的下方就是第四脑室侧孔（图28.2B、C）。如果可能，开放这层膜，技术要点与开放正中孔相同：首先进行钝性造瘘，再利用抓钳扩张瘘口，操作时避

免损伤第Ⅶ、Ⅷ对颅神经（图28.2E、F），当蛛网膜被去除后，就可以看到上述结构。再次将内镜穿过瘘口，确定第四脑室与桥小脑池相通（视频28.1）[7,19,22,23]。

28.4 风险及补救措施

应该清楚的是，第四脑室正中孔及侧孔成形术的操作过程比第三脑室内的操作（ETV及终板造瘘术）耗时更长。通常情况下，操作过程中需要穿过中脑导水管，因此必须非常谨慎。

第四脑室正中孔及侧孔成形术操作过程中内镜始终接触第四脑室底部，如果持续灌洗会导致颅内压增高、心动过缓、心搏骤停。其他风险包括对小脑下脚及后组颅神经的操作。应避免损伤小脑后下动脉（PICAs）。一旦发生出血，需要持续内镜外部加压和灌洗，直至出血停止[7,23]。

28.5 术后管理

将患者送入神经监护病房，拔除气管插管

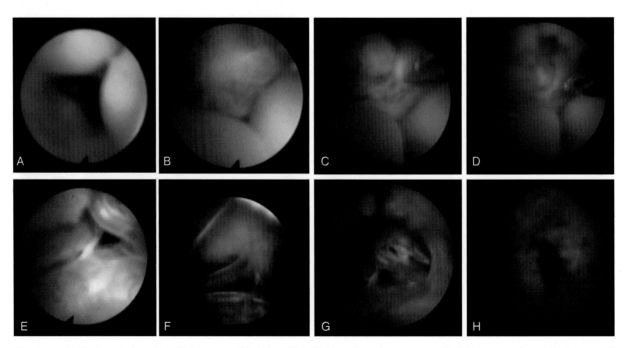

图28.1 内镜下正中孔造瘘术截图。A.经侧脑室及导水管进入第四脑室。B.观察到脉络丛及第四脑室底。C.首先钝性造瘘。D.扩大瘘口。E.部分病例可以看到小脑后下动脉（PICAs）。F.正中孔造瘘成功，内镜可以进入小脑延髓池。G.可以看到蛛网膜带包绕正中孔。H.内镜后撤过程中观察到的正中孔瘘口

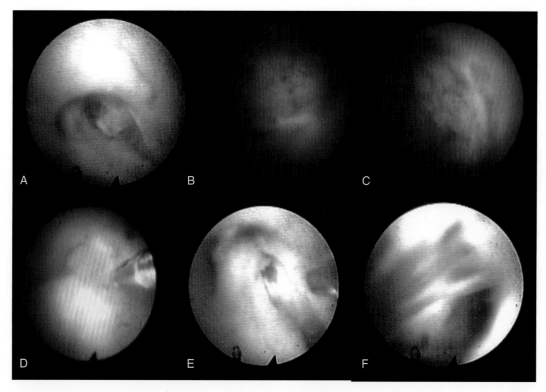

图 28.2　内镜下第四脑室侧孔成形术截图。A. 经侧脑室 – 中脑导水管入路到达第四脑室。B、C. 看到第四脑室底部及脉络丛，造瘘之前近距离观察第四脑室侧孔。D. 首先使用钝性工具进行穿刺。E. 一旦穿刺成功，利用抓钳扩张瘘口。F. 第Ⅶ、Ⅷ对颅神经

并严密监测生命体征。如果患者的生命体征稳定，没有出现相关症状，可以转入普通病房或者出院。如果患者的神经系统状况稳定，无须立即进行神经系统影像学检查。数周或数月之后行 CT 检查通常提示脑室体积减小不明显或者无明显改变，这与 ETV 患者术后的情况类似。如果手术失败，患者的脑积水症状和体征通常会在术后 2 个月内加重，一旦出现这种情况，必须施行 V-P 分流术。术后患者应行门诊与影像学随访，开始时需要每 2~3 个月一次，之后每 6~12 个月一次。

28.6　并发症

　　关于第四脑室正中孔及侧孔成形术的临床经验有限，目前没有观察到严重的并发症。但是，与内镜操作相关的穹窿挫伤（术中观察），小的导水管挫伤，少量的脉络丛术中出血等小并发症一般没有临床症状[7,23]。术后短暂的视觉功能紊乱或不良共轭凝视麻痹在几天之后可完

全缓解，临床回顾中也有患者出现短暂性复视。

28.7　结果和预后

　　通常情况下，65% 的第四脑室脑积水患者的症状可以得到缓解，如果没有影像学的脑室继续扩张证据，不需要进行其他手术治疗。35% 的患者最终需要行 V-P 分流术，这些患者通常是继发 FVOO，病理机制可能是第四脑室流出道的炎性反应及瘢痕形成，例如慢性炎症、感染和（或）出血[23]。原发性 FVOO 患者的第四脑室正中孔及侧孔成形术的结果优于继发性 FVOO 患者。这些结果在一项回顾性研究中被报道，患者的平均随访时间为 27 个月（24~38 个月）[23]。

28.8　结　论

　　有经验的医生使用软性内镜执行经侧脑室 – 中脑导水管第四脑室正中孔及侧孔成形术

是安全的，导水管周围组织损伤的概率很小。内镜下开放第四脑室正中孔及侧孔是 ETV 手术的替代方式。术中对是否可成功实施 ETV 的充分评估及基底池开放的程度是患者能否从这项手术中获益的关键。原发性 FVOO 的手术效果明显优于继发性 FVOO。

要 点

- 通过标准的右冠钻孔，利用软性神经内镜进行第四脑室侧孔及正中孔成形术是安全可行的内镜操作。左侧侧孔成形术的实施更加容易

- 对孤立性扩张的第四脑室与正常的侧脑室及第三脑室，第四脑室侧孔及正中孔成形术是很好的选择并且能够实施。正常形态或者缩小的侧脑室不会限制操作

- 第四脑室侧孔及正中孔成形术不是基础的操作，而是高级的手术，必须由经验丰富的神经外科医生实施

- 由于操作技术复杂，首先完成第四脑室侧孔成形术之后再考虑实施正中孔成形术

- 在执行第四脑室正中孔成形术之前必须确定 PICAs 的位置，或者手术医生应详细了解 PICAs 的解剖

- 首先必须用钝性工具进行穿刺，再用抓钳扩张瘘口。永远不要试图直接用内镜钝性穿过膜性梗阻

（郑佳平 肖 庆 译）

参考文献

[1] Torres-Corzo J, Vecchia RR, Rangel-Castilla L. Observation of the ventricular system and subarachnoid space in the skull base by exible neuroendoscopy: normal structures. Article in Spanish Gac Med Mex, 2005, 141(2): 165–168.

[2] Longatti P, Fiorindi A, Perin A, et al. Endoscopic anatomy of the cerebral aqueduct. Neurosurgery, 2007, 61(3, Suppl): 1–5, discussion 5–6.

[3] Matula C, Reinprecht A, Roessler K, et al. Endoscopic exploration of the IVth ventricle.Minim Invasive Neurosurg, 1996, 39(3): 86–92.

[4] Torres-Corzo J, Rangel-Castilla L. Flexible Neuroendoscopy: Part I– History, equipment, and managem ent of hydrocephalus. Contem por Neurosurg, 2013, 35(3): 3–6.

[5] Torres-Corzo J, Rangel-Castilla L. Flexible Neuroendoscopy: Part II –Clinical and diagnostic indications. Contempor Neurosurg, 2013, 35(4): 1–6.

[6] Torres-Corzo J, Rangel-Castilla L. Flexible Neuroendoscopy: Part III–Basic endoscopic procedures and advantages of exible neuroendoscopy. Contem por Neurosurg, 2013, 35(5): 1–6.

[7] Torres-Corzo J, Rangel-Castilla L. Flexible Neuroendoscopy: Part IV–Advanced endoscopic procedures and complications of exible neuroendoscopy. Contem por Neurosurg, 2013, 35(6): 6.

[8] Oertel JM, Baldauf J, Schroeder HW, et al. Endoscopic options in children: experience with 134 procedures. J Neurosurg Pediatr, 2009, 3(2): 81–89.

[9] Rangel-Castilla L, Torres-Corzo J, Vecchia RR, et al. Coexistent intraventricular abnorm alities in periventricular giant arachnoid cysts. J Neurosurg Pediatr, 2009, 3(3): 225–231.

[10] Oertel JM, Vulcu S, Schroeder HW, et al. Endoscopic transventricular third ventriculostomy through the lam inaterm inalis. J Neurosurg, 2010, 113(6): 1261–1269.

[11] Hellwig D, Grotenhuis JA, Tirakotai W, et al. Endoscopic third ventriculostomy for obstructive hydrocephalus. Neurosurg Rev, 2005, 28(1): 1–34, discussion 35–38.

[12] Etus V, Ceylan S. The role of endoscopic third ventriculostomy in the treatment of triventricular hydrocephalus seen in children with achondroplasia. J Neurosurg, 2005, 103(3, Suppl): 260–265.

[13] Schroeder HW, Oertel J, Gaab MR. Endoscopic treatm ent of cerebrospinal uid pathway obstructions. Neurosurgery, 2008, 62(6, Suppl 3): 1084–1092.

[14] Torres-Corzo J, Rangel-Castilla L. Endoscopic third ventriculostomy. Contemp Neurosurg, 2006, 28(17): 1–8.

[15] Torres-Corzo J, Rodriguez-Della Vecchia R, Rangel-Castilla L. Trapped fourth ventricle treated with shunt placem ent in the fourth ventricle by direct visualization with exible neuroendoscope. Minim Invasive Neurosurg, 2004, 47(2): 86–89.

[16] Giannetti AV, Malheiros JA, da Silva MC. Fourth ventriculostomy: an alternative treatment for hydrocephalus due to atresia of the Magendie and Luschka foramina. J Neurosurg Pediatr, 2011, 7(2): 152–156.

[17] Rifkinson-Mann S, Sachdev VP, Huang YP. Congenital fourth ventricular midline outlet obstruction. Report of two cases. J Neurosurg, 1987, 67(4): 595–599.

[18] Aesch B, Goldenberg N, Maheut-Lourm iere J, et al.

Hydrocephalus caused by obstruction of the foram ina of Luschka and Magendie in adults. Report of a case.Etiopathogenic discussion. article in French Neurochirurgie, 1991, 37(4): 269–272.

[19] Longatti P, Fiorindi A, Feletti A, et al. Endoscopic opening of the foramen of magendie using transa-queductal navigation for membrane obstruction of the fourth ventricle outlets. Technical note. J Neurosurg, 2006, 105(6): 924–927.

[20] Oertel JM, Mondorf Y, Schroeder HW, et al. Endo-scopic diagnosis and treatment of far distal obstructive hydrocephalus. ActaNeurochir (Wien), 2010, 152(2): 229–240.

[21] Mohanty A, Anandh B, Kolluri VR, et al. Neuroen-doscopic third ventriculostomy in the management of fourth ventricular outlet obstruction. Minim Invasive Neurosurg, 1999, 42(1): 18–21.

[22] Longatti P, Fiorindi A, Martinuzzi A, et al. Primary obstruction of the fourth ventricle outlets: neuroen-doscopic approach and anatomic description. Neurosurgery, 2009, 65(6): 1078–1085; discussion 1085–1086.

[23] Torres-Corzo J, Sánchez-Rodríguez J, Cervantes D, et al. Endoscopic transventricular transaqueductal Magendie and Luschka foram inoplasty for hydroce-phalus. Neurosurgery, 2014, 74(4): 426–435, discussion 436.

[24] Karachi C, Le Guérinel C, Brugières P, et al. Hydroce-phalus due to idiopathic stenosis of the foramina of Magendie and Luschka. Report of three cases. J Neurosurg, 2003, 98(4): 897–902.

[25] Hashish H, Guenot M, Mertens P, et al. Chronic hydrocephalus in an adult due to congenital mem-branous occlusion of the apertura m ediana ventriculiquartii (foram en of Magendie). Report of two cases and review of the literature. article in French Neurochirurgie, 1999, 45(3): 232–236.

[26] Decq P, Le Guérinel C, Sol JC, et al. Chiari I malformation: a rare cause of noncom municating hydrocephalus treated by third ventriculostomy. J Neurosurg, 2001, 95(5): 783–790.

[27] Torres-Corzo J, Viñas-Rios JM, Sanchez-Aguilar M, et al. Transventricular neuroendoscopic exploration and biopsy of the basal cisterns in patients with Basal meningitis and hydrocephalus. World Neurosurg, 2012, 77(5–6): 762–771.

[28] Torres-Corzo JG, Tapia-Pérez JH, Vecchia RR, et al. Endoscopic m anagement of hydrocephalus due to neurocysticercosis. Clin Neurol Neurosurg, 2010, 112(1): 11–16.

[29] Rangel-Castilla L, Hwang SW, Jea A, et al. Efcacy and safety of endoscopic transventricular lam inaterm inalis fenestration for hydrocephalus. Neurosurgery, 2012, 71(2): 464–473, discussion 473.

[30] Green eld JP, Ho m an C, Kuo E, et al. Intraoperative assessm ent of endoscopic third ventriculostomy success. J Neurosurg Pediatr, 2008, 2(5): 298–303.

[31] Rougier A, Ménégon P. MRI evidence of m em branous occlusion of the foram en of Magendie. Acta Neurochir (Wien), 2009, 151(6): 693–694.

[32] Mohanty A, Biswas A, Satish S, et al. E cacy of endoscopic third ventriculostomy in fourth ventricular outlet obstruction. Neurosurgery, 2008, 63(5): 905–913, discussion 913–904.

第29章 神经内镜应用于儿童手术时的注意事项

Wenya Linda Bi, Alan R. Cohen

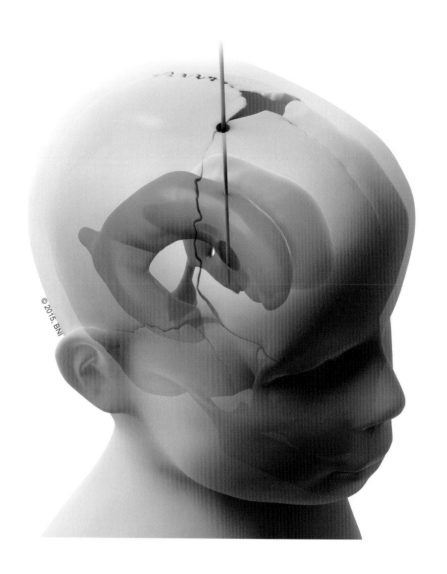

29.1 引 言

神经内镜起源于人类与儿童脑积水疾病的斗争中，其发展见证了人类对于显微神经外科和颅底神经外科基本原理的认识不断加深的过程。内镜的应用改善了手术视野，减少了对周围脑组织的损伤，并有助于对被神经血管遮挡的死角进行探查。虽然内镜被看作是微侵袭神经外科的一种形式，但它并不意味着对正常结构破坏减少，尤其是在内镜经鼻入路的过程中。然而，内镜的应用有助于暴露传统神经手术中一些被脑组织遮挡的病变，另外，内镜的光学系统在分辨率和视野广度方面均优于传统显微镜。总体而言，神经内镜给儿童神经外科疾病提供了一种新的解决方案[1]。

著名的泌尿外科医生 Victor L'Espinasse 实施了第一例神经内镜手术，他应用硬性膀胱镜对两例脑积水患儿实施了脉络丛烧灼术[2]。

随后，Walter Dandy 通过枕角入路切除脉络丛来减少脑脊液分泌治疗脑积水（图 29.1）。这些早期的手术尝试，术中均有脑脊液的过量排出，导致术后较高的并发症发生率[3,4]。1922 年，Dandy 采用额下入路进行第三脑室底造瘘术治疗脑积水，后来逐渐演变为并发症较少的颞下入路[5]。

认识到脑积水转流手术在治疗梗阻性脑积水的优势后，1923 年，W. Jason Mixter 在尿道镜下实施了第一例第三脑室底造瘘术[6]。在随后的几十年中，尽管脑室镜有了进一步的改进[7,8]，但是脑室 – 腹腔（V-P）分流术的出现还是逐渐替代了脑室镜手术[9]。然而随着内镜经鼻入路的出现，微侵袭颅底外科观点的提出，以及影像导航系统的发展，神经内镜又逐渐应用于脑积水的治疗中。

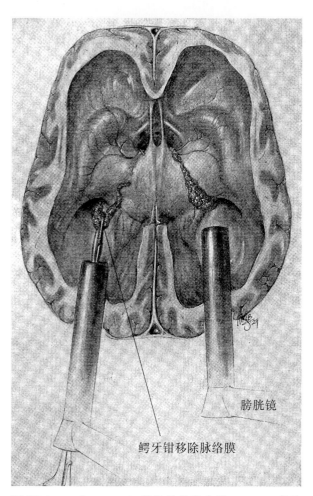

膀胱镜

鳄牙钳移除脉络膜

图 29.1　Walter Dandy 所使用的脑室镜。Dandy 尝试经枕角入路行脑室镜下脉络丛切除术治疗脑积水

29.2　适应证和禁忌证

在儿童患者中，神经内镜的一般适应证包括脑积水的治疗，脑室内肿瘤的活检或切除，囊肿壁造瘘术，松果体区或颅后窝病变活检或切除，鞍区和鞍旁病变内镜经鼻手术等。具体注意事项详细讨论如下。

29.2.1　梗阻性脑积水

梗阻性脑积水又称为非交通性脑积水，是由于脑脊液循环通路堵塞所致。该病的治疗方法之一便是第三脑室底造瘘术（图 29.2）[10]。该手术的指征包括症状性梗阻性脑积水、充足的蛛网膜下腔空间和充足的基底池空间，以保证造瘘时不损伤周围神经血管结构，尤其是基底动脉复合体。手术是否成功主要根据术后患儿的高颅压症状是否缓解来判断[11,12]。

梗阻性脑积水的病因可分为先天性和获得性（例如：结构发育异常、颅内占位或颅内感染等）。中脑导水管狭窄是第三脑室底造瘘术最典型的适应证，大龄患儿和成人手术成功率显著高于 1 岁以下患儿。中脑导水管狭窄的患儿影像学主要表现为第三脑室扩大、第四脑室正常，有时可见中脑导水管内一膜性结构。然而，在一些病例中，由于婴儿时期蛛网膜下腔发育不完全，中脑导水管狭窄可伴有交通性脑积水。另外，脑室颞角过度增大可压迫中线结构，易被误诊为中脑导水管狭窄，这类患者需行 V-P 分流术，而行第三脑室底造瘘术效果较差。

在低龄患儿中，由于蛛网膜下腔较窄，第三脑室底造瘘术失败率较高。对很多小于 6 个月的患儿，因为早产，脑室内出血导致脑积水，桥前池粘连提示第三脑室底造瘘术失败率较高，往往需要再次手术治疗[13]。若术后发现桥前池空间充足，并伴有中脑导水管闭塞，则提示第三脑室底造瘘术成功率较高[14]。磁共振稳态采集快速成像序列在术前评估导水管狭窄程度时非常有用[13]。术中发现第三脑室底菲薄并有下疝，提示第三脑室底造瘘术成功率较高。若第三脑室底造瘘困难，可选择终板造瘘术。

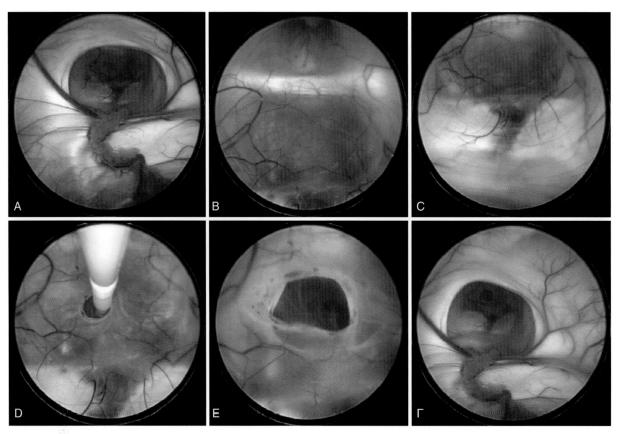

图 29.2 内镜下第三脑室底造瘘术。A. 内镜下见右侧室间孔，前方为穹窿，侧方为丘纹静脉，后方为脉络丛。B. 内镜下见第三脑室底菲薄，前方为漏斗，后方为灰结节。C. 内镜下见菲薄的第三脑室底和灰结节。D. 球囊导管穿破第三脑室底进行造瘘。E. 第三脑室底造瘘口。F. 造瘘完成后，退出内镜再次见右侧室间孔

由于低龄非交通性脑积水患儿行第三脑室底造瘘术的成功率较低，目前逐渐提倡联合第三脑室底造瘘术和脉络丛电灼术，并在一些患儿中取得了一定疗效，缓解了脑积水的症状、降低了患儿对分流管的依赖[15,16]。尤其是 Warf 团队报道了大量关于第三脑室底造瘘联合脉络丛电灼术治疗脑积水患儿的经验，病因主要包括中脑导水管狭窄、早产儿脑室内出血、Dandy Walker 综合征、脊膜膨出、颅内感染以及先天发育异常等[3,17,18,19,20]。第三脑室底造瘘术联合脉络丛电灼术在不同患儿中的疗效差别很大，提示病例选择和术前评估是影响疗效的关键因素[21]。总之，在推广该术式之前，还需进一步随访进行评价。

29.2.2 囊 肿

神经内镜视野广阔，非常适合颅内各种囊肿的造瘘手术。外侧裂蛛网膜囊肿是最常见的

颅内囊肿，而鞍上蛛网膜囊肿不超过 10%。蛛网膜囊肿起源于胚胎早期蛛网膜裂[22-24]，囊肿逐渐增大的学说包括渗透压力梯度学说、囊肿内侧壁主动分泌学说、异位脉络丛主动分泌学说，以及静脉或动脉波动所致脑脊液异常流动学说[25]。在术前脑脊液影像学检查以及术中，均观察到一活瓣位于囊肿与基底池之间[26-28]。随着心脏的跳动，脑脊液流动方向的交替改变使脑脊液不断流入囊肿中，入口处的活瓣阻止脑脊液流出，从而导致囊肿体积不断增大[29]。随着囊肿不断增大，阻塞脑脊液流出通道，遂发展为症状性脑积水。

传统颅内囊肿的处理方法包括经额下入路、经胼胝体入路或者经皮质 – 脑室入路囊肿造瘘术，以及联合 V-P 分流术。相比而言，内镜下囊肿 – 脑室造瘘术治疗颅内各部位的蛛网膜囊肿更有效，创伤更小[26,30,31]，尤其是对于脑室扩大的病例，可通过锁孔入路轻松地在脑

组织深部的囊肿壁上进行造瘘。有时可采用小骨瓣开颅，在内镜下使用双器械，更容易切除囊肿壁。有文献报道内镜治疗蛛网膜囊肿的颅内压缓解满意，复发率更低。

尤其是鞍上池蛛网膜囊肿，非常适合行内镜手术，从额部锁孔入路将囊肿上壁和下壁分别造瘘后，可以直接到达基底池。双造瘘可以保证侧脑室与桥前池充分沟通，提高手术成功率[26]。双造瘘同样适用于脉络丛囊肿、透明隔囊肿、四叠体池囊肿。

对于第三脑室内的胶样囊肿，处理原则与前相似（图 29.3、29.4）[32]。囊肿阻塞一侧或双侧室间孔导致脑积水，使脑室扩大，为内镜手术操作提供了空间，但是也阻挡了进入第三脑室的通道。由于内镜只能看到局部病变，有时可能需要联合额下经终板入路切除第三脑室后部的病变。一种手术方案是先在脑室镜下切除胶样囊肿，若未能全切，可将锁孔入路改为小骨瓣开颅，在显微镜下进一步切除。内镜手术所需要的皮质造瘘口较小，可以在直视下切

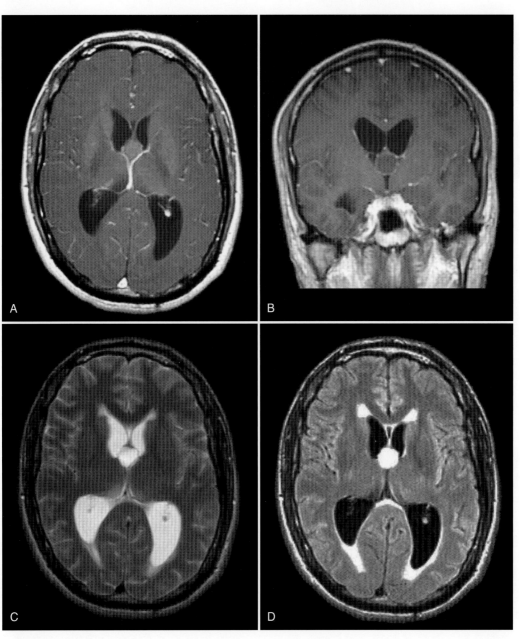

图 29.3 胶样囊肿。在轴位（A）和冠状位（B）MRI T1 加权像显示胶样囊肿呈等信号。在 T2WI（C）和 FALIR 像（D），胶样囊肿呈高信号，内容物浓度类似于脑脊液

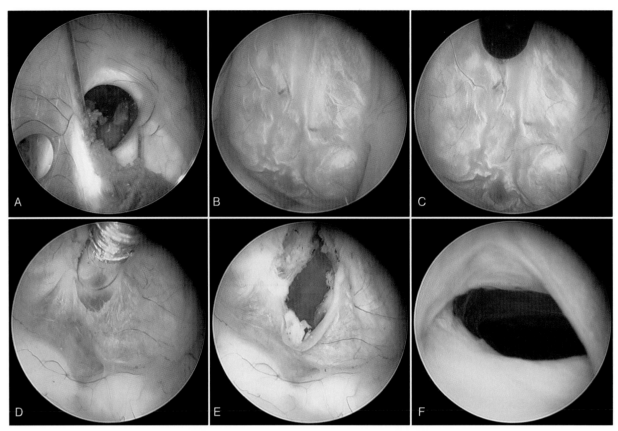

图29.4 内镜下第三脑室内囊肿造瘘术。A. 内镜下见右侧室间孔，其前缘为穹窿柱；可见透明隔穿孔，这常见于严重的脑积水患者中；透过室间孔，可见下方病变。B. 内镜通过室间孔后见囊肿，分别在囊肿上壁（C）和下壁（D）进行造瘘。E. 第三脑室底造瘘。F. 通过第三脑室底瘘口可见桥前池

除囊肿，术后患者发生癫痫的概率较低。此外，一般囊肿都无血供，这也有利于内镜下的操作。需要注意的是，过度牵拉囊肿壁可能导致第三脑室顶部血管撕裂出血，迅速污染视野，内镜下很难止血，因此应当轻柔操作。持续温生理盐水冲洗对于小的渗血有很好的止血效果，对于局部活动性出血可应用双极电凝或者激光进行止血。在灌洗过程中，要注意流入量和流出量应该平衡。为了保证双侧脑室沟通，术后可在透明隔造瘘。术后一定要对患者进行随访，以防囊肿复发[33]，尤其是未能全切的患者[34]。

29.2.3 脑室内和脑室旁肿瘤

内镜下活检和（或）肿瘤切除可以处理脑室系统内以及脑室壁内任何部位的肿瘤。儿童患者的肿瘤包括：丘脑或下丘脑肿瘤、室管膜下瘤、颅咽管瘤、脉络丛肿瘤、畸胎瘤、松果体区肿瘤、脑干胶质瘤、室管膜瘤以及髓母细

胞瘤。内镜手术可以在第三脑室或透明隔造瘘解决脑积水的同时，进行活检明确诊断，在儿童肿瘤的治疗中非常有帮助。由于肿瘤活检时有出血的风险，所以应先行第三脑室底造瘘解决急性脑积水的问题（见第15章）。

29.2.4 脑室内出血

新生儿脑室内或脑室旁出血源于侧脑室角丰富的生发基质网。CT分级系统（Ⅰ～Ⅳ级）在预后预测和治疗方式选择方面应用很广泛。脑积水形成的原因包括：①血块阻塞脑脊液循环通路（梗阻性脑积水）；②血块降解产物阻塞蛛网膜颗粒或者静脉窦使脑脊液吸收减少（交通性脑积水）。以前出血后脑积水的患儿主要采用分流手术治疗，但近期内镜手术表现出很好的疗效。我们相信，在梗阻性脑积水早期施行内镜手术（包括内镜下血肿清除术、第三脑室底造瘘术、透明隔造瘘术、终板造瘘术）

效果最好。在交通性脑积水晚期，内镜手术的作用有限。不过，在一些患者中，导水管成形术、脉络丛电灼术、第四脑室正中孔或侧孔成形术、第三脑室底造瘘联合基底池松解术等对于治疗脑积水可能有一定效果[13,18,35-37]，当然，这还需要大样本临床研究结果的支持。

29.2.5　颅底病变

经鼻内镜手术区域与周围神经血管的关系密切，虽然显微镜手术处理穿支血管更安全，但是对于一些延伸范围较广且主要位于中线的病变（例如颅咽管瘤），只要位于内镜手术范围内，内镜手术仍是很好的选择（图29.5）。所以，近几十年来，经鼻内镜以及扩大经鼻内镜入路越来越多地应用于治疗鞍区及鞍旁病变中。

在儿童患者中，经鼻内镜手术需要考虑颅骨发育未完全的问题。小于 12 岁的儿童的蝶骨一般气化不完全，所以蝶窦大多是甲介型和鞍前型，需要使用磨钻将多余骨质磨除。而且，由于蝶窦是按照向后、向下、向外侧的顺序进行气化，所以扩大背侧骨质后可造成颅底神经血管关系的改变[38,39]，也就是说，在蝶窦气化的过程中，两侧颈内动脉间距逐渐增大[39]（但也有研究不支持此观点[40]），会影响手术操作

角度和经鼻内镜入路的总体风险。对于一些鼻孔较小的儿童，可以采用唇下入路。在选择内镜经鼻入路之前，要权衡在儿童发育早期广泛磨除骨质的利弊。

相对于单纯内镜经鼻入路，神经内镜更常作为侧颅底和后颅底入路的辅助工具。在成人病例中，已经充分证明了内镜辅助显微镜手术有助于观察隐藏在神经、血管或者脑干后方的病变。在多种颅底病变手术中，内镜的应用可以提高肿瘤切除率，而且并未增加神经损伤的风险，尤其是表皮样囊肿，其质地较软，非常适合内镜辅助显微镜手术。随着内镜颅底手术经验的不断积累，可以用于治疗质地较硬和硬膜外病变。

29.2.6　颅缝早闭

内镜辅助治疗颅缝早闭的优势在于外部切口小，进行带状颅骨切除时手术通道视野清晰[41-43]。尽管早在 19 世纪晚期，就出现了颅缝切除和颅骨带状切除术，但是存在患者选择困难、颅骨易再次闭合、围手术期死亡率较高的问题[44]，手术疗效并不十分理想。这些早期的失败提示早期脑发育对于颅骨重塑的重要作用，以及先天性疾病对脑发育的影响。一篇内镜下颅缝切除联合颅骨重塑成功治疗颅缝早闭

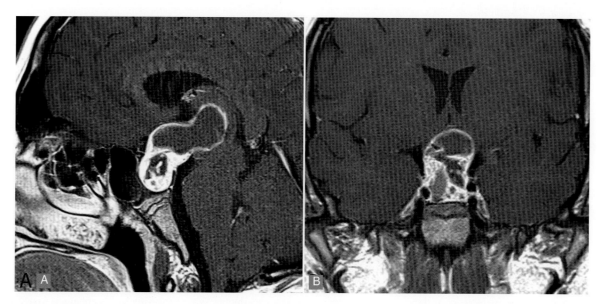

图 29.5　颅咽管瘤，患儿表现为性早熟。MRI T1 加权像（A：矢状位；B：冠状位）显示巨大囊性颅咽管瘤，并向第三脑室内生长

的报道使该术式在近些年来再次受到关注[41]。与传统的颅骨重塑相比，患者出血量较少、手术时间短、住院时间短，非常适合于低龄患儿。内镜手术可以治疗 6 月龄以下的单侧冠状缝闭合的患儿，而典型的额眶畸形患儿需要等更大的年龄才能手术，这可能是前者手术效果更好的原因[45]。另外，与经典的颅骨成形术相比，内镜下颅骨矫正术避免了大范围的颅骨切除和替换，有助于远期的外观改善。

内镜手术治疗颅缝早闭成功的关键在于术后引导颅骨生长的辅助治疗，包括外部塑形疗法和内部干扰 - 生发系统。颅骨矫正依赖于脑组织的内在生长发育，所以，治疗的时间窗在 6 月龄以内，超过这个时间，脑组织的发育便逐渐减慢。超过治疗时间窗的患儿可以选择置入垫片治疗，不过后期需行二次手术取出垫片。

手术效果主要根据颅骨的生长速度和外观改善程度进行评价，不同的颅缝早闭类型，手术效果有所差异。内镜下颅缝切除术在治疗矢状缝、人字缝和单侧冠状缝早闭中，效果非常好，而对于额缝、双侧冠状缝早闭以及多条颅缝早闭的患儿，该手术长期的预后并不十分令人满意[43]。需要注意的是，单条颅缝早闭的患儿可能会逐渐发展成为广泛的颅缝闭合，所以需要长期的跟踪随访。

29.3 结 论

神经内镜在治疗儿童疾病中具有明显的优势。在选择神经内镜手术时，除了需要考虑上述所提到的每种疾病的特殊性以外，还要考虑儿童脑组织体积较小，以及具有发育的潜能，在手术中需要选用小型的手术器械。复杂多房囊肿等病变可以造成颅内正常结构的移位，典型定位标志消失，这需要神经外科医生对相对解剖关系非常熟悉。由于儿童血容量较低，手术中需要仔细止血；术中脑脊液冲洗可以改善术后临床疗效。需要注意的是，术后密切随访可以及时发现疾病复发。

要 点

- 神经内镜手术是儿童梗阻性脑积水的首选治疗方案
- 我们强烈建议在新生儿和婴儿中使用儿童神经内镜（包括软镜和硬镜）
- 继发于脑室生发基质出血的脑积水，若患儿小于 6 月龄并伴有基底池粘连，第三脑室底造瘘术成功率较低，往往需要二次手术（如：脉络丛电灼术或者 V-P 分流术）
- 继发于脑室生发基质出血的梗阻性脑积水，我们建议尽早行神经内镜手术（如：血肿清除术、脑室灌洗术、第三脑室底造瘘术、透明隔穿通术）
- 内镜下蛛网膜囊肿造瘘术的目标是打通蛛网膜囊肿与脑室系统的循环（囊肿 - 脑室穿通术），或者与基底池的循环（囊肿 - 脑池穿通术），这样可以预防复发
- 对于脑积水合并脑室内或脑室旁肿瘤的患儿，我们建议先行第三脑室底造瘘术，再进行肿瘤活检或切除

（翟一轩　译）

参考文献

[1] Vogel TW, Manjila S, Cohen AR. Cranial neuroendoscopy: novel applications and next frontiers. J Neurosurg Sci,2011, 55(3):243–257.

[2] Cohen ARP. A. Endoscopy and the management of third ventricular lesions// Apuzzo MLJ, ed. Surgery of the Third Ventricle. 2nd. Philadelphia: Lippincott Williams Wilkins,1998: 889–936

[3] Warf BC. Congenital idiopathic hydrocephalus of infancy: the results of treatment by endoscopic third ventriculostomy with or without choroid plexus cauterization and suggestions for how it works. Childs Nerv Syst,2013,29(6):935–940.

[4] Warf BC. Endoscopic third ventriculostomy and choroid plexus cauterization for pediatric hydrocephalus Clin Neurosurg,2007, 54: 78–82.

[5] Dandy W. Diagnosis and treatment of strictures of aqdeduct of Sylvius (causing hydrocephalus). Arch Surg, 1945,51:1–14.

[6] Mixter W. Ventriculoscopy and puncture of the floor of the third ventricle. Boston Med Surg,1923,188:277–278.

[7] Putnam T. The surgical treatment of infantile hydrocephalus. Surg Gynecol Obstet,1943,76: 171–182.

[8] Scarff J. Endoscopic treatment of hydrocephalus: description of a ventriculoscope and preliminary report of cases. Arch Neurol Psychiatry,1936,35: 853.

[9] Nulsen FE, Spitz EB. Treatment of hydrocephalus by direct shunt from ventricle to jugular vain. Surg Forum, 1951,2:399–403.

[10] Vogel TW, Bahuleyan B, Robinson S, et al. The role of endoscopic third ventriculostomy in the treatment of hydrocephalus. J Neurosurg Pediatr, 2013, 12(1):54–61.

[11] Kulkarni AV, Drake JM, Mallucci CL, et al. Canadian Pediatric Neurosurgery Study Group. Endoscopic third ventriculostomy in the treatment of childhood hydrocephalus. J Pediatr, 2009, 155(2):254–9.e1.

[12] Warf BC. Mugamba J, Kulkarni AV. Endoscopic third ventriculostomy in the treatment of childhood hydrocephalus in Uganda: report of a scoring system that predicts success. J Neurosurg Pediatr, 2010, 5(2):143–148.

[13] Warf BC, Campbell JW, Riddle E. Initial experience with combined endoscopic third ventriculostomy and choroid plexus cauterization for post-hemorrhagic hydrocephalus of prematurity: the importance of prepontine cistern status and the predictive value of FIESTA MRI imaging. Childs Nerv Syst, 2011, 27(7): 1063–1071.

[14] Warf BC, Kulkarni AV. Intraoperative assessment of cerebral aqueduct patency and cisternal scarring: imact on success of endoscopic third ventriculostomy in 403 African children. J Neurosurg Pediatr, 2010, 5(2) : 204–209.

[15] Warf BC. Comparison of endoscopic third ventriculostomy alone and combined with choroid plexus cauterization in infants younger than 1 year of age: a prospective study in 550 African children. J Neurosurg, 2005,103(6, Suppl):475–481.

[16] Zandian A, Haffner M, Johnson J, et al. Endoscopic third ventriaulostomy with/without choroid plexus cauterization for hydrocephalus due to hemorrhage, infection, Dandy-Walker malformation, and neural tube defect: a meta-analysis.Childs Nerv Syst, 2014, 30(4): 571–578.

[17] Warf BC. Hydrocephalus in Uganda: the predominance of infectious origin and primary management with endoscopic third ventriculostomy. J Neurosurg, 2005,102(1, Suppl):1–15.

[18] Warf BC, Campbell JW. Combined endoscopic third ventriculostomy and choroid plexus cauterization as primary treatment of hydrocephalus for infants with myelomeningocele: long-term results of a prospective intent–to–treat study in 115 East African infants. J Neurosurg Pediatr, 2008, 2 (5): 310–316.

[19] Warf BC, Dewan M, Mugamba J. Management of Dandy-Walker complex-associated infant hydrocephalus by combined endoscopic third ventriculostomy and choroid plexus cauterization. J Neurosurg Pediatr, 2011, 8(4):377–383.

[20] Warf BC, Tracy S, Mugamba J .Long-term outcome for endoscopic third ventriculostomy alone or in combination with choroid plexus cauterization for congenital aqueductal stenosis in African infants. J Neurosurg Pediatr, 2012, 10(2):108–111.

[21] Chamiraju P. Bhatia S, Sandberg DI, et al. Endoscopic third ventriculostomy and choroid plexus cauterizetion in posthemorrhagic hydrocephalus of prematurity. J Neurosurg Pediatr, 2014, 13(4): 433–439.

[22] Bright R. Reports of medical cases selected with a view of illustrating the symptoms and cure of diseases by a reference to morbid anatomy: diseases of the brain and nervous system. London: Longman, Rees, Orme, Brown, Green and Highley, 1831: 423–437.

[23] Starkman SP, Brown TC, Linell EA. Cerebral arachnoid cysts. J Neuropathol Exp Neurol, 1958, 17(3):484–500.

[24] Krawchenko J. Collins GH. Pathology of an arachnoid cyst. Case report. J Neurosurg, 1979, 50(2):224–228.

[25] Naffziger HC. Subdural fluid accumulations following head injury. JAMA, 1924, 82: 1751–1752.

[26] Caemaert J, Abdullah J. Calliauw L, et al. Endoscopic treatment of suprasellar arachnoid cysts. Acta Neurochir(Wien),1992, 119(1–4): 68–73.

[27] Schroeder HW, Gaab MR. Endoscopic observation of a slitvalve mechanism in a suprasellar prepontine arachnoid cyst: case report. Neurosurgery, 1997, 40(1):198–200.

[28] Santamarta D, Aguas J, Ferrer E. The natural history of arachnoid cysts: endoscopic and cine-mode MRI evidence of a slitvalve mechanism Minim Invasive Neurosburg, 1995, 38(4):133–137.

[29] Halani SH, Safain MG, Heilman CB. Arachnoid cyst slit valves: the mechanism for arachnoid cyst enlargement.J Neurosurg Pediatr, 2013, 12(1): 62–66.

[30] Pierre-Kahn A, Capelle L, Brauner R, et al. Presentation and management of suprasellar arachnoid cysts. Review of 20 cases. J Neurosurg, 1990, 73(3): 355–359.

[31] El-Ghandour NM. Endoscopic treatment of quadrigeminal arachnoid cysts in children. J Neurosurg Pediatr,2013,12(5):521–528.

[32] Powell MP,Torrens MJ, Thomson JL, et al. Isodense colloid cysts of the third ventricle: a diagnostic and

therapeutic problem resolved by ventriculoscopy. Neusurgery, 1983, 13(3):234–237.

[33] Mathiesen T, Grane P, Lindquist C, et al .High recurrence rate following aspiration of colloid cysts in the third ventricle. J Neurosurg, 1993, 78(5):748–752.

[34] Cohen AR. Ventriculoscopic surgery. Clin Neurosurg, 1994, 41:546–562.

[35] Rangel-Castilla L, Hwang SW, Jea A, et al. Efficacy and safety of endoscopic transventricular lamina terminalis fenestration for hydrocephalus. Neurosurgery, 2012, 71(2):464–473, discussion 473.

[36] Torres-Corzo J,Sanchez-Rodriguez J, Cervantes D, et al. Endoscopic transventricular transaqueductal Magendie and Luschka foraminoplasty for hydrocephalus. Neurosurgery, 2014, 74(4): 426–435, discussion 436.

[37] Torres-Corzo J, Vinas-Rios JM, Sanchez-Aguilar M, et al. Transventricular neuroendoscopic exploration and biopsy of the basal cisterns in patients with Basal meningitis and hydrocephalus. World Neurosurg, 2012, 77(5–6): 762–771.

[38] Scuderi AJH, Harnsberger HR, Boyer RS. Pneumatization of the paranasal sinuses: normal features of imortance to the accurate interpretation of CT scans and MR images. AJR Am J Roentgenol, 1993, 160(5): 1101–1104.

[39] Banu MA, Guerrero-Maldonado A, McCrea HI, et al. Impact of skull base development on endonasal endoscopic surgical corridors. J Neurosurg Pediatr, 2014,13(2):155–169.

[40] Tatreau JRP, Patel MR, Shah RN, et al. Anatomical considerations for endoscopic endonasal skull base surgery in pediatric patients. Laryngoscope, 2010, 120(9): 1730–1737.

[41] Jimenez DE, Barone CM. Endoscopic craniectomy for early surgical correction of sagittal craniosynostosis. J Neurosurg, 1998, 88(1):77–81.

[42] Jimenez DF, Barone CM. Early treatment of coronal synostosis with endoscopy-assisted craniectomy and postoperative cranial orthosis therapy: 16-year experience J Neurosurg Pediatr, 2013, 12(3): 207–219.

[43] Berry-Candelario J, Ridgway EB, Grondin RT, et al. Endoscope-assisted strip craniectomy and postoperative helmet therapy for treatment of cranio synostosis. Neurosurg Focus, 2011, 31(2): E5.

[44] Proctor MR. Endoscopic cranial suture release for the treatment of craniosynostosis-is it the future. J Craniofac Surg, 2012, 23(1):225–228.

[45] MacKinnon S, Proctor MR, Rogers GF, et al. Improving ophthalmic outcomes in children with unilateral coronal synostosis by treatment with endoscopic strip craniectomy and helmet therapy rather than fronto-orbital advancement. JAAPOS, 2013, 17(3):259–265.

第 V 部分
内镜辅助显微神经外科技术

第30章　内镜辅助显微神经外科技术的原理

Jody Leonardo

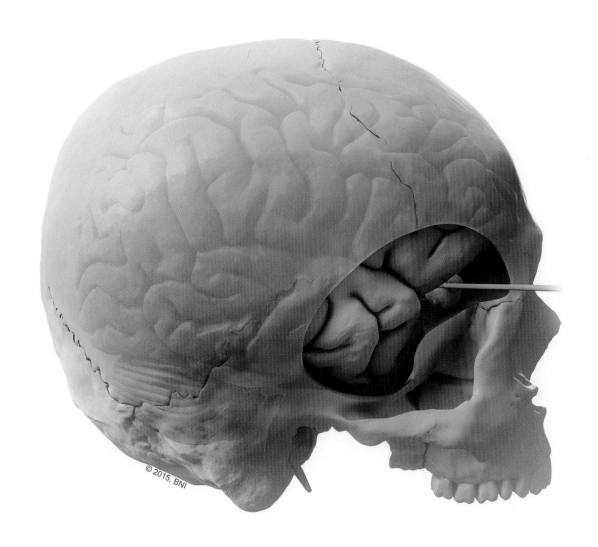

30.1 引　言

20世纪90年代后期，勇于创新的神经外科医生在锁孔开颅显微手术中开始使用内镜，并实施了神经内镜手术，开创了内镜辅助显微神经外科技术（endoscope-assisted microneurosurgery，EAM）的新纪元。内镜可传输优质的视觉图像超越微创手术中的显微镜图像，引起了人们的极大兴趣，之前单凭显微镜下观察不能进入的区域，也可以在内镜辅助下有效地进行手术分离。此前，在光学、放大和照明方面不断发展的科学与技术进步方兴未艾，并应用于显微镜和内镜的革新。这些光学设备的技术进步平行发展，但沿循不同的发展路径。20世纪末，随着EAM的出现，两种独特的光学设备的发展轨迹第一次在神经外科手术中汇集融合。我们不仅要感谢每种光学设备的出现及其协同作用，也要理解两种设备的独立发展以及随后其对神经外科手术的重要作用。

30.2 显微手术与内镜手术发展史

早期的显微镜是根据光学放大原理制造的，可追溯到公元前 800 年古埃及的象形文字[1]。此后，在 10 世纪早期开始制造具有优质放大效果的透镜玻璃，约在 1590 年荷兰眼镜匠人 Zacharias Janssen 将透镜装入滑动的管道制成了显微镜的雏形。1500 年德国的教会医生 Giovanni Fabe 将希腊语中表示微小的"micro"与表示瞄准与射击能力的"scope"连在一起，创造了"microscope（显微镜）"一词。19 世纪 40 年代，一位德国透镜匠人 Carl Zeiss 雄心勃勃地改进透镜，获得了立体图像。Stereopsis 一词来源于希腊语，描述正常的双眼视觉可感受深度的光学原理，stereo 代表"实体"，opsis 表示"展现或看见"，描述了通过双眼正常的双筒视觉来感知立体深度的光学原理[2]。作为 Zeiss 显微镜的补充，1922 年，瑞典的耳鼻喉科医生 Gunnar Holmgren 把光源固定到显微镜上，促使放大与照明进行革命性的结合。有趣的是，神经外科医生逐渐尝试和摸索采用有照明设备的显微镜进行手术。1957 年，美国的神经外科医生 Theodore Kurze 最早使用显微镜。他应用手术显微镜为一例 5 岁的男孩切除了面神经鞘瘤。将显微镜应用于神经外科手术中，获得了更充足的照明与同步放大及立体感[3]，进一步减少了手术过程中颅神经的显露。

此后数年间，随着神经外科应用显微镜经验的不断积累，归功于显微镜提供的照明和放大作用，神经外科医生开始寻找进一步减少手术显露的方法，开始尝试锁孔开颅手术。根据 Perneczky 和 Fries[4] 的解释，锁孔显微神经外科不是指钻锁孔大小的孔进行开颅手术，而是选择特异的开颅位置只暴露必需的脑组织进行精巧的手术操作，尽可能地避免更多的组织损伤。依照既定手术通道进行锁孔开颅，按照术前影像学检查结果暴露解剖窗口，利于采用创伤少的显微入路处理颅内深部病变。然而，通过锁孔入路获得的显微镜图像因照明不足而应用受限，尚缺少一种不需要操作而增加深部、黑暗手术通道以及周围重要神经结构的照明方法。有趣的是，这些显微镜观察的重要缺陷正是内镜固有的优势。

手术内镜的发展历经了较长的时间。回到 10 世纪中期，科尔多瓦的 Abulkaism 和 Giulio Cesare Aranzi 采用密闭的管子和镜子来反射环境中的光线进入人体的腔隙[1]。至 1806 年，这种最原始的照明方法得到了改进，一位德国临床医生 Philipp Bozzini 创造出一种由管子和外部罩着的蜡烛组成的光导器或"光传导器"。1953 年，法国医生 Antonin Jean Desormeaux 设计了能燃烧酒精和松节油照明的煤油灯，将油灯与反射镜组合在一起，来照亮膀胱，最终，他创造了"内镜术"一词，其含义为"观察进入"。1873 年，法国的电子工程师和发明家 Gustav Trouve 采用白金丝灯作为照明工具。1879 年德国的泌尿外科医生 Maximilian Carl-Fredrich Nitze 用多片透镜制作了工作镜，用白金丝灯在前端进行照明[5]。1910 年，法国泌尿外科医生 Victor de L'Espinasse 首次使用膀胱镜施行神经外科手术，切除了脉络丛，治疗婴儿脑积水。1923 年，美国神经外科医生 William Jason Mixter 采用尿道镜首次行内镜下第三脑室底造瘘术，就在此时前后，美国神经外科的神经内镜领域先驱之一 Walter Dandy，又被称为"现代神经内镜手术之父"[7]，尝试使用内镜进行手术，并改进了手术技术，扩大了治疗病种。但是，在 19 世纪中叶，随着脑脊液分流系统的发明和显微镜成为神经外科主导，转移了 Walter Dandy 的注意力，他不再进行神经内镜手术。直到 20 世纪 60 年代，英国的光学工程师 Harold Hopkins 制造出了硬性柱状透镜系统，这一发明，最终导致色彩更加丰富清晰度更高和照明效果更好的神经内镜问世[8,9]。神经外科重新认识了内镜的增强照明、放大与视觉观察的特性，20 世纪 70 至 80 年代，人们重新对神经内镜产生了兴趣，文献中包含了大量内镜手术病例[6]。

在 20 世纪 90 年代晚期，神经内镜专家的重要发明是在改善术中观察的需求驱动下，在锁孔显微开颅手术中引入硬性内镜照亮手术野，弥补显微镜的不足。内镜的使用可增强重要结构的照明，而不需要进一步切开硬膜和切除更多的颅骨。由于光线亮度强且调节简便，在细小手术通道中可保持外形不变，使得柱状透镜组成的硬性内镜比软性内镜效果更佳，可视性相比于超常的精细操作能力而言更重要[4,10]，这一刻，终于实现了内镜与显微镜的内在协同作用。

30.3　显微手术与内镜手术操作原理

充分了解相关照明、放大、手术可视化的技术优势与不足，并熟悉各种显示设备（表30.1）的人体工程学特性，是能否合理开展EAM 的关键。有趣的是，一种设备的优势可弥补另一种设备的固有缺陷。例如，显微镜可为神经外科医生提供完美的立体感与三维空间的放大。这样，术者就可以很容易地通过显微镜显示的立体图像感知显微器械手术野的空间位置关系。显微镜镜头的口径越大，图像分辨率越高，同时显微镜也可将手术图像直接传递至视网膜[11]，视觉效果更佳。但是，显微镜的照明因光线传输方式而存在不足，其自然物理特性限制了光亮强度。显微镜的光线进入手术野（从实际角度）时呈圆锥状[10]（图30.1A），射出光线的显微镜镜头，可看作为圆锥的底，随着光线穿过镜头与手术野之间的空间，平行的光线在手术野周边被阻挡，形成圆锥状逐渐变细的部分。由于手术器械的遮挡，只有极少数光线进入手术窗。依据光线的平方反比定律（光的强度 μ 与传输距离的平方成反比），深部手术野的光线强度减弱。因此，经过一定距离的传输，光线最终形成"圆锥的顶点"，光亮强度逐渐减弱[12]。最后，显微镜只照亮了镜头正前方的结构，而不能看到手术通道深部的解剖空间，这些结构非常精细，无法进行手术操作，并限制了进一步的分离。

相反，硬性内镜采用 Hopkins Ⅱ 型柱状透镜系统（德国 Luttlingen，Karl Storz 公司生产），像闪光灯一样发射发散性光线[10]（图30.1B）。因而，广角优势使其可提供全景观察，利于显示邻近结构，为神经外科医生展示出更好的解剖视角，利于手术定位。采用带角度的内镜，如 30°、45° 或 70° 内镜，可进一步扩大内镜观察的角度（图30.1C）。此外，可旋转内镜辅助照亮隐藏区，有利于进一步探查手术野深部的裂隙（图30.1D）。内镜的照明

表 30.1　显微镜与内镜在放大、显示、照明和人体工程学特性方面的比较*

特性	显微镜	内镜
光学放大	分辨率较高； 镜头口径大； 将镜头显示的图像直接传递至视网膜； 双眼观察的立体图像，三维视野	分辨率较低； 镜头口径小； 将摄像头捕捉的图像数据转化后间接传递至视网膜； 单眼观察，二维视野； "鱼眼"效应； "移动视差"
结构观察	只能观察显微镜正前方的结构	采用带角度内镜可观察周围角落和结构的侧方与后方； 可旋转带角度的内镜，直接照亮相关结构
照明	"圆锥形"照明，手术器械会限制光线进入手术野（图30.1A）； 到达目标的照明距离较长	内镜前端提供闪光灯样照明（图30.1B）； 到达目标的照明距离较短； 应用带角度内镜，照明方式增多
人体工程学	因镜头远离目标，经常需要对手术野聚焦	镜头位于前端，很少需要对焦； "鱼眼"和"移动视差"导致学习曲线陡峭

*：一种显示设备的优势是双重的，因为一种设备的优势可能恰好是另一种设备的缺陷，所以才需要协同使用两种设备

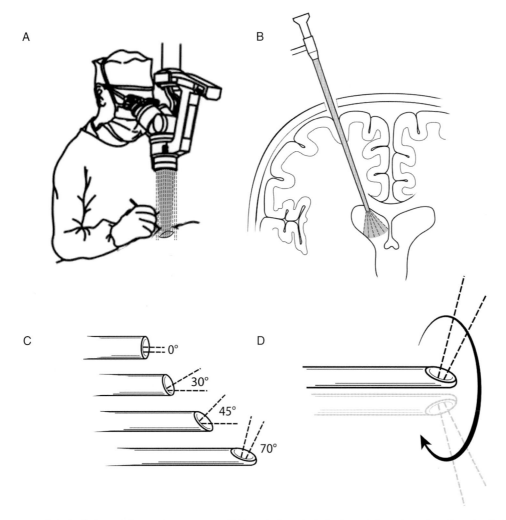

图 30.1 显微镜与内镜的照明特性比较。A.显微镜镜头发出的光线传输至手术野的方式很像一个"圆锥",受到手术部位大小的限制与手术器械的遮挡。B.内镜前端发出的光线像闪光灯的光线,利于照亮手术通道深部的结构。C.可使用不同角度的内镜进一步增强深部照明。D.旋转带角度的内镜,利于进一步观察

和成角度的扩大视野,使神经外科医生可以探查和确认结构侧方和后方的解剖标志,不需进行操作就可以"观察周围角落",而增加暴露的操作可能损伤精细和重要的解剖结构。进而,内镜的设计符合人体工程学,镜头位于照明光源前端,不需要持续对焦。但是,内镜也存在缺陷,与显微镜相比,内镜需经摄像头间接传输图像数据,显示后传至视网膜,导致内镜图像质量下降,即使现代最先进的可显示 1080p的视频和超过 200 万像素的图片的高清摄像机,也不能弥补这种缺陷[11];内镜显示图像缺乏景深,内镜摄像头以单眼方式进行图像采集,经监视器显示为二维图像,呈现在视网膜上;内镜图像缺乏立体感,呈现"鱼眼效应",

摄像头较近的结构比较远的放大倍数更高;随着内镜的运动,"鱼眼效应"转变为"移动视差",使人感到近处物体移动速度超过远处的物体[11];缺乏正常双眼视觉的立体观和景深感,内镜医生必须学会按照不同的方式理解图像,尽管通过理解"鱼眼效应"和"移动视差"等可获取视觉线索,手术医生仍要学会识别物体与内镜及邻近结构之间的关系,推断在三维空间中的彼此位置。

显微镜与内镜技术的融合,可经较小的通道扩大显示,同时对深部手术野进行精细放大,促使神经外科医生可通过更深的手术入路,更有效、更沉稳地进行连贯操作。采用图像转换与融合技术[4],可对显微镜与内镜进行影像整

合。视野的转换是指外科医生术中需将注意力在显微镜下视野和内镜显示图像之间变换，并投射至显微镜旁的辅助监视器上（图 30.2）。这种组合方式并不昂贵，与将二者融合相比，这种摆放并不符合人体工程学。有些人认为，这种转换方法有点危险，因为医生必须将身体和注意力从显微镜下视野转移至内镜的监视器上（图 30.2）。相比之下，采用"画中画"方式等融合方法显示不同的视野，在医生前方放置头控性液晶（LCD）显示屏的显示器，或最近出现的显微镜视野内的画中画[10,14]。通过影像融合技术，每种显示设备的优势都能安全、无缝地整合。在手术的特殊操作过程中，神经外科医生可随时自主地调整注意力，而不需移动或改变位置来获得理想的手术图像。这种融合技术结合了有立体感的神经外科技术和现代影像技术，使 EAM 更加精细。

30.4　适应证和禁忌证

　　为了理解内镜辅助显微神经手术的相关必要性，必须对使用内镜的神经外科手术进行分类。临床上广泛接受的分类是 1998 年 Hopf 和 Perneczky[15] 所提出的，他们对颅内蛛网膜下囊肿和脑室内囊肿进行了回顾分析，根据使用的显示设备 [内镜和（或）显微镜] 及手术器械是否通过内镜或在内镜旁来命名（图 30.3；

表 30.2），将内镜手术分为以下 4 种：单纯内镜神经外科手术（endoscopic neurosurgery，EN），内镜辅助技术（包括 EAM），内镜控制（录像控制）显微神经外科手术（endoscope-controlled microneurosurgery，ECM）和内镜观察（endoscopic inspection，EI）。单纯内镜神经外科手术是指在一些颅内手术中，用内镜作为观察设备，采用单一颅骨钻孔，使用特殊设计的内镜器械经内镜的工作通道进行操作，并用内镜监视器来显示。在内镜辅助手术中，EAM 是在内镜观察的同时，联合使用显微镜观察的唯一类型，此时，在显微镜直视下使用显微器械围绕内镜进行手术分离。这种手术方式与 ECM 不同，后者是在内镜监视下使用显微器械围绕内镜进行手术分离[16,17]，内镜通道手术、内镜经鼻颅底手术以及内镜经颅手术都归入此类。最后，根据术中需要，EI 可单独应用或与前述类型合用。

　　每种光学设备都有独特的内在优势（表30.1），二者的协同使用可超越单一设备的手术功能。EAM 尤其适用于颅底肿瘤切除术，动脉瘤夹闭术，显微血管减压术，使用显微器械围绕内镜进行颅内分离或脑室内囊肿切开或肿瘤切除[15]，有利于在充分暴露受限制的条件下，经手术通道进行深部操作。一般情况下，如果术中既需要使用显微镜提供高质量图像提供较高分辨率和良好深度感，也需要使用内镜

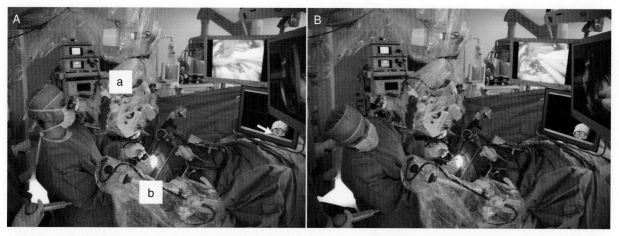

图 30.2　A、B. 在内镜辅助显微神经外科手术中，术者的观察从显微镜转换至内镜。在两幅照片中，注意显微镜影像（左上方的屏幕），内镜显示的录像（右上方屏幕）和导航监视器（中下部的屏幕）

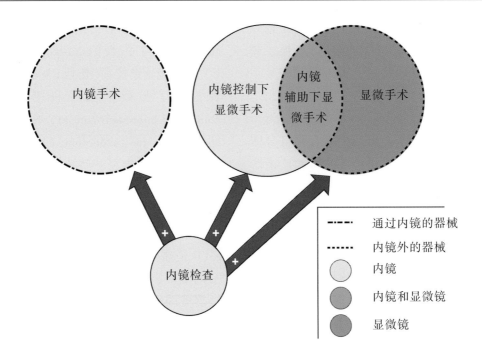

图 30.3 内镜手术与显微手术的关系

穿过狭小的手术通道而不需要扩大手术显露提供良好的深部照明时,则应考虑采用EAM技术。起初,该技术用于锁孔开颅手术或术中需扩大观察视野时。因锁孔入路显露受限,视野狭小并与入路成一定角度,手术野的光线强度不足,可使用内镜解决这些问题[4]。在锁孔开颅手术中,使用内镜辅助技术非常有效。内镜可为手术通道深部提供更充足的光线,通过带角度的镜头改善对手术野的观察,旋转内镜可照亮术野周围黑暗的角落。前述提到的"鱼眼效应"为内镜的一种光学缺陷,而在内镜辅助显微神经手术中可作为一种优势,不需要进一步牵拉,就可观察隐藏的重要结构,还可在狭小空间内处理深部病变。通过这种入路方式,只需轻度牵拉脑组织,脑组织虽然只是轻微创伤,但牵拉可引起脑组织灌注不足和相关并发症[14,18-22]。颅内的一些精细结构,如颅神经和血管,都应尽可能少地操作。经狭小的路径就可导入的内镜在切除颅骨和打开硬膜进行显露方面作用受限。

30.5 手术技术

有徒手技术和固定技术两种内镜手术方式。在徒手内镜技术中,内镜由一名医生手持和导入,而另一名医生在显微镜下进行操作。在固定技术中,采用支持臂固定内镜,使其保持静止不动,不需要训练有素的助手来握持内镜。

徒手内镜手术需要两名医生一起协作:一人握持内镜,一人进行分离。进行开颅和初步显微分离后,在显微镜直视下导入内镜,移动内镜靠近显微镜视野后,用支持臂将其完全固定,然后手术医生重新调整镜下视野,继续在显微镜下进行分离。内镜影像可通过前述的图像融合或图像转换方式来呈现。在技术上,徒手持镜更具有挑战性,需要一定的经验和极度认真的态度,在转换时不能扰乱内镜在颅内的位置。尽管使用动力性支持臂控制最精确,但徒手持镜仍具有随时调整内镜位置的优势。内镜支持臂可通过精细移动来连续调整内镜的视野,或固定内镜不动进行操作。因此,使用内镜支持臂进行精细的移动与保持固定不动可获得完美的手术野,为手术操作提供更多的机会。进而,采用徒手技术在人的精确控制下,内镜可进入极狭小的角落,使病变显示最佳。使用机械支持臂锁紧固定内镜后,内镜仍可细

表 30.2　Hopf 和 Perneczky 制订的神经内镜手术分类

	单纯内镜手术	内镜辅助手术		
	EN	EAM	ECM	EI
开颅方式	钻孔	• 锁孔开颅 • 传统开颅	• 钻孔 • 锁孔开颅 • 传统开颅 • 通道手术	• 钻孔 • 锁孔开颅 • 传统开颅 • 通道手术
主要手术设备	内镜	显微镜	显微镜	无
器械进入方式	通过内镜	在内镜外	在内镜外	N/A
光学设备	内镜	显微镜和内镜	内镜	内镜
显示设备	内镜录像显示器	内镜录像显示器和显微镜图像	内镜录像显示器（"录像控制"）	内镜录像显示器
举例	• 脑室内镜手术 • 管道内镜手术		• 通道内手术 • 经鼻内镜颅底外科 • 经颅内镜手术	

EAM：内镜辅助显微神经外科手术；ECM：内镜控制显微神经外科手术；EI：内镜观察；EN：内镜神经外科手术；N/A：不适用（引自参考文献 15）

微活动，难以在狭小角落使用内镜（个人交流：Walter Grand MD, 2014）。

内镜固定技术用于内镜辅助显微神经外科，一般在手术消毒前将内镜支持臂固定在手术床上或 Mayfield 头架上，可使用牵开器或气动臂（图 30.4）。实际上，建议先将内镜与支持臂连接，按人体工程学摆放在合适的位置并固定，进入颅内特定部位。在 EAM 手术时，因使用内镜作为辅助设备，应重新调整显微镜和神经导航的摆放位置（图 30.4），并事先对内镜支持臂消毒，遮盖好固定在手术野旁，便于前期开颅和显微镜下操作。需要使用内镜进一步扩大观察视野时，可将其与消毒的支持臂相连，在显微镜直视下小心地导入手术野。如同徒手将内镜导入颅内在一定程度上具有挑战性且有潜在危险，在显微镜直视下调整内镜的位置应极度谨慎，确保导入内镜时不损伤任何组织。使用内镜融合技术（互相转换）时，内镜导入变得相对容易，将内镜台车放在显微镜旁。若不能使用影像融合，手术医生的注意力需随时从显微镜的目镜离开，转换至显微镜旁

的内镜显示器上（图 30.2）。当医生从显微镜至内镜转换观察视野时，必须重新定位后才能获得手眼配合协调。一旦内镜安全导入和固定，可沿镜鞘旁导入显微器械，进行双手操作（图 30.5、30.6）。

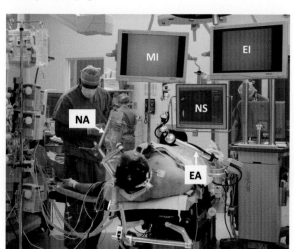

图 30.4　EAM 的术前准备和布局。注意将患者左侧导航臂（NA）连接在 Mayfield 头架上，内镜的气动臂（EA）固定在患者右侧的手术床上。左上方的显示屏将传输显微镜图像（MI），右上方的显示屏将传输内镜图像（EI）。导航的显示屏（NS）位于下方

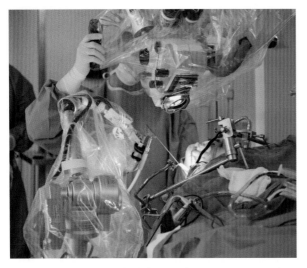

图 30.5　EAM 的术中景象。注意同时使用显微镜和气动臂固定的内镜进行观察

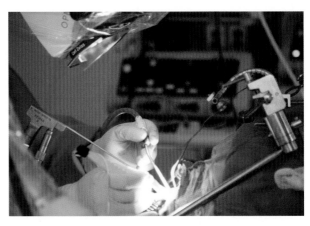

图 30.6　在 EAM 中，使用显微器械进行显微镜下分离。注意显微器械沿硬性内镜的镜鞘进入手术野

30.6　并发症

使用 EAM 技术时，导入和使用内镜引起的并发症尚无报道。在大宗病例中，回顾了380 例患者接受内镜辅助显微神经外科手术的情况，没有出现因术中使用内镜引起的并发症，而术后并发症的例数与传统显微神经外科手术持平[14]。在显微镜直视下导入内镜时应极其慎重，确保不损伤周围结构。还应注意，术者的注意力从镜下或显示器移开时，手眼配合的协调性降低。

30.7　结果和预后

与传统显微手术相比，报道显示行 EAM 的患者都有良好的临床转归，且手术时间更短，颅骨和硬膜暴露范围更小[14]。使用 EAM 技术时，导入和使用内镜实际上是有益的，尽管需做额外的术前准备和使用相关设备。例如，在前述的回顾性研究中，4 年半的时间内进行了380 例 EAM 手术，治疗了包括 205 例肿瘤，53例动脉瘤，86 例囊肿和 36 例神经血管压迫综合征患者[14]。EAM 手术的暴露范围减小且组织创伤减轻，使用内镜的时间为 10min~2h。此外，在超过 150 例 EAM 后术中，包含显微血管减压术、肿瘤切除术和动脉瘤夹闭，使用影

像融合技术都很有效，可增强对靶病变的观察，利于显微镜下操作和保持 3D 视野[10]。

一般情况下，在不同类型的手术中，EAM 技术都可为患者带来独特的益处。在颅底肿瘤手术中，使用 EAM 技术可减少对重要神经结构的牵拉，在手术通路深部，靠近脑干的神经和血管通常是需要牵开的。使用带角度的内镜并旋转镜头，可改善重要结构周围及其后方的照明与视野，从而更好地控制术中显露，因此可进一步辨清神经结构与病变之间的关系。使用特殊的弯曲显微器械可在直视下切除肿瘤，同时可更好地保护正常结构。在后颅窝和颅颈交界区手术中，EAM 技术已被证实非常有效，可辅助观察手术通道和盲区，如内耳门和颅神经腹侧区，不需要牵拉，也不需要进一步切开硬膜和切除颅骨[14]。

EAM 技术也可用于动脉瘤夹闭术，改善动脉瘤周围的视野，避免牵拉动脉瘤的风险；可从动脉瘤背侧更安全地分离穿支动脉，血管解剖显露更清晰；指导选择更合适的动脉瘤夹并进行夹闭。在这种情况下，内镜不仅可改善视野，而且是不需要牵拉就可安全进入手术野的最佳方式。

在传统显微血管减压手术中导入内镜，提供了明确导致神经压迫的机会，确保填塞后完全解除压迫。用带角度的内镜并旋转镜头检查

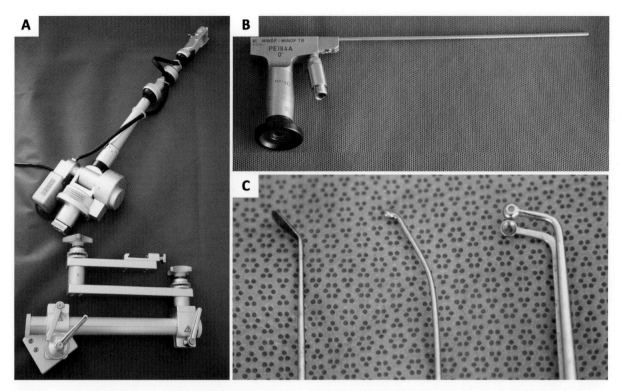

图 30.7　EAM 的设备。A. 内镜固定设备，气动臂（Mitaka 点固定气动支持臂，日本 Mitaka Kohki 有限公司制造，东京）。B. 带角度的内镜（Minop，蛇牌有限公司）。C. 弯曲的显微器械

颅神经侧方与下方，确定是否有罕见血管、其他病变或结构受压。在显微镜下，若不牵拉就不能完全显露颅神经表面，而牵拉可能损伤这些精细结构。由于内镜可穿过深部手术通道，"观察后方的角落"，可仔细探查基底池内全段颅神经[14,23-25]。

在切除脑室肿瘤、囊肿造瘘手术中，可用内镜观察病变的后面与外缘，因此 EAM 可提高对手术过程的掌控[14]。在显微镜下，这些病变的边缘常难以显示，需将显微镜调整至极端和难以达到的角度。同单纯内镜手术相比，内镜辅助显微镜下蛛网膜造瘘术可更精确地控制手术过程，术中可采用两种光学设备、从不同方向观察到囊肿壁。大脑凸面的巨大囊肿，如外侧裂、小脑后和大脑纵裂的囊肿，均可采用 EAM，使用显微镜的许多潜在风险都被内镜的优势所避免[15]。厚壁囊肿或血运丰富的囊肿更适合在两种观察设备监控下进行造瘘，因为这两种情况手术时需要进行细致的分离和

控制出血。

30.8　结　论

随着 EAM 技术的发展，内镜已成为革命性的手术观察工具。以前认为不可能达到的手术技艺与疗效，都已经在微创的前提下成为现实。神经内镜手术已经扩展到传统显微镜手术所覆盖的各个领域。使用内镜来"观察周围角落"，以前不可能完成的显微镜下操作，在内镜下得以继续进行。内镜辅助显微神经外科技术可以完好地保持精细结构，并认识到病变与手术操作景象之间更加确定的关系；维持较小的手术野和组织损伤的最小化，并通过优质的照明增强手术野观察效果；内镜促使神经外科医生的手术更精细、更有效。随着科技的发展，尤其是影像融合技术的发展，通过强化光学整合将继续促进内镜辅助显微神经外科的进一步优化与发展。

要 点

- 在显微镜照明下，内镜前端可以变热。应经常冲洗镜鞘，保持安全温度，防止损伤周围结构[26]
- 使用多种带角度（30°，45°，70°）的内镜，并旋转内镜可进一步增强照明，利于观察深部区域或手术通道的盲区（图30.1C、D）
- 在EAM中，使用带角度的内镜利于更加方便地进行显微分离，进出器械及操作也不受内镜影响（图30.7）[13,15]
- 用带角度的显微器械，在"观察周围角落"[13]后，可在一些结构后方进行分离（图30.7）
- 如果在后颅窝操作，建议使用直径较小的内镜（直径2.7mm以下），避免损伤，利于在颅神经和血管周围操作[13]

（宋 明 译）

参考文献

[1] Kriss TC, Kriss VM. History of the operating microscope: from magnifying glass to microneurosurgery. Neurosurgery, 1998, 42(4):899-907, discussion 907-908.

[2] Wade NJ. On the late invention of the stereoscope. Perception, 1987, 16(6):785-818.

[3] Philips C. Evolution of Neurosurgery: A Century of Advances. AANS Bulletin, 1999, 8: 5-7.

[4] Perneczky A, Fries G. Endoscope-assisted brain surgery: part 1-evolution, basic concept, and current technique. Neurosurgery, 1998, 42(2): 219-224, discussion 224-225.

[5] Ségal A. The role of engineer Gustave Trouvé (1839-1902) in the history of endoscopy. Hist Sci Med, 1995, 29(2): 123-132.

[6] Zada G, Liu C, Apuzzo ML. "Through the looking glass": optical physics, issues, and the evolution of neumendoscopy. World Neurosurg, 2013, 79(2, Suppl): S3-S13.

[7] Hsu W, Li KW, Bookland M, et al. Keyhole to the brain: Walter Dandy and neuroendoscopy. J Neurosurg Pediatr, 2009, 3(5): 439-442.

[8] Cohen AR. Endoscopic ventricular surgery. Pediatr Neurosurg, 1993, 19(3): 127-134.

[9] Grotenhuis JA. Manual of Endoscopic Procedures in Neurosurgery. Nijmegen: Machaon Press, 1995.

[10] Kassam A, Horowitz M, Welch W, et al. The role of endoscopic assisted microneurosurgery (image fusion technology) in the performance of neurosurgical procedures. Minim Invasive Neurosurg, 2005, 48(4): 191-196.

[11] Schroeder HW, Nehlsen M. Value of high-definition imaging in neuroendoscopy. Neurosurg Rev, 2009, 32(3): 303-308, discussion 308.

[12] Ryer A. The Light Measurement Handbook. Newburyport, MA: International Light, 1998:26.

[13] Schroeder HW. General principles and intraventricular neuroendoscopy: endoscopic techniques. World Neurosurg, 2013, 79(2, Suppl): 14.e23-14.e28.

[14] Fries G, Perneczky A. Endoscope-assisted brain surgery: part 2-analysis of 380 procedures. Neurosurgery, 1998, 42(2):226-231, discussion 231-232.

[15] Hopf NJ, Perneczky A. Endoscopic neurosurgery and endoscope-assisted microneurosurgery for the treatment of intracranial cysts. Neurosurgery, 1998, 43(6): 1330-1336, discussion 1336-1337.

[16] Jo KW, Shin HJ, Nam DH, et al. Efficacy of endoport-guided endoscopic resection for deep-seated brain lesions. Neurosurg Rev, 2011, 34(4): 457-463.

[17] McLaughlin N, Prevedello DM, Engh J, et al. Endoneurosurgical resection of intraventricular and intraparenchymal lesions using the port technique. World Neurosurg, 2013, 79(2, Suppl): 18.el-18.e8.

[18] Arbit E, DiResta GR, Bedford RE, et al. Intraoperative measurement of cerebral and tumor blood flow with laser-Doppler fiowmetry. Neurosurgery, 1989, 24(2): 166-170.

[19] Caemaert J, Abdullah J, Calliauw L, et al. Endoscopic treatment of suprasellar arachnoid cysts. Acta Neurochir(Wien), 1992, 119(1-4): 68-73.

[20] Karakhan VB. Endofiberscopic intracranial stereotopography and endofiberscopic neurosurgery. Acta Neurochir Suppl (Wien), 1992, 54: 11-25.

[21] Miller JD, Stanek AE, Langfitt TW. Cerebral blood flow regulation during experimental brain compression. J Neurosurg, 1973, 39(2): 186-196.

[22] Pillay PK, Hassenbusch SJ, Sawaya R. Minimally invasive brain surgery. Ann Acad Med Singapore, 1993, 22(3, Suppl): 459-463.

[23] Peris-Celda M, Da Roz L, Monroy-Sosa A, et al. Surgical anatomy of endoscope-assisted approaches to common aneurysm sites. Neurosurgery, 2014, 10(Suppl 1): 121-144, discussion 144.

[24] Takaishi Y, Yamashita H, Tamaki N. Cadaveric and clinical study of endoscope-assisted microneurosurgery for cerebral aneurysms using angle-type rigid endoscope. KobeJ Med Sci, 2002, 48(1-2):1-11.

[25] Wang E, Yong NP, Ng I. Endoscopic assisted microneurosurgery for cerebral aneurysms. J Clin Neurosci, 2003, 10(2): 174-176.

[26] de Divitiis O, Cavallo LM, Dal Fabbro M, et al. Freehand dynamic endoscopic resection of an epidermoid tumor of the cerebello-pontine angle: technical case report. Neurosurgery, 2007, 61(5, Suppl 2): E239-E240, discussion E240.

第31章 内镜下基底池探查与活检

José Juan Sánchez Rodríguez, Jaime Gerardo Torres-Corzo, Leonardo Rangel-Castilla

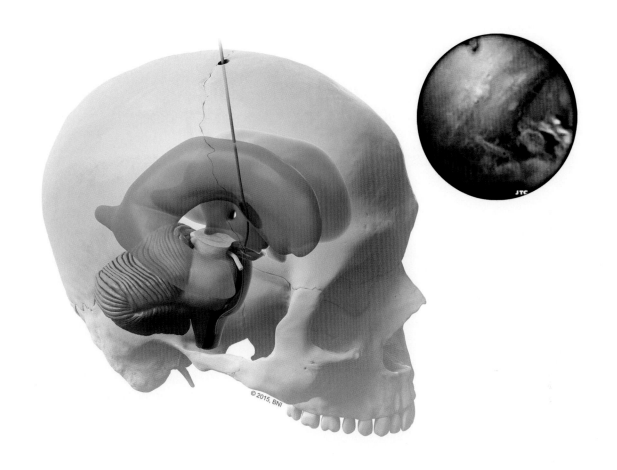

31.1 引 言

自20世纪90年代中期神经内镜出现后，脑积水的治疗发生了根本性的变化。内镜技术例如第三脑室底造瘘术（ETV）已经成为多数梗阻性脑积水患者的首选治疗方法[1-6]。神经内镜作为一种诊断工具，可以使我们更好地了解脑积水的病因和发病机制[4,5]。尽管如此，神经内镜探查技术不能只局限于脑室，也可以通过脑室到达基底池的蛛网膜间隙，尤其是通过软性内镜[7-11]。环池、桥前池和延髓前池可以通过ETV到达[4]，小脑延髓池可以通过第四脑室[12]的Magendie孔到达，这个方法可以

促使神经外科医生更加安全地探查、诊断和指导在基底池内的操作。这些操作包括活检、囊虫抽吸术[5]（见第28章）和外生型脑干胶质瘤的活检等。基底池可以发生感染、自身免疫性疾病、肉芽肿和其他可以导致基底池脑膜炎的疾病，导致粘连性蛛网膜炎和继发性脑积水。慢性脑膜炎[4,13]和肉芽虫病相比其他蛛网膜间隙更容易影响基底池[14]，因此诊断是一个挑战[15-17]，尤其是不能对受影响的区域（皮质）进行活检[4]。同时，继发性脑积水可以采用内镜技术治疗[4,10,11,18]。本章详细阐述了内镜经脑室基底池探查和活检的手术适应证、手术技术、结果、临床预后和可能的并发症。

31.2　适应证和禁忌证

经脑室基底池活检术适用于诊断和经验性治疗临床效果不明确的慢性脑膜炎患者。诊断包括 MRI 增强扫描显示基底池的强化，伴或不伴脑积水，多次腰椎穿刺化验结果阴性（革兰氏染色，培养，免疫学和分子试验）[4,9]。必要时需要进行基底池和脑室系统探查。探查至少应该包括环池和桥前池，Liliequist 膜，双侧脑室，第三脑室。对于中脑导水管、第四脑室和小脑延髓池的探查只有在允许的情况下由经验丰富的神经内镜医生完成[4,10-12]（见第 27、28 章）。巨型脑室不适合经脑室基底池探查。内镜探查对于脑室正常的儿童和成人是安全可行的[1,19.20.]。

基底池探查也适用于脑室内囊虫病，以及影像学上无法证实的脑寄生虫病[5,9]（见第 28 章）。

在文献中经常提到的一个名词是"冻结的蛛网膜下腔"，这是在内镜下发现的。它是指连接于蛛网膜、基底动脉和斜坡的纤维带，减少了基底动脉可视的搏动，由于其表现为血管固定的外观，因此被命名为"冻结的蛛网膜下腔"[4]。这个内镜下发现是在 ETV 过程中没有测量措施时而采取的手段。冻结的蛛网膜下腔对于预测 ETV 的效果发挥了重要作用[21]，并且它可以阻止进一步探查至基底池，一般常见于慢性脑膜炎患者[4,21]。

基底池探查的禁忌证包括颅底动脉瘤、严重的解剖畸形（不能区分第三脑室底的结构）[9,11]。中脑导水管和第四脑室正中孔发育不全是小脑延髓池蛛网膜活检术的禁忌证。

31.3　手术技术

31.3.1　术前准备

对患者进行全身麻醉后使其取仰卧位。患者头部位于中立位并前屈 20°~30°[4,5,7-12]。常规采用右侧入路，也可以根据病变特征和患者的影像学表现选择别侧入路方式。钻孔位置常规位于标准的 Kocher 点[4.5.7.8.10-12]。我们采用软性神经内镜进行此项操作，有时我们采用硬性内镜进行经脑室蛛网膜活检术，但硬性内镜对于环池和桥前池有一定的局限性。软性内镜可以经中脑导水管对第四脑室和小脑延髓池进行探查[4,10,11,12]，但硬性内镜禁用于经导水管探查。在将内镜插入脑室前，我们推荐行脑皮层邻近脑膜和脑室内脑脊液活检[4]。

31.3.2　手术步骤

将内镜送入侧脑室后确定室间孔，然后进入第三脑室。ETV 是按照标准模式开展的（见第 21 章）。观察室管膜和乳头体膜的特征非常重要，因为这些特征可以作为预测感染性疾病[21]行 ETV 的疗效。ETV 时的孔应该足够大，可以允许内镜通过，如果 Liliequist 膜是封闭的，必须打开[4,10]。开窗进入环池时需要小心其前方的基底动脉，预防与基底动脉尖端的直接接触，避免撕裂环池中的穿支动脉（视频 31.1）[4,11]。小心通过环池到达桥前池（在基底动脉和斜坡之间）和延髓前池，以及基底动脉腹侧和椎动脉连接处（视频 31.1）。在探查过程中观察蛛网膜、血管和神经的特征、炎性表现、蛛网膜下腔的渗透性、脑脊液流动性和分泌表现或颗粒物。蛛网膜活检是指采用抓钳柔和地钳抓蛛网膜和小梁组织[4]（图 31.1）。对于任何有炎性表现或有过多渗出的特殊部位（颅底的神经血管组织）需要重点活检。采用内镜进行小脑延髓池和第四脑室活检需要通过第四脑室正中孔。第 27 和 28 章对于活检技术进行了详细阐述。在这个操作过程中要注意在通过第四脑室正中孔时勿损伤小脑后下动脉[4,12]。

31.4　风险及补救措施

术中一旦发生出血术者要保持冷静，必须保持内镜在适当位置并且进行不断的冲洗直到手术视野清晰和出血停止，必要时可以直接用内镜压迫出血血管。其他的止血措施还包括内镜下单极或双极电凝止血，当然使用时需要考虑脑室外引流的位置。

当内镜进入基底池后，有些患者会发生心动过缓。一旦发生应立即与麻醉师沟通并将内镜缓慢撤出。心动过缓一般是短暂的，并且在内镜撤出后恢复。

31.5　术后处理

术后将患者转入神经重症监护室。如果患者的病情稳定，没有症状，可于术后72h出院，当然，这也取决于患者术前的状态。活检术后需要对患者开始抗感染治疗，术后1个月需要进行影像学随访。患者合适的随访时间为术后1个月、3个月，之后为每半年到1年。影像学检查可能显示脑积水得到缓解，但是脑室仍较大，所以对患者状态的评估仍然很重要[3,10,11]。

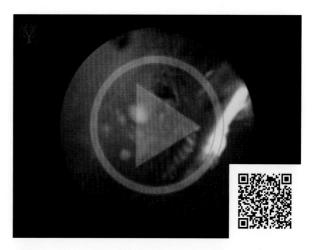

视频 31.1　内镜下基底池探查和活检术（软性神经内镜）。视频展示了对蛛网膜炎患者进行基底池探查和活检术。内镜通过右侧脑室进入第三脑室。在侧脑室壁上观察到反应性炎性肉芽结节。采用标准技术进行ETV。第三脑室底由于慢性炎症过程而异常增厚。使用软性内镜通过并到达基底池，在蛛网膜层可以观察到蛛网膜炎症和棉絮状渗出，用活检钳取蛛网膜标本，观察基底动脉的炎性反应，从基底池的多处夹取标本。需要充分松解基底池内的蛛网膜粘连以使脑脊液流动充分。内镜可以一直到达延髓前池，在椎动脉和后组颅神经附近可观察到蛛网膜炎症。在完整探查之后小心撤出神经内镜

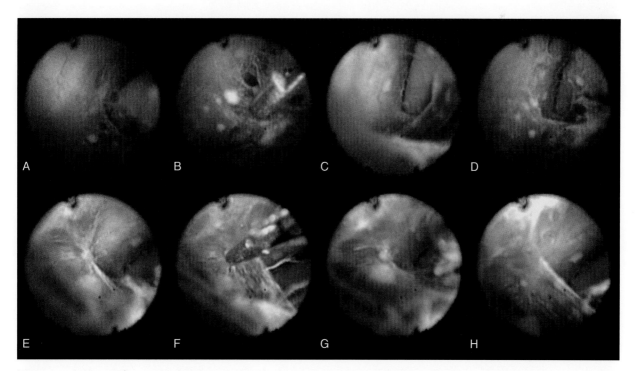

图 31.1　内镜下观察。A.桥前池和延髓前池受到粘连性蛛网膜炎和渗出液的影响。B.渗出区域活检。C.活检部位的近景。D.棉絮样渗出。E.活检的新目标位置。F.活检过程中钳取蛛网膜碎片。G.活检术后钳取蛛网膜碎片。H~G.活检部位，未观察到出血和损伤

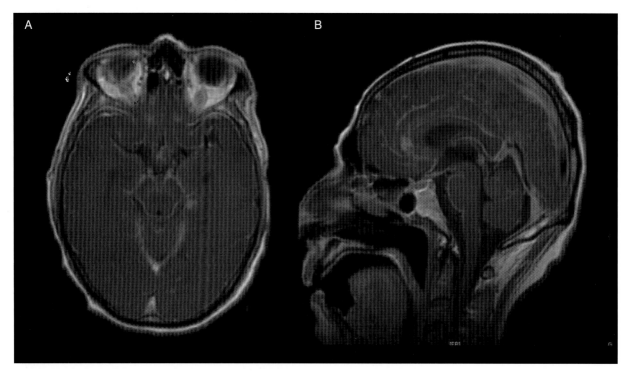

图 31.2 增强 MRI 显示受感染部位基底池蛛网膜强化。A. 轴位。B. 矢状位

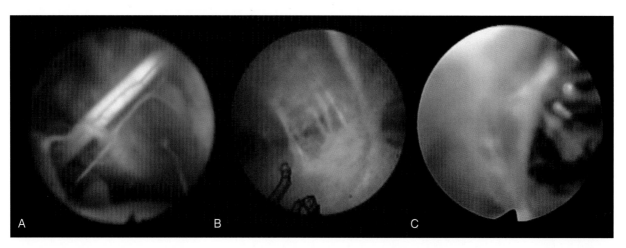

图 31.3 A. 环池处正常蛛网膜下腔，注意这个脑池的振幅。B. 在同一个脑池的蛛网膜炎症，注意蛛网膜小梁增厚。C. 冻结的蛛网膜下腔显示蛛网膜粘连和增厚

31.6 并发症

经内镜基底池探查和活检术对于冻结的蛛网膜下腔患者是一个巨大的挑战，原因是解剖结构更加复杂，难以辨别，因此在这种情况下由经验丰富的神经内镜专家开展手术非常重要[4,13]。潜在的并发症包括颅底血管损伤、继发性脑室出血、颅神经损伤、脑脊液漏、脑干损伤和短暂的下丘脑功能紊乱（发热和尿崩症）。

31.7 结果和预后

从平均术后 1 年的随访结果看，70% 的脑积水患者在临床和影像学上都有所改善。对于无症状的患者，报道显示 50% 无脑室扩大的患者没有必要进行二次手术；25% 的患者症状得到改善；22% 需要行分流手术的患者中，60% 在分流术后症状未得到改善[4]。

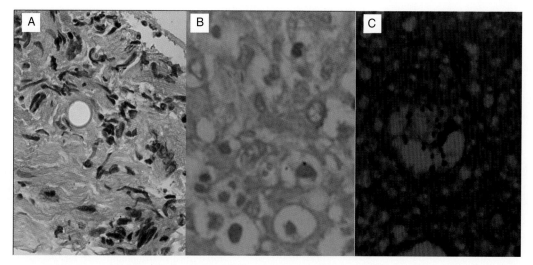

图 31.4　组织病理图片。A. 环孢子菌病。B. 结核病。C. 组织胞浆菌病

31.8　结　论

　　经脑室探查和活检术对于解决因基底池蛛网膜炎引起的继发性脑积水患者是安全和可行的，采用 ETV 或其他医疗手段来处理脑积水患者，症状的改善程度仍不明确。尽管如此，这两种方法仍是颅底脑膜疾病综合治疗的一部分。

表 31.1　蛛网膜活检的组织病理报告的病因诊断[4]

基于蛛网膜活检的病因诊断
脑囊虫病
环孢子菌病
结核病
组织胞浆菌病
病毒性脑膜炎

引自参考文献 4

要　点

- 在软性内镜操作没有立体定向神经导航下，需要仔细分析神经影像学资料。硬性内镜对环池和桥前池上部的探查和活检有局限性（图 31.2）
- 助手良好的移动和精细的配合很关键，尤其在距离基底动脉和颅神经很近时的操作
- 在进行任何内镜操作过程中一定谨记周围的解剖结构和三维结构
- 撤出内镜时也需要技术，撤出方法不当会损伤血管和神经。当内镜向内推进时要时刻牢记已经通过的结构
- 撤出内镜时应保持一个中立的位置
- 炎性和增厚的蛛网膜容易与小的穿支动脉混淆，一定要小心
- 有时，由于严重的炎症，蛛网膜和斜坡硬膜

粘连在一起，因此内镜可能在无意间会进入硬膜下和硬膜外空间。如果未观察到神经血管组织，需要将内镜撤回脑池空间（图 31.4）[4]

- 如果患者有脑积水，除了行 ETV 外有时还要行导水管成形术（见第 22 章）和终板造瘘术（见第 26 章），这决定于患者的病情特征，以及术中通过第三脑室底瘘口的脑脊液流量和蛛网膜下腔状态
- 如果患者存在冻结的蛛网膜下腔，我们推荐采取其他促进脑脊液循环的措施，例如终板造瘘术、导水管成形术和第四脑室正中孔和侧孔成形术[3]。
- 需要抓取多处蛛网膜标本进行组织病理诊断（图 31.4；表 31.1）

（朱海波　译）

参考文献

[1] Sandberg DI. Endoscopic management of hydrocephalus in pediatric patients: a review of indications, techniques, and outcomes. J Child Neurol, 2008, 23(5): 550–560.

[2] Moorthy RK, Rajshekhar V. Endoscopic third ventriculostomy for hydrocephalus: a review of indications, outcomes, and complications. Neuroi India, 2011, 59(6): 848–854.

[3] Rangel-Castilla L, Hwang SW, Jea A, et al. Efficacy and safety of endoscopic transventricular lamina terminalis fenestration for hydrocephalus. Neurosurgery, 2012, 71(2): 464–473, discussion 473.

[4] Torres-Corzo J, Vifias-Rios JM, Sanchez-Aguilar M, et al. Transventricular neuroendoscopic exploration and biopsy of the basal cisterns in patients with Basal meningitis and hydrocephalus. World Neurosurg, 2012, 77(5–6): 762–771.

[5] Torres-Corzo JG, Tapia-Pérez JH, Vecchia RR, et al. Endoscopic management of hydrocephalus due to neurocysticercosis. Clin Neurol Neurosurg, 2010, 112(1): 11–16.

[6] O'Brien DF, Hayhurst C, Pizer B, et al. Outcomes in patients undergoing single-trajectory endoscopic third ventriculostomy and endoscopic biopsy for midline tumors presenting with obstructive hydrocephalus. J Neurosurg, 2006, 105(3, Suppl): 219–226.

[7] Torres-Corzo J. Vecchia RR, Rangel-Castilla L. Observation of the ventricular system and subarachnoid space in the skull base by flexible neuroendoscopy. Gac Med Mex, 2005, 141:165–168.

[8] Leonardo RC, Jaime TC. Flexible Neuroendoscopy: Part I-History, equipment, and management of hydrocephalus. Contempor Neurosurg, 2013, 35(5):6.

[9] Rangel-Castilla, Leonardo, Torres-Corzo. Jaime Flexible Neuroendoscopy: Part II-Clinical and diagnostic indications Rangel-Castilla. Jaime Less Contempor Neurosurg, 2013, 35(4): 1–5.

[10] Leonardo RC, Jaime TC. Flexible Neuroendoscopy: Part III-Basic endoscopic procedures and advantages of flexible neuroendoscopy. Contempor Neurosurg, 2013, 35(5):6.

[11] Leonardo RC, Jaime TC. Flexible Neuroendoscopy: Part IV-Advanced endoscopic procedures and complications of flexible neuroendoscopy. Contempor Neurosurg, 2013, 35: 6.

[12] Torres-Corzo J, S í nchez-Rodriguez J, Cervantes D, et al. Endoscopic transventricular transaqueductal Magendie and Luschka foraminoplasty for hydrocephalus. Neurosurgery, 2014, 74(4): 426–435, discussion 436.

[13] Rangel-Castilla L, Hwang SW, White AC, et al. Neuroendoscopic diagnosis of central nervous system histoplasmosis with basilar arachnoiditis. World Neurosurg, 2012, 77(2): E9–E13.

[14] Miki T, Nakajima N, Akimoto J, et al. Neuroendoscopic trans-third ventricle approach for lesions of the ventral brainstem surface. Minim Invasive Neurosurg, 2008, 51(6): 313–318.

[15] Josephson SA, Papanastassiou AM, Berger MS, et al. The diagnostic utility of brain biopsy procedures in patients with rapidly deteriorating neurological conditions or dementia. J Neurosurg, 2007, 106(1): 72–75.

[16] Ravenscroff A, Schoeman JE, Donald PR. Tuberculous granulomas in childhood tuberculous meningitis: radiological features and course. J Trop Pediatr, 2001, 47(1): 5–12.

[17] Sil K, Chatterjee S. Shunting in tuberculous meningitis: a neurosurgeon's nightmare. Childs Nerv Syst, 2008, 24(9): 1029–1032.

[18] Figaji AA, Fieggen AG, Peter JC. Endoscopy for tuberculous hydrocephalus. Childs Nerv Syst, 2007, 23(1): 79–84.

[19] Costa Val JA, Scaldaferri PM, Furtado LM, et al. Third ventriculostomy in infants younger than 1 year old. Childs Nerv Syst, 2012, 28(8): 1233–1235.

[20] Naftel RP, Shannon CN, Reed GT, et al. Small-ventricle neuroendoscopy for pediatric brain tumor management. J Neurosurg Pediatr, 2011, 7(1): 104–110.

[21] Tapia-Párez JH, Torres-Corzo JG, Chalita-Williams JC, et al. Endoscopic scoring system for extraparenchymal neurocysticercosis. World Neurosurg, 2013, 79(2): 340–346.

第32章 内镜辅助和完全内镜下微血管减压术

James Stephen, John Y. K. Lee

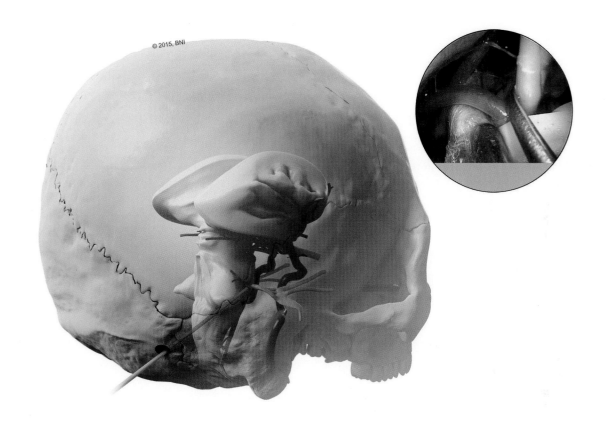

32.1 引 言

内镜技术在脑外科的开展开创了颅底腹侧外科手术的新时代，但是对侧颅底手术并没有明显的促进作用。二十世纪八九十年代主要的手术技术进步是通过移除颅骨来最低程度地牵拉脑组织，创造手术视野，我们将其称为颅底外科。而显微手术视野需要很大的切口为深部结构提供照明。将内镜技术引入颅底腹侧手术开展垂体手术[1]，之后扩展应用到鞍结节、鞍上、蝶骨平台和斜坡病变[2]，进而导致了一场变革，出现了大量的微侵袭技术教程，但内镜技术对于侧颅底手术入路没有产生类似的变革。

内镜技术应用于桥小脑角区（cerebell-opontine angle, CPA）的障碍是涉及周围神经组织的敏感性，包括后组颅神经和小脑侧表面。与垂体和颅底腹侧入路涉及的周围结构（软骨、黏膜、骨）不同，桥小脑角入路涉及的周围组织包括神经组织，除外颞骨岩部和小脑幕边上的神经组织。此外，鼻窦腔是一个充满空气的腔隙，鼻外科已经关注了整个鼻窦区域几十年，与之相比，侧颅底区域是骨性结构，没有一个自然通道，由于其复杂性和缺少自然充气空间，因此需要采用不同的手术方式。我们相信内镜辅助显微外科手术（EAM）将非常有助于侧颅底手术的操作，但是单手操作从根本上限制了外科医生的灵活度，只有将内镜放置在固定臂上才能达到真正的双手操作和桥小脑角的全景视野。本章我们将讨论内镜技术在微血管减压术中（microvascular decompression, MVD）的应用，比较内镜辅助微血管减压术（endoscope-assisted MVD, EA-MVD）和完全内镜下微血管减压术的差异。

32.2 解剖因素

20 世纪 60 年代，由于手术显微镜可以为复杂的解剖部位提供照明、放大和立体视野，将其引入神经外科以后，在颅内手术领域掀起了一场变革。手术显微镜的主要缺陷是光线是直射到目标区域，因此，颅内结构的可视化就需要显微镜通过骨窗直射到目标区域。与之对比，内镜的直径 <5mm，并且内镜的尖端可以提供 0°~90° 的视野范围。自从通过小开口引入内镜后，就可以以内镜为轴可视化周围 45° 的结构（90° 的一半），内镜医生可以直接看到周围的角落。几位作者通过比较显微外科入路和内镜入路来尝试确定内镜入路在桥小脑角区的优势。Takemura 等总结了他们成功的解剖研究，在桥小脑角区 0°~45° 内镜较显微镜能提供更好的视野，尤其是对于微血管减压术，作者在辨认三叉神经的根进入区和远端进入梅克尔（Meckel）腔时内镜较显微镜可以获得更佳的视野。此外，对于面肌痉挛，内镜可以更好地辨认面神经在脑干端的起源处和小脑前下动脉（视频 32.1），同时，这些作者也强调，内镜具有缺乏立体感和潜在导航角度的风险 [3]。Tang 等在尸体上比较了在桥小脑角区微血管减压术中内镜和显微镜的可视化和可操作性，他们通过两个入路整体的质量分级评估体系进行评估，是否损伤岩上静脉（SPV）也包含在这个评估体系内，发现在可操作性评分中内镜具有一定的优势，并且牺牲岩上静脉不能提高可操作性，因此在内镜操作过程中没必要牺牲该静脉 [4]。Ebner 等在尸体研究中发现在没有肿瘤扭曲周围正常解剖结构的情况下内镜辅助下乙状窦后入路可以暴露至梅克尔腔、鞍上和中颅窝底的鞍旁区域。他们假设这个入路对于切除表皮样囊肿是有用的 [5]。因此，解剖学研究显示在桥小脑角区内内镜的可视化具有更大的优势，基于此，多位外科医生开始探索微血管减压术的内镜手术技巧。

32.3 适应证和禁忌证

内镜辅助和完全内镜下微血管减压术的适应证与传统的微血管减压术相同，因此我们简单总结一下。在美国，多数患者行微血管减压术的原因是三叉神经痛（TN），而在亚洲，大部分原因是面肌痉挛（HFS）。除了这两个主要的适应证，该入路还可以应用于舌咽神经痛（GN）、膝状节神经痛和前庭神经的梅尼埃病。我们主要集中讨论三叉神经痛，同时也会介绍特殊的病例(内镜用于第Ⅶ和Ⅸ对颅神经减压）。

三叉神经痛的诊断主要依赖于患者的临床症状，表现为在三叉神经 V1、V2、V3 分布区针刺样、射击样和电击样疼痛，持续时间少于 2min，伴有三叉神经分布区感觉减退 [6]。术前影像学检查可以排除伴随的器质性病变，但是这类检查的低阴性预测价值限制了其作为决策工具 [7]。三叉神经痛最常见的原因是血管压迫三叉神经进入脑干的根进入区。发病机制是由于责任血管的搏动导致根进入区部分脱髓鞘，导致电信号异常传导。解除动脉压迫一直被认为是手术的关键，但同时我们也观察到存在静脉压迫 [8]，因此假设其也发挥了重要作用。虽然随着影像学和手术可视化技术的进步，仍有一些三叉神经痛患者不存在神经血管的压迫 [8]，所以该病的具体发病机制仍然不清楚。资深作者（J.Y.K.L）认为，如果患者明确没有明显的血管压迫，或者只是静脉压迫而没有神经的扭曲，可采用圆刀对神经内部进行松解而不离断 [9]。

面肌痉挛表现为单侧，从眼轮匝肌开始向面部下方进展。注射肉毒素可以暂时缓解症状，但是不能达到治愈的目的。术前和术中面肌旁路传导反应的肌电图表现可以用于预测术后症状改善情况 [10]。压迫通常位于第Ⅶ对颅神经根入口区的第Ⅷ和第Ⅸ对颅神经之间。角度内镜对于特殊的功能紊乱特别有用（视频 32.1）。

舌咽神经痛是一种罕见的功能紊乱，表现为舌咽神经和迷走神经耳支、咽支分布区短暂而剧烈的针刺样痛。对于舌咽神经痛的抗癫痫治疗效果较三叉神经差，最终需要手术治疗。膝状节神经痛是一种罕见的功能紊乱，表现为短暂、阵发性的耳道深部疼痛[6]。

乙状窦后入路进行微血管减压术对于面部疼痛和痉挛非常有效[11]。术中将责任血管从神经上分离开来可以缓解患者的症状。尽管如此，根进入区的可视化差以及内侧责任血管压迫对于分离责任血管有一定的难度。传统上我们采用显微镜进行微血管减压术，最近通过内镜辅助显微镜[12-21]和完全内镜下微血管减压术[22-30]来提高可视化及明确责任血管。内镜在神经外科前颅底和脑室系统[2,31]操作中已经发展为一种标准工具，它可以利用小的暴露及减少对小脑的牵拉来提高桥小脑角区的可视化。

32.4　手术技术

患者的体位和切口与之前介绍的手术技术相似[32]，我们着重介绍这种入路方式的关键点。所有手术需要在全身麻醉下进行。患者取侧卧位，使用 Mayfield 头架固定患者的头部，不需要进行神经导航，也不需要行腰大池外引流。在切皮之前和肌肉切开之后需要明确解剖标志：乳突尖端，二腹肌后腹的嵌入点，乙状窦和横窦的拐点。二腹肌附着凹口是有用的骨性解剖标志，而乳突导静脉是一个不一致的标志。在乙状窦和横窦连接处钻一个孔（视频 32.1），内镜辅助显微镜操作时做一个直径1.5cm 的切口；完全内镜下操作时做一个直径1cm 的 C 或 U 形硬膜切口（图 32.1）。

手术操作的第一步是切开蛛网膜释放脑脊液。打开桥小脑角池或小脑延髓池蛛网膜后，在棉条的保护下小心轻柔地牵拉小脑，使脑脊液缓慢流出。在桥小脑角池可以观察到颅神经（包括三叉神经、面神经、舌咽神经、中间神经、膝状节神经），减压相应的责任血管。根

据需要搁置 Teflon 棉或进行神经松解术。反复冲洗术腔至清亮后缝补硬膜，根据需要决定是否采用自体肌肉修补。采用骨结合剂或钛片复位骨瓣，逐层缝合。术后患者平均住院日为 2 d，无须影像学复查。

32.4.1　内镜辅助显微镜微血管减压术

内镜辅助操作一般是神经外科医生已经完成了标准的显微操作流程，但是又应用到了内镜广角视野的优势，在切开蛛网膜释放脑脊液之后使术者明确感兴趣的颅神经。显微镜下双手操作采取的都是常规操作，在这种情况下，内镜一般位于患者对侧或上方，当显微镜上升离开手术视野时内镜可以在侧方提供查看的便利。

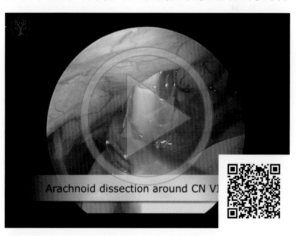

Arachnoid dissection around CN VI

视频 32.1　内镜辅助和完全内镜下微血管减压术。视频展示的是内镜下对面肌痉挛患者进行面神经微血管减压术。手术采取乙状窦后小切口入路。轻柔牵拉小脑，剪开蛛网膜，释放脑脊液；充分游离颅神经、动脉和静脉；将 0°镜更换为 30°镜；明确压迫位于面神经根进入区的动脉环，游离并移开；将多个小的海绵样材料放置在动脉和神经之间；严密缝合硬膜以避免术后脑脊液漏

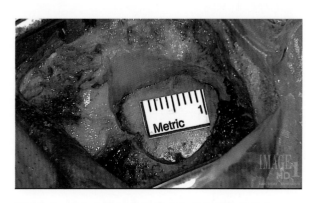

Metric

图 32.1　完全内镜下微血管减压术开颅骨瓣大小

在内镜辅助显微镜手术中，显微镜在聚焦375mm距离范围内常阻碍神经内镜进入手术区域。因此，采用内镜辅助手术，术者需要拉长显微镜的常规聚焦距离，或者术者将显微镜拉开远离手术区域，只有这样内镜才可以进入手术通道。术者可以采用单手或双手操作内镜。在内镜辅助显微镜手术中，术者可以采用内镜观察复杂的神经血管解剖结构。例如，内镜可以明确责任血管的起源和终点。此外，内镜可以显示被蛛网膜或神经组织隐藏的穿支。术者可以采用双手观察，也可以采用单手观察，另一只手持吸引器。单手操作可以提供很好的照明和可视化，但是单手操作器械影响了操作的精细化。实际上，术者可以用非惯用手持内镜，用惯用手操作刀、双极电凝或剪刀处理组织。一旦明确责任血管，术者即撤出内镜，采用显微镜进行微血管减压术；术者也可以继续单手操作使用内镜进行微血管减压术。

内镜的主要优势是可以采用角度镜。标准内镜的近似角度为90°。如果内镜的轴直接指向前庭蜗神经，0°内镜在显示器显示90°的视野为头侧45°的三叉神经和尾侧45°的舌咽神经。固定角度的范围也有90°的视野，但是在定位上有偏倚。因此，如果45°内镜的轴直接指向前庭蜗神经，前庭蜗神经只能显露在显示器边缘。如果内镜指向下方，前庭蜗神经将会在显示器上方显示，舌咽神经在显示器中间显示，迷走神经和脊髓的副神经也会在显示器上显示。鉴于内镜轴方向和可视化的变化，其他角度内镜，例如70°内镜在桥小脑角区手术中应用更少。

值得注意的是，对于分辨率有影响的各种样式的内镜玻璃可供选择。首先要考虑的变量是内镜的直径，内镜的直径越大，就有越多的图像和光线投射到相机上。我们是2015年编写的这一章，假设在现代手术间内使用的相机传感器用于较高的录像分辨率，或1920×1080像素，有时我们称之为1080p。值得注意的是，只有像普外科应用的10mm腹腔镜可以安装整个相机传感器，4mm口径的鼻窦内镜和颅底外科内镜只能覆盖传感器60%~70%的区域。小的内镜，例如2.7mm的口径覆盖范围更小。因此，小口径内镜在图像分辨率和操作精细化之间需要折中。

内镜辅助手术中如何在显微镜使用过程中引入内镜是一个重要的问题。Leica和Zeiss有将内镜图像投射到显微镜上的选项。因此，如果显微镜向后拉并聚焦在深部，例如聚焦深度是500mm而不是375mm，内镜可以小心进入。在眼睛盯着显微镜的同时，内镜视图可以以单目方式投影到其中一个目镜中，不过像素质量和分辨率仍然有限，但是这一点在将来可能提供重要的价值。

单手神经内镜技术的主要限制是神经外科医生不再是双手操作。通常情况下，外科医生使用其非惯用手来导引吸引器，在手术中也可用作牵开器和解剖器。Frazee等通过将吸引器固定在内镜上来解决这一问题，这样可以使用非惯用手同时操作内镜和吸引器[33]。但是这种技术也带来了新的问题，比如在止血或牵拉时，显示器上的图像会随着吸引器轻微吸力的移动而移动。因此，这个硬件上的解决办法没有得到广泛应用，多数实行单手操作的外科医生认识到这个局限性，因此在需要的情况下会再次使用显微镜进行安全切除。

尽管内镜辅助微血管减压术具有局限性，但这项技术仍然被应用于显微外科手术。因为内镜的可视化是一流的，它可以提供显微镜不容易获得的重要信息。讨论部分将对益处和限制进行进一步的描述。

32.4.2 完全内镜下微血管减压术

内镜辅助显微镜手术在桥小脑角区手术中提供了优良的可视化效果，但是一个主要的缺点就是内镜辅助手术只有在移开显微镜，使用内镜时才能达到双手操作的灵活性，因此，牺牲了一些可视化的优势，术者依靠对解剖结构的记忆进行手术。与之相比，Lee博士[24,25]及其同事在桥小脑角区中采用完全内镜下手术，这种入路方式需要内镜支架，以使术者可以进行灵活的显微外科手术。市场上有几种内镜支架，我们常用的是 Mitaka Pneumatic Arm （Mitaka Kohki 公司生产），它可以牢牢地固定在床上，将内镜安装到合适的 Mitaka 卡钳上[34]，使内镜保持在适当位置的同时，可以释放术者的双手，并且还允许整个过程中路径的前进和调整。我们更喜欢使用 2.7mm 口径的内镜（Karl Storz，Culver City，CA）。 与 4mm 标准口径的鼻窦内镜相比，较小直径的内镜使其他器械的可用操作空间最大化，从而减少器械 "相互打架" 和对脑组织的牵拉。2.7mm 的内镜与 4mm 的内镜相比，图像质量有所减弱，因为投射到相机传感器上的光线更少，但高分辨率（1080p）的相机和在现代相机上使用变焦功能限制了这一劣势，并提供了足够的分辨率来执行安全手术（视频 32.1）。

关于完全内镜下微血管减压术的一个主要问题是当内镜停留在诸如三叉神经的目标位置时，如何引入两种器械。例如当内镜位于深部时，无法可视化硬脑膜开口和小脑表面。最初是根据有经验的外科医生的经验，使用显微操纵器使内镜放置在表面，然后引入器械，一旦看见器械再使用显微操纵器将内镜向下移动至目标。这种方法的缺点是需要第三只手（通常是助手）将显微操纵器和内镜向下移动至目标。随着实践经验的积累，有经验的术者逐渐从实践中取消了显微操纵器。为了安全地进行完全内镜下桥小脑角区手术，有经验的术者采用了严格的方法，可以安全地引入器械，我们称之为完全内镜下桥小脑角区手术的 "三角形" 方法。内镜和左右手器械的引入和放置严格保持了三角形，减少了桥小脑角区局限区域内器械之间的混乱和冲突。内镜通常放置在可视化三角的顶端，沿着岩部硬膜、颞骨、乙状窦。内镜必须放置在三角形近端（硬膜）以及远端（颞骨岩部）的顶点，这也可以允许器械在内镜下引入。当内镜放置在三角的顶点时容易出现错误，例如，沿着颞骨岩部的远端，但是以这样的方式成角度，使得内镜的近侧部分处于三角形的底部或基底部。这种不正确的内镜放置位置虽然在监视器上提供了充分

的可视化，但限制了器械的引入。当最终确定内镜位置后需要注意在近端和远端要留有空间以便器械移动。由于术者一般是右利手，通常左手持 5F Fukushima 吸引器，这是在三角形的底部顶点硬脑膜开口处向近端引导，然后在远端刚刚通过内镜尖端，然后右手在三角形的右下角插入解剖器或剪刀（图 32.2）。

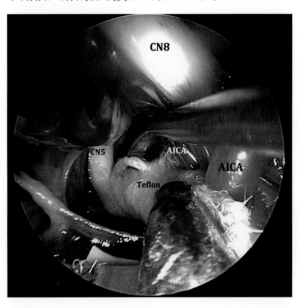

图 32.2　对小脑前下动脉（AICA）引起的三叉神经痛进行的微血管减压术（MVD）。注意内镜和器械的三角形定位，以避免器械之间的冲突

大多数初始手术是通过 0° 内镜进行。完全内镜下桥小脑角区手术采用三角形方法可以在三角形基底部进行完美的解剖，即颅神经的根进入区。利用左手持吸引器牵拉小脑和右手采用标准的显微外科技术操作根进入区确实不存在困难。同样，对面肌痉挛患者采用 30° 内向下的内镜可以提供更佳的视野来观察面神经的根进入区（视频 32.1）。这项技术摆脱了小脑牵开器。三角形的方法很难沿着三叉神经向远端的梅克尔腔进行解剖。虽然经典教程是压迫位于 Obersteiner-Redlich 区的根进入区，但资深作者通常已经确定了远端的静脉压迫以及在神经进入梅克尔腔附近的蛛网膜反折和移位。弯曲的器械可以辅助用于这一区域的解剖。

完全内镜下操作这项技术时，仔细止血非常重要。幸运的是，该技术采用双手操作，非惯用手可以操作吸引器，但是在桥小脑角区的

静脉渗血在完全内镜下很难处理，在各个阶段都需要进行仔细的双手显微操作。虽然资深作者偏向于保留岩静脉，但必要时也可以牺牲岩静脉。当需要双极器械烧灼时，有几种方法可以使用：一是内镜可以轻微地离开目标区域以便器械更自由地移动，因为双极器械较大，需要充分的操作空间；二是如果在浅表位置放置的内镜不能够提供岩静脉足够的可视化效果，就需要采用特殊的双极器械，包括通常用于鼻内镜手术中的手枪夹持双极或压缩打开的枢轴双极镊子，资深作者发现后者更适合在桥小脑区手术中止血，即便在桥小脑区的有限空间内，压缩双极的同时尖端需要保持开放。

32.5 风险及补救措施

对神经外科医生而言，较标准的显微镜手术例如内镜下微血管减压术的特异性风险是缺少桥小脑角区内镜手术的经验。补救措施就是将内镜下微血管减压术转为更熟悉的显微镜下手术。掌握桥小脑角区内镜手术是一个艰难的学习过程，资深作者也都经过了长时间的实践才从单纯的显微镜手术转为完全内镜下微血管减压术。与之对比，显微镜下微血管减压术的风险不是责任血管的可视化或者为达到可视化导致牵拉损伤，这也是内镜之所以可以替代或者辅助熟悉的显微镜技术的原因。

32.6 术后处理

术后第 1 天，将患者送入神经重症监护室进行监测，情况稳定后可于术后第 2 天或第 3 天出院。术后不需要常规进行影像学检查。患者术后可能出现短暂的头痛、恶心或者颈部僵硬，可以通过药物缓解。

32.7 并发症

微血管减压术常见的并发症包括脑脊液漏、假性脑膜膨出、出血、小脑挫伤、卒中、脑积水、脑膜炎（细菌性或无菌性）、切口感染，甚至罕见的死亡。其他并发症包括短暂或永久性颅神经损伤，包括眼外肌麻痹、面瘫、面部感觉减退、听力丧失、前庭症状、吞咽困难和声音嘶哑[11,30,35]。

32.8 结果和预后

资深作者（JYKL）自 2012 年开展这项技术以来，已经实施了超过 100 台完全内镜下微血管减压术，2014 年开展了第 101 台微血管减压术，其中 91% 是三叉神经痛患者。虽然随访时间较短，但是没有与完全内镜下微血管减压术相关的并发症发生，没有因为缺乏内镜操作经验而使手术终止。表 32.1 和表 32.2 总结了文献报道的内镜辅助下和完全内镜下微血管减压术。

32.9 解剖因素

微血管减压术取得良好的手术效果依赖于手术医生对病理性神经周围结构的识别和处理。对于有多根责任血管或多个压迫点的复杂病例，应全面观察神经以明确是否所有压迫点都得到了充分减压。全方位的可视化是任何微血管减压术成功的重要因素，可以在减少小脑牵拉的同时对神经血管进行充分的可视化。

32.9.1 内镜辅助微血管减压术

内镜辅助微血管减压术的一个优势是可以比较显微镜与内镜的视图。因此，许多关于内镜辅助微血管减压术的系列研究比较了显微镜与内镜的可视化效果。在一组共 60 例接受内镜辅助微血管减压术治疗面肌痉挛（HFS）的患者中，仅使用显微镜观察确定了 28% 的病例的血管压迫，而在使用内镜后，93% 的患者明确了责任血管，在 33% 的面肌痉挛患者中发现了多根责任血管，因此，在对面肌痉挛患者进行微血管减压术时，在找到责任血管的情况下仍需要对面神经进行全方位可视化，成功率

表 32.1　内镜辅助微血管减压术的文献总结

第一作者	资深作者	年份	患者（病理）	随访（月）	有效率（%）	并发症率（%）
Magnan	Magnan	1997	60HFS	14	80	5
EI-Garem	Magnan	2002	42TN	>12	74	2
Miyazaki	Magnan	2005	181TN 296HFS	3~132	86TN 91HFS	3TN 5HFS
Abdeen	Abdeen	2000	12TN 21HFS	NA	97	3
Jarrahy	Shahinian	2000	21TN	6	85	24
King	Deutsch	2001	8TN 1HFS 1GN 9VS	>6	100	5
Rak	Sekhar	2004	17TN 10HFS 1VS	29	100	21
Teo	Teo	2006	113TN	29	99	9
Chen	Wu	2008	167TN	18	?	6
Charalampaki	Perneczky	2008	34TN 30HFS	>6	98TN 100HFS	9

GN：舌咽神经痛；HFS：面肌痉挛；NA：不详；TN：三叉神经痛；VS：前庭神经节

表 32.2　完全内镜下微血管减压术的文献总结

第一作者	资深作者	年份	患者（病理）	随访（月）	有效率（%）	并发症（%）
Eby	Shahinian	2001	3HFS	NA	100	66
Kabil	Shahinian	2005	255	29.6	98	NRa
Artz	Pieper	2008	14TN 5HFS	14	86TN 80HFS	7TN 40HFS
Setty	Pieper	2013	57TN	32	98	4
Yadav	Yadav	2011	51TN	36	94.1	9.8
Halpern	Lee	2013	35TN 1HFS 2GN	3	89	2

GN：舌咽神经痛；HFS：面肌痉挛；NA：不详；TN：三叉神经痛；VS：前庭神经节
a：文章中未给出并发症发生率

可达到 88%[12]。在不使用内镜的情况下，显微镜下采用进一步牵拉并探查可以发现更多的责任血管。然而，鉴于面听神经的敏感性，可能会导致更高的并发症发生率。Miyazaki 等报道的大宗病例中，181 例三叉神经痛患者中 86% 获得了成功，296 例面肌痉挛患者中 91% 获得

了成功；并发症发生率分别为 3% 和 5%，其中脑脊液漏是主要并发症，4 例患者出现听力丧失，无患者出现面部感觉减退及其他颅神经功能障碍。他们认为内镜下手术减少了对小脑的牵拉是避免神经系统并发症的主要因素[16]。Teo 等回顾了 113 例内镜辅助下微血管减压术，

发现在 33% 的病例中内镜可以显露显微镜无法观察到的责任动脉 [17]。

32.9.2　完全内镜下微血管减压术

2001 年，研究者首次描述了 3 例面肌痉挛患者行完全内镜下微血管减压术。他们假设桥小脑角区和其神经血管关系的全景观察并通过减少牵拉降低阴性探查率和发病率 [28]。

其他团队也发表了他们进行的完全内镜下微血管减压术的情况 [29]。57 例三叉神经痛患者行完全内镜下微血管减压术，术后所有患者的症状得到改善，随访期间持续有效（平均随访时间为 32 个月）。他们强调了双手灵活操作以及内镜经验的重要性，指出随着经验的积累可以缩短手术时间。

完全内镜下微血管减压术的确存在应用局限性。我们发现器械通道与可视化通道不同。因为内镜提供了一个全景视野，我们有时会假设对看到的内容进行手术，但我们发现有时这是有局限性的，尤其是只有当内镜靠近目标时放大倍数才是最优的。最难到达的区域是神经的远端区域，梅克尔腔，侧方耳门进入内耳道，以及侧方到颈静脉孔区域，但一般情况下我们并不经常在这些区域进行微血管减压术。潜在的严重出血导致血液溅到内镜尖端限制了其可视化，当然这种情况并不常见。当然需要注意的是，显微镜下也很难处理严重的出血，以及发生不可控的岩静脉出血或者少见的动脉出血。在这种情况下，有经验的术者采用吸引器保持术野干净和采用合适的止血方法显得格外重要。因此，有经验的术者提倡使用内镜支持臂固定内镜，然后双手进行微血管减压术，这种配置在我们的系列研究中是安全有效的。内镜下微血管减压术的另外一个缺点就是缺乏立体感。立体高清光学正在改进。现在在美国可以买到 4mm 口径的内镜，但是没有得到广泛应用。我们希望这项技术可以得到进一步改进，将来它的灵敏度也会得到提高，在这之前，使用内镜的经验是发现克服缺乏立体视觉的最佳方法。

32.10　结　论

内镜辅助微血管减压术和完全内镜下微血管减压术代表了解决桥小脑角区颅神经功能紊乱综合征手术技术的进展。通过在这些人群中提高可视化和减少对脑组织的牵拉来获得更好的手术效果。我们认为这一区域的实践将会带来桥小脑角区及其他区域的巨大成功。类比如下：如果垂体只是内镜颅底外科医生的唯一目标，那么内镜的使用就会非常局限。通过完善内镜下垂体手术，富有创造性的外科医生解决了越来越多的鞍区疾病，如颅咽管瘤、脑膜瘤和血管疾病。与之相似，完全内镜下微血管减压术只是侧颅底手术的开始，具有开创性的外科医生未来可以解决侧颅底区域的其他疾病，例如肿瘤，从简单的表皮样囊肿和海绵状血管畸形到以脑膜瘤和血管病变为代表的复杂疾病。为了习得这个技巧，颅底外科医生应从微血管减压术开始学习。

要　点

- 前和（或）腹部颅底内镜技术在尸体研究中的应用早于在桥小脑角区的应用
- 使用"三角形"方法在平行内镜轴的方向上引入手术器械可以避免器械之间的碰撞
- 鉴于神经血管组织的脆弱性，尽量避免使用尖端有大弯的器械，在使用角度镜时要小心向前推进。最初可以使用显微操纵器将内镜和仪器一起安全地推进
- 使用气动内镜支架，以便在完全内镜微血管减压期间进行双手操作和使操作更灵活
- 整个操作过程中需要仔细止血
- 采用 30° 内镜来辨别第 Ⅶ 和第 Ⅸ 对颅神经的解剖结构，尤其是对面肌痉挛或膝状神经痛的病例
- 使用骨蜡对碰到的乳突气房进行多层封闭以防止脑脊液漏

（朱海波　译）

参考文献

[1] Jho HD, Carrau RL. Endoscopy assisted transsphenoidal surgery for pituitary adenoma. Technical note. Acta Neurochir (Wien), 1996, 138(12): 1416–1425.

[2] Paluzzi A, Gardner P, Fernandez-Miranda JC, et al. The expanding role of endoscopic skull base surgery. Br J Neurosurg, 2012, 26(5): 649–661.

[3] Takemura Y, Inoue T, Morishita T, et al. Comparison of microscopic and endoscopic approaches to the cerebellopontine angle. World Neurosurg, 2013.

[4] Tang CT, Baidya NB, Ammirati M. Endoscope-assisted neurovascular decompression of the trigeminal nerve: a cadaveric study. Neurosurg Rev, 2013, 36(3): 403–410 .

[5] Ebner FH, Koerbel A, Kirschniak A, et al. Endoscope-assisted retrosigmoid intradural suprameatal approach to the middle fossa: anatomical and surgical considerations. Eur J Surg Oncol, 2007, 33(1): 109–113.

[6] Headache Classification Subcommittee of the International Headache Society. The international classification of headache disorders, 2nd. Cephalalgia, 2004, 24(Suppl 1): 9–160.

[7] Anderson VC, Berryhill PC, Sandquist MA, et al. High-resolution three-dimensional magnetic resonance angiography and three-dimensional spoiled gradient-recalled imaging in the evaluation of neurovascular compression in patients with trigeminal neuralgia: a double-blind pilot study. Neurosurgery, 2006, 58(4): 666–673, discussion 666–673.

[8] Lee A, McCartney S, Burbidge C, et al. Trigeminal neuralgia occurs and recurs in the absence of neurovascular compression. J Neurosurg, 2014, 120(5): 1048–1054.

[9] Ma Z, Li M. "Nerve combing" for trigeminal neuralgia without vascular compression: report of 10 cases. Clin J Pain, 2009, 25(1): 44–47.

[10] Sekula RF Jr, Bhatia S, Frederickson AM, et al. Utility of intraoperative electromyography in microvascular decompression for hemifacial spasm: a meta-analysis. Neurosurg Focus, 2009, 27(4): E10.

[11] Barker FG 11, Jannetta PJ, Bissonette DJ, et al. The long-term outcome of microvascular decompression for trigeminal neuralgia. N Engl J Med, 1996, 334(17): 1077–1083.

[12] Magnan J, Caces E Locatelli P, et al. Hemifacial spasm: endoscopic vascular decompression. Otolaryngol Head Neck Surg, 1997, 117(4): 308–314.

[13] Abdeen K, Karo Y, Kiya N, et al. Neuroendoscopy in microvascular decompression for trigeminal neuralgia and hemifacial spasm: technical note. Neurol Res, 2000, 22(5): 522–526.

[14] King WA, Wackym PA, Sen C, et al. Adjunctive use of endoscopy during posterior fossa surgery to treat cranial neuropathies. Neurosurgery, 2001, 49(1): 108–115, discussion 115–116.

[15] E1-Garem HE, Badr-E1-Dine M, Talaat AM, et al. Endoscopy as a tool in minimally invasive trigeminal neuralgia surgery. Otol Neurotol, 2002, 23(2): 132–135.

[16] Miyazaki H, Deveze A, Magnan J. Neuro-otologic surgery through minimally invasive retrosigmoid approach: endoscope assisted microvascular decompression, vestibular neurotomy, and tumor removal. Laryngoscope, 2005, 115(9): 1612–1617.

[17] Teo C, Nakaji P, Mobbs RJ. Endoscope-assisted microvascular decompression for trigeminal neuralgia: technical case report. Neurosurgery, 2006, 59(4, Suppl 2): E489–E490, discussion E490.

[18] Charalampaki P, Kafadar AM, Grunert P, et al. Vascular decompression of trigeminal and facial nerves in the posterior fossa under endoscope-assisted keyhole conditions. Skull Base, 2008, 18(2): 117–128.

[19] Rak R, Sekhar LN, Stimac D, et al. Endoscope-assisted microsurgery for microvascular compression syndromes. Neurosurgery, 2004, 54(4): 876–881, discussion 881–883.

[20] Chen MJ, Zhang WJ, Yang C, et al. Endoscopic neurovascular perspective in microvascular decompression of trigeminal neuralgia. J Craniomaxillofac Surg, 2008, 36(8): 456–461.

[21] Jarrahy R, Berci G, Shahinian HK. Endoscope-assisted microvascular decompression of the trigeminal nerve. Otolaryngol Head Neck Surg, 2000, 123(3): 218–223.

[22] Yadav YR, Parihar V, Agarwal M, et al. Endoscopic vascular decompression of the trigeminal nerve. Minim lnvasive Neurosurg, 2011, 54(3): 110–114.

[23] Artz GJ, Hux FJ, Larouere MJ, et al. Endoscopic vascular decompression. Otol Neurotol, 2008, 29(7): 995–1000.

[24] Lang SS, Chen HI, Lee JY. Endoscopic microvascular decompression: a stepwise operative technique. ORLJ Otorhinolaryngol Relat Spec, 2012, 74(6): 293–298.

[25] Halpern CH, Lang SS, Lee JY. Fully endoscopic microvascular decompression: our early experience. Minim Invasive Surg, 2013: 739432.

[26] Jarrahy R, Cha ST, Eby JB, Berci G, et al. Fully endoscopic vascular decompression of the glosso-pharyngeal nerve. J Craniofac Surg, 2002, 13(1): 90–95.

[27] Jarrahy R, Eby JB, Cha ST, et al. Fully endoscopic vascular decompression of the trigeminal nerve. Minim Invasive Neurosurg, 2002, 45(1): 32–35.

[28] EbyJB, Cha ST, Shahinian HK. Fully endoscopic vascular decompression of the facial nerve for hemifacial spasm. Skull Base, 2001, 11(3): 189–197.

[29] Setty P, Volkov AA, D'Andrea KP, et al. Endoscopic vascular decompression for the treatment of trigeminal neuralgia: clinical outcomes and technical note. World Neurosurg, 2014, 81(3–4): 603–608.

[30] Kabil MS, Eby JB, Shahinian HK. Endoscopic vascular decompression versus microvascular decompression of the trigeminal nerve. Minim Invasive Neurosurg, 2005; 48(4): 207–212.

[31] Cappabianca P, Cinalli G, Gangemi M, et al. Application of neuroendoscopy to intraventricular lesions. Neurosurgery, 2008, 62(Suppl 2): 575–597, discussion 597–598.

[32] McLaughlin MR, Jannetta PJ, Clyde BL, et al. Microvascular decompression of cranial nerves: lessons learned after 4400 operations. J Neurosurg, 1999, 90(1): 1–8.

[33] Cutler AR, Kaloostian SW, Ishiyama A, et al. Two-handed endoscopic-directed vestibular nerve sectioning: case series and review of the literature. J Neurosurg, 2012, 117(3): 507–513.

[34] Jarrahy R, EbyJB, Shahinian HK. A new powered endoscope holding arm for endoscopic surgery of the cranial base. Minim Invasive Neurosurg, 2002, 45(3): 189–192.

[35] Rey-Dios R, Cohen-Gadol AA. Current neurosurgical management of glossopharyngeal neuralgia and technical nuances for microvascular decompression surgery. Neurosurg Focus, 2013, 34(3): E8.

第 33 章　内镜辅助颅内肿瘤切除术

Luiz Carlos de Alencastro, Ademir Lodetti, Luiz Felipe de Alencastro, Mário de Barros Faria

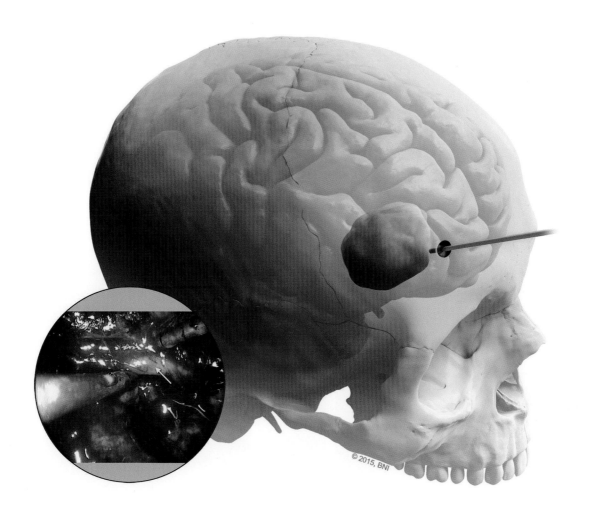

© 2015, BNI

33.1　引　言

神经内镜技术在过去的 20 年经历了从完全内镜到内镜辅助外科的演变。从最初的单纯脑室内镜入路，神经外科医生将内镜的用途扩展到非脑室病变，进而发展至脑池操作（如肿瘤或囊肿）和经鼻操作[1]。

近年来，神经内镜技术的应用已经扩展到脑实质内的实性病变，尤其是颅内血肿。实际上，1999 年 Oi[1] 已经预测未来内镜可用于颅内深部病变[2-4]。

在病例选择上，内镜入路切除颅内肿瘤要求选择路径短，对脑组织牵拉小的病例。而且这项技术也减少了对皮肤、骨瓣和硬膜的损伤，缩短了手术时间，并降低了住院费用。本章我们将对脑实质内肿瘤采用神经内镜技术时的适应证和不足进行讨论。

33.2　适应证和禁忌证

内镜入路适用于各种脑实质内肿瘤，尤其是位于深部的病变，但排除有广泛皮层扩展的患者（图 33.1）。

显微外科手术已经成为颅内肿瘤切除的金标准。因此，为达到靶向区域，我们需要开放足够大的通道以使器械和光通过。多数情况下我们需要牵拉脑组织，并进行广泛的脑池切开和钻开颅骨。虽然一些作者[5-7]报道，牵拉脑组织引起的损伤达 5%~10%，相反，显微外科手术的主要目的就是减少对神经、血管和组织的牵拉[8,9]。

在切除脑实质内肿瘤时都会不同程度地牵拉脑组织，这也是本章我们重点探讨的内容，即内镜技术的重要性。内镜可以通过狭窄的通道获得照明并使器械通过，减少了对脑组织的牵拉是内镜技术的一个主要优势[9]。

对于不存在牵拉方面问题的病例，病灶的位置越深采用显微镜越难获得良好的术野照明，导致可视化越差。然而内镜可以通过其末端将照明直接传送到目标区域，获得较好的可视化效果。

通过传统入路方式治疗脑实质内病变很难避免损伤功能区脑组织，这可能是内镜的另外一个适应证。有些病灶被功能区脑组织包绕，不能进行直接的经功能区皮层入路，在这种情况下，可采用内镜技术制订计划并执行更安全的路径。有时需要通过更长的脑内路径切除病灶，但是可以减少对功能区脑组织的损伤[2-4]。

2004 年 Kelly[10]在使用显微镜切除肿瘤时就提出，可以设计一个通道扩张脑组织以减少对脑组织的损伤。虽然这项技术需要建立一个 20mm 的工作通道，才能使照明到达工作区域，但后来 Ogura 对技术进行了修改，并称之为"transcylinder 法"，即采用 1mm 透明聚酯膜设计圆柱形手术路径。具体方法是将膜卷成细棒状，在计算机辅助导航系统引导下穿入脑组织，后来在 11 例患者中实施了该技术。正如作者所述，该技术可以避免不必要的脑组织牵拉，明显减少了在进行精细显微外科手术过程中对周围脑组织的损伤[6]。

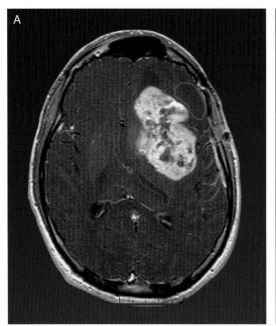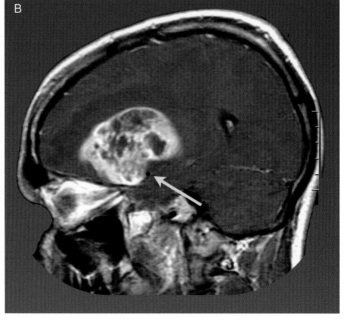

图 33.1　患者男性，16 岁，MRI 扫描可见一个巨大额岛叶胶质瘤，伴有明显强化。1 年前在外院行翼点入路手术，术后诊断为 Ⅱ 级星形细胞瘤，现患者因进行性头疼来我院。A.MRI 增强扫描轴位像：功能 MRI 上显示蓝色区域为额叶语言区，红色区域为内囊后支。B. 矢状位 MRI：黄色箭头所示为大脑中动脉与肿瘤的关系

33.3　手术技术

33.3.1　术前准备

　　内镜入路成功切除脑实质内肿瘤依赖于术前从皮肤到靶向区域的精细规划，因此，影像学检查非常重要。术前需要对病变部位进行 MRI 和 CT 扫描检查，并进行影像学三维重建，精确的测量和有框架或无框架立体定向导航的使用可以确定切口位置。切口的设计要求安全到达靶向区域并最大限度地全切除肿瘤。

　　MRI 纤维跟踪成像有时可以帮助术者选择一条安全的路径，避免对主要白质纤维束的损伤[11]。

33.3.2　手术技术

经套管入路

　　该入路方式没有标准体位，手术体位取决于之前计划建立的路径。将患者的头放置在枕头上，如果要通过神经导航就需要使用 Mayfield 头架固定装置。一般来说，路径越垂直越好，因为当脑脊液流出或者脑组织皱缩时可产生较小的脑组织移位，也可以避免因为脑重力引起的隧道坍塌。

　　切开头颅皮肤之后，当路径与骨面不垂直时，可以钻 1mm 的孔，有时需要将孔扩展至允许鞘和内镜操作的椭圆形。十字切开硬膜，仔细观察脑组织表面，预防皮层血管损伤。在插入脑组织之前，需要将鞘固定在 Leyla 牵开器的臂上，并检测其压力。将鞘及其内置密闭物缓慢插入脑实质直至到达病变。对有些病例，术者可以拔出内置密闭物，插入内镜以验证已经到达病变部位。一旦明确到达病变，固定牵开器的臂使鞘处于一个固定位置。临床上可以采用不同型号的鞘，但是它们对周围脑组织的压力应该相同。内镜和手术器械（吸引器、肿瘤钳、显微剪刀、单极或双极电凝）可以插入鞘内进行肿瘤切除（图 33.2、33.3；视频 33.1）。止血材料和棉条可以用于止血，以

保持术野干净。切除肿瘤之后，松解 Leyla 臂，缓慢拔出鞘，用内镜观察脑内，明确是否有潜在出血点。最后缝合硬膜，逐层缝合软组织。

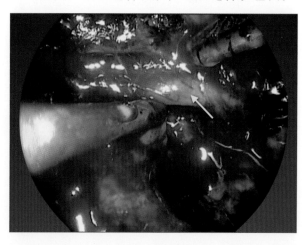

图 33.2　术中内镜下观察软脑膜下肿瘤切除后。大脑中动脉在瘤腔后下方（黄色箭头所示）。左侧可见一个吸引器，右上方可以看见另一个固定在内镜上的吸引器

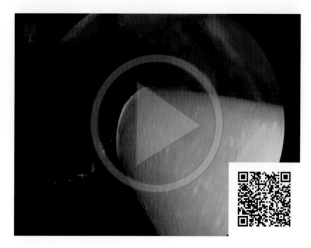

视频 33.1　内镜辅助颅内肿瘤切除术。视频显示通过锁孔开颅术内镜辅助切除颅内恶性肿瘤。在标准的显微镜下通过一个小的皮层造瘘分块切除肿瘤。对于深部肿瘤，使用内镜可获得更好的视野观察残留肿瘤。使用 30° 和 45° 内镜观察瘤腔角落，最终全切肿瘤

运动驱动的视觉概念

　　作者针对上面描述的技术开发了一个技术变量，叫作"运动驱动视觉（Movement Driven Vision,MDV）概念"。在这项技术中，不同的器械例如剪刀、切割工具、吸引器可以固定在内镜上，组成一个器械，这样做的优点是术者的另外一只手可以操作其他器械，就如同显微外科技术的双手操作。尽管这项技术可以通

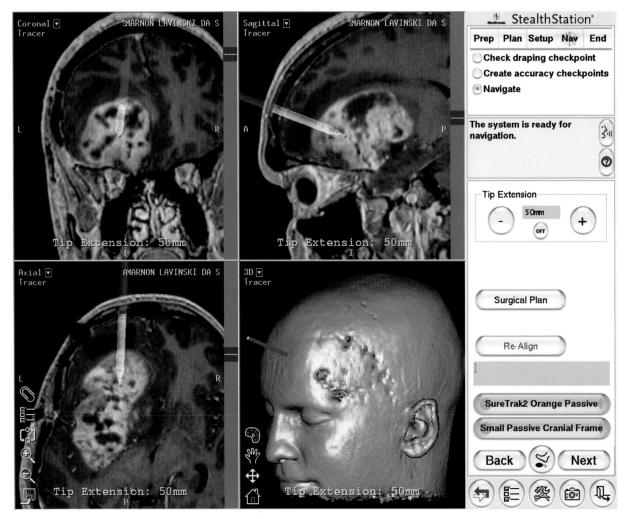

图 33.3 术中神经导航显示采用从前到后的路径切除肿瘤可以避开左侧额叶语言中枢和侧裂,之前的手术从侧裂进入,三维重建显示之前开颅手术的位置

过套筒入路进行更多的双手操作,但大部分情况下不需要如此。虽然光线可以通过内镜末端传出,但是有效工作空间非常小。这项技术的目的是通过狭窄的手术路径将手术工具送至靶点。在这种情况下,将内镜与工具固定在一起,视觉就会跟随手术工具移动(图 33.4)。

这个器械的鞘涵盖了光杆,使得照明和手术工具成为一体的器械。它们被设计成 0° 和 30° 的方向工作。不同的末端可以使术者针对不同的手术操作选择最合适的器械。

鞘在内镜末端提供了吸引装置,不仅可以保持术野干净,也减少了内镜离开术野的次数。鞘的上表面有一条沟,可以方便器械在术野的进出。当优化吸力强度被打开,吸引器可以作为第二个切割工具。

神经导航在内镜手术中不仅可以帮助术者确定进入点,而且可以帮助其设计出到达目标区域的最佳路径,避免了对关键组织的损伤[12]。Hopf 及其同事扩展了这个概念,使其可以用于囊性病变或脑室内肿瘤,尤其是解剖结构被扭曲的病例[13]。Schroeder 等[14]也赞同这个概念。Alberti 等也强调内镜联合神经导航技术用于治疗小的颅内肿瘤的重要性[15]。

33.4 术后处理

对于此类病例术后没有特别需要关注的地方。术后需将患者先送入重症监护室观察

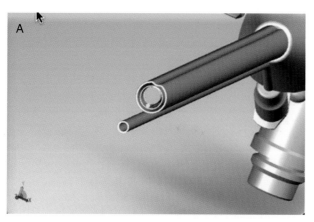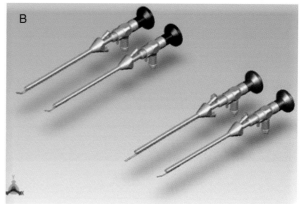

图 33.4　A、B.0°和 30°内镜鞘涵盖了抽吸和解剖工具。轴上的沟槽可引导额外的仪器进入手术部位。在镜头附近持续吸引以保持视野清晰

12~24h，如果确认无禁忌证，术后 6h 可对患者行 MRI 检查以明确有无肿瘤残留（图 33.5）。

33.5　并发症

目前没有相关文献报道内镜下切除颅内肿瘤的相关并发症。作者自己也很少见到与此技术相关的并发症，除了在内侧颞叶转移癌患者手术后出现动眼神经麻痹外，还没有发现其他并发症。对于典型病例，应谨慎出血，强照明、图像放大和广角镜头可以使出血在发生之前将血管电凝。当使用空的隧道时也可以采用传统的双极电凝安全止血。另外，定位或路径规划失败是一个潜在的并发症，但是严谨的计划、神经导航的应用并在操作过程中铭记可能的潜在脑组织移位可以避免这一情况的发生。

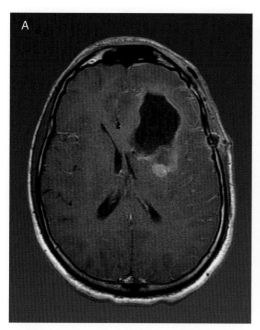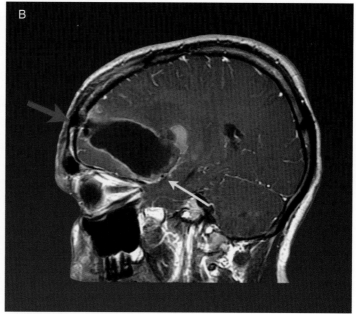

图 33.5　A.轴位 MRI 成像显示肿瘤近全切，在瘤腔后上方有小块肿瘤残留。额叶语言区（蓝线）和内囊后肢（红线）未受损伤。B.矢状位 MRI 成像显示从前方进入并通过小的额叶皮层造瘘到达肿瘤（黄色箭头所示为大脑中动脉）

33.6 结 论

内镜技术扩展了神经外科治疗的可能性。采用内镜切除颅内肿瘤有希望替代传统显微镜入路方式，大部分患者都可以在减小脑组织牵拉的前提下完整切除肿瘤。

要 点

- 全面的影像学检查后应仔细地进行路径规划
- 通过减少脑脊液流出量可减少脑组织移位
- 如果可能应避免水平轨迹
- 利用 Leyla 牵开器臂固定鞘
- 运用"运动驱动视觉概念"时执行双手操作
- 有些病例可以移除鞘来提高可操作性
- 术中皮层下神经电生理检测可以预防功能损害

（朱海波 张 民 译）

参考文献

[1] Oi S. Clinical application and future prospect of neuroendoscopic surgery. No To Hattatsu, 1999, 31(4): 299–304.

[2] Tirakotai W, Hellwig D, Bertalanffy H, et al. The role of neuroendoscopy in the management of solid or solidcystic intra-and periventricular tumours. Childs Nerv Syst, 2007, 23(6): 653–658.

[3] Nakano T, Ohkuma H, Asano K, et al. Endoscopic treatment for deep-seated or multiple intraparenchymal tumors: technical note. Minim Invasive Neurosurg, 2009, 52(1):49–52.

[4] Kassam AB, Engh JA, Mintz AH, et al. Completely endoscopic resection of intraparenchymal brain tumors. J Neurosurg, 2009, 110(1): 116–123.

[5] Andrews RJ, Bringas JR. A review of brain retraction and recommendations for minimizing intraoperative brain injury. Neurosurgery, 1993, 33(6): 1052–1063, discussion 1063–1064.

[6] Ogura K, Tachibana E, Aoshima C, et al. New microsurgical technique for intraparenchymal lesions of the brain: transcylinder approach. Acta Neurochir(Wien), 2006, 148(7): 779–785, discussion 785.

[7] Yokoh A, Sugita K, Kobayashi S. Intermittent versus continuous brain retraction. An experimental study. J Neurosurg, 1983, 58(6): 918–923.

[8] Fries G, Perneczky A. Endoscope-assisted brain surgery: part 2-analysis of 380 procedures. Neurosurgery, 1998, 42(2): 226–231, discussion 231–232.

[9] Alencastro LC. Movement Driven Vision//A Concept for Endoscopic Microsurgery. EndoWorld, 2012: 24.

[10] Kelly PJ, Ganslandt O, Fahlbusch R, et al. Technology in the resection of gliomas and the definition of madness. J Neurosurg, 2004, 101(2): 284–286, discussion 286.

[11] Fernandez-Miranda JC, Engh JA, Pathak SK, et al. Highdefinition fiber tracking guidance for intraparenchymal endoscopic port surgery. J Neurosurg, 2010, 113(5): 990–999.

[12] Rohde V, Reinges MH, Krombach GA, et al. The combined use of image-guided frameless stereotaxy and neuroendoscopy for the surgical management of occlusive hydrocephalus and intracranial cysts. Br J Neurosurg, 1998, 12(6): 531–538.

[13] HopfNJ, Grunert P, Darabi K, et al. Frameless neuronavigation applied to endoscopic neurosurgery. Minim Invasive Neurosurg, 1999, 42(4): 187–193.

[14] Schroeder HW, Wagner W, Tschiltschke W, et al. Frameless neuronavigation in intracranial endoscopic neurosurgery. J Neurosurg, 2001, 94(1): 72–79.

[15] Alberti O, Riegel T, Hellwig D, et al. Frameless navigation and endoscopy. J Neurosurg, 2001, 95(3): 541–543.

第34章 内镜下中线旁肿瘤切除术

Hazem J. Abuhusain, Nicolas Koechlin, Charles Teo

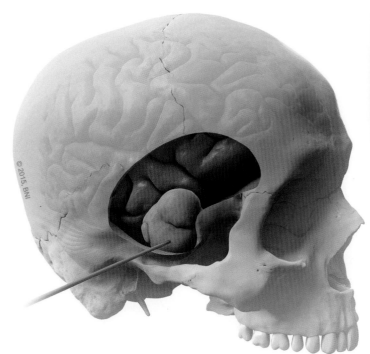

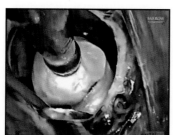

34.1 引　言

　　内镜神经外科学的核心理念是用最小的创伤获得最大程度的病变显露和肿瘤切除，这一理念在 20 世纪上半叶促进了内镜的诞生。1910 年芝加哥的泌尿外科医生 L'Espinasse 尝试用改良的膀胱镜电灼脉络丛治疗两例脑积水婴儿，术后 1 例死亡，另一例存活 5 年[1]。随后 Dandy 和 Mixter 成功应用内镜观察脑室，将之命名为脑室镜手术[2]，并应用尿道镜和软性探针进行第三脑室底造瘘术，但是直到 20 世纪后半叶内镜才逐渐引起重视，这主要归功于透镜技术的发展，包括软、硬镜，多用途内镜工作通道，以及器械和设备微型化[3]。此外，光学技术的发展也促进了内镜技术的发展，前者包括照明及传输技术的改进、高清成像、成

角透镜等[4]。手术导航系统和 3D 内镜的出现也提高了手术的安全性。这些技术的发展极大地扩展了内镜手术的适应证，从原来的单纯脑室手术（肿瘤、脑积水）扩展到中线及旁中线病变、脊柱退行性疾病、周围神经病变以及儿童先天畸形（如颅缝早闭）[5,6]。

　　根据内镜观察方式的不同，内镜手术分为纯内镜手术、内镜控制手术和内镜辅助手术。纯内镜手术是指内镜是唯一的观察方式，而且器械是经内镜通道进行操作；内镜控制手术是指内镜是唯一的观察手段，但是器械是在内镜腔外进行操作；内镜辅助手术是指内镜与开放或显微镜手术结合，器械也是在内镜通道外进行操作。多数内镜手术是内镜辅助手术，有效结合了两种技术的优势。

　　内镜的主要技术优势有三点。一是组织显

露较显微镜清晰，因为内镜直接将光源伸入术野进行照明，较显微镜显著减少了光散射，后者的光源离病变较远；二是高清及放大的成像可帮助识别肿瘤与正常组织之间的界面；三是广角镜头增加了术腔的显露。因此，显微镜下无法显露的区域（视野死角后方及重要神经血管结构后方）可经内镜清晰显露。综合上述技术优势，内镜提高了病变显露概率。

了解技术优势的同时须明晰该技术的缺点。关键的一点是内镜的视野受限于其头端，镜头后方和侧方的病变无法通过旋转镜头显露，术腔挥鞭样操作会导致严重的术中损伤。唯一安全的操作方式是击剑动作，如内镜已经置入成某一角度，如果想显露另外一区域，需将内镜撤出然后重新放置成需要的角度。光学角度上内镜有两点不足，即二维成像和景深差。为弥补上述缺点，医生需要不断评估视野中的阴影和光亮，确认解剖标志，熟悉解剖结构。另外一个所有新技术都具有的缺点就是需要一个学习曲线才能达到相对安全的手术水平以及使患者获得最大受益。学习初期手术时间会明显延长。此外精良的内镜器械是手术必须，包括弯头器械以方便切除视野死角处的肿瘤。处理术中并发症如出血更具挑战性，需要医生熟练应用器械、不断学习技术、熟练掌握解剖结构、从文献中学习并发症，然后才能逐渐增加内镜手术的复杂性[6-8]。

34.2 解　剖

34.2.1 前颅窝

前颅窝中央是由筛骨构成，其中部是筛板，后者前界是鸡冠。嗅丝穿筛孔上升进入颅内形成嗅神经。筛骨前外侧是走行于筛前孔内的筛前动脉及神经。额骨构成前颅窝的前外侧部分，其中大脑镰附着于额嵴。大脑镰内包含上矢状窦、下矢状窦，其中上矢状窦起至额窦后方。额骨眶突构成前颅底的一部分，后者紧贴额叶底面。额叶底面内侧是眶直回，是手术相对无

功能区。

蝶骨构成前颅窝的后部，筛后动脉走行于筛板后方。蝶骨平台也位于筛板后方，是定位蝶窦和视神经的重要解剖标志。嗅球和嗅束位于筛板和蝶骨平台上方。后外侧蝶骨小翼构成视神经管。蝶骨小翼内侧是前床突，是定位颈内动脉和视神经的标志。眼动脉在前床突内侧起至颈内动脉，走行于视神经内侧，入眶后走行于视神经上外侧。

34.2.2 后颅窝

后颅窝前壁内侧是斜坡，外侧是岩骨。岩下窦位于斜坡与岩尖之间。岩骨后部包含内听道开口，内有面神经、前庭蜗神经、中间神经以及小脑前下动脉内耳支走行。前庭导管位于内听道口的后下方，其中包含内淋巴导管。

枕骨构成后颅窝的后壁、侧壁及底壁，小脑幕构成顶壁。小脑镰附着于枕内嵴，后者从枕骨大孔延伸至枕内隆突。横窦位于枕内隆突的两侧，乙状窦延续向前下走行终于颈静脉孔。第Ⅸ、Ⅹ、Ⅺ对颅神经，岩下窦，咽升动脉后颅窝脑膜支穿行颈静脉孔。舌下神经孔位于颈静脉孔内下方，内有舌下神经、咽升动脉脑膜支及舌下神经静脉丛。

后颅窝的血供来源于椎动脉，后者穿行枕骨大孔，走行于第Ⅸ、Ⅹ、Ⅻ对神经根的腹侧。枕骨大孔内包含以下重要结构：延髓、副神经脊髓根、脊髓后动脉和齿状韧带。椎动脉汇合为基底动脉之前在脑桥下缘水平发出小脑后下动脉。小脑前下动脉起自基底动脉，走行于小脑底面，在桥小脑角和第Ⅶ、Ⅷ对颅神经关系密切。基底动脉远端发出迷路动脉、脑桥动脉、小脑上动脉（和滑车神经关系密切）及大脑后动脉（紧贴动眼神经）。

34.3 前颅窝和基底池上部肿瘤

34.3.1 适应证和禁忌证

前颅底旁中线肿瘤可选择的入路包括眉弓

入路、小翼点入路、扩大内镜经蝶入路。前床突、蝶骨平台及嗅沟脑膜瘤通常采用上述入路。眉弓入路和小翼点入路的适应证包括：肿瘤位于视交叉上方，肿瘤包绕血管。小翼点入路更适合肿瘤累及中颅窝者。将视交叉向后上推移的肿瘤可选择经鼻入路，其中前置型视交叉是该入路的相对禁忌。内镜手术经验也是选择入路方式的重要考虑因素。下面我们将分别阐述每种入路、相关解剖及并发症。

34.3.2 眉弓入路（病例1）

患者男性，34岁，主因神志错乱入院。MRI 显示嗅沟脑膜瘤，外界超过瞳孔矢状线，后界至鞍结节（图 34.1A、B）。采用经眶上锁孔入路全切除肿瘤（图 34.1C、D）。术后

3d 出院，无明显并发症及神经功能缺损。

手术技术

具体手术技术文献中已详述[9-13]。该入路适用于大部分前颅底旁中线肿瘤，但是由于双侧眶顶之间的凹陷，经显微镜难以显露中线病变，而角度内镜是解决这一问题的利器。

术前计划

合适的体位可达到病变的良好显露，且可通过重力代替牵开器。患者仰卧位，头后仰并旋转一定角度，使切口和病变成垂直连线。前颅窝病变通常需要向对侧转头 45°~60°。头后仰使额叶下垂，颞叶受限于蝶骨翼，从而打开额下和侧裂间隙。行同侧临时睑缘缝合闭合

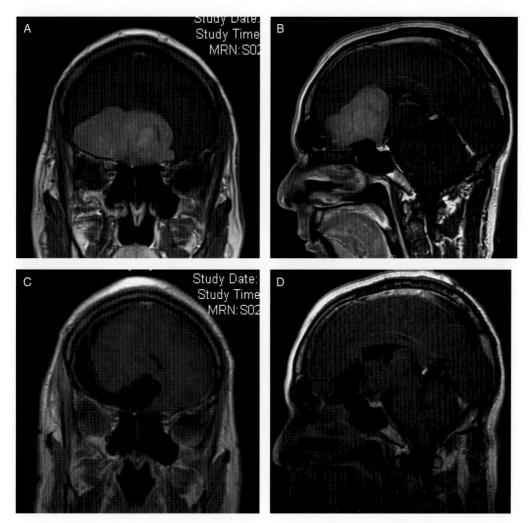

图 34.1 眶上入路。术前冠状位 MRI（A）和矢状位 MRI（B）T1 加权像显示嗅沟脑膜瘤。术后冠状位 MRI（C）和矢状位 MRI（D）T1 加权像显示肿瘤完整切除

眼裂。导航评估蝶窦气化程度十分重要，显著侧方气化的蝶窦大大增加开颅难度，这种情况要即时更改手术入路。

手术步骤

采用眉毛内切口，内侧至眶上切迹、外侧至眉毛外侧缘，需要注意切口内侧的眶上神经及外侧的面神经额支。帽状腱膜下分离，U形切开骨膜翻向下方。切开颞肌显露关键孔，此处钻一孔，游离骨瓣，骨窗下缘须平眶顶。骨窗下缘应足够低以便显露。硬膜也是U形剪开翻向下方。

显微镜下探查脑池释放脑脊液使脑组织塌陷，包括视交叉前池、颈内动脉视神经池、颈内动脉动眼神经池、侧裂池近端。进一步解剖额底及侧裂内蛛网膜。术野可显露同侧动眼神经、视神经、视交叉、终板、颈动脉床突上段及大脑前动脉的分支。然后显微镜下尽可能完整切除肿瘤，注意保护周围神经血管。

随后置入0°内镜和角度内镜探查整个术腔，特别是显微镜下的死角区域，残余肿瘤可在角度镜下切除。术中须小心进行内镜操作，内镜支在骨窗上，直线靠近颈内动脉和视神经。操作时内镜和摄像机须同轴旋转以保证图像是正的，同时要避免内镜摆动。内镜应该直进直出，不要向侧方移动，粗暴的动作可能会导致灾难性的后果。

水密缝合硬膜，钛板固定颅骨，应尽量将复位骨瓣紧贴上缘，下方骨缝填塞胶原蛋白海绵。分层缝合骨膜、帽状腱膜和头皮。

风险及补救措施

切口外缘需注意避免面神经额支损伤，内侧需注意避免开放额窦。较小的额窦破口用骨蜡封闭即可；较大的破口需用脂肪、肌肉及胶原蛋白海绵修补。

并发症

并发症主要包括额部感觉异常，额肌暂时性或永久性麻痹，脑脊液鼻漏，假性脑膜膨出。额部感觉异常多数为暂时性，术中在眶上孔处早期识别眶上神经是有效的预防办法。额肌麻痹发生率为1%~5.5%，需要在术中仔细分离避免损伤面神经额支。脑脊液鼻漏发生率低于4%，常见于额窦开放患者。假性脑膜膨出常因拔除气管插管时剧烈呛咳导致，切口加压包扎可有效预防。

要　点

- 正确摆放体位，解剖脑池早期释放脑脊液可使脑组织塌陷，无须牵开器即可达到充分显露
- 角度内镜可以克服眉弓入路的解剖死角，充分显露双侧眶顶之间的前颅底并切除该部位肿瘤

术后管理

术后患者需在监护室或ICU进行治疗。术后大部分患者病情平稳。术后嗅觉丧失者常因闻不到味道和食欲减退进食差，需保证充分的营养。术后视力障碍的恢复情况难以预估。眉弓入路患者术后气颅、脑脊液漏少见，经鼻入路术后更常见。系统性并发症如肺炎、血栓形成需积极处理。术后鼓励患者尽早活动，进行呼吸锻炼减少肺不张，穿弹力袜，病情允许时可及早出院。

34.3.3　小翼点入路（病例2）

患者41岁，因髓母细胞瘤行脑脊髓放疗及化疗，现出现双额复发，主要位于鸡冠及前颅底（图34.2A、B）。采用双侧小翼点入路（图34.2C~F），在角度内镜下切除双侧额叶、颞叶、岛叶、前颅底病变，并切除眶外侧壁肿瘤和行视神经减压（图34.2 G、H）。患者术后出现一过性张口困难，考虑是双侧颞肌切开导致。病理报告为促结缔组织增生型髓母细胞瘤（WHO Ⅳ级）。

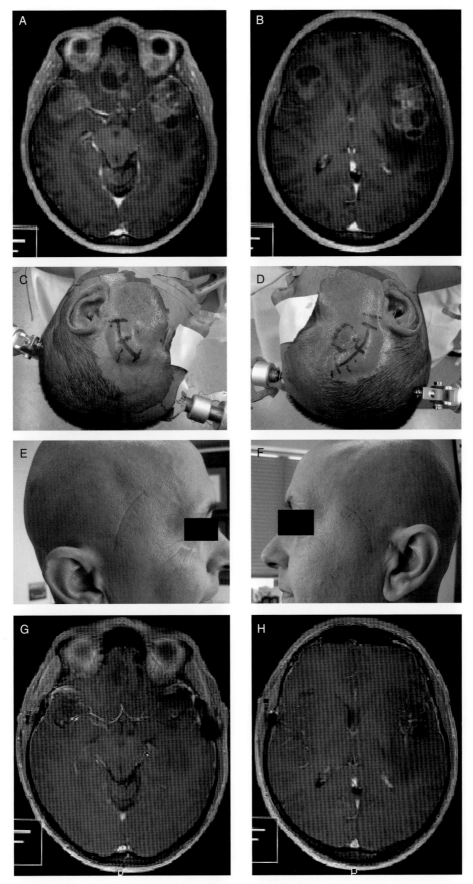

图 34.2 小翼点入路。A、B. 术前 MRI T1 加权像显示幕上髓母细胞瘤，累及前颅窝和中颅窝。C、D. 双侧小翼点入路切口线。E、F. 术后 6 周的切口线。G、H. 术后 MRI T1 加权像显示多发肿瘤完全切除

手术技术

翼点入路由显微神经外科大师 Yaşargil 教授[16,17]命名，是经额颞开颅显露前颅窝和中颅窝，此后经过不断改良。小翼点入路能够提供足够的显露，同时具有切口小、颞肌萎缩轻、骨质缺损少、减少不必要的脑组织显露的优点[18-20]，因此逐渐替代了经典翼点入路。

术前准备

术前仔细阅片有助于确定最佳手术方案，减少神经血管损伤的概率并做到全切除。若肿瘤主要位于中颅窝，就要考虑选择小翼点而非眶上入路。病变累及鞍区和鼻窦时应考虑采用经鼻入路。富血运肿瘤可经 MRA 和 MRV 清晰地显示血供，部分病例可经栓塞获益。需重视肿瘤包绕血管的病例，术前需准备血管修补或搭桥材料以备血管损伤。

手术步骤

患者仰卧头偏，置颧突为最高点。做 2~3cm 颞部发际内弧形切口线，位于外眦和耳屏连线中点外侧；切开头皮，采用筋膜下入路保护面神经；L 形切开颞肌筋膜，翻向前方，顺肌纤维方向切开颞肌并翻向前方；钻一孔铣下骨瓣，磨平蝶骨嵴；剪开硬膜沿侧裂释放脑脊液，使脑组织塌陷，显露术腔。术中不用固定的牵开器，而是用显微器械进行动态牵拉[21]。

额外侧入路通过解剖脑池松弛脑组织可以充分显露蝶骨平台和嗅沟旁中线肿瘤。基底靠外侧的蝶骨平台肿瘤常包绕大脑中动脉远端分支，术中肿瘤减容后通常需要锐性分离；而基底靠内侧的肿瘤常累及海绵窦，因全切常导致颅神经麻痹，所以肿瘤大部切除后对残余肿瘤可辅以放疗。内侧生长的肿瘤若累及大脑中动脉或颈内动脉分叉，常需仔细锐性分离。与眶上入路类似，小翼点入路切除嗅沟脑膜瘤的优点是可以先显露重要的神经血管结构。嗅沟脑膜瘤常将嗅神经推向外侧，视交叉视神经推向下后方，前交通动脉推向后上方，当然也有可能与肿瘤粘连。早期识别这些结构并锐性分离可减少损伤概率。

风险及补救措施

开颅阶段主要的风险是面神经额支损伤和颞肌萎缩。筋膜间或筋膜下入路是保护面神经的成熟方法。骨膜下逆行剥离有助于减少颞肌萎缩[22,23]。术中尽量减少对神经的操作。选择的手术入路应提供足够的操作空间，以减少对脑组织牵拉[24]，因为任何程度的牵拉都有可能导致暂时或永久性的颅神经损伤。锐性分离肿瘤与粘连的血管可能导致血管损伤，可能需进行原位缝合或远端搭桥。

并发症

小翼点入路避免了额窦开放，但手术操作空间较小，故有额叶损伤的可能。Caplan 等报道了 72 例应用小翼点入路处理未破裂前循环动脉瘤并发症的研究[19]，结果提示 96% 的患者颞肌无萎缩或轻度萎缩。最近的一项前瞻性临床随机对照研究显示颞肌萎缩发生率在小翼点入路为 12.7%，经典翼点入路为 22%[20]。常规并发症如切口感染、癫痫两组各 2 例（<3%）。严重并发症如卒中、需要手术清除的硬膜外及硬膜下血肿两组均各 1 例（<1.5%）。肿瘤部位相关的神经功能障碍 6 例，然而这一并发症主要取决于肿瘤部位，内侧生长的肿瘤因常累及视神经、视交叉及海绵窦，颅神经麻痹发生率较外侧生长者高。

要 点

- 细致的术前计划并选择合适的手术入路、评估手术风险是减少术中风险和术后并发症的有效方法
- 内镜应直进直出，如需更换不同角度内镜，需将内镜撤出，更换后再直线置入

术后管理

术后先将患者送入 ICU 观察，然后再送回普通病房。内侧生长的病变更易出现第Ⅲ、Ⅳ、Ⅵ对颅神经麻痹，暂时性或永久性颅神经麻痹取决于术中损伤的程度。如术后随访未恢

复，可推荐至眼科行眼外肌手术补救。早期发现血管性并发症有助于降低致残率，应对术后出现局灶性体征的患者保持密切关注和评估。早期活动、充足营养、呼吸锻炼能够降低系统性并发症的发生率。

34.3.4　扩大内镜入路（病例 3）

患者 76 岁，为退休的法学教授，主诉为闻酒能力下降、头痛，通过眼科检查发现嗅沟脑膜瘤（图 34.3A）。我们采用内镜经鼻入路全切除肿瘤（图 34.3B）。术后患者平稳，无脑脊液漏，头痛缓解，但是嗅觉永久丧失。病理报告为过渡型脑膜瘤（WHO I 级）。

手术技术

内镜经鼻显露前颅底的文献已经有详细的报道。我们会在下一章讨论内镜经鼻显露后颅窝技术。

手术步骤

患者仰卧位，头稍转向右侧并略后仰以方便显露前颅底。0° 镜下进入右侧鼻腔。内镜经鼻显露前颅底的关键是创造足够的操作空间[23,25]。常将中鼻甲根部骨折后推向外侧，也

可以进一步切除钩突和部分筛窦增加中鼻甲移位幅度，通常该方法基本足够显露而无须切除中鼻甲，且能保留术后鼻腔气流正常。左侧鼻腔采用鼻中隔旁入路，仅向外侧推挤中鼻甲能置入内镜即可。切除鼻中隔根部。下鼻甲尾部是重要的解剖标志，其内侧为后鼻孔，后者为此入路的下界。后鼻孔内侧的犁状骨是中线的标志。在后鼻孔上方 1.5cm 处显露蝶窦开口，磨除蝶窦前壁应避免损伤蝶腭动脉，应磨平骨嵴。

对于经蝶骨平台入路，需磨除前、后组筛窦，磨除筛窦分隔上方至前颅底、外侧至筛骨纸样板，磨除时需小心勿损伤筛后动脉及嗅丝。蝶骨平台可通过双侧视神经管隆起定位，后者向眶走行。去除蝶骨平台、鞍结节，前方至筛后动脉，侧方至视神经管隆起。打开垂体上方的前颅底硬膜，即可显露视神经、视交叉，由此可经视神经上方或下方区域进行操作。对于经筛板入路，需先去除鼻中隔上部，切除鸡冠，分离并结扎筛前动脉、筛后动脉，去除双侧眶之间的前颅底骨质，打开硬膜，即可显露额叶底面和嗅神经。

并发症

并发症主要包括三种：鼻腔、颅内和系

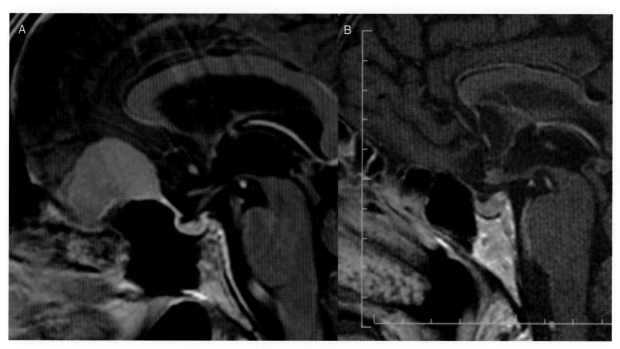

图 34.3　内镜经鼻入路。A. 术前 MRI T1 加权像显示嗅沟脑膜瘤。B. 术后 MRI T1 加权像显示肿瘤完整切除

统性并发症。鼻腔并发症包括结痂、流涕、鼻塞、嗅觉减退，多数术后 4 个月内可恢复[26]。Kassam 等报道了一组包含 800 例内镜治疗前、中、后颅底病变[27]的研究，其中详细阐述了颅内和系统性并发症。最常见的是脑脊液漏，发生率约 15.9%，如此高的发生率与复杂的蝶鞍以外入路有关。修补脑脊液漏的最佳选择是鼻中隔黏膜瓣。术后感染发生率为 1.8%，主要包括脑膜炎和脑脓肿形成，主要跟硬膜下操作相关。术中神经和血管损伤的发生率分别为 1.8% 和 0.9%，两者造成永久性神经功能缺损的概率分别为 0.5% 和 0.4%。预防的方法是熟知颅底血管的解剖，手术入路尽量避开神经直达病灶。术后迟发性神经功能障碍发生率为 1.9%，其中 0.6% 为永久性。肺栓塞、心脏病等系统性并发症占 2.9%，其中 2.1% 的患者经治疗后缓解。术后 30d 死亡率为 0.9%（7 例），其中死于系统性并发症者 6 例、脑膜炎 1 例。

34.4　后颅窝、枕骨大孔、下斜坡肿瘤

34.4.1　适应证和禁忌证

后颅窝中线旁病变主要包括前庭神经鞘瘤、脑膜瘤、表皮样囊肿等，该部位存在重要的神经血管结构、空间狭小导致术野窄、骨性解剖复杂（特别是岩骨），因此手术较复杂。既往曾采用一些侵袭性的入路切除此部位肿瘤。随着内镜、导航和专业化器械的应用，更微创、更精准的开颅成为可能。主要的禁忌证为高龄或合并症，且可以通过非手术方法治疗的患者（如前庭神经鞘瘤可以选择立体定向放疗）。扩展经蝶入路的主要禁忌证是术者未掌握该技术。手术入路的制订最好由一个颅底专业组讨论决定。

34.4.2　乙状窦后入路（病例 4）

患者女性，64 岁，因脊索瘤行手术和放疗后复发（图 34.4A）。该病变本可选择远外侧入路或扩展经蝶入路，但我们选择了乙状窦后入路（图 34.4B）。术中经内镜下进行显露。术后患者恢复缓慢。

手术技术

乙状窦后入路是后颅窝旁中线病变的主要入路，可以切除 CPA 区、颈静脉孔区、梅克尔腔、横窦乙状窦及岩骨背侧面病变。正确的体位、沿横窦乙状窦边缘游离骨瓣是显露病变和减小

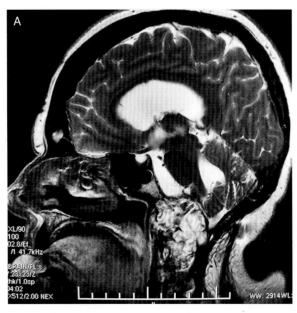
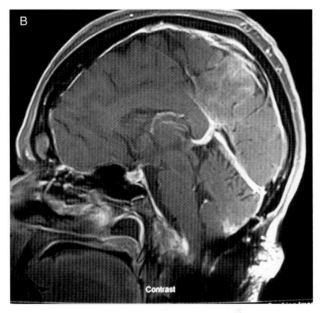

图 34.4　乙状窦后入路。A. 术前 MRI T2 加权像显示斜坡脊索瘤复发，既往曾行手术和放疗。B. 术后 MRI T1 加权像显示肿瘤次全切除

开颅创伤的关键[28,29]。

术前准备

患者仰卧位，头尽量转向对侧，头略伸并抬高以利静脉回流。不要垫肩，因垫高的肩膀会影响术者操作。体表解剖标志可用来定位静脉窦。横窦乙状窦交界位于星点下方，后者位于人字缝、枕乳缝和鳞状缝交点[30]。颧弓与枕外隆突连线和二腹肌沟垂直线交点也可定位该点。当然这存在个体差异，如果能用导航确认最好。

手术步骤

应根据后颅窝病变的具体位置设计切口和骨窗。对于幕上切迹和 CPA 区病变，应在横窦乙状窦交界剪开硬膜，然后采取小脑上方和前方间隙入路；对于后组颅神经和枕骨大孔病变，应严格采取小脑前方入路，无须显露横窦。剪开硬膜后首先应打开延髓池释放脑脊液，此步骤非常关键，可提升空间狭小的后颅窝操作空间。游离神经血管之间的蛛网膜系带和粘连可进一步增加操作空间。这时内镜探查可提供对肿瘤及周围结构（特别是隐藏的神经血管）的完整景象。显微镜的双眼视觉和双手操作是独特的优点，我们分离和切除肿瘤仍然在显微镜下进行。

盲区残余肿瘤可在内镜下用弯头器械切除，如听神经瘤术中内镜在观察内听道时具有不可替代的作用[31,32]。内镜经此入路可轻松显露视神经、枕骨大孔，甚至对侧结构[33]。

风险及补救措施

该手术主要的风险是出血和气栓，二者主要和静脉窦损伤相关。一个经验丰富的麻醉医生应密切关注呼气末 CO_2 分压[34]。大卵圆孔的患者气栓导致缺血性卒中风险较高，因此最好采用经喉多普勒监测[35,36]。气栓发生时，我们主张降低头部、冲洗并覆盖可能的气体进入部位，然后尝试确切的封闭。封闭可采用异体材料，如吸收性明胶海绵（Gelfoam，Pfzer）或

者人造纤维蛋白原（TachoSil，Baxter Healthcare Co），笔者更喜欢用自体材料（肌肉）。

并发症

后颅窝手术的并发症同一般开颅手术。乙状窦后入路易出现的就是上述静脉窦损伤导致的出血和气体栓塞。开放的乳突气房需仔细多层封闭，以防术后经咽鼓管脑脊液漏[37]。术中神经监测（肌电图和诱发电位）有助于预防颅神经损伤。尽管在监测下，但前庭神经鞘瘤术后暂时性面神经损伤仍非常常见，特别是年龄 >65 岁和肿瘤直径 >2cm 者[38]。

术后管理

锁孔乙状窦后入路患者因创伤小，术后一般感觉良好。术后发生气颅的患者常诉头痛。术后怀疑静脉窦回流障碍者应尽早给予肝素。术后早下地活动可预防深静脉血栓和便秘，后者可导致颅内高压。地塞米松应尽快减量。

34.4.3　扩展经蝶入路

手术技术

大部分后颅窝包括斜坡病变可经乙状窦后入路切除，但是部分病变仍需经蝶入路或者分期联合入路。经蝶入路非常适合中线病变如脊索瘤，因为该病变位于硬膜外、脑干和基底动脉前方、颅神经内侧[39]。这类手术需要经蝶显露双侧岩骨和颈内动脉之间的区域，并可直接显露病变。

术前准备

鼻腔解剖结构复杂，且神经外科医生对鼻腔功能及手术并发症不熟悉，因此不得不和有经验的鼻科医生进行合作[40,41]。鼻科医生的专业知识可为手术入路计划、术前鼻腔准备以及术后处理提供帮助。

手术步骤

经蝶入路的基本原则如前述。根据病变的

位置和生长范围决定入路扩展的程度。最常用的是单侧经鼻中隔旁入路。对于后颅窝病变，需要双鼻孔扩展经蝶入路、更广泛地开放颅底才能显露病变，且需同时置入内镜和各种不同器械进行操作（双人四手）。当病变向侧方生长累及颈内动脉斜坡旁段及颈内动脉后方间隙，经角度内镜和弯头器械可切除一定程度的病变。若有残留可二期开颅切除[42,43]。

> ## 要 点
>
> - 手术时患者的体位很关键，头应尽量转向对侧、略上抬并后仰。同侧肩部不垫高，以免阻挡显微镜
> - 切口和骨窗应根据病变部位个体化。熟知体表标志和导航一样重要
> - 内镜的作用是不可替代的，能够显露术腔的各个角落、扩大入路的显露范围，需和显微镜配合使用

风险及补救措施

该手术最主要的并发症是血管损伤，尤其是颈内动脉[44]。复发者、既往放疗以及双侧颈内动脉紧贴者（kissing artery）是颈内动脉损伤的高风险。一旦颈内动脉出血（或其他动脉），应立即抬高患者头并压迫颈动脉，另引入一个吸引器有助于保持术野清楚。我们的经验是用自体肌肉糜堵塞在出血点并加压，肌肉糜可以激活凝血以止血并保持动脉管腔通畅。若失败需尽早考虑介入治疗。

并发症

扩展经蝶入路的并发症包括鼻腔结痂、嗅觉丧失、慢性鼻窦炎、垂体功能减退[27]。预防脑脊液漏最好的方法是细致的多层修补加外敷带蒂黏膜瓣，对于广泛侵犯硬膜的病变这一方法尤其重要。术中损伤颈内动脉者需术后6~12周行脑血管造影除外颈内动脉海绵窦瘘或假性动脉瘤。

术后管理

应嘱患者术后两周以内应避免擤鼻涕。头抬高30°以利减轻硬膜缺口的压力。鼻腔冲洗能够缓解鼻腔结痂和呼吸困难，可明显提高患者术后的舒适度。应检测血电解质及渗透压来监测垂体功能，同时应注意是否出现烦渴及多尿。24h体重波动大于2kg应高度怀疑是否有失水或水潴留。术后不推荐额外长期使用抗生素，更好的方案是术后短期预防性使用单一抗生素，如头孢菌素类[45]。

34.5 结 论

内镜在神经外科已经发展为一门亚专科，可应用于多种肿瘤，包括旁中线肿瘤。内镜技术的进步、器械的改进和培训的开展把纯内镜手术、内镜控制手术及内镜辅助手术三者凝聚成一种非常好的手术模式。熟练应用内镜处理前、后颅窝肿瘤，需注意以下几点：熟知正常解剖及肿瘤病理解剖；选择合适的手术入路；熟悉手术相关并发症。

> ## 要 点
>
> - 前、后颅窝的病变较复杂，需神经外科医生与经验丰富的鼻科医生合作，从而在术中达到足够的显露，精细处理鼻腔和鼻窦
> - 颈动脉出血是灾难性的并发症，因此复杂经鼻手术应术前有所准备，提前让神经介入医生备班
> - 细致的硬膜修补是预防脑脊液漏和感染的最有效措施；我们认为多层修补加外敷带蒂黏膜瓣是最有效的修补措施

（鲁润春 译）

参考文献

[1] Davis L. Neurological Surgery. Philadelphia: Lea & Febiger, 1936.

[2] Dandy WE. Cerebral ventriculoscopy. Bull Johns

Hopkins Hosp, 1922, 33: 189.

[3] Mixter W. Ventriculoscopy and puncture of the floor of the third ventricle. Boston Med Surg, 1923, 188: 277–278.

[4] Di leva A, Tam M, Tschabitscher M, et al. A journey into the technical evolution of neuroendoscopy. World Neurosurg, 2014, 82(6): e777–e789.

[5] Li KW, Nelson C, Suk L, et al. Neuroendoscopy: past, present, and future. Neurosurg Focus, 2005, 19(6): E1.

[6] Esposito F, Cappabianca P. Neuroendoscopy: general aspects and principles. World Neurosurg, 2013, 79(2, Suppl): 14.e7–14.e9.

[7] Perneczky A, Fries G. Endoscope-assisted brain surgery: part 1-evolution, basic concept, and current technique. Neurosurgery, 1998, 42(2):219–224, discussion 224–225.

[8] Teo C. Endoscopic-assisted tumor and neurovascular procedures. Clin Neurosurg, 2000, 46: 515–525.

[9] Jho HD. Orbital roof craniotomy via an eyebrow incision: a simplified anterior skull base approach. Minim Invasive Neurosurg, 1997, 40(3): 91–97.

[10] van Lindert E, Perneczky A, Fries G, et al. The supraorbital keyhole approach to supratentorial aneurysms: concept and technique. Surg Neurol, 1998, 49(5): 481–489, discussion 489–490.

[11] Reisch R, Perneczky A, Filippi R. Surgical technique of the supraorbital key-hole craniotomy. Surg Neurol, 2003, 59(3): 223–227.

[12] Mitchell P, Vindlacheruvu RR, Mahmood K, et al. Supraorbital eyebrow minicraniotomy for anterior circulation aneurysms. Surg Neurol, 2005, 63(1): 47–51, discussion 51.

[13] Jallo Gl, Bognár L. Eyebrow surgery: the supraciliary craniotomy: technical note. Neurosurgery, 2006, 59(1, Suppl 1): E157–E158, discussion El 57–E158.

[14] Reisch R, Perneczky A. Ten-year experience with the supraorbital subfrontal approach through an eyebrow skin incision. Neurosurgery, 2005, 57(4, Suppl): 242–255, discussion 242–255.

[15] Wilson DA, Duong H, Teo C, et al .The suprao-rbital endoscopic approach for tumors. World Neurosurg, 2014, 82: 243–256.

[16] Krayenbfihl HA, Yaşargil MG, Flamm ES, et al. Microsurgical treatment of intracranial saccular aneurysms. J Neurosurg, 1972, 37(6): 678–686.

[17] Yasargil MG, Antic J, Laciga R, et al. Microsurgical pterional approach to aneurysms of the basilar bifurcation. Surg Neurol, 1976, 6(2): 83–91.

[18] Figueiredo EG, Deshmukh P, Nakaji R, et al. The minipterional craniotomy: technical description and anatomic assessment. Neurosurgery, 2007, 61(5, Suppl 2): 256–264, discussion 264–265.

[19] Caplan JM, Papadimitriou K, Yang W, et al. The minipterional craniotomy for anterior circulation aneurysms: initial experience with 72 patients. Neurosurgery, 2014, 10(Suppl 2):200–206, discussion 206–207.

[20] Welling LC, Figueiredo EG, Wen HT, et al. Prospective randomized study comparing clinical, functional, and aesthetic results of minipterional and classic pterional craniotomies. J Neurosurg, 2015, 122(5): 1012–1019.

[21] Spetzler RE, Sanai N. The quiet revolution: retractorless surgery for complex vascular and skull base lesions. J Neurosurg, 2012, 116(2): 291–300.

[22] Cavallo LM, Messina A, Cappabianca P, et al. Endoscopic endonasal surgery of the midline skull base: anatomical study and clinical considerations. Neurosurg Focus, 2005, 19(1): E2.

[23] Kassam A, Snyderman CH, Mintz A, et al. Expanded endonasal approach: the rostrocaudal axis. Part I. Crista galli to the sella turcica. Neurosurg Focus, 2005, 19(1): E3.

[24] Solari D, Chiaramonte C, Di Somma A, et al. Endoscopic anatomy of the skull base explored through the nose. World Neurosurg, 2014, 82(6, Suppl): S164–S170.

[25] Kassam A, Snyderman CH, Mintz A, et al. Expanded endonasal approach: the rostrocaudal axis. Part II. Posterior clinoids to the foramen magnum. Neurosurg Focus, 2005, 19(1): E4.

[26] Awad AJ, Mohyeldin A, El-Sayed IH, et al. Sinonasal morbidity following endoscopic endonasal skull base surgery. Clin Neurol Neurosurg, 2015, 130: 162–167.

[27] Kassam AB, Prevedello DM, Carrau RL, et al. Endoscopic endonasal skull base surgery: analysis of complications in the authors' initial 800 patients. J Neurosurg, 2011, 114(6): 1544–1568.

[28] Perneczky AM-FW, van Lindert E, Fries G. Keyhole concept in neurosurgery: with endoscope-assisted microsurgery and case studies. Stuttgart: Thieme, 1998.

[29] Reisch R, Stadie A, Kockro RA, et al. The keyhole concept in neurosurgery. World Neurosurg, 2013, 79(2, Suppl): 17.e9–17.e13.

[30] Gharabaghi A, Rosahl SK, Feigl GC, et al. Surgical planning for retrosigmoid craniotomies improved by 3D computed tomography venography. Eur J Surg Oncol, 2008, 34(2): 227–231.

[31] Hori T, Okada Y, Maruyama T, et al. Endoscope-controlled removal of intrameatal vestibular schwannomas. Minim Invasive Neurosurg, 2006, 49(1): 25–29.

[32] Shahinian HK, Ra Y. 527 fully endoscopic resections of vestibular schwannomas. Minim Invasive Neurosurg,

2011, 54(2): 61–67.

[33] Ebner FH, Koerbel A, Roser F, et al. Microsurgical and endoscopic anatomy of the retrosigmoid intradural suprameatal approach to lesions extending from the posterior fossa to the central skull base. Skull Base, 2009, 19(5): 319–323.

[34] Sade B, Mohr G, Dufour JJ. Vascular complications of vestibular schwannoma surgery: a comparison of the suboccipital, retrosigmoid, and translabyrinthine approaches. J Neurosurg, 2006, 105(2): 200–204.

[35] Engelhardt M, Folkers W, Brenke C, et al. Neuro-surgical operations with the patient in sitting position: analysis of risk factors using transcranial Doppler sonography. BrJ Anaesth, 2006, 96(4): 467–472.

[36] Duke DA, Lynch JJ, Harner SG, et al. Venous air embolism in sitting and supine patients undergoing vestibular schwannoma resection. Neurosurgery, 1998, 42(6): 1282–1286, discussion 1286–1287.

[37] Ling PY, Mendelson ZS, Reddy RK, et al. Reconstruction after retrosigmoid approaches using autologous fat graft-assisted Medpor Titan cranioplasty: assessment of postoperative cerebrospinal fluid leaks and headaches in 60 cases. Acta Neurochir (Wien), 2014, 156(10): 1879–1888.

[38] Sughrue ME, Yang i, Rutkowski MJ, et al. Preservation of facial nerve function after resection of vestibular schwannoma. Br J Neurosurg, 2010, 24(6): 666–671.

[39] Fraser JE, Nyquist GG, Moore N, et al. Endoscopic endonasal transclival resection of chordomas: operative technique, clinical outcome, and review of the literature. J Neurosurg, 2010, 112(5): 1061–1069.

[40] Reisch R. Transnasal endoscopic surgery of pituitary tumors//Simmen D, Jones N, eds. Manual of Endoscopic Sinus and Skull Base Surgery. Stuttgart: Thieme, 2014.

[41] Kurschel S, Gellner V, Clarici G, et al. Endoscopic rhino-neurosurgical approach for non-adenomatous sellar and skull base lesions. Rhinology, 2011, 49(1): 64–73.

[42] Koechlin NO, Simmen D, Briner HR, et al. Combined transnasal and transcranial removal of a giant clival chordoma. J Neurol Surg Rep, 2014, 75(1): e98–e102.

[43] Chau AM, Lazzaro A, Mobbs RJ, et al. Combined endoscopic endonasal and posterior cervical approach to a clival chordoma. J Clin Neurosci, 2010, 17(11): 1463–1465.

[44] Gardner PA, Tormenti MJ, Pant H, et al. Carotid artery injury during endoscopic endonasal skull base surgery: incidence and outcomes. Neurosurgery, 2013, 73(2, Suppl Operative): ons261-ons269, discussion ons 269–ons270.

[45] Little AS, White WL. Short-duration, single-agent antibiotic prophylaxis for meningitis in trans-sphenoidal surgery. Pituitary, 2011, 14(4): 335–339.

第 35 章　内镜辅助动脉瘤手术

Gerrit Fischer, Joachim Oertel

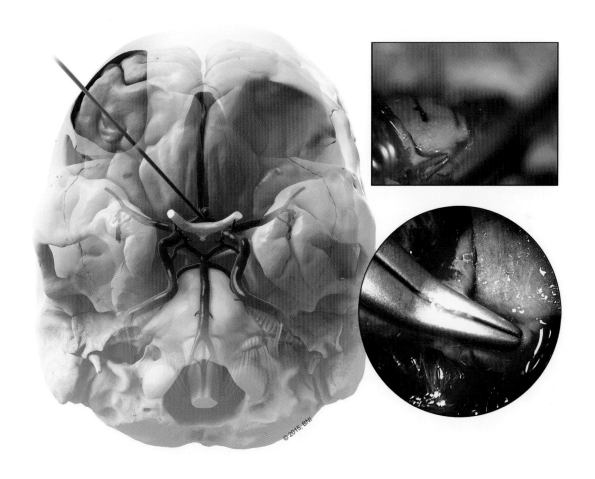

35.1　引　言

　　介入的出现显著改变了动脉瘤的治疗模式。开颅手术曾经是动脉瘤的主要治疗方式，仅需顾虑动脉瘤本身相关的并发症，但现在要面临更微创的神经介入的挑战。即便如此，开颅手术仍然是治疗颅内动脉瘤最确切的方法，尤其是对于复杂的和宽颈动脉瘤[1-4]。动脉瘤治疗的目的是完全闭塞动脉瘤，同时保护好载瘤动脉及其分支和穿支、瘤周神经结构。完成显微镜下分离和显露后，安全有效地放置瘤夹有赖于直视下充分的探查。显微镜是直线视角，有时不能确认动脉瘤是否闭塞或正常血管是否保留，目前仍然面临以下严峻挑战：术后动脉瘤残留率为4%~19%[4-9]，而载瘤动脉闭塞率为0.3%~12%[4-8]。只有降低并发症发生率，开颅夹闭才能和介入竞争。术中多普勒超声微探头和术中荧光造影已经常规用于术中血管评估[10-18]。上述技术仍然限于直线视角这一点。高清硬性内镜能够将显微镜视野死角进行广角特写。在动脉瘤夹闭前、中、后应用内镜增加显露是提升手术效果安全有效的方法[19-26]。

35.2 适应证和禁忌证

目前动脉瘤手术仍然极具挑战性。即使对于经验丰富的脑血管专科医生，动脉瘤手术绝非常规手术。为了患者的安全，术者应想方设法增强自己对手术的把控能力。

直视下进行探查是术中确认动脉瘤夹闭完全和相关血管保护好的常用方法。显微镜下是直线视角，完成这一动作较困难甚至会失败。例如由于显露或开颅范围的限制，显微镜下无法显露病变四周或动脉瘤后方区域。通过分离和小心牵拉动脉瘤可显露部分后方区域和死角，然而即使轻微的动脉瘤或血管牵拉和动脉瘤进一步显露都可能导致动脉瘤破裂。内镜能够使动脉瘤手术获益：①增加术野深部照明；②对病变进行放大特写；③提供角度视野[19,20]。

对于经典的翼点和额外侧入路，后交通动脉瘤、脉络膜前动脉瘤、颈内动脉瘤常位于载瘤动脉背侧；而基底动脉尖区域动脉瘤（基底动脉尖、小脑上动脉、大脑后动脉）常被脑组织阻挡。内镜对上述部位的动脉瘤非常有用（图35.1；表35.1）。此外，术中情况常比预期复杂，此时另外一个视角非常有帮助（图35.2），因此每台动脉瘤手术都应备好内镜。

35.3 手术技术

35.3.1 术前准备

根据患者的情况、动脉瘤的位置及大小、个体解剖特点选择创伤最小的入路。对患者全身麻醉，行神经电生理监测，根据动脉瘤位置和手术入路摆放体位。作者常用以下5种入路方式：眶上经额下入路，翼点经侧裂入路，单

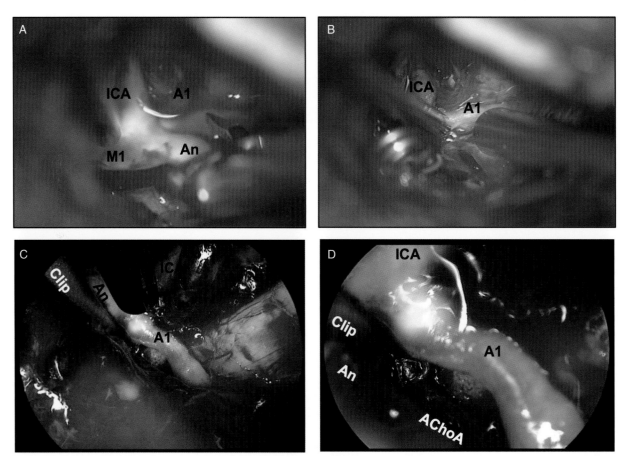

图35.1 内镜辅助经眶上入路夹闭左侧颈内动脉瘤。A.显微镜下进行夹闭。B.夹闭完成，然后置入内镜，左手的吸引器保证了视野清晰。C.夹闭后内镜探查显示动脉瘤夹及A1。D.内镜下进一步观察，注意脉络膜前动脉（ICA：颈内动脉；A1：大脑前动脉A1段；M1：大脑中动脉M1段；An：动脉瘤）

侧经纵裂入路，颞下入路和乳突后入路。眶上入路是眉毛外侧切口、额外侧成形微骨窗（2.5cm×1.5cm）；经典翼点入路是额颞部切口、额颞部成形骨窗（3.5cm×5.0cm）；单侧经纵裂入路采取发际内直切口，在矢状窦外侧缘成形骨窗（2.0cm×3.0cm）；颞下入路是在颧弓上方行直切口，然后在颞骨前部贴颅底成形骨窗（2.5cm×2.5cm）；乳突后入路是在横窦乙状窦之间成形骨窗[27]。

35.3.2　手术步骤

动脉瘤手术中内镜主要有以下 3 个用途：①夹闭前探查；②内镜下夹闭；③夹闭后确认。

先在显微镜下进行显露。解剖蛛网膜，充分打开额底脑池。合并蛛网膜下腔出血者应充分冲洗血块。需要进一步了解局部解剖关系时可置入内镜，可全面了解动脉瘤与载瘤动脉、分支、穿支及周围结构的关系。应在显微镜监视下小心置入内镜，且避免内镜碰到动脉瘤、血管及周围颅神经，然后在显微镜下完成分离和夹闭。若要在内镜下进行分离和夹闭，可用支撑臂固定内镜。注意应避免内镜和摄像遮挡显微镜视野和显微镜下操作。夹闭完成后，可在内镜下观察瘤夹位置、确认夹闭情况并除外载瘤动脉、分支／穿支动脉的闭塞或狭窄（视

频 35.1）。如果内镜下发现问题，应在显微镜下调整动脉瘤夹位置。夹闭后应采用术中多普勒或荧光造影探测动脉瘤颈、载瘤动脉、分支或穿支动脉。

表 35.1　夹闭后内镜探查提示进行瘤夹调整[a]

	N=10	瘤夹调整	
AchoA	5	2	40.0%
PComA	25	7	28.0%
PCA	5	1	20.0%
AComA	17	3	17.6%
ICA	30	5	16.7%
SCA	6	1	16.7%
BA	37	4	10.8%
OphthA	13	1	7.7%
MCA	30	2	6.7%
PerA	0	0	0
ACA	7	0	0
PICA	2	0	0
VA	3	0	0

MCA：大脑动脉；AComA：前交通动脉；ICA：颈内动脉；PComA：后交通动脉；BA：基底动脉；OphthA：眼动脉；PerA：胼周动脉；ACA：大脑前动脉；PICA：小脑后下动脉；VA：椎动脉；AchoA：脉络膜前动脉；SCA：小脑上动脉；PCA：大脑后动脉
数据引自参考文献 25
a：对 180 例内镜辅助动脉瘤夹闭患者进行回顾性分析。表中列出了内镜探查后需要调整瘤夹的动脉瘤部位、例数。

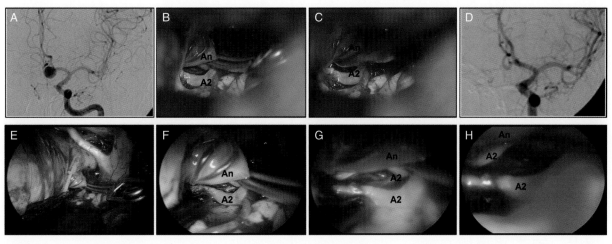

图 35.2　内镜辅助右侧眉弓入路夹闭大脑前动脉瘤。A.脑血管造影偶然发现动脉瘤。B.眉弓入路显微镜下夹闭动脉瘤。C.显微镜下尝试抬起动脉瘤以进一步探查并明确瘤夹位置是否有偏移。D.术后造影显示动脉瘤夹闭完全且大脑前动脉灌注良好。E.置入 0° 镜显示整个术野，包括夹闭后的动脉瘤和视交叉。F.内镜下将图 B 放大后显示动脉瘤。G、H.内镜下探查动脉瘤下方血管，可见到对侧大脑前动脉远端（ICA：颈内动脉；A1：大脑前动脉A1 段；M1：大脑中动脉 M1 段；An：动脉瘤）

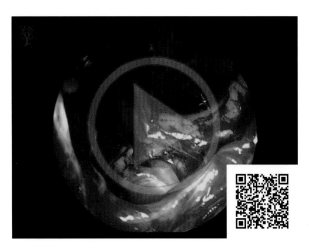

视频 35.1 内镜辅助动脉瘤夹闭术。患者女性，53岁，有两个未破裂动脉瘤（左侧大脑中动脉和颈内动脉分叉）。对患者行改良眶上入路。显微镜下轻轻抬起额叶、解剖打开额底脑池释放脑脊液使脑组织塌陷，再分离侧裂，分离显露大脑中动脉的动脉瘤；置入内镜，探查动脉瘤四周，在夹闭前探查确认瘤颈分离完全且分支、穿支动脉保护好，夹闭后在内镜下确认动脉瘤夹闭完全、分支及穿支动脉保护良好；然后分离夹闭颈动脉，内镜下确认动脉瘤彻底闭塞，无瘤颈残余

35.4 术后管理

术后拔出患者的气管插管，送入神经科ICU监护。若患者病情平稳可转回普通病房。患者病情平稳后可进行影像学检查，通常是CT或MRI检查。术后3d至6周行脑血管造影确认动脉瘤夹闭程度。术后早期间隔2~3个月随访一次，后续间隔6~12个月进行随访。

35.5 并发症

内镜辅助动脉瘤手术目前仅有一些回顾性研究报道，目前未报道内镜辅助相关严重并发症。有报道内镜碰到动脉瘤导致其破裂，内镜碰到神经导致一过性麻痹[23]；也有报道内镜导致局部脑挫伤，患者并无临床症状[23,26]。

35.6 结果和预后

内镜辅助对动脉瘤的显微手术治疗产生了显著影响[23-26]。夹闭前内镜探查可能减少了过多显露及动脉瘤牵拉。有研究显示，术中动脉瘤

破裂概率确实有所下降[25]。此外常规的试夹闭也可省略。夹闭后内镜探查可发现19%的病例因动脉瘤夹闭不全或瘤颈残余需要进行瘤夹调整或加固夹闭。这种连续的瘤夹调整使并发症发生率降至3.8%[25]（所有动脉瘤为18.9%）[4-9]。6.1%的病例内镜下发现了显微镜忽视的载瘤动脉、穿支或分支动脉闭塞，从而进行了瘤夹调整，使得并发症发生率从4.6%[4-8]降至2.3%[25]。尽管内镜能够提高动脉瘤完全闭塞率，同时降低血管闭塞率，但完全避免仍然无法达到。作者认为内镜下荧光造影可能进一步提升动脉瘤手术效果。

35.7 结 论

内镜能够扩大视野及显露，可在夹闭前、夹闭时及夹闭后进行探查。内镜能够降低术中动脉瘤破裂风险、提高动脉瘤完全夹闭率，降低载瘤动脉及穿支或分支动脉闭塞的风险。内镜是改善动脉瘤手术安全有效的方法，推荐任何动脉瘤手术都使用内镜。

要 点

- 动脉瘤辅助手术中须注意任何一步内镜操作都应在显微镜视野下进行
- 不推荐纯内镜手术操作。术中随时可能发生动脉瘤破裂，此时内镜无用，应立即撤出
- 应双手操作，一手持内镜，另一手持吸引器。这样不仅术野清晰且可防止镜头起雾
- 夹闭前内镜探查能够显示动脉瘤相关解剖、拓扑空间结构及毗邻结构，并可尽量降低对动脉瘤不必要的显露和牵拉
- 若手术入路不足且显微镜下夹闭困难，推荐在内镜下进行夹闭。此时应用支撑臂固定内镜，然后双手操作进行夹闭
- 夹闭后内镜探查可评估动脉瘤是否夹闭完全以及载瘤动脉、穿支或分支动脉是否通畅

（鲁润春 译）

参考文献

[1] David CA, Vishteh AG, Spetzler RE, et al. Late angiographic follow-up review of surgically treated aneurysms. J Neurosurg, 1999, 91(3): 396–401.

[2] Fogelholm R, Hernesniemi J, Vapalahti M. Impact of early surgery on outcome after aneurysmal subarachnoid hemorrhage. A population-based study. Stroke, 1993, 24(11): 1649–1654.

[3] Hernesniemi J, Vapalahti M, Niskanen M, et al. One-year outcome in early aneurysm surgery: a 14 years experience. Acta Neurochir (Wien), 1993, 122(1–2): 1–10.

[4] Macdonald RL, Wallace MC, Kestle JR. Role of angiography following aneurysm surgery. J Neurosurg, 1993, 79(6): 826–832.

[5] Alexander TD, Macdonald RL, Weir B, et al. Intraoperative angiography in cerebral aneurysm surgery: a prospective study of 100 craniotomies. Neurosurgery, 1996, 39(1): 10–17, discussion 17–18.

[6] Drake CG, Allcock JM. Postoperative angiography and the "slipped" clip. J Neurosurg, 1973, 39(6): 683–689.

[7] Proust E, Hannequin D, Langlois O, et al. Causes of morbidity and mortality after ruptured aneurysm surgery in a series of 230 patients. The importance of control angiography. Stroke 1995, 26(9): 1553–1557.

[8] Rauzzino MJ, Quinn CM, Fisher WS Ⅲ. Angiography after aneurysm surgery: indications for "selective" angiography. Surg Neurol, 1998, 49(1): 32–40, discussion 40–41.

[9] Suzuki J, Kwak R, Katakura R. Review of incompletely occluded surgically treated cerebral aneurysms. Surg Neurol, 1980, 13(4): 306–310.

[10] Fischer G, Stadie A, Oertel JM. Near-infrared indocyanine green videoangiography versus microvascular Doppler sonography in aneurysm surgery. Acta Neurochir (Wien), 2010, 152(9): 1519–1525.

[11] Raabe A, Beck J, Gerlach R, et al. Near-infrared indocyanine green video angiography: a new method for intraoperative assessment of vascular flow. Neurosurgery, 2003, 52(1): 132–139, discussion 139.

[12] Raabe A, Nakaji P, Beck J, et al. Prospective evaluation of surgical microscope-integrated intraoperative near-infrared indocyanine green videoangiography during aneurysm surgery. J Neurosurg, 2005, 103(6): 982–989.

[13] Raabe A, Beck J, Seifert V. Technique and image quality of intraoperative indocyanine green angiography during aneurysm surgery using surgical microscope integrated near-infrared video technology. Zentralbl Neurochir, 2005, 66(1): 1–6, discussion 7–8.

[14] Amin-Hanjani S, Meglio G, Gatto R, et al. The utility of intraoperative blood flow measurement during aneurysm surgery using an ultrasonic perivascular flow probe. Neurosurgery, 2006, 58(4, Suppl 2): ONS–305–ONS–312, discussion ONS–312.

[15] Bailes JE, Tantuwaya LS, Fukushima T, et al. Intraoperative microvascular Doppler sonography in aneurysm surgery. Neurosurgery, 1997, 40(5): 965–970, discussion 970–972.

[16] Dashti R, Laakso A, Niemeli M, et al. Microscope-integrated near-infrared indocyanine green videoangiography during surgery of intracranial aneurysms: the Helsinki experience. Surg Neurol, 2009, 71(5): 543–550, discussion 550.

[17] Firsching R, Synowitz HJ, Hanebeck J. Practicability of intraoperative microvascular Doppler sonography in aneurysm surgery. Minim Invasive Neurosurg, 2000, 43(3): 144–148.

[18] Imizu S, Kato Y, Sangli A, et al. Assessment of incomplete clipping of aneurysms intraoperatively by a near-infrared indocyanine green-video angiography (Niicg-Va) integrated microscope. Minim Invasive Neurosurg, 2008, 51(4): 199–203.

[19] Fries G, Perneczky A. Endoscope-assisted brain surgery: part 2-analysis of 380 procedures. Neurosurgery, 1998, 42(2): 226–231, discussion 231–232.

[20] Perneczky A, Fries G. Endoscope-assisted brain surgery: part 1-evolution, basic concept, and current technique. Neurosurgery, 1998, 42(2): 219–224, discussion 224–225.

[21] Perneczky A, Boecher-Schwarz HG. Endoscope-assisted microsurgery for cerebral aneurysms. Neurol Med Chir (Tokyo), 1998, 38(Suppl): 33–34.

[22] Hopf NJ, Perneczky A. Endoscopic neurosurgery and endoscope-assisted microneurosurgery for the treatment of intracranial cysts. Neurosurgery, 1998, 43(6): 1330–1336, discussion 1336–1337.

[23] Kalavakonda C, Sekhar LN, Ramachandran P, et al. Endoscope-assisted microsurgery for intracranial aneurysms. Neurosurgery, 2002, 51(5): 1119–1126, discussion 1126–1127.

[24] Kato Y, Sano H, Nagahisa S, et al. Endoscope-assisted microsurgery for cerebral aneurysms. Minim Invasive Neurosurg, 2000, 43(2): 91–97.

[25] Fischer G, Oertel J, Perneczky A. Endoscopy in aneurysm surgery. Neurosurgery, 2012, 70(2, Suppl Operative): 184–190, discussion 190–191.

[26] Galzio RJ, Di Cola F, Raysi Dehcordi S, et al. Endoscope-assisted microneurosurgery for intracranial aneurysms. Front Neurol, 2013, 4: 201–214.

[27] Fischer G, Stadie A, Reisch R, et al. The keyhole concept in aneurysm surgery: results of the past 20 years. Neurosurgery, 2011, 68(1, Suppl Operative): 45–51, discussion 51.

第36章 荧光在神经内镜手术中的应用

Alessandro Fiorindi, Luca Basaldella, Alberto Feletti, Pierluigi Longatti

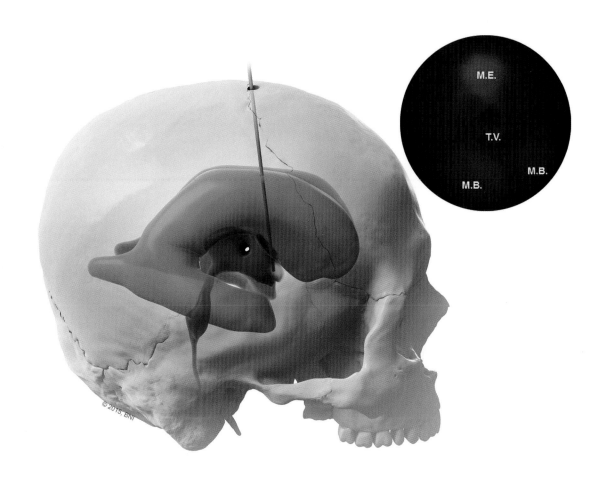

36.1 引　言

　　关于荧光可以显示正常脑室内结构的文献很少[1-3]，目前也没有相关的研究证实其能增加内镜操作的安全性。事实上，虽然国际解剖学名词委员会命名了近 70 个解剖结构，但神经外科医生认为只有不足 15 个解剖结构能够保证绝大多数脑室镜手术的安全。大多数脑积水患者的第三脑室底的解剖标志已经得到了很好的定义并可快速识别，但当存在肿瘤、脑出血、脑膜炎等复杂的情况下，室管膜反应可能会影响正常解剖的观察[4,5]，因此，我们需要认识更多的解剖标志。从这个角度来看，利用荧光使不可见的正常脑室结构可视化，是神经内镜手术的新技术。荧光素钠因其特殊的性质，能够透过动物的血—脑屏障（blood-brain barrier，BBB），用作示踪剂[6]。该药物大量应用于视网膜血管荧光造影已超过 70 年，自 20 世纪 60 年代初，主要用于视网膜疾病的诊断和治疗[7]。荧光素早在 1947 年就被用于神经外科，作为术中定位高级别胶质瘤的一种方法[8-11]。水肿的脑组织血—脑屏障开放，荧光素钠可在其中广泛扩散，导致荧光增强的部分远超越肿瘤的边界，因此，该技术很快被人们废弃。直到吲哚氰绿（ICG）[14,15]和 5- 氨基乙酰丙酸（ALA）[16]被应用于脑室镜和经鼻内镜中以鉴别肿瘤组织与正常结构，这项技术才重新应用于显微手术中[12,13]。最近研究发现，与 ICG 和 5-ALA 不同，血管荧光素可以在脑室镜下强化正常的脑室结构；2004 年，Kubo 第一次报道了对脑积水患者行脑室镜手术时在荧光下观察到增强的正中隆起和下丘脑终板血管区等（视频 36.1）[1]。

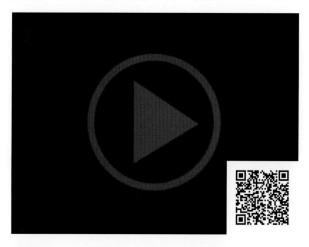

视频 36.1　神经内镜（软性内镜）下荧光造影。视频展示了内镜下荧光造影技术。由于血—脑屏障结构的切法正常，因此室周器官在荧光下可见。其他可见的结构有：室间孔处的脉络丛、第三脑室底漏斗隐窝附近的灰结节、终板血管器、第三脑室后壁的脉络丛和后联合、第四脑室底、第四脑室内脉络丛、延髓最后区、髓纹等

36.2　手术技术和解剖

采用血管荧光素进行增强的神经内镜手术可以应用于所有的脑室内手术，手术一般是在全身麻醉下进行。一个硬性内镜（外径 4mm或更小）必须配备白光和蓝光双重模式，后者主要用于荧光激发[2,3]。内镜主要为单手操作技术。手术入路的骨孔一般位于冠状缝前，中线旁开 2cm，直径约 12mm。利用 14F 的半硬性穿刺鞘建立侧脑室的穿刺通道。在所有的内镜手术中，先在标准白光模式下对脑室进行初步探查后，拔出内镜；根据眼科医生行视网膜血管造影时的荧光素钠剂量，由麻醉医生通过静脉注射给予患者 10mg/kg 荧光素钠；然后再次使用内镜荧光模式（蓝光）探查脑室。每次调整内镜位置时，必须在白光模式下进行，以避免对脑室壁造成损伤。

给予患者血管荧光素后，可在脑室镜荧光模式下识别在白光模式下不可见的解剖结构，特别是室周器官（circumventricular organs，CVO；视频 36.1），室管膜下微血管网（subependymal microvascular network，SMV）、脉络丛的特性及脑室内肿瘤的特点。

36.2.1　脉络丛

在静脉注射荧光素钠大约 20s 后，侧脑室的脉络丛在蓝光下逐渐显为绿色（图 36.1）。脉络丛的荧光信号很高，且均匀强化。几分钟后，染料穿过脉络丛屏障，分泌进入脑脊液，导致脑脊液呈淡淡的云雾状（图 36.2）。

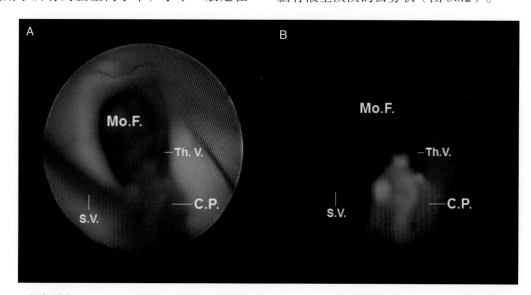

图 36.1　A. 白光模式下可见右侧脑室的室间孔和脉络丛结构。B. 同一视野在蓝光模式下，可清晰地观察到脉络丛强化（C.P.：脉络丛；Mo.F.：室间孔；S.V.：透明隔静脉；Th.V.：丘纹静脉）

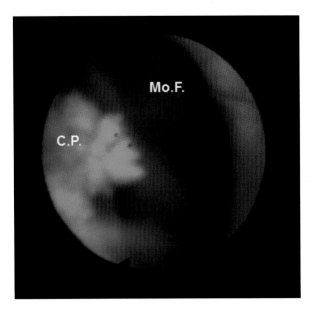

图 36.2　蓝光下抵近观察脉络丛结构，可见脑脊液呈云雾状，与脉络丛分泌荧光素入脑脊液有关（C.P.：脉络丛，Mo.F.：室间孔）

36.2.2　室周器官

在内镜蓝光下室周器官最明显，因为他们是高度血管化的结构，位于第三脑室和第四脑室周围，并缺乏一个完整的血—脑屏障[6,17,18]。这些中线特殊结构是脑室入口和出口的位置，同时也是血液、脑实质与脑脊液相互联系的结构。Duvernoy 和 risold[6] 发现这些结构具有一些共同的特点，即毛细血管和松散结合的星形胶质细胞产生比较大的血管周围间隙，这些间隙允许肽和极性物质等大分子不需要专门的通道就可渗透到该间隙。室周器官内的神经元直接暴露于外周信号，可以感知不同化合物的浓度，其在水钠平衡、心血管调节和能量代谢方面发挥了关键作用[6,17]，它们还参与复杂的机制和反射，如呕吐[19]、发热以及对潜在有害刺激的反应。CVOs 包括松果体、正中隆起（ME）、穹窿下器官、延髓最后区（AP）、连合下器官和终板血管器（OVLT；视频 36.1）。侧脑室、第三脑室和第四脑室的脉络丛具有相同的属性，但他们是分泌器官而不是感觉器官。正中隆起主要参与内分泌的调节功能[3,17,18]，而 OVLT 可能参与体液稳态和离子平衡、血压以及炎症过程等[17,18,20]。AP 的功能主要表现在动

物身上，包括体液和电解质平衡、心血管调节、能量平衡的维持和呕吐的诱发[21-30]。

正中隆起

当内镜通过门氏孔进入第三脑室，所有患者都可观察到明显的正中隆起，其在荧光素注射 30~40s 后逐渐变绿。正中隆起是灰结节的部分结构，围绕着漏斗部。正中隆起在荧光下表现为 4 种不同的形状，这提示存在一些意想不到的解剖变异[2]：五角状、穿孔状、乳头体间的箭头状和 Υ 形（upsilon；图 36.3）。

终板血管器（OVLT）和穹窿下器

当内镜直接通过室间孔朝向第三脑室和终板（LT）最前端，即可在荧光模式下清晰地观察到终板血管器（organum vasculosum laminae terminalis，OVLT）结构（图 36.4）。由于其自身特殊类型的血管，OVLT 在终板中心呈现出恒亮的荧光。进一步放大，在灰结节和终板周围可见细小的毛细血管。相反，穹窿下器官内镜下难以到达，即使将软镜植入穹窿腹侧，所观察到的是穹窿柱和前连合形成前三角，因此，目前尚不能判断荧光素注射后是否有强化作用（视频 36.1）。

松果体和下连合器

当内镜向后弯曲，朝向第三脑室后部，可观察到导水管、后联合、松果体和缰隐窝。在荧光模式只有脉络丛呈现明亮的荧光，而松果体和下联合器不显示，这可能与他们是血—脑屏障内器官有关。

最后区

对于需要对第四脑室进行探查的病例，第四脑室出口梗阻[31-33]或者需要清除第四脑室血块时[34,35]，在荧光模式下可清晰地观察到第四脑室下后界的一个小突起，即延髓最后区。当软镜通过导水管开口进入第四脑室时，可以看到第四脑室正中沟，后者指向菱形窝的后三角，此处可见脉络丛和枕骨大孔。经延髓脊髓

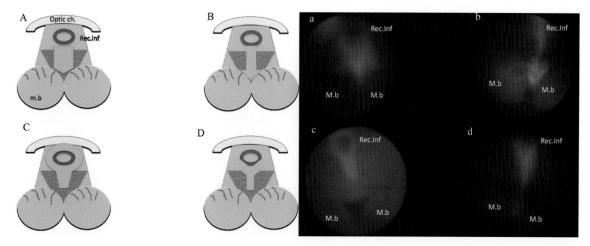

图 36.3　荧光模式下第三脑室前部结构的模式图和术中所见（Optic ch.: 视交叉；Rec.Inf: 漏斗隐窝；m.b: 乳头体）。正中隆起的荧光显像模式：五角形（A-a），乳头体间箭头型（B-b），穿孔型（C-c），Y 型箭头型（D-d）

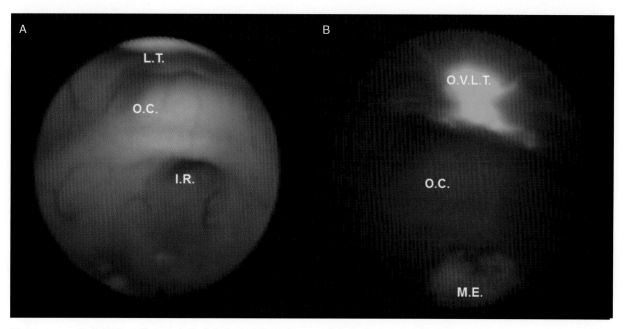

图 36.4　A. 白光模式下第三脑室底前部朝向终板下部。B. 荧光模式下可见终板血管器强化明显，正中隆起前部可见（I.R.: 漏斗隐窝；L.T.: 终板；M.E.: 正中隆起；O.C., 视交叉；O.V.L.T.: 终板血管器）

中线（脊髓）旋转内镜，使其正对着延髓脊髓中央管。当内镜靠近正中孔，可以在脑闩两侧观察到两个隆起。如果在白光模式下，术者可能认为这是延髓最后区，但在荧光模式下可以发现，延髓最后区更靠近背侧，位于延髓脊髓中央管的尾侧（视频 36.1）。临床上可观察到一些延髓最后区的大小和形状上的变异。有一些疾病并不影响第四脑室（如第三脑室的胶样囊肿）或者第四脑室临时或急性的脑室扩大（如脑室内出血），此时 AP 呈现出两个短片荧光，并在中线部位相互融合。相反，长期的脑积水导致脑室慢性扩展，从而导致 AP 的形状存在各种变异。总之，如上文所述 [2]，根据 AP 的两个分叶的特点，至少表现出 4 种不同形式的解剖形状变异（图 36.5）。

36.2.3　室管膜下微血管网络

在更高倍镜下，将内镜靠近脑室壁，通过白光和蓝光模式比较，手术医生可以在灰结节和终板周围及大部分透明隔室表面观察到小片

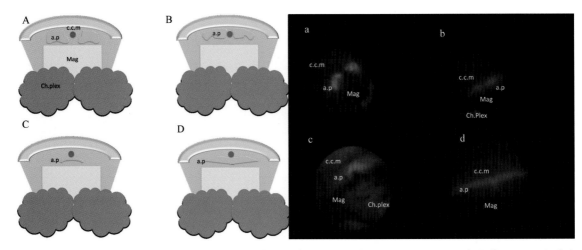

图 36.5 （A/a~D/d）第四脑室结构的模式图和术中所见（a.p: 延髓最后区；c.c.m: 延髓中央管；Mag: 枕骨大孔；Ch.plex: 脉络丛）

状室管膜下血管（图 36.6）。在白光下不可见的脑室内囊肿囊壁表面的细小血管在荧光模式下也可以观察到（图 36.7）。脑室周围主要的静脉（如两侧的丘纹静脉，特别是隔静脉）却不能强化。位于第三脑室底部的大动脉、基底动脉等，在荧光模式下也不可见，即是在第三脑室底非常菲薄的情况下也是如此。

36.2.4　肿　瘤

在荧光内镜下，脑室内肿瘤也有一些特征。目前，在文献中尚没有关于荧光素钠应用于显示脑室内肿瘤的报道。对于累及漏斗 - 灰结节区域的病变，如组织细胞增多症、弥漫性大 B 细胞淋巴瘤、生殖细胞瘤中，我们发现生殖细胞瘤荧光强化微弱，而淋巴瘤可见周围多发明亮的荧光强化，其强度超过了正中隆起。在组织细胞增生症病例中，肿瘤并不强化，但借助荧光素显像疑似在荧光下观察到第三脑室的异常血管网，这些在正常白光中不可见。第4 个病例是一个第三脑室后部的毛细胞星形细胞瘤，荧光素内镜下可显示肿瘤的浅层血管网，从而使我们能够选择一个最合适的无血管区以行安全的内镜下活检。

36.2.5　其他方法

人们还尝试使用不同于血管荧光造影的方法来区分脑室内肿瘤组织与正常脑组织。有研

究报道了使用 5-ALA 辅助第三脑室后部肿瘤活检的案例 [16]。在白光下，病变与周围的脑组织相似，而在激光下病变发出红色的荧光，这有助于安全地行多点活检。荧光在脑室内肿瘤的另一个应用是在活检过程中使用 ICG 增强肿瘤内血管以避免肿瘤发生出血 [15]。

36.3　荧光在神经内镜中的应用前景

36.3.1　脉络丛

荧光素血管造影能够清晰、明亮地显示所有的脉络丛结构（图 36.1），具有相当重要的临床意义。有一些患者的临床表现复杂，如长期脑积水、脑室内肿瘤或脑室内感染引起的脑室内解剖结构变异，其室管膜反应导致重要的解剖标志位于厚厚的瘢痕组织之下，在白光模式下无法观察，从而导致内镜手术时容易迷失方向 [4,36-38]。在这些情况下，术中荧光造影有利于术者发现重要的解剖标志。此外，对于一些脉络丛增生的患者，有些学者建议行脉络丛切除术，此时，血管荧光造影可以帮助术者术中确定电凝的强度和深度 [39,40]。

36.3.2　室管膜下微血管网络

目前鲜有文献资料涉及室管膜下微血管网络（subependymal microvascular network, SMN），

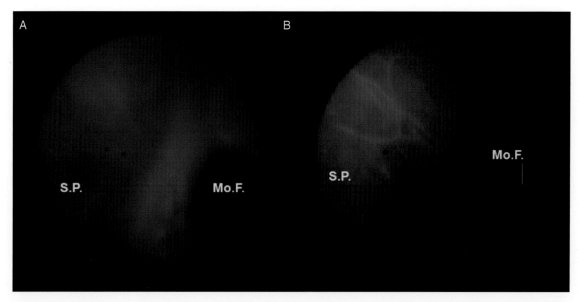

图 36.6　A.白光模式下的透明隔和室间孔（右侧脑室）。B.荧光模式下可见透明隔室管膜下血管网明亮强化（Mo.F.：室间孔；S.P.：透明隔）

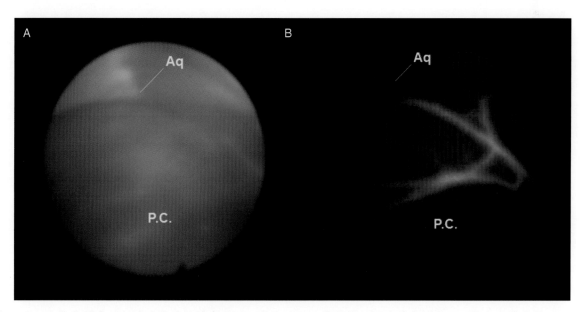

图 36.7　A.白光模式下松果体囊肿的外表面观，未见明显血管结构。B.在蓝光模式下，荧光血管造影可显示囊肿的血管结构（Aq：导水管；P.C.：松果体囊肿）

现有数据中很大一部分是关于侧脑室底、脉络丛、穹窿及乳头体的血管结构。目前研究报道最多的是脑室内的大动脉、位于侧脑室顶壁和侧壁的室管膜静脉，尤其是透明隔静脉等血管的显微解剖，其中后者是脑室镜下透明隔造瘘术需要避免损伤的血管[41-44]。室管膜壁在白光下通常是不透明的，因此不能观察到室管膜下微血管，尤其是微动脉和毛细血管。事实上，在神经内镜下对脑室内血管解剖的认识非常重要，特别是对预防和避免在以往认为是乏血管的解剖区域手术时的意外出血，如正中隆起或透明隔区域。在内镜手术如第三脑室底造瘘术（ETV）、透明隔造瘘术、囊肿开窗术、肿瘤活检等中[45,46]，发生大或小的出血实际上很常见。小的脑室内出血是不可预见的，虽然大部分都能通过持续耐心地冲洗或者 Fogarty 球囊压迫得到控制，但仍然令人困扰。通过荧光血管造影引导的内镜，比较了白光和蓝光模式，

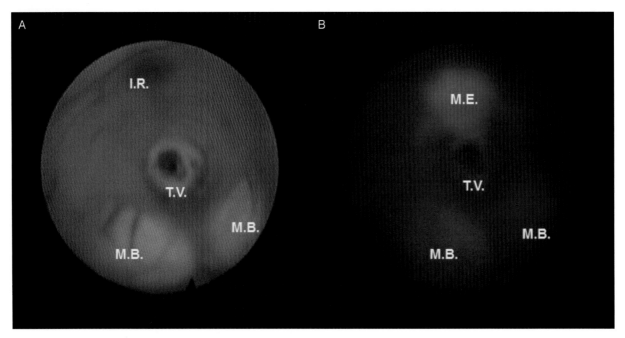

图 36.8　A. 白光模式下第三脑室造瘘后的第三脑室底；B. 蓝光模式下的第三脑室造瘘处，造瘘口位于正中隆起后方（个体化 ETV 手术；I.R.：漏斗隐窝；M.B.：乳头体；M.E.：正中隆起；T.V.：第三脑室底造瘘术）

术者可以在大多数脑室表面观察到细小的室管膜下血管，包括透明隔区域（图 36.6）。相反，脑室内大的动静脉，在白光下可见，而蓝色荧光模式下不会变绿，在行透明隔造瘘时应注意避免损伤对侧透明隔静脉。

36.3.3　"特制"的第三脑室内镜

　　认为脑室造瘘点示临床功能的亚区是神经外科医生的常见错误观点。神经外科有关并发症的文献报道相当多，但鲜有文献报道第三脑室底穿孔是患者的内分泌和代谢紊乱的一个可能原因。ETV 尤其要求保护下丘脑和内分泌的功能，将手术对神经结构的影响降至最小，第三脑室底手术的创伤引起的内分泌和代谢方面的并发症比较罕见。Lang 等人认为穹窿下损伤可引起严重的低钠血症和尿崩症；他们提供沿硬性内镜手术通路下的穹窿下损伤的证据 [47]。除了直接损伤大血管外，用气囊导管扩张造瘘口可以阻断下丘脑及乳头体之间的联系，并损伤基底动脉和大脑后动脉的穿支，从而导致缺血性并发症 [45,46,48]。

　　由于造瘘口和正中隆起有关，在既往的研究中已经开始讨论 ETV 造瘘点的选择问题 [3]。

荧光造影引导下的 ETV 已经被认为是一种可以保持正中隆起完整性的方法（图 36.8）。以我们的经验来看，我们能够证实第三脑室造瘘点与一个荧光增强区域有关，而这个区域证实了灰结节的正中隆起。在没有确切证据明确该部位的功能时，在行 ETV 手术时有必要保护它的完整性 [3]。

36.4　结　论

　　到目前为止，虽然相关文献较少，但血管荧光素很可能是荧光脑室镜下最有价值的应用，尤其是含有 2/3 的室周器官，如正中隆起和终板血管区，一般被认为是无功能的，因此在传统的脑室 – 脑池造瘘手术中常常被破坏。由于在室管膜下和肿瘤、囊肿的表面有小的动、静脉血管强化，荧光素引导下可以进行更安全的内镜手术，如 ETV、透明隔造瘘术、囊肿开窗术和肿瘤活检等。今后需要进一步研究室周器官的病理生理和临床相关性，实际手术操作和临床获益，通过显示室管膜下微血管网的实际手术操作和临床获益，提高内镜下脑室肿瘤的手术效果。

（曹　磊　译）

参考文献

[1] Kubo S, Inui T, Yamazato K. Visualisation of the circumventricular organs by fluorescence endoscopy. J Neurol Neurosurg Psychiatry, 2004, 75(2): 180.

[2] Longatti P, Basaldella L, Sammartino E, et al. Fluorescein-enhanced characterization of additional anatomical landmarks in cerebral ventricular endoscopy. Neurosurgery, 2013, 72(5): 855–860.

[3] Basaldella L, Fiorindi A, Sammartino E ,et al. Third ventriculostomy site as a neurore-ceptorial area. Childs Nerv Syst, 2014, 30(4): 607–611.

[4] Riegel T, Alberti O, Hellwig D, et al. Operative management of third ventriculostomy in cases of thickened, non-translucent third ventricular floor: technical note. Minim Invasive Neurosurg, 2001, 44(2): 65–69.

[5] Rohde V, Gilsbach JM. Anomalies and variants of the endoscopic anatomy for third ventriculostomy. Minim Invasive Neurosurg, 2000, 43(3): 111–117.

[6] Duvernoy HM, Risold PY. The circumventricular organs: an atlas of comparative anatomy and vascularization. Brain Res Brain Res Rev, 2007, 56(1): 119–147.

[7] Sorsby A. Vital staining of the retina: preliminary clinical note. BrJ Ophthalmol, 1939, 23(1): 20–24.

[8] Kabuto M, Kubota T, Kobayashi H, et al. Experimental and clinical study of detection of glioma at surgery using fluorescent imaging by a surgical microscope after fiuorescein administration. Neurol Res, 1997, 19(1): 9–16.

[9] Kuroiwa T, Kajimoto Y, Ohta T. Development of a fiuorescein operative microscope for use during malignant glioma surgery: a technical note and preliminary report. Surg Neurol, 1998, 50(1): 41–48, discussion 48–49.

[10] Moore GE. Fluorescein as an agent in the differentiation of normal and malignant tissues. Science, 1947, 106(2745): 130–131.

[11] Shinoda J, Yano H, Yoshimura S, et al. Fluorescence-guided resection of glioblastoma multiforme by using high-dose fluorescein sodium. Technical note. J Neurosurg, 2003, 99(3): 597–603.

[12] Acerbi E Broggi M, Eoli M, et al. Fluorescein-guided surgery for grade IV gliomas with a dedicated filter on the surgical microscope: preliminary results in 12 cases. Acta Neurochir (Wien), 2013, 155(7): 1277–1286.

[13] Li Y, Rey-Dios R, Roberts DW, et al. Intraoperative fluorescence-guided resection of high-grade gliomas: a comparison of the present techniques and evolution of future strategies. World Neurosurg, 2014, 82(1–2): 175–185.

[14] Litvack ZN, Zada G, Laws ER Jr. Indocyanine green fluorescence endoscopy for visual differentiation of pituitary tumor from surrounding structures. J Neurosurg, 2012, 116(5): 935–941.

[15] Tsuzuki S, Aihara Y, Eguchi S, et al. Application of indocyanine green (ICG) fluorescence for endoscopic biopsy of intraventricular tumors. Childs Nerv Syst, 2014, 30(4): 723–726.

[16] Tamura Y, Kuroiwa T, Kajimoto Y, et al. Endoscopic identification and biopsy sampling of an intraventricular malignant glioma using a 5–aminolevulinic acid-induced protoporphyrin IX fiuorescence imaging system. Technical note. J Neurosurg, 2007, 106(3): 507–510.

[17] Ganong WE. Circumventricular organs: definition and role in the regulation of endocrine and autonomic function. Clin Exp Pharmacol Physiol, 2000, 27(5–6): 422–427.

[18] Benarroch EE. Circumventricular organs: receptive and homeostatic functions and clinical implications. Neurology, 2011, 77(12): 1198–1204.

[19] Price CJ, Hoyda TD, Ferguson AV. The area postrema: a brain monitor and integrator of systemic autonomic state. Neuroscientist, 2008, 14(2): 182–194.

[20] Vieira AA, Nahey DB, Collister JP. Role of the organum vasculosum of the lamina terminalis for the chronic cardiovascular effects produced by endogenous and exogenous ANG II in conscious rats. Am J Physiol Regul Integr Comp Physiol, 2010, 299(6): R1564–R1571.

[21] Fry M, Ferguson AV. Ghrelin modulates electrical activity of area postrema neurons. Am J Physiol Regul lntegr Comp Physiol, 2009, 296(3): R485–R492.

[22] Fry M, Hoyda TD, Ferguson AV. Making sense of it: roles of the sensory circumventricular organs in feeding and regulation of energy homeostasis. Exp Biol Med (Maywood), 2007, 232(1): 14–26.

[23] Miller AD, Leslie RA. The area postrema and vomiting. Front Neuroendocrinol, 1994, 15(4): 301–320.

[24] Mori E P.rez-Torres S, De Cato R, et al. The human area postrema and other nuclei related to the emetic reflex express cAMP phosphodiesterases 4B and 4D. J Chem Neuroanat, 2010, 40(1): 36–42.

[25] Mortazavi MM, Tubbs RS, Harmon D, et al. Chronic emesis due to compression of the area postrema by the posterior inferior cerebellar artery: resolution following microvascular decompression. J Neurosurg Pediatr, 2010, 6(6): 583–585.

[26] Potes CS, Turek VE Cole RL, et al. Noradrenergic neurons of the area postrema mediate amylin's hypophagic action. Am J Physiol Regul lntegr Comp Physiol, 2010, 299(2): R623–R631.

[27] Shinpo K, Hirai Y, Maezawa H, et al. The role of area postrema neurons expressing H-channels in the

induction mechanism of nausea and vomiting. Physiol Behav, 2012, 107(1): 98–103.

[28] Sisó S, Jeffrey M, González L. Sensory circumventricular organs in health and disease. Acta Neuropathol, 2010, 120(6): 689–705.

[29] Stein MK, Loewy AD. Area postrema projects to FoxP2 neurons of the prelocus coeruleus and parabrachial nuclei: brainstem sites implicated in sodium appetite regulation. Brain Res, 2010, 1359: 116–127.

[30] Wang QP, Guan JL, Pan W, et al. A diffusion barrier between the area postrema and nucleus tractus solitarius. Neurochem Res, 2008, 33(10):2035–2043.

[31] Longatti P, Basaldella L, Feletti A, et al. Endoscopic navigation of the fourth ventricle. Technical note and preliminary experience. Neurosurg Focus, 2005, 19(6): E12.

[32] Longatti H, Fiorindi A, Feletti A, et al. Endoscopic opening of the foramen of Magendie using transaqueductal navigation for membrane obstruction of the fourth ventricle outlets. Technical note. J Neurosurg, 2006, 105(6): 924–927.

[33] Longatti P, Fiorindi A, Martinuzzi A, et al. Primary obstruction of the fourth ventricle outlets: neuroendoscopic approach and anatomic description. Neurosurgery, 2009, 65(6): 1078–1085, discussion 1085–1086.

[34] Longatti PL, Martinuzzi A, Fiorindi A, et al. Neuroendoscopic management of intraventricular hemorrhage. Stroke, 2004, 35(2): e35–e38.

[35] Longatti P, Fiorindi A, Martinuzzi A. Neuroendoscopic aspiration of hematocephalus totalis: technical note. Neurosurgery, 2005, 57(4, Suppl): E409, discussion E409.

[36] Corrales M, Torrealba G. The third ventricle. Normal anatomy and changes in some pathological conditions. Neuroradiology, 1976, 11(5): 271–277.

[37] Fukuhara T, Vorster SJ, Luciano MG. Risk factors for failure of endoscopic third ventriculostomy for obstructive hydrocephalus. Neurosurgery, 2000, 46(5): 1100–1109, discussion 1109–1111.

[38] Morota N, Watabe T, Inukai T, et al. Anatomical variants in the floor of the third ventricle; implications for endoscopic third ventriculostomy. J Neurol Neurosurg Psychiatry, 2000, 69(4): 531–534.

[39] Hallaert GG, Vanhauwaert DJ, Logghe K, et al. Endoscopic coagulation of choroid plexus hyperplasia. J Neurosurg Pediatr, 2012, 9(2): 169–177.

[40] Tamburrini G, Caldarelli M, Di Rocco E et al. The role of endoscopic choroid plexus coagulation in the surgical management of bilateral choroid plexuses hyperplasia. Childs Nerv Syst, 2006, 22(6): 605–608.

[41] Marinković S, Gibo H, Filipović B, et al. Microanatomy of the subependymal arteries of the lateral ventricle. Surg Neurol, 2005, 63(5): 451–458, discussion 458.

[42] Oertel JM, Schroeder HW, Gaab MR. Endoscopic stomy of the septum pellucidum: indications, technique, and results. Neurosurgery, 2009, 64(3): 482–491, discussion 491–493.

[43] Roth J, Olasunkanmi A, Rubinson K, et al. Septal vein symmetry: implications for endoscopic septum pellucidotomy. Neurosurgery, 2010, 67(2, Suppl Operative): 395–401.

[44] Vinas FC, Castillo C, Diaz FG. Microanatomical considerations for the fenestration of the septum pellucidum. Minim Invasive Neurosurg, 1998, 41(1): 20–26.

[45] Abtin K, Thompson BG, Walker ML. Basilar artery perforation as a complication of endoscopic third ventriculostomy. Pediatr Neurosurg, 1998, 28(1): 35–41.

[46] McLaughlin MR, Wahlig JB, Kaufmann AM, et al. Traumatic basilar aneurysm after endoscopic third ventriculostomy: case report. Neurosurgery, 1997, 41(6): 1400–1403, discussion 1403–1404.

[47] Lang SS, BaumanJA, Aversano MW, et al. Hyponatremia following endoscopic third ventriculostomy: a report of 5 cases and analysis of risk factors. J Neurosurg Pediatr, 2012, 10(1): 39–43.

[48] Handler MH, Abbott R, Lee M. A near-fatal complication of endoscopic third ventriculostomy: case report. Neurosurgery, 1994, 35(3): 525–527, discussion 527–528.

第VI部分
神经内镜的特殊应用

第37章 神经内镜手术并发症

Concezio Di Rocco, Luca Massimi, Gianpiero Tamburrini

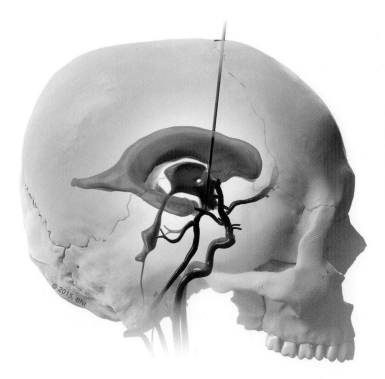

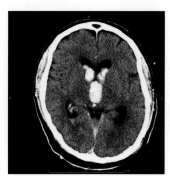

37.1 引 言

　　神经内镜手术是采用安全微创的手术技术，单独运用神经内镜或与其他仪器结合治疗日益增多的脑室内、脑室旁、轴内和轴外病变。由于应用广泛，神经外科医生在过去的二三十年中积累了大量手术经验，并不断改进手术技术，使得这些技术的应用已经相当安全。然而，即使是经验丰富的医生，也不能杜绝神经内镜检查可能带来的并发症。尽管神经内镜手术的效果更好，但与开放手术相比，其并发症发生率和严重性不容忽视。经比较发现，成人和儿童患者或年幼和年长的患儿之间的并发症发生率无显著差异[1-3]。在一组包含231例脑积水、蛛网膜囊肿和脑室内肿瘤的患儿中，Cinalli等人发现13.8%的病例出现并发症，术后的致死

率和永久致残率分别为0.4%和1.3%。这些数据与10~15年前的相关研究报道的数据相比没有明显降低[4,5]。这一看似矛盾的趋势可能与大量长期随访结果的报道以及更广泛的神经内镜应用有关。选择恰当的手术指征、合适的内镜手术器械以及良好的手术经验都是降低神经内镜手术并发症的最好方法[6,7]。

37.2 特殊神经内镜手术的并发症情况

37.2.1 内镜下第三脑室底造瘘术（ETV）

　　内镜下第三脑室底造瘘术（ETV）是最常见的神经内镜手术，其术后并发症已经被人们所熟知，且能得到最佳的处理。脑脊液(CSF)漏、

皮下积液、感染以及皮层损伤后神经功能障碍和颅内血肿通常与颅骨钻孔及内镜穿刺进入侧脑室有关。当内镜探查侧脑室或者第三脑室时，会发生侧脑室壁（丘脑、尾状核、穹窿）挫伤、室管膜静脉或丘纹静脉出血，以及过度冲洗导致的颅内压增高、气颅等并发症。第三脑室底造瘘可能导致包括下丘脑或中脑损伤、基底动脉或其分支的撕裂，动眼神经损伤，以及脑组织塌陷引起的硬膜下或硬膜外积液。值得一提的是，这些并发症的发生与患者的临床特征和解剖结构有关，而不是单纯手术操作本身所导致的。例如，婴儿的皮肤菲薄可能导致脑脊液漏或感染，同样，脑膜脑膨出或其他先天性脑畸形患者，其解剖结构的变异增加了脑挫伤的风险和手术失败的概率。脑出血后或感染后的脑积水、厚壁囊肿也会导致手术失败。根据一项对 2 884 例患者（年龄范围为 1~88 岁）所做的 2 985 例 ETV 手术的效果进行综合分析来看，术后并发症的整体发生率为 8.5%（范围为 0~31.2%）[8]。术中出血是最常见的并发症（3.7%），虽然只有 0.6% 的病例发生严重出血（基底动脉破裂率为 0.21%），术后出血罕见（0.81%），术中脑挫伤的发生率为 0.24%，1.81% 的患者出现感染症状（主要是脑膜炎），而 2.34% 的患者出现全身并发症（低钠血症、静脉血栓形成、全身感染）。在 1.61% 的病例中发现了脑脊液漏。手术造瘘失败（放弃 ETV）发生于 4.2% 的病例中，主要原因是术中出血或解剖变异移位。术后永久性并发症发生率为 2.38%，其中 1.44% 的病例患有神经系统并发症（凝视性麻痹、偏瘫、记忆障碍、意识下降），0.94% 的病例出现内分泌障碍（糖尿病、体重增加、性早熟）。目前仍无法准确估计瞬时发病率。手术总死亡率为 0.28%（8 例）：术后早期死亡 6 例（2 例为败血症，4 例为出血），其余 2 例死于术后晚期（猝死）。在超过 100 例的案例报道中，没有发现儿童和成人患者术后死亡率的差异（见第 21 章）。

37.2.2　导水管成形术和支架植入术

导水管成形术和支架植入术特定的并发症非常罕见，且多为一过性（发生率为 10%）[9,10]，最常见的并发症是顶盖损伤，其次是一过性或永久性复视（眼球共济失调）和（或）滑车神经麻痹[11]。尽管支架可能发生移位或堵塞，但支架植入术仍由于单纯的导水管成形术，其晚期闭合率更低（见第 22 章）。

37.2.3　透明隔开窗术

这是最安全的神经内镜手术之一，通常不会造成严重并发症或永久致残[12]。透明隔前（或后）静脉损伤或对侧脑室的损伤是该手术的特定并发症（见第 23 章）。

37.2.4　室间孔成形术

目前尚无文献专门描述室间孔成形术后的并发症问题。当解剖结构不移位或无血供膜覆盖室间孔时[13]，室间孔成形术是可行的，也是安全的。该手术主要的风险为穹窿挫伤和（或）透明隔前静脉、脉络丛出血（见第 24 章）。

37.2.5　正中孔和第四脑室外侧孔椎板成形术

只有零星病例报道了经脑室 - 导水管入路或经枕下 - 脑室入路手术。在由 Torres Corzo 等人报道的一组包含较多病例（30 例，经脑室 - 导水管入路）的研究中，术后有 3 例患者出现了一过性眼球运动功能障碍[14]，其余 14 例的术后并发症是较长的手术路径导致的脑干损伤和术中出血（见第 28 章）。

37.2.6　"大脑冲洗"

严重的脑室内出血后，利用神经内镜抽吸血凝块及进行脑室内冲洗可减少患者术后发生严重出血时需要永久分流的风险[15]。术中或术后颅内压增高、视力模糊、再出血、挫伤和电解质失衡（灌水）等并发症可能在内镜手术中或者手术后立刻发生，也可能在内镜抽吸脑室内血肿时出现[16]。

37.2.7　终板造瘘术（开放性）

Rangel-Castilla 等人报道的 25 例脑积水患者行终板造瘘术后未发现重大并发症[17]，17 例患者的手术结果显示这种手术技术可以安全替代 ETV 手术，其可能的并发症是视交叉或前交通动脉复合体损伤（见第 26 章）。

37.2.8　内镜下分流术

神经内镜在特定的病例中可作为分流手术的替代或挽救方案。在这些情况下，除了考虑与神经内镜有关的并发症外（通常包括围手术期出血甚至猝死），还必须考虑分流相关并发症，如分流管位置不佳、梗阻和感染[18]（见第 25 章）。

37.2.9　蛛网膜或其他脑室内或脑室旁囊肿造瘘术

蛛网膜囊肿的术后致死率和致残率为 1%~5%[19]。出血、视力模糊及术后脑组织塌陷导致的硬膜下积液（当合并脑积水时囊肿和脑室同时缩小所导致）是最常见的并发症。如鞍上蛛网膜囊肿，在行 ETV 时也可能发生一些并发症。由于术中抽吸和冲洗囊液（如颅咽管瘤），可降低其导致的化学性脑膜炎的发生概率（见第 17 章）。

37.2.10　胶样囊肿切除术

虽然胶样囊肿内容物没有血供，质软，很容易抽吸囊内容物，但由于其与大脑内静脉粘连紧密，从第三脑室底剥离肿瘤包膜可能十分困难。因此，除了穹窿挫伤和无菌性脑膜炎外，静脉出血也是其可能出现的并发症[5,20]（见第 13 章）。

37.2.11　脑室内肿瘤活检或切除术

采用神经内镜切除肿瘤可能是最具有挑战性的手术操作。事实上，该类手术的总体并发症发生率一般在 10% 以上，其早期致死率和永久致残率分别约为 0.2% 和 3%[5,21,22]。术中肿瘤出血、癫痫发作、脑积水、脑膜炎和神经系统功能障碍是其最常见的并发症，也是特定的并发症。另外，需要考虑的是，肿瘤活检后病理无法确定的风险为 10%~15%，肿瘤播散的风险为 6%~7%（见第 12 章）。

37.2.12　大脑基底池活检

Torres Corzo 等人成功应用内镜技术提高了颅底脑膜炎患者的微生物学评估效果，且未发生严重并发症[23]（见第 31 章）。

37.3　常见的神经内镜手术并发症和处理措施

37.3.1　内镜手术并发症（表 37.1）

在行第三脑室底造瘘和（或）牵拉的过程中，过度冲洗（颅内压增高）、高渗或低渗溶液或冷溶液冲洗均可引起心动过缓。停止正在进行的操作可以改善心动过缓（如在 ETV 操作中释放 Fogarty 球囊压力）。但如果不及时发现，心动过缓可诱发心脏停搏。因此，避免这种潜在致命并发症的关键是：

表 37.1　术中并发症

并发症	原因
心动过缓	- 过度冲洗（特别是内镜位于基底池或第四脑室时） - 牵拉第三脑室底
低体温	- 下丘脑损伤 - 不恰当的术中冲洗 - 铺巾浸湿
水电解质失调（低钾血症）	- 下丘脑损伤 - 不恰当的冲洗
脑室内出血	- 多处来源：皮肤、骨、硬膜外和（或）硬膜下出血 - 内镜穿刺通道 - 脉络丛、室管膜、静脉损伤
血管损伤	- 基底动脉及分支的损伤 - 前交通复合体损伤
手术失败	- 视野模糊 - 解剖结构异常 - 内镜下靶区不可达

- 持续监听心电监护的心率报警声
- 确定内镜流出通道的开放
- 使用等体温的等渗溶液（乳酸林格液，不要用生理盐水）温柔冲洗。建议冲洗速度不高于 10mL/min[24]。在神经内镜手术中进行压力检测[25]
- 避免对第三脑室底的牵拉（下丘脑自主神经核）

有时,牵拉第三脑室底可能出现心动过速，同样也可诱发全身性高血压和（或）低血压，其发病率为 10%~16%[26]。下丘脑损伤和不适当的冲洗（发生率为 1%~4%）会导致低体温和电解质紊乱 [低钠血症和（或）高钠血症、高钾血症][27]。虽然下丘脑损伤可导致这些现象，但过度冲洗似乎是其最常见的原因。因为儿童的体表面积小，低温常见于儿童患者，也是内镜冲洗水浸湿手术巾导致的。术中监测动脉血压、体温和主要电解质水平；合理冲洗，避免手术巾浸湿可以减少这些并发症的发生风险。脑电活动抑制更罕见，也有可能是过度冲洗导致的并发症[28]。

如前所述，脑室内出血是神经内镜手术最常见的并发症之一[8]。可能的出血来源包括室管膜、脉络丛、第三脑室底、脑室内血管或皮质表面血管等，而来源于内镜的穿刺通道或硬膜外、钻孔或皮肤逆流导致的出血比较少见。单独的内镜通道穿刺足以引起颅内出血，尤其是在患者有出血后或感染后脑积水（脑室壁变硬变脆）或凝血功能障碍等情况时。出血的主要原因有：脑室穿刺前未充分止血，穿刺方向错误，穿刺点不恰当，内镜操作不当或操作过度，在没有鞘保护下反复置入内镜，使用锐性镜鞘，内镜撤出不当（撤出通道方向不对，软镜在弯曲状态下撤出）等。避免围手术期脑室内出血的技术要点见表 37.2。脑室出血通常较轻微，可以通过等体温溶液冲洗即可止血；大多数情况下，血液渗出会自然停止。如果可以看到出血点，可以电凝止血（适当有力地冲洗也可使出血点显露更清晰）。第三脑室底出血可用扩张的 Fogarty 球囊导管压迫止血（图

37.1）。当严重出血导致镜下视野一片模糊时，所有的操作必须停止，将内镜退入侧脑室并开始持续冲洗以使视野清晰。由于冲洗可能需要持续很长一段时间，可以保留镜鞘，并撤出内镜不动，保证脑室通道正常，并持续冲洗。术后通常需要放置一根外引流管。对于无法控制的严重出血，需要中转开颅手术止血以避免发生大出血[24]。脑室内肿瘤在活检或切除过程中可能成为另一个出血来源。适当的手术设备（如高清摄像系统、激光、内镜匹配的超声穿刺系统）能尽可能减少肿瘤出血的风险。

表 37.2 避免脑室内出血的内镜手术要点

- 脑室镜穿刺前和拔除后确切止血（如用吸收性明胶海绵压迫止血）
- 建立正确的内镜通道计划
- 对于小脑室可应用神经导航辅助
- 使用钝性穿刺鞘
- 避免直接用脑室镜穿刺进入脑室
- 应用穿刺鞘
- 脑室内移动内镜时需小心谨慎
- 避免牵拉第三脑室底，造瘘口应远离垂体柄（此处富含小血管）

虽然血管损伤很少见（ < 1%），但仍是应用神经内镜最可怕和最严重的并发症，几乎是所有患者的术中死亡原因[8,29]。最常见的损伤部位是脚间池内丰富的血管，其可在 ETV 或其他手术操作中被损伤。脚间池的前部有基底动脉、大脑后动脉的 P1 段和脉络膜后动脉走行，后部有基底动脉和大脑后动脉穿支分布。此外，这些位于第三脑室底部（可能厚而不透明）的血管可能存在大小和位置上的解剖变异。另一方面，Willis 前环损伤的后果鲜有报道[30]。当因为存在解剖移位无法行 ETV，改行终板造瘘时，可能损伤终板下方走行的血管（大致为大脑前动脉 A2 段，Heubner 回返动脉、眶额动脉及相应的静脉）。Wills 动脉环上的大血管分支出血通常是致死性的。即使患者侥幸存活，后续还可能面临诸多临床问题，如严重蛛网膜下腔出血引起的血管痉挛而导致的神经功

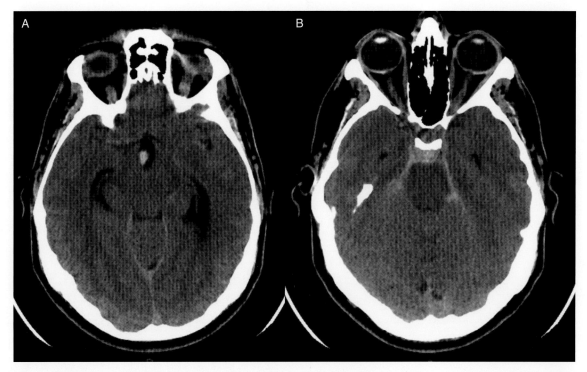

图 37.1 CT 提示 ETV 术后第三脑室底出血。A. 第三脑室右侧壁附着的小血凝块。B. 脚间池和中脑环池蛛网膜下腔出血

能障碍，血管损伤部位假性动脉瘤形成，脑梗死以及脑积水形成和（或）加重等[2]。一旦发生动脉破裂出血，手术视野立即模糊不清，出血快速、大量。除了基础生命支持外，麻醉师立刻对患者进行深度麻醉和输血。手术方法和上述的严重脑室内出血的止血要点相同。术后早期治疗主要集中于对蛛网膜下腔出血的治疗。如果发生大静脉出血（大脑内静脉、丘纹静脉、隔静脉，大的室管膜下静脉），通常会有足够的时间将内镜撤到安全位置并开始冲洗。隔静脉及室管膜下静脉可以烧灼止血。丘纹静脉和（或）大脑内静脉的小缺口可以谨慎地烧灼止血；但是对这些静脉壁的大缺口不应烧灼以避免缺口进一步扩大。避免血管损伤的要点有：

• 熟悉神经内镜下的解剖及变异知识

• 制订基于神经影像学的详细术前计划

• 选择合适的第三脑室底造瘘点（通常位于半透明的乳头体前隐窝）

• 运用辅助设备或技术以便更加安全地打开厚而不透明的第三脑室底，如水射切割设备[31]或应用术中内镜超声引导[32]

• 避免锐性或电凝打开第三脑室底

• 如果解剖或视野不清晰则应放弃造瘘

• 脑室内出血和严重（持续性）心动过缓也是导致手术失败的原因（手术终止）。其他原因有：

• 视野不清的原因包括：囊性肿瘤内容物的释放，内镜失焦，镜头起雾模糊，内镜系统损坏或组装错误等

• 脑室解剖结构不利于内镜手术，如脑室内分隔、室间孔十分狭窄、中间块巨大、在下丘脑两侧壁部分融合、第三脑室底增厚

• 由于大肿瘤、囊肿、脑畸形、出血后或感染后的疤痕形成导致解剖移位

• 手术目标的位置不利于到达（如胶样囊肿或松果体区肿瘤）或发现（脑室旁肿瘤表面常被覆一层室管膜组织）

选择恰当（正确使用）的内镜设备和细致的术前准备是减少手术失败率的最好方法。神经内镜技术的进步使得在过去 15 年中这些并发症的发生率从 25% 左右[33]降至 3%~5%[1,27]。

37.3.2 术后早期并发症（表 37.3）

有文献报道，神经内镜手术后患者可出现苏醒延迟（发生率为 1%），可能与术中颅内压增高（过度冲洗）、生理盐水冲洗或心血管并发症有关[27]。

表 37.3 神经内镜手术后早期并发症

苏醒延迟	– 术中颅内压增高（过度冲洗）
	– 生理盐水冲洗
发热	– 冷溶液冲洗
	– 过度冲洗
颅内积气	– 冲洗不足
	– 患者头部过度后仰
硬膜下积液	– 脑积水缓解后或巨大肿瘤切除后脑组织塌陷
颅内出血	– 皮层和（或）室管膜下血管破裂出血
脑脊液漏或皮下积液	– 儿童常见
	– 脑积水复发，颅内压增高
神经功能损伤	– 神经内镜下操作不当
	– 神经内镜穿刺不当
	– 解剖结构不佳

由于冷溶液和（或）过度冲洗或第三脑室底牵拉、术中脑室内出血或短暂的下丘脑冲洗刺激可能导致术后患者发热（表 37.3）。

神经内镜术后颅内积气比较少见，主要与脑脊液自脑室内溢出且冲洗不足有关。注意保持正确的体位和选择恰当的钻孔位置，因为患者头部的过度后仰或钻孔位置不佳时容易导致脑脊液流失。颅内积气也可以在术中发生，并干扰手术操作视野。另一方面，脑室内的适量积气也是相当常见的，尤其是在脑室扩大的患者中，但不会引起临床问题（图 37.2）。

1%~5% 的患者在脑室内镜手术后发生硬脑膜下积液[1,2]。硬膜下积液是最常见的，原因包括颅脑比例失调（如慢性脑积水或巨大囊肿或肿瘤导致的巨颅）或因为存在无功能的蛛网膜下腔导致脑脊液进入硬膜下腔（通常为婴儿）。少量的硬膜下积液有较好的耐受性，大量的积液则可能需要手术治疗（硬膜下分流或钻孔引流）。晚期发生的硬膜下积液（慢性硬膜下血肿）多为慢性过度引流导致，但发生率仅为 1% 左右[29]。脑室内脑脊液急性引流过度可导致急性硬膜下血肿，或造成硬脑膜与皮层分离，是内镜置入或撤出过程中发生皮层出血的原因（如果硬脑膜与颅骨分离，可能造成硬膜外血肿）。充分适当的冲洗和止血，能防止硬膜剥离以避免这些类型血肿的发生。

神经内镜相关的脑出血通常表现为少量的皮质下或室管膜下血肿（图 37.3），或表现为

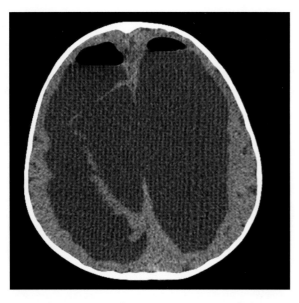

图 37.2 CT 提示合并严重慢性脑积水的儿童脑室内蛛网膜穿通和第三脑室底造瘘术后侧脑室内少量颅内积气

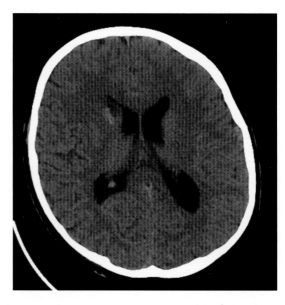

图 37.3 术后 CT 提示右侧脑室少量室管膜下挫伤和（或）血肿

沿内镜穿刺通道的中度脑出血，这种脑出血很少需要手术干预[34]。这种出血是由于小的皮层、室管膜下血管破裂导致，如用大的内镜或者锐利的穿刺鞘会增加上述出血风险，其发生率很低（1%）[1]，如果在穿刺前仔细电凝皮质瘘口或者使用钝性外鞘穿刺可进一步降低其发生率。

脑脊液漏和（或）皮下积液的发生率为 2% 左右，由于婴儿和儿童的软组织和皮肤菲薄，而皮质厚度更薄，因此发生率更高[35]。颅内高压未纠正，或者硬膜骨孔封闭不完全，脑脊液可逸入皮下造成皮下积液或脑脊液漏。脑脊液漏可通过减小硬膜开口，避免皮下组织过度切除，用吸收性明胶海绵封闭骨孔并严密缝合帽状腱膜层来避免。处理方式包括预防性应用抗生素和给伤口换药和（或）重新缝合伤口，继而行腰大池引流或短暂性脑室外引流。

术后早期上述的一些并发症即脑挫伤、脑出血和错误的手术穿刺通道会导致神经功能障碍（图 37.4）。特别需要强调的是，内镜的机械性或热效应引起的挫伤是这类并发症最常见的原因，除了神经内镜操作的不熟练外，解剖条件不利也会导致上述并发症。神经损伤发生率为 3%~4%，由于这些症状常常是短暂性或一过性的，因而从未被报道，因此，该值可能被低估[36]。

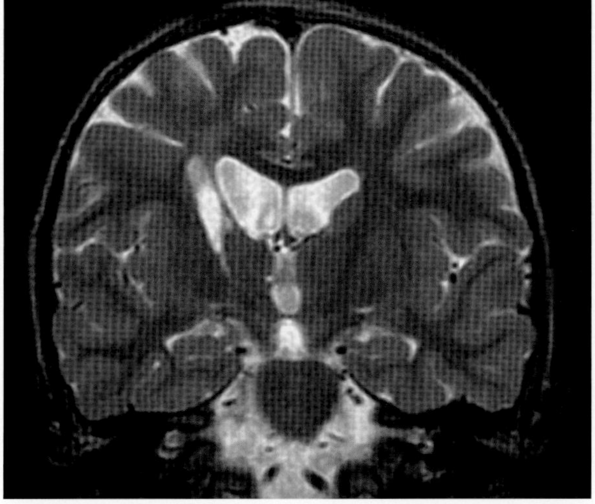

如前所述，一种永久性神经功能障碍发生率为 1%[2,8]，其临床症状和体征与损伤部位有关。穹窿柱构成室间孔的前界，是最常见的损伤部位（图 37.5）。虽然有的患者表现为短期记忆受损，但通常多无临床症状[37]。短暂的记忆功能障碍、意识混乱和（或）意识障碍，可能是间脑和（或）脑干（血管）损伤或过度冲洗导致的。下丘脑和（或）脑干以及第Ⅲ、Ⅵ对颅神经损伤可导致轻偏瘫和动眼神经麻痹[30]。少见的神经功能并发症有偏盲（视交叉损伤）、霍纳综合征、眼球震颤和大脑脚幻觉症（间脑或中脑损伤）、精神症状（额叶梗死）[30,34,36,38]。下丘脑损伤是比较严重的神经功能损伤，可能发生于第三脑室的内镜手术（如 ETV、大的胶样囊肿、鞍上病变等）中，可引起前述一些术中并发症（心动过缓、心动过速、电解质失衡等）及术后早期并发症（意识错乱、幻觉症）。此外，

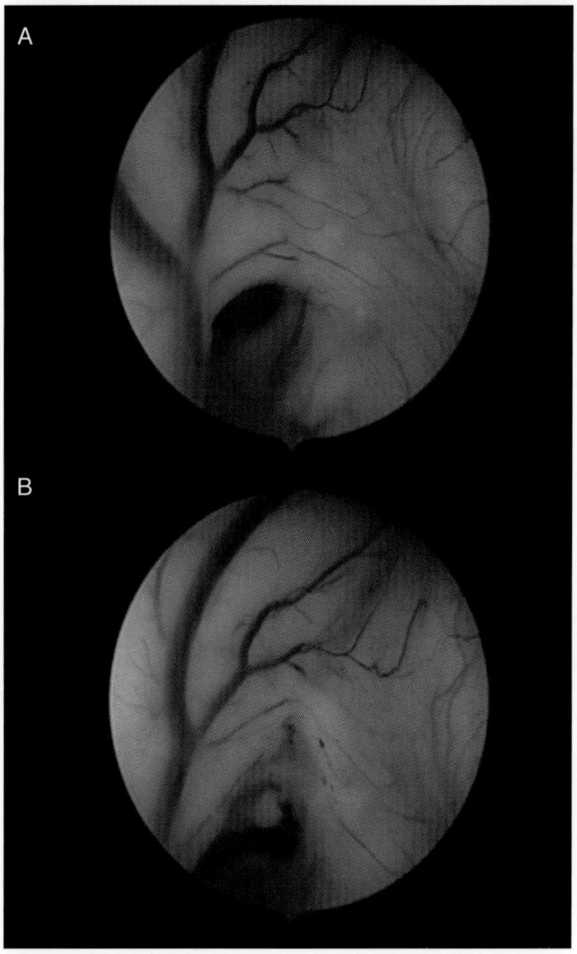

图 37.4　术后 MRI 显示错误的脑室穿刺通道（右侧脑室切线）

图 37.5　A. 术中观察到脑膜膨出患者的室间孔狭小。B. 使用内镜经过室间孔行 ETV，导致穹窿挫伤

有研究报道，垂体柄、视上核或室旁核的损伤可导致内分泌障碍等并发症，最常见的是（一过性）尿崩症（发生率为0.5%），而多食、多饮、闭经、抗利尿激素分泌失调相对少见[5,35,39]。术前制订精细的手术计划，在脑室狭小的空间中可用小尺寸的内镜，限制使用单极和双极电凝，在操作中避免内镜的过度运动，解剖情况不明时不可强行操作，这些均是减少神经系统损伤和下丘脑损害的最佳方法。

37.3.3 术后晚期并发症（表37.4）

术后早期和晚期均可出现癫痫发作，其诱发因素较多，包括一些疾病（如出血后或感染后脑积水、蛛网膜囊肿、肿瘤）或前述手术并发症（如低钠血症、颅内积气和颅内出血）[39,40]。内镜操作引起的癫痫发作通常是一过性并且很容易通过抗癫痫药物和（或）消除病因得到控制（表37.4）。

表37.4 神经内镜手术后晚期并发症

癫痫（也可见于术后早期）	– 与原发病有关 – 术中并发症
感染（少见）	– 既往有感染史 – 有脑室外引流 – 脑脊液漏
二级腔室	– 继发性膜性结构形成 – 炎症、感染过程
ETV、透明隔造瘘或导水管成形术失败	– 原发病进展 – 第三脑室底造瘘及透明隔造瘘口大小不当 – 炎症、感染过程 – 术前或术中评估不当
猝死	– 第三脑室底瘘口闭合 – 导水管再梗阻

由于内镜操作创伤小，手术时间短，特别是多数情况下没有异物植入（如分流管等），因此其术后感染的发生率相对较低，为1%~5%[1,35,36]。如果患者有既往感染、外引流史，或其他相关并发症如脑脊液漏等，可增加颅内感染的风险。最常见的细菌为凝固酶阴性葡萄球菌（金黄色葡萄球菌、表皮葡萄球菌），其次是机会致病菌如大肠杆菌、粘质沙雷菌、铜

绿假单胞菌，主要表现为脑膜炎、脑室炎、伤口感染，通常通过单纯抗生素治疗即可获得良好的效果[2]。然而，颅内感染可引起脑室内膜性分隔形成或脑脊液重吸收障碍，从而导致内镜手术失败，极端情况下可导致患者死亡[5]。脑室内出血导致的脑室内分隔形成，或者脑室内神经内镜手术后导致的室间孔梗阻，导致颅内形成独立室腔[41]，这种并发症可能需要进一步的内镜手术恢复正常的脑脊液循环。

ETV或透明隔造瘘术的瘘口闭合或脑室病变复发（如蛛网膜囊肿或胶样囊肿）是常见的并发症，除了与手术失败有关外，还与疾病本身有关，如肿瘤的生长、囊肿的进展或感染[42]。然而，术后效果不佳有时与手术操作不充分有关，例如，透明隔造瘘术、ETV、囊肿开窗时的瘘口太小，未观察到囊内分隔的情况导致造瘘不充分，或导水管支架移位等情况。此外，术后早期，因术中出血形成的血栓（或其他手术异物）可堵塞ETV和（或）透明隔造瘘术瘘口和（或）扩张后的导水管等。最近，甚至有骨片移位导致ETV瘘口梗阻的报道，这些病例需要再次手术取出阻塞物，重新开放第三脑室底瘘口[43]。对于迟发性瘘口梗阻的患者，可再次内镜手术探查；对于其他原因造成的梗阻（如肿瘤进展），必须考虑采用其他手术治疗（如分流术、肿瘤切除术）。这种并发症的发生可以通过以下措施避免：

- 仔细筛选合适的患者
- 造瘘口或开窗范围足够大（以便发现是否有囊内分隔）
- 仔细止血
- 避免使用骨渣封闭骨孔

瘘口的迟发性闭合可导致ETV最严重的并发症，即猝死。虽然十分罕见，但仍有病例报道称，术后5~7年猝死发生率逐渐升高（约为0.5%），猝死的主要原因是第三脑室底部的蛛网膜和胶质瘢痕引起瘘口堵塞[44]，但症状快速进展的原因尚不清楚。有些患者可能因为以前的分流手术后脑组织顺应性差，发生梗阻或脑积水后症状容易迅速恶化[1,45]。在某些情

况下，颅内压增高症状可能被患者或家人忽略。因此，所有患者终身需要术后复查，并建议常规行 MRI 序列扫描（包括矢状位或冠状位 T2 加权相或脑脊液相位对比电影序列），寻找可能的瘘口梗阻。一些作者还建议为有潜在风险患者（即那些行分流术和远离神经外科中心的患者）的皮肤埋置连接脑室的储液囊以便进行紧急脑脊液减压[46]。

（曹　磊　译）

参考文献

[1] Cinalli G, Spennato P, Ruggiero C, et al. Complications following endoscopic intracranial procedures in children. Childs Nerv Syst, 2007, 23(6): 633–644.

[2] Furlanetti LL, Santos MV, Oliveira RS. Neuroendoscopic surgery in children: an analysis of 200 consecutive procedures. Arq Neuropsiquiatr, 2013, 71(3): 165–170.

[3] Di Rocco C, Massimi L, Tamburrini G. Shunts vs endoscopic third ventriculostomy in infants: are there different types and/or rates of complications. A review. Childs Nerv Syst, 2006, 22(12): 1573–1589.

[4] Massimi L, Di Rocco C, Tamburrini G, et al. Endoscopic third ventriculostomy: complications and failures. Italian: Minerva Pediatr, 2004, 56(2): 167–181.

[5] Schroeder HWS, Oertel J, Gaab MR. Incidence of complications in neuroendoscopic surgery. Childs Nerv Syst, 2004, 20(11–12): 878–883.

[6] Agrawal A, Kato Y, Sano H, et al. The incorporation of neuroendoscopy in neurosurgical training programs. World Neurosurg, 2013, 79(2, Suppl): 15.el 1–15.e13.

[7] Chowdhry SA, Cohen AR. Intraventircular neuroendoscopy: complications avoidance and management. World Neurosurg, 2013, 79:1–e10.

[8] Bouras T, Sgouros S. Complications of endoscopic third ventriculostomy. J Neurosurg Pediatr, 2011, 7(6): 643–649.

[9] Gallo P, Szathmari A, Simon E, et al. The endoscopic trans-fourth ventricle aqueductoplasty and stent placement for the treatment of trapped fourth ventricle: long-term results in a series of 18 consecutive patients. Neurol India, 2012, 60(3): 271–277.

[10] Raouf A, Zidan I. Suboccipital endoscopic management of the entrapped fourth ventricle: technical note. Acta Neurochir(Wien), 2013, 155(10): 1957–1963.

[11] Fritsch MJ, Schroeder HWS. Endoscopic aqueductoplasty and stenting. World Neurosurg, 2013, 79(2, Suppl): 20.e15–20.e18.

[12] Cai Q Song R Chen Q, et al. Neuroendoscopic fenestration of the septum pellucidum for monoventricular hydrocephalus. Clin Neurol Neurosurg, 2013, 115(7): 976–980.

[13] Oertel JM, Baldauf J, Schroeder HW, et al. Endoscopic options in children: experience with 134 procedures. J Neurosurg Pediatr, 2009, 3(2): 81–89.

[14] Torres-Corzo J, Sánchez-Rodríguez J, Cervantes D, et al. Endoscopic transventricular transaqueductal Magendie and Luschka foraminoplasty for hydrocephalus. Neurosurgery, 2014, 74(4): 426–435, discussion 436.

[15] Basaldella L, Marton E, Fiorindi A, et al. External ventricular drainage alone versus endoscopic surgery for severe intraventricular hemorrhage: a comparative retrospective analysis on outcome and shunt dependency. Neurosurg Focus, 2012, 32(4): E4.

[16] Longatti P, Basaldella L. Endoscopic management of intracerebral hemorrhage. World Neurosurg, 2013, 79(2, Suppl): 17.e1–17.e7.

[17] Rangel-Castilla L, Hwang SW, Jea A, et al. Efficacy and safety of endoscopic transventricular lamina terminalis fenestration for hydrocephalus. Neurosurgery, 2012, 71(2): 464–473, discussion 473.

[18] Roth J, Constantini s. Selective use of intra-catheter endoscopic-assisted ventricular catheter placement: indications and outcome. Childs Nerv Syst, 2012, 28(8): 1163–1169.

[19] Tamburrini G, D'Angelo L, Paternoster G, et al. Endoscopic management of intra and paraventricular CSF cysts. Childs Nerv Syst, 2007, 23(6): 645–651.

[20] Greenlee JD, Teo C, Ghahreman A, et al. Purely endoscopic resection of colloid cysts. Neurosurgery, 2008, 62(3, Suppl 1): 51–55, discussion 55–56.

[21] Hayashi N, Murai H, Ishihara S, et al. Nationwide investigation of the current status of therapeutic neuroen-doscopy for ventricular and paraventricular tumors in Japan. J Neurosurg, 2011, 115(6): 1147–1157.

[22] Oppido PA, Fiorindi A, Benvenuti L, et al. Neuroendoscopic biopsy of ventricular tumors: a multicentric experience. Neurosurg Focus, 2011, 30(4): E2.

[23] Torres-Corzo J, Vifias-Rios JM, Sanchez-Aguilar M, et al. Transventricular neuroendoscopic exploration and biopsy of the basal cisterns in patients with Basal meningitis and hydrocephalus. World Neurosurg, 2012, 77(5–6): 762–771.

[24] Yadav YR, Parihar V, Kher Y. Complication avoidance and its management in endoscopic neurosurgery. Neurol India, 2013, 61(3): 217–225.

[25] Dewaele E ,Kalmar AE, Van Canneyt K, et al. Pressure monitoring during neuroendoscopy: new insights. Br J Anaesth, 2011, 107(2): 218–224.

[26] Singh GR Prabhakar H, Bithal PK, et al. A retro-

spective analysis of perioperative complications during intracranial neuroendoscopic procedures: our institutional experience. Neurol India, 2011, 59(6): 874-878.

[27] Ganjoo H, Sethi S, Tandon MS, et al. Perioperative complications of intraventricular neuroendoscopy: a 7-year experience. Turk Neurosurg, 2010, 20(1): 33-38.

[28] Munich SA, Sazgar M, Grand W, et al. An episode of severely suppressed electrocerebral activity recorded by electroencephalography during endoscopic resection of a colloid cyst. J Neurosurg, 2012, 116(2): 385-389.

[29] Schroeder HWS, Niendorf W-R, Gaab MR. Complications of endoscopic third ventriculostomy. J Neurosurg, 2002, 96(6): 1032-1040.

[30] Buxton N, Punt J. Cerebral infarction after neuroendoscopic third ventriculostomy: case report. Neurosurgery, 2000, 46(4): 999-1001, discussion 1001-1002.

[31] Yadav YR, Shenoy R, Mukerji G, et al. Water jet dissection technique for endoscopic third ventriculostomy minimises the risk of bleeding and neurological complications in obstructive hydrocephalus with a thick and opaque third ventricle floor. Minim Invasive Neurosurg, 2010, 53(4): 155-158.

[32] Resch KDM, Schroeder HWS. Endoneurosonography: technique and equipment, anatomy and imaging, and clinical application. Neurosurgery, 2007, 61(3, Suppl): 146-159, discussion 159-160.

[33] Brockmeyer D, Abtin K, Carey L, et al. Endoscopic third ventriculostomy: an outcome analysis. Pediatr Neurosurg, 1998, 28(5): 236-240.

[34] Fukuhara T, Vorster SJ, Luciano MG. Risk factors for failure of endoscopic third ventriculostomy for obstructive hydrocephalus. Neurosurgery, 2000, 46(5): 1100-1109, discussion 1109-1111.

[35] Teo C. Complications of endoscopic third vetriculostomy//Cinalli G, Maixner wJ, Sainte-Rose C, eds. Pediatric Hydrocephalus. Berlin, Heidelberg, New York: Springer, 2004: 411-420.

[36] Beems T, Grotenhuis JA. Long-term complications and definition of failure of neuroendoscopic procedures. Childs Nerv Syst, 2004, 20(11-12): 868-877.

[37] Benabarre A, Ibáñiez J, Boget T, et al. Neuropsychological and psychiatric complications in endoscopic third ventriculostomy: a clinical case report. J Neurol Neurosurg Psychiatry, 2001, 71(2): 268-271.

[38] Kumar R, Behari S, Wahi J, et al. Peduncular hallucinosis: an unusual sequel to surgical intervention in the suprasellar region. Br J Neurosurg, 1999, 13(5): 500-503.

[39] Vaicys C, Fried A. Transient hyponatriemia complicated by seizures after endoscopic third ventriculostomy. Minim Invasive Neurosurg, 2000, 43(4): 190-191.

[40] Saxena S, Ambesh SH, Saxena HN, et al. Pneumoencephalus and convulsions after ventriculoscopy: a potentially catastrophic complication. J Neurosurg Anesthesiol, 1999, 11(3): 200-202.

[41] El Refaee E, BaldaufJ, Schroeder HWS. Bilateral occlusion of the foramina of Monro after third ventriculostomy. J Neurosurg, 2012, 116(6): 1333-1336.

[42] Massimi L, Tamburrini G, Caldarelli M, et al. Late closure of the stoma by spreading of a periaqueductal glioma: an unusual failure of endoscopic third ventriculostomy. Case report. J Neurosurg, 2006, 104(3, Suppl): 197-201.

[43] Turhan T, Ersahin Y. Intraventricular migration of the bone dust. ls a second operation for removal necessary. Case report and review of the literature. Childs Nerv Syst, 2011, 27(5): 719-722.

[44] Hader WJ, Drake J, Cochrane D, et al. Death after late failure of third ventricu-lostomy in children. Report of three cases. J Neurosurg, 2002, 97(1): 211-215.

[45] McDonnell GV, McCann JP. Why do adults with spina bifida and hydrocephalus die. A clinic-based study. Eur J Pediatr Surg, 2000, 10(Suppl 1): 31-32.

[46] Mobbs RJ, Vonau M, Davies MA. Death after late failure of endoscopic third ventriculostomy: a potential solution. Neurosurgery, 2003, 53(2): 384-385, discussion 385-386.

第 38 章　神经内镜麻醉技术

Francisco Romo-Salas

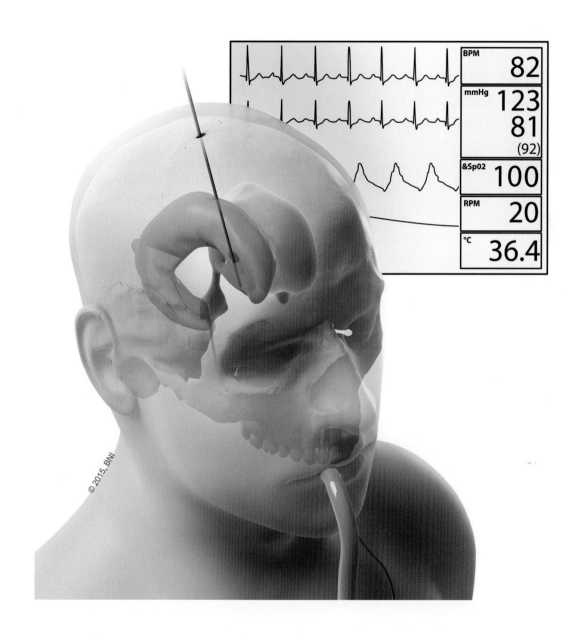

38.1　引　言

　　神经内镜是一种微侵袭神经外科技术，包含单独应用神经内镜和神经内镜辅助其他显微设备，用于诊断、判断预后和治疗疾病[6]。神经内镜是现代神经外科众多设备中的重要组成部分[1-5]。神经内镜技术的开展需要细致的准备工作，良好的解剖学知识，并且熟悉设备和光源系统。神经外科医生熟悉内镜和内镜辅助技术应用的临床适应证、禁忌证和可能的并发症非常重要。

　　一般来说，神经内镜操作的相对禁忌证包

括血液检查异常、恶性颅内高压，以及医生缺乏神经内镜操作经验或者某一种神经内镜的操作经验不足。

38.2 神经内镜手术中麻醉

38.2.1 麻醉前评估

在手术前需要对患者进行全面的麻醉前评估，并详细记录相关信息，以便进行围手术期个体化麻醉管理，其中最重要的是记录患者的手术史、既往麻醉并发症史、用药史、吸烟和饮酒史、过敏和输血史。必须行术前实验室检查，包括全血细胞计数、血生化、尿常规、凝血功能，胸部 X 线片和心电图。麻醉诱导方案应根据临床颅内高压的进展情况来制订，尤其包括是否存在头痛、喷射状呕吐、前庭功能紊乱和颅神经功能障碍。

38.2.2 术中麻醉监测

应对患者进行全面的术中监测，首选无创监测方法，包括胸前听诊器、自动血压监测、持续心电监护仪、血氧仪、二氧化碳监测仪、无创血糖仪或体温计等。有创监测方法只在部分患者中使用，例如桡动脉或尺动脉插管测量全身动脉压，中央静脉置管，通过标准热稀释法经漂浮导管测定心排血量，颈静脉球置管或经食管超声等。另外一些无创检测方法有脑氧饱和度监测、脑电图、经颅多普勒等，可反映脑血流、脑电活动和脑代谢情况，但这些方法只在高度专业化的医院才配备，并不是神经内镜手术必不可少的检测工具。全身麻醉可导致脑血流量（cerebral blood flow, CBF）和脑代谢降低。脑电双频谱指数（BIS）很实用，易于解释，因此，可以选择 BIS 无创，以反映额–颞皮层的电活动和肌肉松弛情况[7]。BIS 作为全身麻醉手术中麻醉深度的指标一直存在争议，有人认为其只能反映手术过程中患者整体的监测情况。

38.2.3 麻醉诱导

大多数用于麻醉诱导的静脉药物不影响颅内压（ICP）。以前一直认为氯胺酮可通过增加脑血流量和脑基础代谢导致颅内压增高，然而近期有文献报道，氯胺酮不仅不会增加颅内压，而且还可对其产生好的作用[8]，因为氯胺酮是 NMDA[N–甲基–D–天（门）冬氨酸]拮抗剂。巴比妥类、异丙酚、依托咪酯以及苯二氮䓬类药物对颅内压的影响均较小，尤其是对充分通气后血碳酸水平正常的患者。肺部过度换气可部分降低血中的 $PaCO_2$ 水平，继而引起脑血管收缩，降低颅内压。然而，这个机制在脑血流量自动调节机制受损的患者中并不总是能够按照预期的方式发挥作用。如果颅内压增高，推荐采用将患者放置于仰卧位、头部抬高 20°的方法。是否使用渗透性利尿剂、袢利尿剂或高渗溶液，需要根据颅内压的升高程度而定。患者存在感染是应用激素的指征，如肿瘤、感染或神经系统囊虫病。建议术前、术中和术后都给予患者应用激素，避免发生肾上腺功能障碍综合征。

38.2.4 麻醉药物

就神经内镜手术的致死率和致残率而言，不论是完全静脉麻醉，吸入性麻醉还是复合麻醉，都没有证据表明哪种麻醉方式更具优势。需要强调的是，需要保障充足的脑灌注压（cerebral perfusion pressure, CPP）和颅内病变所需的颅内动力学。在手术中一旦发生任何异常，例如生命体征改变、心律异常或血压升高等情况，麻醉师需要立即纠正。

不建议对患者在清醒状态下进行神经内镜手术，即使是对患者的皮肤或头皮进行了局部浸润麻醉的情况下。在局麻或清醒状态下，切开硬膜导致的疼痛、血流动力学不稳定以及患者的紧张情绪等都可能导致患者术中不配合。如果使用镇静剂（右美托咪定、短效苯二氮䓬类、鸦片类或异丙酚），存在过度镇静的风险，导致通气不足，可能导致低氧血症，这对颅内压增高的患者非常危险。对不合作、深度镇静或者易激惹的患者，需要迅速诱导、采用全身麻醉来控制通气，改善氧合功能，维持呼气末二氧化碳分压（$ETCO_2$）的正常水平。但是在上述情况下，对已经合并肺通气不良、头部已经固定并且铺盖了无菌手术单的患者进行气管插管非常困难。情绪激动、缺氧的患者，在未控制通气、未行气管插管、神经肌肉未松弛的状态下，患者只要咳嗽或者用力，就会导致胸腔或腹腔内压力增高，切开硬膜时出现躁动不安和挣扎，进一步导致颅内压增高，最终导致脑组织通过骨孔膨出，止血困难。

吸入麻醉药会使颅内压增高，并且呈剂量依赖性，即剂量越高，脑血流量和颅内压的增高程度越大。氟烷、安氟醚和甲氧氟烷已经不再使用。异氟烷曾被认为适用于神经外科手术[9]，但目前已经不再是最好的选择。有报道在动物实验和人类中，使用异氟烷会导致神经元损伤和细胞凋亡。异氟烷具有保护神经功能的优点，即使在脑血流量为每 100g 脑组织为 10mL/min 和脑组织低代谢条件下，也未能重复[10]。吸入性麻醉药如七氟醚[11-13]和地氟烷[12, 13]具有较低的分配系数，起效迅速和唤醒快是其优点，这个优点对于正经历低代谢生物降解的机体是最重要的，因此推荐使用此药物。平衡麻醉可以使吸入麻醉药和静脉麻醉药的总消耗量下降，并且根据每一例患者的特点给药，具有血流动力学稳定性和易于控制的优点。

完全静脉麻醉也是很好的麻醉选择。鸦片类（芬太尼、阿芬太尼、瑞芬太尼或舒芬太尼），非去极化肌肉松弛剂（阿曲库铵、顺阿曲库铵、维库溴铵或罗库溴铵），苯二氮䓬，丙泊酚，依托咪酯都可维持很好的血流动力学稳态。

去极化肌肉松弛剂（琥珀胆碱）在高颅压情况下是相对禁忌的。琥珀胆碱有增加颅内压的作用。肌束震颤引起的 γ 传入刺激导致肌肉代谢和脑血流量增加[14]。

在神经内镜手术过程中，心动过缓很常见，尤其是在探查导水管或者第四脑室入口过程中，有时甚至会导致心搏骤停。但当内镜从操作位置离开后，这些症状立即会得到纠正，只有对个别患者才需要使用抗胆碱能药物或 β 肾上腺素受体激动剂进行救治。

心动过缓可以作为预警信号，它提醒医生注意操作区域。建议将血氧监测声音和心电图监测声音都调高，目的是当心率减慢时，手术医生和麻醉师能够及时发现并处理。

在神经内镜手术过程中，冲洗液的高度不应该超过 60cm，可以以外耳道（erternal auditory canal, ECA）为参考平面。对颅内血肿病例，如果冲洗液的高度超过 60cm 或者在外耳道以上，或者加压给予冲洗液，就无法观察到出血，并且会使冲洗液进入血管内，结果可能导致容量负荷过重或者凝血因子稀释。脑组织容纳冲洗液的能力非常有限，需监测进入的流量，预防颅内压过高非常重要，流量过多会导致库欣现象（颅内压增高，呼吸慢，心率慢）。当冲洗液流入困难时，提示颅内压增高，当超过 60cm 水柱时需要立即纠正。可以调整骨孔，使灌洗液容易流出，从而进行纠正，骨孔起到了流出阀门的作用。

38.3　全身麻醉监测

在围手术期对患者进行麻醉持续监测至关重要。保持足够的脑灌注和脑内动态完整或接近正常也非常重要。在接受麻醉和神经外科手术如神经内镜手术的患者中，存在一些特殊的观察点。

38.3.1　颅内压和脑灌注压

大脑是身体代谢活动最高的器官，每 100g 脑组织的耗氧量为 3.5~4.0mL/min。神经元的电活动消耗约 50% 的能量，其余的 50% 用于维持神经元的完整性。脑血流量为每 100g 脑组织 50mL/min 时，神经元的功能和结构才得以维持。如果发生脑血流量减少，则脑电图（EEG）减慢。脑血流量为每 100g 脑组织 20mL/min 时，脑电图的等电点出现。在降至每 100g 脑组织 15mL/min 时，神经元诱发反应无法引出。如果脑血流量恢复，神经元恢复正常运作。当脑血流量降至每 100g 脑组织 10mL/min 以下时，ATP 水平快速下降，神经元不能维持离子稳态[15,16]。在正常脑组织中，灌注通过自我调节维持，平均动脉压（MAP）通常波动在 60~150mmHg[17,18]。然而，在持续高血压的患者中，正常范围下限趋于更高。

在血压正常的患者中，60mmHg 的脑灌注压是可以接受的。脑灌注压（CPP=MAP–ICP）低于 50mmHg 将导致脑血流量下降。如果脑灌注压降至 30mmHg 以下，神经元活性会受到威胁，脑血流量将为每 100g 脑组织约 15mL/min，静脉血中的氧分压将小于 20mmHg[19]。七氟醚麻醉下行颈动脉内膜切除术患者的脑组织可耐受血流量水平低于 10mL[20]。在创伤性脑损伤（traumatic brain injury，TBI）中，其自我调节丧失或明显受损，该区域只能通过被动压力灌注，主要取决于脑灌注压。在创伤性脑损伤中，可接受的脑灌注压为 50~70mmHg[21]，低于此范围的脑灌注压会导致预后恶化。脑灌注压增加超过这个数值会使肺部并发症的发生率增加[21]。在对蛛网膜下腔出血患者进行神经内镜治疗时，如果患者的生命受库欣现象威胁，维持脑灌注压便成为重中之重。最重要的建议是个体化治疗每个病例，以改善患者的预后，并对每一例患者进行密切和持续的监测。

38.3.2　正常血糖

葡萄糖通过有氧途径在大脑中被代谢，其最终产物是 CO_2、H_2O 和 ATP。在全脑或局灶性脑缺血中，供氧减少或完全无氧，会抑制有氧糖代谢，而其他相对无效的产生能量方式，如无氧代谢途径将会起作用。在高血糖情况下，神经元的葡萄糖代谢增加，导致乳酸酸中毒，pH 和神经元坏死增加[22]。在全脑缺血的动物模型中，血糖水平升高加重了神经损害的程度[23]。用胰岛素控制血糖可减少神经损伤[24]。短暂性高血糖或因糖尿病持续的高血糖可增加局灶性缺血性卒中的风险。任何情况下的高血糖（短暂性、持续性、非糖尿病性或糖尿病性）都应该受到

重视。血糖 > 155mg/dL 与急性血栓性脑血管病（thrombotic vascular cerebral disease，TVCD）患者较差的神经系统结局和死亡率增加有关[25]。目前推荐的血糖指标为 72~126mg/dL。当血糖值约为 40mg/dL 时脑皮层电波由 α 和 β 波变为 δ 和 θ 波[22]，低于 20mg/dL 时，脑电图上的脑电波被完全抑制。Lanier 对血糖水平的建议[26] 是个体自由，他建议，目标血糖水平在 140~180mg/dL，通过输注葡萄糖、胰岛素或钾（在墨西哥被称为极化液）把血糖控制在目标范围[27]，将会使局灶性或全脑缺血患者在血糖控制和管理方面获得更好的结果。在内镜神经导航中，必须进行血糖控制。

38.3.3　呼气末二氧化碳分压（ET$_{CO2}$）

创伤性脑损伤基金会（the Traumatic Brain Injury Foundation，TBF）[28] 建议在创伤性脑损伤早期阶段应避免过度通气。我们从应用生理学中得知，动脉血中二氧化碳浓度（$PaCO_2$）与脑血流量、脑血容量和颅内压之间存在直接的相关性：$PaCO_2$ 降低会导致脑血流量减少，脑血容量和颅内压也会下降，反之亦然。只要自我调节能力存在，每毫米汞柱的 $PaCO_2$ 变化可以引起脑血流量 3% ~5% 的变化。低碳酸血症能带来的益处还有待证实，因为缺血区域随着血管的显著扩张会出现缺氧、高碳酸血症和酸中毒。

颈静脉球部饱和度（Svj_{O_2}）的正常值范围为 54% ~79%，创伤性脑损伤患者的 Svj_{O_2} 初始值 <45%，因此，在创伤性脑损伤患者中，除了要监测颅内压之外，监测 Svj_{O_2} 也很重要，以便于进行相关的治疗操作。过度通气可导致脑缺血加重，但是，脑充血状态的益处是显而易见的[29]。和其他治疗方法相同，应该理性应用过度通气并且使用时应极其谨慎，一旦达标，立即停止。

低碳酸血症在手术室、重症监护病房（ICU）或急诊室中应用，低碳酸血症对脑组织的损害大于获益。在内镜神经导航过程中，根据正在进行手术地区的海拔高度，将 ETCO2 数值维持在正常范围很有必要。由于长期使用

利尿剂或老年患者发生脑萎缩，神经外科医生有时会遇到脑组织出现脱水和"塌陷"的情况，建议将 $PaCO_2$ 保持在正常值上限，通过血管舒张来恢复脑组织体积，这样就可以毫不困难地进行内镜手术。

38.3.4　体　温

当有意降低体温时，机体的新陈代谢会显著下降，而供需之间存在平衡。当体温比正常体温降低 1℃，基础代谢降低 7%~9%，大脑的氧气和葡萄糖消耗显著下降，保持神经元的完整性和活力的时间更长。除此之外，已经发现低温具有膜稳定作用，调节 Na^+ 通道，抑制细胞内的 Na^+ 和 K^+ 流入细胞外间隙，减少脑水肿，降低颅内压。当体温降至 21℃，脑和神经元活动停止，电沉默出现，即等电位脑电图（译者注：脑电活动不超过 $2\mu V$ 时，可以认为是等电位脑电图）为了保护脑组织免受之前损伤的危害，采用低温控制技术时，适度的低温比极低温可带来更多的益处[30,31]。神经内镜手术过程中体温的控制是全面护理的一部分，对于极端的年龄，它必须是彻底的。体温过低可以导致清醒延迟、寒战、氧代谢增加、心肌耗氧供需不平衡，以及心律不齐。手术室温度通常控制在 18~22℃，所以如果没有适当的保护措施，患者的体温也容易下降。对于麻醉和手术管理来说，最好维持正常体温。

38.4　术中液体管理

对于神经外科手术患者来说，究竟什么是术中液体管理最好的选择？对此麻醉中的争论一直存在。一些机构建议使用胶体液而另一些人则建议使用晶体液。低渗晶体液容易导致血管内液体渗漏到间质间隙，从间质间隙到脑组织，从而增加脑组织中的水含量，增加脑水肿，导致颅内压继发性增高。葡萄糖会加重脑缺血过程中的脑水肿和高血糖，这将使损伤更加严重。目前认为传统的限制液体量的方式对神经系统疾病患者已经过时，因为它会显著影响脑

灌注压。监测血浆渗透压对于合理管理液体量是有价值的。当运输和输送氧气至大脑受影响时，或者在缺乏凝血因子时，需要使用血液及其衍生物。

38.5　并发症

任何涉及颅内病变的麻醉或神经外科手术都可能发生并发症，例如出血，急性颅内压增高，心律失常，心动过缓，全身血压受损，清醒延迟或颅神经功能障碍等。

38.6　结　论

麻醉医生必须非常熟悉患者的病情和病史，必须小心制订围手术期麻醉管理计划，包括全面并持续地监测；最好选择静脉吸入或静脉麻醉药，以及去极化肌肉松弛剂，并且进行最佳的术中液体管理；在手术过程中必须根据患者的脑血流动力学和心血管特点，监测心律变化，调整出最适合患者的通气模式，并与神经外科医生及时沟通。

要　点

- 在围手术期连续监测和管理麻醉，应用不影响颅内压的麻醉药物
- 调整监测设备的声音，使术者能够听到脉搏血氧仪或心电图 QRS 波的声音
- 使用加强型和（或）钢丝气管插管
- 避免呼气末正压（PEEP）通气
- 严格控制体温、血糖和正常血碳酸
- 保持 $PaCO_2$ 在正常范围内
- 使用乳酸林格液或 Hartmann 溶液进行脑室内冲洗，高度 <60cm（外耳道高度），温度为 32℃。不要将冲洗液与麻醉剂放在同一个三脚架上，并且避免三脚架上的溶液高度超过 100cm
- 对于部分病例，推荐术中监测颅内压

（白吉伟　郭　恺　译）

参考文献

[1] Torres-Corzo J, Rodriguez-Della Vecchia R, Rangel-Castilla L. Trapped fourth ventricle treated with shunt placement in the fourth ventricle by direct visualization with flexible neuroendoscope. Minim Invasive Neurosurg, 2004, 47(2): 86–89.

[2] Torres-Corzo J, Vecchia RR, Rangel-Castilla L. Observation of the ventricular system and subarachnoid space in the skull base by flexible neuroendoscopy: normal structures]. [in Spanish.Gac Med Mex, 2005, 141(2): 165–168.

[3] Torres-Corzo J, Rangel-Castilla L. Endoscopic third ventriculostomy. Conntemp Neurosurg, 2006, 28: 1–8.

[4] Torres-Corzo J, Rodriguez-della Vecchia R, Rangel-Castilla L. Bruns syndrome caused by intraventricular neurocysticercosis treated using flexible endoscopy. J Neurosurg, 2006, 104(5): 746–748.

[5] Torres-Corzo JG, Tapia-Pérez JH, Vecchia RR, et al. Endoscopic management of hydrocephalus due to neurocysticercosis. Clin Neurol Neurosurg, 2010, 112(1): 11–16.

[6] Torres-Corzo JG. Vinas-Rios JM, Sanchez-Aguilar M, et al. Transventricular neuroendoscopic exploration and biopsy of the basal cisterns in patients with basal meningitis and hidrocephalus. World Neurosurg, 2012, 77(5–6): 762–771.

[7] Liu SS. Effects of Bispectral Index monitoring on ambulatory anesthesia: a meta-analysis of randomized controlled trials and a cost analysis. Anesthesiology, 2004, 101(2): 311–315.

[8] Zeiler FA, Teitelbaum J, West M, et al. The ketamine effect on ICP in traumatic brain injury. Neurocrit Care, 2014, 21(1): 163–173.

[9] Newberg LA, Michenfelder JD. Cerebral protection by isofiurane during hypoxemia or ischemia. Anesthesiology, 1983, 59(1): 29–35.

[10] Messick JM Jr, Casement B, Sharbrough FW, et al. Correlation of regional cerebral blood flow (rCBF) with EEG changes during isofiurane anesthesia for carotid endarterectomy: critical rCBE Anesthesiology, 1987, 66(3): 344–349.

[11] DengJ, Lei C, Chen Y, et al. Neuroprotective gases-fantasy or reality for clinical use. Prog Neurobiol, 2014, 115: 210–245.

[12] Schifilliti D, Grasso G, Conti A, et al. Anaesthetic-related neuroprotection: intravenous or inhalational agents.CNS Drugs, 2010, 24(11): 893–907.

[13] Zhang B, Wei X, Cui X, et al. Desfiurane affords greater protection than halothane in the function of mitochondria against forebrain ischemia reperfusion injury in rats. Anesth Analg, 2008, 106(4): 1242–1249.

[14] Bozeman WP, Idris AH. Intracranial pressure changes during rapid sequence intubation: a swine model. J Trauma, 2005, 58(2): 278–283.

[15] Siesjö BK. Cell damage in the brain: a speculative synthesis. J Cereb Blood Flow Metab, 1981, 1(2): 155–185.

[16] Siesjö BK. Mechanisms of ischemic brain damage. Crit Care Med, 1988, 16(10): 954–963.

[17] Lassen NA. Cerebral blood flow and oxygen consumption in man. Physiol Rev, 1959, 39(2): 183–238.

[18] Morris GC Jr, Moyer iH, Snyder HB, et al. Cerebral hemodynamics in controlled hypotension. Surg Forum, 1953, 4: 140–143.

[19] Drummond JC. The lower limit of autoregulation: time to revise our thinking? Anesthesiology, 1997, 86(6): 1431–1433.

[20] Wang H, Lu S, Yu Q,et al. Sevofiurane preconditioning confers neuroprotection via anti-inflammatory effects. Front Biosci (Elite Ed), 2011, 3: 604–615.

[21] Fitch W, MacKenzie ET, Harper AM. Effects of decreasing arterial blood pressure on cerebral blood flow in the baboon. Influence of the sympathetic nervous system. Circ Res, 1975, 37(5): 550–557.

[22] Auer RN. Hypoglycemic brain damage. Forensic Sci lnt, 2004, 146(2–3): 105–110.

[23] Warner DS, Gionet TX, Todd MM, et al. Insulininduced normoglycemia improves ischemic outcome in hyperglycemic rats. Stroke, 1992, 23(12): 1775–1780, discussion 1781.

[24] Pulsinelli WA, Levy DE, Sigsbee B, et al. Increased damage after ischemic stroke in patients with hyperglycemia with or without established diabetes mellitus. Am J Med, 1983, 74(4): 540–544.

[25] Fuentes B, Castillo J, San José B, et al.Stroke Project of the Cerebrovascular Diseases Study Group, Spanish Society of Neurology. The prognostic value of capillary glucose levels in acute stroke: the GLycemia in Acute Stroke(GLIAS) study. Stroke, 2009, 40(2): 562–568.

[26] Lanier WL, Pasternak JJ. Refining perioperative glucose management in patients experiencing, or at risk for, ischemic brain injury. Anesthesiology, 2009, 110(3): 456–458.

[27] Sodi-Pallares D, Bisteni A, Medrano GA, et al. The polarizing treatment of acute myocardial infarction. Possibility of its use in other cardiovascular conditions. Dis Chest, 1963, 43: 424–432.

[28] Bratton SL, Chestnut RM, Ghajar J, et al. Brain Trauma Foundation; American Association of Neurological Surgeons; Congress of Neurological Surgeons; Joint Section on Neurotrauma and Critical Care, AANS/CNS. Guidelines for the management of severe traumatic brain injury. XIV. Hyperventilation. J Neurotrauma,

2008, 24(Suppl 1): S87–S90.

[29] Ruta TS, Drummond JC, Cole DJ. The effect of acute hypocapnia on local cerebral blood flow during middle cerebral artery occlusion in isoflurane anesthetized rats. Anesthesiology, 1993, 78(1): 134–140.

[30] Michenfelder JD, Terry HR Jr, Daw EE, et al. Induced Hypothermia: Physiologic Effects, Indications and Techniques. Surg Clin North Am, 1965, 45: 889–898.

[31] Wass CT, Lanier WL, Hofer RE, et al. Temperature changes of > or =1 degree C alter functional neurologic outcome and histopathology in a canine model of complete cerebral ischemia. Anesthesiology, 1995, 83(2): 325–335.

第 39 章　神经内镜在发展中国家的应用：移动神经内镜中心

Jose Piquer, Jose L.Llácer, Mubashir Mahmood Qureshi

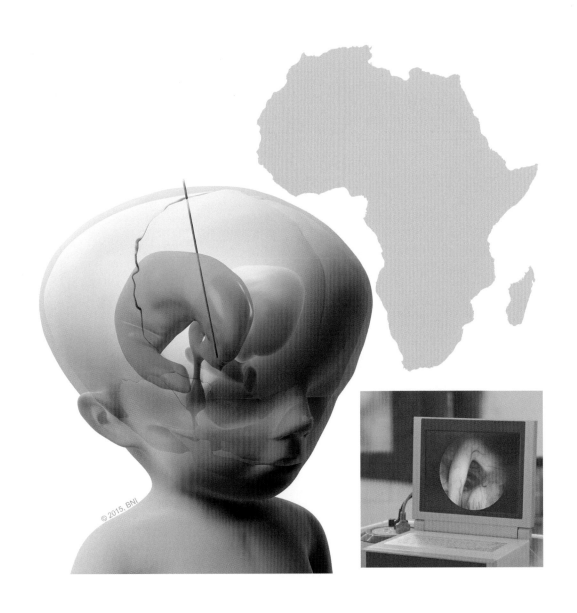

39.1 引　言

在发展中国家脑积水是可能危及生命的中枢神经系统（CNS）疾病之一[3]，20 世纪内镜开始应用于神经外科手术，用于诊断和治疗脑

积水[1,2]。据保守估计，在东、中、南部非洲（ECSA），每年有 14 000 多例新生儿在出生后 1 年内发生脑积水，总患病人数超过 2.5 亿[4]。与发达国家（0.9~1.2）/1 000 人的发病率相比，脑积水在发展中国家是巨大的负担[5]。许

多发展中国家的产前保健仍然很差，有报道指出，在中非，脑积水的最常见原因是神经管缺陷和先天性导水管狭窄[6,7]。例如在赞比亚，脑膜炎和其他中枢神经系统感染导致的脑积水占全部脑积水的比例近 75%[8]。来自东非的临床系列研究表明，脑膜炎和（或）脑室炎是东非脑积水最常见的发病原因，约占全部病例的 60%[9]。发展中国家脑积水的高发病率可能与未经治疗或治疗效果欠佳的新生儿脑膜炎以及怀孕期和婴儿期的营养缺乏有关[10]。在发达国家普遍能达到的保健和治疗手段尚未在发展中国家实现，但营养和保健方面的普遍改善已经促进了 5 岁以下儿童死亡率（under-5 child mortality rate, U5MR）降低[11]。近年来，城市中中产阶级的非洲家庭女性受教育水平有所提高，婴儿营养和卫生状况有所改善，因此在城市里的 U5MR 低于地区平均水平[9]。尽管如此，欠发达地区的医疗保健仍然是一个挑战，发展中国家严重缺乏训练有素的专业人员以及足够的昂贵设备和供给。在这方面，数字说明了一切，世界卫生组织（WHO）1998 年的一项调查显示，在撒哈拉以南非洲地区只有 79 名神经外科医生，其与居民比例为 1∶3 600 000，而世界比例为 1∶230 000[3]。

在发达国家出生的脑积水患儿很可能在围生期很快就接受了手术治疗[4]。然而，发展中国家的脑积水治疗仍具有挑战性，父母或照顾者往往在临床症状出现后至少 7 个月内不会就医[12]。发展中国家每年不到 5% 的脑积水患儿接受手术，通常是脑室 – 腹腔分流术（ventriculoperitoneal shunt, VPS）。肯尼亚已经算是一个相对比较进步的非洲国家，但也只有不到 25% 的脑积水患儿接受 VPS 手术[4]。

39.2　神经内镜在发展中国家的应用

39.2.1　原　因

在上文描述的环境里，患者往往无法定期到医疗中心就诊，VPS 手术可能需要使用非

常复杂的设备[13]。分流手术与其他常见神经外科手术相比，并发症的发生率更高，常见的包括分流管阻塞、感染和脑脊液（CSF）过度引流[12]。此外，VPS 终身依赖，需要定期监测。在专科医疗中心就诊困难的情况下，随访和对 VPS 失败的患者进行治疗往往不可能，而全科医生常常不能处理 VPS 并发症[14]。对于大多数脑积水患者，神经内镜简化了治疗方式并消除了对 VPS 的需求。在发展中国家神经内镜的几种治疗方式很有用，最常见的是内镜下第三脑室底造瘘术（ETV；视频 39.1）。ETV 是一种微创治疗方法，可治愈多达 80% 的病例[13,15-17]。经验丰富的医生进行手术时，手术并发症少（低于 5%），可使 CSF 动力学恢复正常[4,18-21]。

虽然不局限于非洲，但关于脑积水的治疗确实在非洲获得了广泛的讨论。在 20 世纪 40 年代和 50 年代，Jarvis 描述了他在肯尼亚内罗毕经历的选择和问题，他在那里用封闭的 ETV[22]

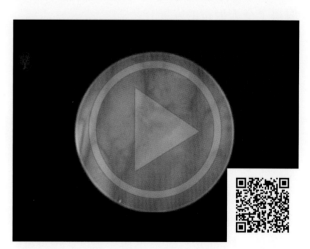

视频 39.1　发展中国家的神经内镜。本视频展示了发展中国家脑积水患者的脑室内异常。第一例患者被诊断为先天性脑积水，进行了标准的内镜下第三脑室底造瘘术。第二例患者被诊断为先天性脑积水合并多发先天性透明隔穿通、第三脑室顶部缺如、导水管狭窄以及脉络丛萎缩，该患者采用便携式神经内镜设备进行了内镜下第三脑室底造瘘术加内镜下探查术。该例患者也采用移动神经外视镜进行了脊髓脊膜膨出修补术。本视频还展示了非洲的一个移动手术间。Jose Piquer 医生解释了神经外科教育和发展 [Neurosurgery Education and Development (NED)] 基金会的起源、目标以及未来。肯尼亚医生 M. Mahmood Qureshi 是 NED 的成员，他解释了非洲特定区域对神经外科的需求

进行了 4 次手术。当时，无论采用哪种手术技术，成功的手术都取决于几十年内成像技术的进步。19 世纪 60 年代在津巴布韦对 153 例儿童进行分流手术的结果非常令人失望，患儿死亡率为 63%[23]。在 20 世纪 90 年代中期，手术例数和可利用的电子设备的数量略有增加，并且使用了一些当地设计、价格便宜且有效的阀门治疗脑积水。然而，家长仍然需要花费很长的旅途时间和昂贵的费用将外地的婴儿带到诊所就诊，而且由于社会情况，与几十年前的情况具有相似的趋势：来自受教育程度更高的城市患儿显示出良好的效果，但居住在农村地区的儿童死亡率仍高达 20%[24]。21 世纪初，神经内镜技术有所进步，近年来随着 Warf 及其同事在东非地区[25]经验的积累，ETV 治疗脑积水成为一种有前景的技术，有可能会再次在东非焕发新生[12,19,26]。

随着内镜技术的发展，尤其是移动内镜技术的发展，ETV 和其他内镜手术在这些国家也取得了令人振奋的发展[13,15,16]。

39.2.2 培训、设备和组织机构

这些国家的特殊需要已经超越了国界，提高了我们的认知。在那些神经外科医生比较少的国家，本地培训是最好的选择，因为许多在国外接受教育的学生可能会选择留在西方国家，或者难以适应本国的实际情况[3]。鉴于此，一些国际组织开展了由专家志愿者和当地组织合作开展的神经外科培训项目和供应项目。这些举措，例如威尔康奈尔医学院（New York, NY）在坦桑尼亚的项目或者国际神经外科教育基金会（Foundation for International Education in Neurological Surgery, FIENS）的计划，都取得了很好的成果。在神经内镜领域，神经外科教育与发展（the Neurosurgical Eeducation and Development, NED）基金会应 FIENS 的要求，继最初在 2006 年的尝试（视频 39.1）[20,27]后，又发起了一个重要的培训计划，现在已经涵盖几个 ECSA 国家（肯尼亚、乌干达、埃塞俄比亚、坦桑尼亚、卢旺达、津巴布韦和苏丹）。该计划旨在培训撒哈拉以南非洲不同国家和医院的神经外科医生和护士进行内镜手术。在这种情况下，可用的设备显然是一个重要的限制，便携式神经内镜设备是这个项目的关键[4]。一台带相机和光源的设备可以在一个手提箱内轻松运输，从使用该设备进行定期培训的经验来看，效果很好[4,20,21]。该系统一定程度上弥补了合格医疗人员短缺的不足，当地的外科医生可以带着这个设备在很大的区域内活动，可以到多家医院，也可以到达农村地区（图 39.1）。

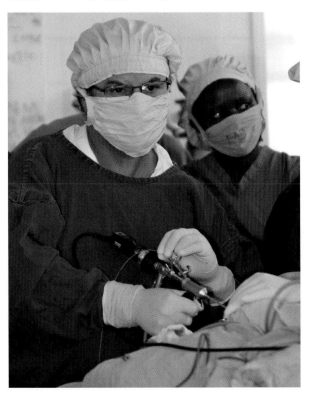

图 39.1 能够单手操作的 OI Handypro（Karl Storz Co.）内镜。医生可以在没有助手帮助的情况下安全完成内镜下造瘘术

39.2.3 发展中国家脑积水的临床评估和诊断局限性

在发展中国家患者的评估往往会遇到一些困难。最常见的是缺乏临床或家族史，难以获得临床图像（包括完全无法获取和获取的图像质量较差）以及缺少一些辅助检查。以上困难有可能与沟通障碍相叠加，要么是与少数民族语言有关，要么是由于外国访问的神经外科医生缺乏当地语言和知识，这就增加了对当地口

译人员的需求。超声也可用于术前成像，MRI 和 CT 经常无法进行，因为这类设备远远超出了该地区的经济水平[3]，MRI 是发达国家的标准术前检查。在这些情况下，病历是外科医生最有用的工具，应包括头围、囟门、脑积水发病年龄，伴或不伴有抽搐发作的发热病史以及发病时间。颅内压增高的症状如易怒、呕吐和头痛，应与其他一些症状共同来确认，例如痉挛状态和（或）步态障碍，动眼神经症状（日落征或外展神经麻痹），以及儿童的发育进程[12]。如果病史不符合出生时脑积水的表现，或者发现明显脑积水前有发热性疾病和（或）发作，则要考虑病因是感染。超声上呈分隔或分叶样的表现，解剖上变形或脑室内有沉积也提示感染性病因。Warf 将脑积水的病因定义为感染后脑积水（postinfectious hydrocephalus, PIHC）、非感染后脑积水（non-postinfectious hydrocephalus, NPIHC）或伴有脑膜脑膨出的脑积水，并依据年龄和解剖又划分出亚类（表 39.1；视频 39.1）。

推荐 ETV 作为所有 1 岁以上脑积水患儿的首选治疗方案，也可用于 1 岁以下伴有导水管狭窄的 PIHC 患儿[12]。表 39.1 总结了 Warf 描述的每个组的成功率。我们还必须提到脑室外脑池内梗阻性脑积水，这种患者的脑室和蛛网膜下腔应该是通畅的，往往是蛛网膜下腔出血或感染性后颅窝蛛网膜炎所致，ETV 对部分这类患者有效。Kehler 和 Gliemroth 在术前 MRI 中观察到扩张的脑室伴发向下凸出的第三脑室底（脑室和基底池之间的压力梯度可以解释这种现象），并且与扩大的小脑延髓池自由沟通。他们关于脑池内 CSF 通路阻塞的假说（例如在小脑延髓池和桥前池之间）可以解释 MRI 上扩大的第四脑室，尽管这种阻塞不能直接观察到[28]（图 39.2）。不幸的是，术前通常没有影像资料，需要在术中进行观察，如果观察到无法解决的解剖变异，有时会导致手术过程中断，因此，术中神经内镜观察至关重要。

39.2.4　发展中国家应用神经内镜治疗脑积水的情况

Warf 教授在乌干达的研究表明，ETV 单独使用或联合脉络丛烧灼术，对特定的脑积水患者效果很好[12,17,19]。根据他的经验，所有脑积水儿童最初都计划尝试进行内镜手术，无论年龄、脑积水病因，还是术前影像学检查显示脑室解剖变形。非常重要的一点是，该方法是有效的，并且在一些其他检查方法不可用的地区，内镜可以用作诊断工具。然而，传统设备体积较大，只有医疗中心才有，限制了少数具有该技术水平的医院开展手术，这也就是 NED 基金会采用移动神经内镜的原因（视频 39.1）[4]。具有这些特点的培训方案需要密切的随访并定期更新。在这个正在进行的项目中，迄今为止，已经在 21 家医院和 4 个国家举办了近 40 个讲习班，有 376 例患儿接受了手术（未发表数据）。移动神经内镜和专门培训的理念已经表明，这些国家可以达到合理的神经外科手术水平。除了改善儿童的生活质量外，一些专业人士和政策制定者也重新关注目前看来比较复杂的一些技术，这些技术可以用适当的设备开展[4,20,21,27]。最近 NED 倡议计划的未发表结果表明，ETV 在这些国家有 51% 的成功率，仅略低于在相

表 39.1　脑积水的分类和成功率

分类（病因）	亚类	年龄（岁）	中脑导水管
PIHC、	A	< 1	开放
NPIHC、	B	≥ 1	开放
Myelingocele	C	< 1	闭塞
	D	≥ 1	闭塞
成功率	病因	年龄（岁）	成功率
依据病因和年龄的成功率	PIHC	< 1	59%
	PIHC	≥ 1	81%
	NPIHC	< 1	40%
	NPIHC	> 1	90%
	Myelingocele	< 1	40%
	Myelingocele	≥ 1	—
	总成功率		59%

引自参考文献 12

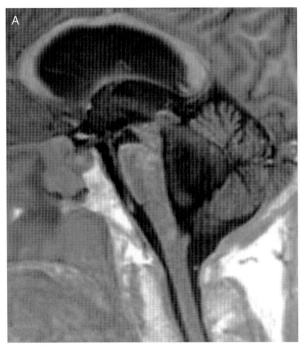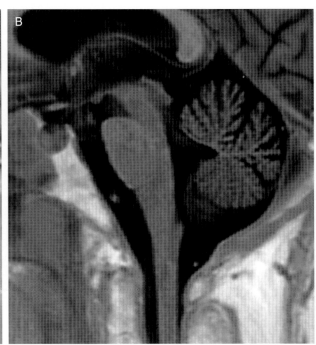

图 39.2　MRI 成像。A. 典型的由蛛网膜炎引起的脑室外梗阻性脑积水，可见第四脑室增大。B. 同一患者 NEV 后 12 个月的情况

似地域环境下的研究结果 [12,17,19,29]。正如 Warf 所说 [26]，其中一个原因可能是脉络丛烧灼无法进行；大多数患者未行神经影像学检查，并且在一些情况下解剖学变异迫使手术中断。Warf 等也关注到在手术中内镜发现变异的问题，他们将术中导水管和桥前池的观察归为 ETV 失败风险的独立预后因素 [30]。迄今为止，术前未发现而手术期间观察到的脑室异常带来了一些问题，根据我们自己在 ECSA 国家的经验，我们与非洲神经外科联合会（African Federation of Neurosurgical Societies, AFNS）合作制订了一个分类（表 39.2），该分类是基于内镜的使用，作为诊断工具其重要性已经在上文中进行了讨论。在这个区域观察到的先天性解剖异常是与脑膜脑膨出相伴发的一些异常，包括第三脑室底部增厚，丘脑间联合增大，室间孔缺如，穹窿融合成一个增厚的中线结构（图 39.3），难以辨识的第三脑室底和终板，融合的丘脑导致内镜不能进入第三脑室，以及狭窄的脑池 [12]。有时因为炎症、含铁血黄素沉积或者感染后形

表 39.2　AFNS 根据术中内镜发现制定的脑积水分级系统

分级	描述
I (a 和 b)	脑室壁无异常，看起来完全正常
II (a 和 b)	脑室壁上有含铁血黄素沉着，提示存在炎症过程
III (a 和 b)*	由于脑脊液浑浊视野不清晰，纤维小梁增多，第三脑室底部增厚
IV (b)*	在扩大的脑室内有一些增厚的粘连，也有穿过第三脑室底的大的粘连。如果进入脑池观察，可发现明显的粘连并且视野模糊
V (b)*	在扩大的脑室内存在多个囊

注：每一级分成两个亚型：a. 解剖正常；b. 解剖结构变异
* IV 级和 V 级（有时也可出现在 III 级），无法判断解剖结构是否正常，因此，在这几个级别中认为解剖是变异亚型

成的瘢痕（表 39.2）等原因，使到达第三脑室底部困难，如果预先考虑到可能发生的脑室造瘘困难，可考虑使用分流管替代。有可能遇到多分隔的脑积水，手术治疗可以用内镜打通分隔[12]。术中有些困难是可以克服的，例如，如果第三脑室底部无法安全造瘘，可以选择终板作为造瘘的替代位置（见第 26 章）。因室间孔闭合导致的单侧性脑积水，如果症状进展，主要通过内镜下透明隔造瘘术治疗[31]。最后，脉络丛电凝也有用[29,32]，但是在硬性内镜下进行热凝还存在一定的难度，大多数医院没有合适的电凝设备。Warf 报告对 ETV 术后造瘘口闭合的患者再次内镜下手术有 38% 的成功率，因此，对于 ETV 失败的患者，尤其是伴有导水管梗阻的患者，推荐再次内镜下开通闭合的第三脑室底。

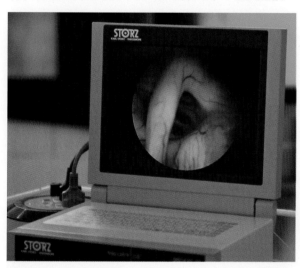

图 39.3　移动内镜观察到的解剖异常，穹窿异常融合成增粗的中线结构

39.2.5　发展中国家的患者随访和监测

虽然随访工作在发展中国家正在改进，但仍是发展中国家面临的主要问题和最大挑战。在 20 世纪 60 和 70 年代，外科医生已经报道了随访的困难。上文中提到的 NED 基金会外科计划近期的经验也得出了相似的结论，2006—2013 年手术治疗的 376 例患儿中仅有 84 例完成了为期 6 个月的随访。应该强调的是，ETV 早期治疗效果良好，这也提示其长期效果可能也不错。根据 Warf[19] 报道初始 6 个月内

的成功疗效与 3 年后 95% 的成功率相关。因此，家庭、监护人以及政策的制定者应该意识到在临床上应该注重随访，至少是在术后的第 1 年（图 39.4）。然而，由于这些国家的经济发展现实情况，决定了这种状况不会在短期内明显改善。

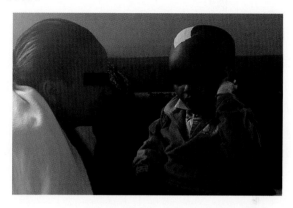

图 39.4　在 NED 基金会的移动神经内镜项目期间，在肯尼亚 Nyery 医院行内镜下脑室造瘘术的脑积水儿童

在这种情况下，ETV 术后 6 个月内如果无须进行后续脑积水治疗，治疗就认为是有效的。疗效好的相关因素包括年龄（>1 岁）、导水管狭窄以及非感染引起的脑积水[17]。然而，Javadpour 等[33] 发现病因和不太小的年龄也影响预后，总体成功率为 48%。Koch-Wiewrodt 和 Wagner[34] 认为年龄小的儿童成功率较低（31%），Warf[29] 报道的成功率为 47%。在我们 NED（2006—2013，未发表）的治疗组中，1 岁以下患儿的成功率为 45%，与病因无关，导水管狭窄是一个独立的预后因素，52% 的患者预后较好。1 岁以上患儿的成功率提高至 67%（导水管狭窄患者为 73%）。感染患者的成功率较低，为 51%。大多数死亡是由感染引起的，这意味着死亡与多个因素相关，这些因素包括营养状况和卫生状况不佳、年龄小、身体状况弱等。

39.2.6　发展中国家应用神经内镜的其他适应证

光学设计方面的技术突破促进了内镜手术方法的发展，可用于处理各种脑室内病变[35]，内镜在 ECSA 等发展中国家将会有越来越多的

应用，包括内镜下脉络丛烧灼，几种内镜下囊肿开窗术，以及脑室内肿瘤活检或切除术。尽管全民接受这些治疗方法的进程仍较慢，并且需要较高的成本，但是，作为经济上能够承受、技术上可以获得的诊断手段，内镜在发展中国家的应用无疑取得了巨大的进步。当肿瘤位于脑室内时，内镜作为光源和活检工具，在诊断上发挥了重要作用，同时内镜也可以作为治疗工具。在发达国家，内镜下切除或吸除胶样囊肿已经开展多年，在发展中国家同样也是可行的。ETV 可用于治疗第三脑室后部或松果体区域的肿瘤，以控制阻塞性脑积水引起的颅内压增高，并可与内镜活检同时进行。在这个意义上，软性内镜可能会更有用。其他适应证包括蛛网膜囊肿，尤其是位于中颅窝的蛛网膜囊肿（图 39.5）和四叠体池囊肿[31]。就设备而言，其他方面的某些进步导致价格上能够承受、方便运输的设备产生，这一点也很重要。移动神经内镜的概念促进了移动神经外视镜的概念，后者由连接到摄像机的管状望远镜和高分辨率监视器构成（视频 39.1）。这种方法提供了可

共享的显微手术图像，从而使得显微手术在安全和微创的环境下进行，使得整个手术团队都能看到手术图像[36,37]。此外，外视镜可用于脊髓手术；脑肿瘤手术中的荧光技术也能迅速在发展中国家开展。这些设备比显微镜轻便、便宜，并且容易保养，类似于可移动的神经内镜（视频 39.1），而且还不需要高水平的技术人员，这些优点使得外视镜在发展中国家很有应用价值。NED 基金会在各种手术中使用外视镜，包括脊膜膨出、腰椎间盘手术、椎管狭窄以及脑肿瘤手术（图 39.6）。

39.3 结 论

神经内镜在发展中国家是一种经济上能够负担得起的技术，目前已经治疗了成百上千的患者。然而，在发展中国家有大量的偏远地区，并缺少神经外科医生，因此，由接受系统培训、与患者有关的当地医生在经过特殊培训后操控移动设备完成手术成为发展中国家最佳的选择。任何旨在改善这些地区神经外科的项

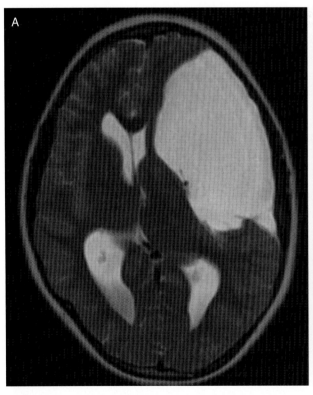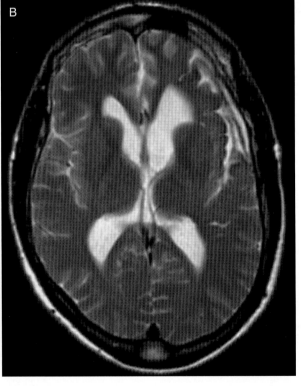

图 39.5　A. 中颅窝蛛网膜囊肿。B. 内镜造瘘术后 6 个月囊肿消失

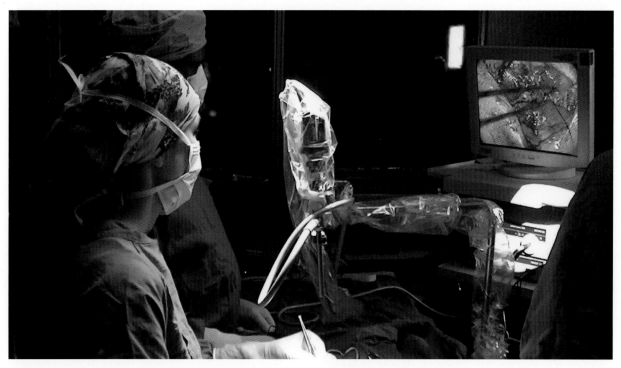

图 39.6　NED 基金会在坦桑尼亚的外派任务中使用外视镜进行脊膜膨出手术

目，都应以提高当地神经外科医生的技能为目的，并向缺乏资源的医院提供设备，以便引入一系列神经外科手术。这些工作应该长期维持下去，培训人员需要定期访问，以确保最佳的结果。

（白吉伟　译）

参考文献

[1] Enchev Y, Oi S. Historical trends of neuroendoscopic surgical techniques in the treatment of hydrocephalus. Neurosurg Rev, 2008, 31(3): 249–262.

[2] Dandy W. An operative procedure for hydrocephalus. Johns Hopkins Hosp Bull. 1922, 33: 189–190.

[3] El Khamlichi A. African neurosurgery: current situation, priorities, and needs. Neurosurgery, 2001, 48(6): 1344–1347.

[4] Qureshi MM, Piquet J, Young PH. Mobile endoscopy: a treatment and training model for childhood hydrocephalus. World Neurosurg, 2013, 79(2 Suppl): S24.el–4.

[5] Garton HJL, Piatt JH Jr. Hydrocephalus. Pediatr Clin North Am, 2004, 51(2): 305–325.

[6] de Paul Djientcheu V, Njamnshi AK, Wonkam A, et al. Management of neural tube defects in a Sub-Saharan African country: the situation in Yaounde, Cameroon. J Neurol Sci, 2008, 275(1–2): 29–32.

[7] Adeleye AO, Olowookere KG. Central nervous system congenital anomalies: a prospective neurosurgical observational study from Nigeria. Congenit Anom (Kyoto), 2009, 49(4): 258–261.

[8] Mweshi MM, Amosun SL, Ngoma MS, et al. Endoscopic third ventriculostomy and choroid plexus cauterization in childhood hydrocephalus in Zambia. Med J Zambia, 2010, 37(4): 246–252.

[9] Miles M. Children with spina bifida and hydrocephalus in Africa: can medical, family and community resources improve the life chances. lndependentliving, 2006.

[10] Bauman N, Poenaru D. Hydrocephalus in Africa: A Surgical Perspective. Surgery in Africa, 2008.

[11] Under 5 Mortality Rate Database. The State of the World's Children [United Nations Children's Fund, 2011.

[12] Warf BC. Hydrocephalus in Uganda: the predominance of infectious origin and primary management with endoscopic third ventriculostomy. J Neurosurg, 2005, 102(1, Suppl): 1–15.

[13] Kamalo P. Exit ventriculoperitoneal shunt; enter endoscopic third ventriculostomy (ETV): contemporary views on hydrocephalus and their implications on management. Malawi Med J, 2013, 25(3): 78–82.

[14] Sarguna P, Lakshmi V. Ventriculoperitoneal shunt infections. Indian J Med Microbiol, 2006, 24(1): 52–54.

[15] Cinalli G. Endoscopic Third Ventriculostomy//Cinalli

G, Maixner wJ, Sainte-Rose C, eds. Pediatric Hydrocephalus. Milano, New York: Springer, 2004: 361–388.

[16] Hopf NJ, Grunert P, Fries G, et al. Endoscopic third ventriculostomy: outcome analysis of 100 consecutive procedures. Neurosurgery, 1999, 44(4): 795–804, discussion 804–806.

[17] Warf BC, Mugamba J, Kulkarni AV. Endoscopic third ventriculostomy in the treatment of childhood hydrocephalus in Uganda: report of a scoring system that predicts success. J Neurosurg Pediatr, 2010, 5(2): 143–148.

[18] Boulton M, Flessner M, Armstrong D, et al. Determination of volumetric cerebrospinal fluid absorption into extracranial lymphatics in sheep. Am J Physiol, 1998, 274(1 Pt 2): R88–R96.

[19] Warf BC. Neuroendoscopic management of hydrocephalus in African children. Results from 1000 ventriculoscopic procedures. Childs Nerv Syst, 2005, 21: 507.

[20] Piquet J, Qureshi MM, Young PH. Impact of mobile endoscopy on neurosurgical development in East Africa. World Neurosurg, 2010, 73(4): 280–284.

[21] Qureshi MM, Piquet J. Impact of a portable neuroendoscopic equipment system to provide an outreach service in Sub-Saharan Africa. J Hydrocephalus, 2009, 1(1): 11–14.

[22] Jarvis JE. The treatment of hydrocephalus by third ventriculostomy. East Afr Med J, 1949, 26: 204.

[23] Seligson D, Levy LF. Hydrocephalus in a developing country: a ten-year experience. Dev Med Child Neurol, 1974, 16(3): 356–361.

[24] Kalangu KK. Neurosurgery in Zimbabwe. Surg Neurol, 1996, 46(4): 317–321.

[25] Adeloye A. Management of infantile hydrocephalus in Central Africa. Trop Doct, 2001, 31(2): 67–70.

[26] Warf BC. Hydrocephalus associated with neural tube defects: characteristics, management, and outcome in sub-Saharan Africa. Childs Nerv Syst, 2011, 27(10): 1589–1594.

[27] Piquer J, Qureshi MM, Young PH. Impact of mobile neuroendoscopy in the development of neurosurgery in Africa. An original Spanish model. Spanish: Neurocirugia (Astur), 2014, (Apr): 9.

[28] Kehler U, Gliemroth J. Extraventricular intracisternal obstructive hydrocephalusa hypothesis to explain successful 3rd ventriculostomy in communicating hydrocephalus. Pediatr Neurosurg, 2003, 38(2): 98–101.

[29] Warf BC. Comparison of endoscopic third ventriculostomy alone and combined with choroid plexus cauterization in infants younger than 1 year of age: a prospective study in 550 African children. J Neurosurg, 2005, 103(6, Suppl): 475–481.

[30] Warf BC, Kulkarni AV. Intraoperative assessment of cerebral aqueduct patency and cisternal scarring: impact on success of endoscopic third ventriculostomy in 403 African children. J Neurosurg Pediatr, 2010, 5(2): 204–209.

[31] Pople IK, Edwards RJ, Aquilina K. Endoscopic methods of hydrocephalus treatment. Neurosurg Clin N Am, 2001, 12(4): 719–735.

[32] Warf BC. The impact of combined endoscopic third ventriculostomy and choroid plexus cauterization on the management of pediatric hydrocephalus in developing countries. World Neurosurg, 2013, 79(2 Suppl): S23.e13–15.

[33] Javadpour M, Mallucci C, Brodbelt A, et al. The impact of endoscopic third ventriculostomy on the management of newly diagnosed hydrocephalus in infants. Pediatr Neurosurg, 2001, 35(3): 131–135.

[34] Koch-Wiewrodt D, Wagner W. Success and failure of endoscopic third ventriculostomy in young infants: are there different age distributions. Childs Nerv Syst, 2006, 22(12): 1537–1541.

[35] Cohen AR. Endoscopic neurosurgery//Rengachary SS, Wilkins RH, eds. Neurosurgical Operative Atlas, Vol11I. Washington, DC: American Association of Neurological Surgeons, 1999: 414–426.

[36] Mamelak AN, Danielpour M, Black KL, et al. A high-definition exoscope system for neurosurgery and other microsurgical disciplines: preliminary rep ort. Surg Innov, 2008, 15(1): 38–46.

[37] Belloch Jp, Rovira V, Lcer JL, et al. Fluorescence-guided surgery in high grade gliomas using an exoscope system. Acta Neurochir (Wien), 2014, 156(4): 653–660.

第 40 章　神经内镜的未来展望

Leonardo Rangel-Castilla, Peter Nakaji

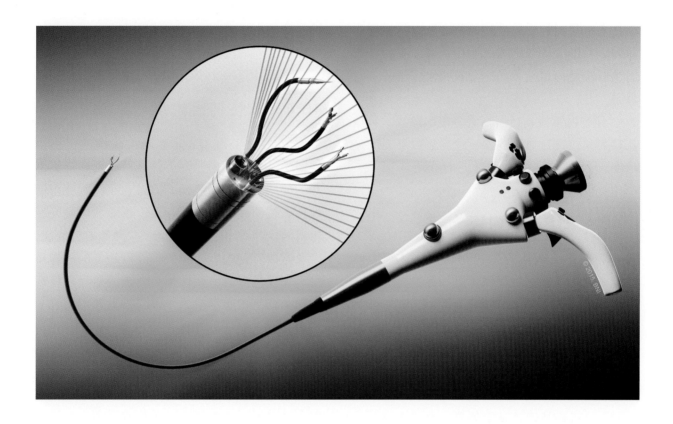

40.1　引　言

　　神经内镜从相对原始演化到目前如此精细，经历了漫长的发展历程。虽然我们在技术上取得了很大成就，但显然还有很大的进步空间。尽管如此，神经内镜可能已经度过了其黄金时代。该领域的成熟是由于神经外科医生坚持不懈地拓展内镜手术适应证、降低副损伤和微创治疗的结果。鼻内镜划时代的发展给了该领域更大的前进动力，许多进步推动了神经内镜技术的发展。尽管新一代的神经外科医生依然保持着对神经内镜的兴趣，但由于其他条件的限制，神经内镜目前面临着进退两难的局面，一是技术的更新使许多新的和令人兴奋的进步成为可能；另一方面，经济因素正在限制其发展。

　　神经内镜严重依赖技术，且适应证又如此少，怎样才能找到其发展方向呢？医疗保健方面的财政压力几乎没有理由去发展这种治疗技术。病源数量少意味着推动这项技术发展的消费动力也较为乏力。事实上，由于现有的技术可能比它们所代替的技术消耗更多的技术资源，所以在如今成本考量占主导地位的社会中，这些技术可能还被视为不利的技术。在基于价值的制度中，这些技术才显得物有所值。创新可能是由实践者本身驱动的，他们的努力和热情可能会克服纯经济学的阻力。最后，随着技术的不断推广和应用，创新和实用主义必然会找到共同点。

令人欣喜的是，神经内镜技术将继续在我们的努力下不断发展。行业正在不断改进相机技术，而更小、更轻、更亮、更高清晰度的相机正在定期更新。虽然这些进展不是由神经内镜的需求驱动的，但这些进步很容易应用于我们的领域。芯片相机具有取代笨重相机的潜力。LED 照明亮度高且不发热，非常可靠。示踪技术可使我们知道内镜的位置及它如何移动的。三维成像和虚拟成像相结合，有利于我们克服神经内镜技术的主要负担之一——定向障碍。

神经内镜检查还面临诸多技术挑战，包括观察死角，透过血液观察，达到显微层面的灵巧度。下面将对这些新技术进行介绍。

40.2　三维神经内镜

目前内镜的问题之一是缺乏立体视野。三维系统为外科医生提供了更加逼真的解剖图像。"昆虫眼"技术（Visionsense 公司，美国）是 3D 透镜系统中最优秀的。该系统将微透镜的透镜阵列并入芯片，在内镜的远端构成"头端芯片"透镜。右侧和左侧的图像由单个 CCD 产生，并叠加在具有立体监视器的双屏幕系统上[1]。这种新技术消除了外科医生使用以前的 3D 技术时出现的眩晕、视觉疲劳等不适。尽管我们是三维内镜的支持者，但外科医生对三维内镜的实际使用仍然褒贬不一。

40.3　神经导航和神经内镜影像导航

通过使用神经导航和影像引导手术技术，神经内镜有可能克服缺乏立体视图和跟踪内镜尖端能力的缺陷。方向感或视野的丧失，导致无法达到手术目标，是术者焦虑、手术时间延长的根本原因，也是导致手术并发症的潜在原因。导航技术可以描绘术区结构，从而降低定位错误的可能。通过高级渲染可使术者在视野减少的情况下通过虚拟引导进行手术。外科医

生将能够通过虚拟现实或实时图像来规划其手术方法和路径，并使内镜和内镜器械的操作范围可视化。现在通过更好的训练和规划，虚拟神经内镜将使术者在术前模拟手术过程，并允许外科医生在进行实际操作之前检查感兴趣的结构。

软性神经内镜技术能够使外科医生清楚整个镜头轴的位置使得它不会影响视野后面的关键结构。内镜背面"禁飞区"的这种虚拟显示可以帮助外科医生克服手术中的困难。

40.4　软性神经内镜

1973 年 Fukushima 教授将软性内镜引入神经外科手术以来，许多神经外科医生都逐渐开始使用软性神经内镜，但是它还没有获得像硬性内镜那样的受欢迎程度。主要原因是光纤相机的低分辨率、较低的亮度、设备的脆弱性，以及弯曲位置的定向障碍，导致较低的图像质量。在硬件方面，软性神经内镜的质量和特性在过去几年中有了很大改善。最近开发的视频内镜具有 5.0mm 的外径和 2.0mm 的工作直径，这种新型软性内镜具有高质量图像和 180° 旋转的特性[2]。它包含窄带成像（NBI），该技术使用光学色彩分离器滤光片，以减小光谱透射率的带宽。这种数字技术使视频内镜具有放大的微观纹理视图的功能（如毛细血管）。未来软性神经内镜将具有高清和（或）3D 成像技术。3D-Eye-Flex 软性神经内镜（奥林巴斯，日本）通过 2 个 CCD 产生 3D 和高清数字成像[3]。我们预计，芯片镜头将最终取代笨重的外接镜头。新的软性神经内镜将使用电磁跟踪引导下的神经导航[4]。为了导航软性神经内镜的尖端，可以将微型磁场传感器安装在内镜尖端，从而既能跟踪内镜尖端且不会妨碍原有的功能。这种软性神经内镜的原型目前正在由日本神经外科医生开发[4]。未来的原型机将有一个 2mm 大的工作通道，上下移动范围为 90°，这与其他软性神经内镜操作非常相似。原型机测试的结果显示导航误差最小仅有

1.2mm。这种导航技术的一个主要优点是不需要硬性固定内镜头部，这在儿童神经外科手术中尤为有利。安装在软性神经镜上的传感器直径为 1.8mm，长度为 9mm，这个相对较小的直径使它可以安装在神经内镜内。这种电磁导航下的软性神经内镜对于脑室内病变的活组织检查、脑室内血肿清除和囊性脑内和脑室内病变的治疗非常有利。

40.5　高光谱成像

现代内镜不必局限于人眼原始的视觉光谱。硬性和软性神经内镜也可以引入荧光和其他技术。这种方式可以非常有用地识别由于侧脑室（脉络丛）、第三脑室（正中隆起、终板血管）和第四脑室（延髓最后区，写翮）脑积水引起的正常解剖移位[5,6]。

吲哚菁绿（ICG）、荧光素和 5- 氨基乙酰丙酸（5-ALA）是能够使人眼不可见的某些正常和异常神经血管结构显像的荧光团（ICG，荧光素）或前体（5-ALA）[5-11]。现在很多神经外科医生已经将 ICG 整合到手术显微镜中。包含红外激发光的显微镜集成光源照射操作区域，使用附在显微镜上的摄像机对来自血管内的荧光进行成像。ICG 主要应用于脑血管病，包括动脉瘤、动静脉畸形和动静脉瘘、脑膜瘤等肿瘤周围的静脉循环，以及某些高级别胶质瘤。ICG 在神经内镜中的应用包括内镜下动脉瘤夹闭术（见第 35 章）、脑室内富血管的肿瘤（见第 12 章），以及内镜下脑内、脑外肿瘤切除术（见第 33、34 章）。ICG 还可用于通过其红外激发光来观察较深组织内的结构，它能穿过组织而不散射。荧光素是一种简单的荧光团，可用作血—脑屏障破坏的示踪剂。几年前，它被尝试应用于高级别胶质瘤手术中，但很快被放弃，最近这一应用再次复苏起来。荧光最近已适用于脑室内病变的内镜手术（见第 36 章）。2004 年，首次使用荧光技术在内镜下观察到脑积水脑室周围结构（正中隆起、终板血管）[12]。结合到软性神经内镜中，脑

室内镜中的荧光血管造影可以识别白光下不可见、额外的解剖结构和标志，例如脑室周围结构、室管膜下微血管网络和脑室内肿瘤的特征[5,6]。临床上 5-ALA 已在欧洲等许多国家使用，但美国 FDA 尚未批准在美国使用。5-ALA 提供与免疫组织化学更相似的肿瘤特异性对比。它聚集在肿瘤细胞中，并在细胞内转化为内源性荧光原卟啉Ⅸ，从而使肿瘤细胞显示出明显的荧光对比[13]。

40.6　共聚焦显微内镜

共聚焦显微镜和神经内镜整合可以为组织样品中各种深度的组织形态、细胞结构和细胞内成分提供高分辨率的直接成像。共聚焦显微内镜在脑肿瘤的治疗中具有明显优势，比如可以在术中收集细胞水平脑肿瘤的实时信息[14]。可以在组织原位进行"光学活检"，因此可以在不损伤组织的前提下决定是否切除组织。

激光扫描共聚焦显微镜（laser scanning confocal microscopy，LSCM）是一种光学荧光成像模式，可用于对体内和体外组织成像，其可将来自较大组织的各种深度的组织切片可视化。该技术最近在内镜系统中得到应用，且其优势在其他医学领域（如胃肠病学）中也得到证明。应用适当的荧光剂（包括 ICG 和 5-ALA）时，共聚焦显微镜能够显示不同组织间的对比度。临床可用的共聚焦显微镜系统具有精确激发波长的激光器和用于检测合适发射波长的二向色滤光片。在动物模型中，该技术能够显现正常的脑毛细血管，区分正常的灰质和白质，区分肿瘤和正常脑组织，并描绘肿瘤边界[15]。最近的临床研究结果为体内共聚焦显微内镜在术中诊断中的作用提供了证据，并已证明其在体内鉴别肿瘤边缘的可能性，进而可能使浸润性肿瘤的切除程度最大化[16]。共聚焦显微内镜也能鉴定脑膜瘤的组织学特征和亚型，检测 Virchow-Robin 空间和脑实质的侵袭。尽管在体内已经成功应用共聚焦显微内镜，但仍然需

要大量工作才能将该技术完全纳入神经外科手术中。在不久的将来，这种技术将彻底改变脑室内肿瘤的治疗。我们相信，未来共聚焦显微内镜技术将快速发展，能够提高成像质量、深度和易用性，且该技术还将纳入神经病理学和神经外科学工作。

40.7　外视镜

外视镜是外科手术中手术成像技术的最新进展。它是一种刚性透镜系统，其外观和功能非常类似于标准神经内镜。然而，与内镜不同的是它置于体外，因此被称为外视镜。它具有 25~60cm 的长焦距，在这种焦距下可以使用与显微镜应用时相似的所有标准显微外科器械[17]。因为不需要占用手术通道，所以器械的活动度更大，与内镜下手术相比，器械操作发生冲突的可能性变小。与显微镜相比，外视镜镜头与外科医生的眼睛分离，因此外科医生可以舒适地通过显示器进行手术。外视镜有机械或气动镜架辅助系统，因此可以快速重新定位和重新聚焦。它已经应用于脊柱和某些颅内手术，并且已经显示出比常规显微镜的一些优势。它的图像质量与手术显微镜的图像质量相当，但提供了更好的视野深度，最大限度地减少了在更高放大倍数下重新对焦的需要。因为外科医生能够在舒适的位置操作，颈部或手臂的应变最小，所以疲劳和终点震颤减轻。外视镜特别适用于病变与手术入路在同一路线或者相互垂直的手术[18]。外视镜的主要缺点是缺乏立体视觉，尽管立体视觉外视镜正在开发中（Visionsense 公司，美国）。在没有立体视觉的情况下，从显示器进行手术需要耐心和反复练习，但对于神经内镜外科医生来说却很容易适应，3D 技术可能会在不久的将来解决这一问题。外视镜也可以整合包含 5-ALA 和其他高光谱成像模式。在脑肿瘤手术中，其可以成为实现活检和高级别胶质瘤根治性手术有价值的工具，可能降低阴性活检概率[19]。

40.8　带有内镜的微型器械和机器人技术

使用带有内镜的微型器械实现显微外科手术，以及到达一些现在需要损伤正常组织才能到达的位置是目前面临的难题，而这些难题可能通过机器人技术解决。目前已经开发了几种新型机器人，以解决手术中困难的手术入路和狭窄手术通道的限制。NeuroArm 和 NeuRobot（IMRIS，Minnetonka，MN）就是神经外科机器人中的 2 种。NeuroArm 仍然需要开颅手术[20]，NeuRobot 是一个直径为 10mm 的机器人内镜，与硬性内镜非常相似，也具有 3 个仪器端口[21]。

使用硬性内镜到达侧脑室和基底池的某些死角（狭小而牢固的区域）是非常困难甚至是不可能的。在这一点上，软性神经内镜具有不可比拟的优势。然而，软镜的导航需要在人体工程学上通过精确操控实现旋转、平移、尖端运动和机械传动的复杂协调。因此，一种新型机器人正在开发中，它有 2 个主要组成部分：一个外骨骼用于容纳和操控一个内镜和一个工具操控器[22]。在解剖模型中进行的初步测试中，外科医生报告说，经过短时间的掌握和熟悉之后，他们可以毫无困难地以正常的手术速度使用机器人内镜进行导航。很明显，在设计更窄、更软的工具中通过不同类型机器人的组合比单一机器人具有明显的优势。在受限的环境中，例如脑室和基底池，这类设备将拥有更大的自由度，否则外科医生无法控制。最近开发了一种基于轻型机器人的神经内镜机器人平台，用于在自主和（或）手持控制下进行精细操作。该机器人平台能够以最小的边缘误差（<1mm）进行简单的内镜操作（ETV）。作者还表明当改变倾斜度、器械置入方式和起始距离时，操作精度没有显著变化[23]。

为了克服当前工具的局限性，我们需要更先进的材料和设计以不断改进技术。当前器械较小的空间限制了可用的强度和灵巧度。纳米技术和微观工程进展可以为神经外科手术提供解决方案。也许将来我们会发明可以被释放到大脑中的全自动内镜，它可以不受系绳的束缚并进行导航。希望在未来这些预测都能够实现。

40.9　结　语

　　虽然本章开始对神经内镜的未来进行了一个严峻的评估，但我们相信未来会更加美好。即使面对更广泛的医保和经济挑战，神经外科医生的创新能力仍然在不断提高。就像 20 世纪 90 年代后期至 2000 年经鼻内镜手术意外快速发展一样，现在神经内镜技术需求量仍然很大，我们面临的问题越来越明确，技术也在不断提高。鉴于光学仪器在过去 10 年中的发展速度比预期要快，且新技术也越来越多，手术显微镜最终可能会从手术室中消失。内镜和外视镜的开发和使用将继续增长。这些系统具有许多优点，包括紧凑的轻巧设计，更高的照明强度和更深的景深。它们包括提供高景深的光学系统，并且能够通过调整焦点和曝光来将焦点放置在短、中等和相对长的长度上。因此，可以实现高景深，同时保持高亮度。

（于升远　译）

参考文献

[1] Ebner FH, Marquardt IS, Hirt B, et al. Developments in neuroendoscopy: trial of a miniature rigid endoscope with a multidirectional steerable tip camera in the an-atomical lab Neurosurg Rev 2012: 35(1): 45–50, discussion 50–51.

[2] Oka K. Introduction of the videoscope in neurosurgery Neurosurgery, 2008, 62(5, Suppl 2): ONS337–ONS340, discussion ONS341.

[3] Mori H, Nishiyama K, Yoshimura J, et al. Current status of neuroendoscopic surgery in Japan and discussion on the training system. Childs Nerv Syst,2007, 23(6):673–676.

[4] Atsumi H, Matsumae M, Hirayama A, et al. Newly developed electromagnetic tracked flexible neuro-endoscope Neurol Med Chir(Tokyo)2011: 51(8): 611–616.

[5] Longatti P, Porzionato A, Basaldella L, Fiorindi A, De Caro p, Feletti A. The human area postrema: clear-cut silhouette and variations shown in vivo. J Neurosurg,2015, 122(5):989–995.

[6] Longatti P, Basaldella L, Sammartino F, et al. Fluorescein-enhanced characterization of additional anatomical landmarks in cerebral ventricular endoscopy. Neurosurgery, 2013, 72(5): 855–860.

[7] Hardesty DA, Thind H, Zabramski JM, et al. Safety, efficacy, and cost of intraoperative indo-cyanine green angiography compared to intraoperative catheter angiography in cerebral aneurysm surgery. J Clin Neurosci, 2014, 21(8):1377–1382.

[8] Zaidi HA, Abla AA, Nakaji P et al. Indocyanine green angiography in the surgi-cal management of cerebral arteriovenous malformations:lessons learned in 130 consecutive cases. Neurosurgery,2014, 10(Suppl 2): 246–251, discussion 251.

[9] Yamada S, Muragaki Y, Maruyama T, et al. Role of neurochemical navigation with 5-aminolevulinc acid during intraoperative MRI-guided resectionof intracranial malignant gliomas. Clin Neurol Neurosurg, 2015, 130:134–139.

[10] Stummer W, Rodrigues F, Schucht P, et al. European ALA Pediatric Brain Tumor Study Group. Predicting the "usefulness" of 5-ALA-derived tumor fluorescence for fluorescence-guided resections in pediatric brain tumors: a European survey. Acta Neurochir (Wien),2014, 156(12):2315–2324.

[11] Stummer W, Tonn JC, Goetz C, et al. 5-Aminolevulinic acid-derived tumor fluorescence: the diagnostic accuracy of visible fluorescence qualities as corroborated by spectrometry and histology and postoperative imaging. Neurosurgery, 2014, 74(3): 310–319, discussion319–320.

[12] Kubo S, Inui T Yamazato K Visualisation of the circum ventricular organs by fluorescence endoscopy. Neurol Neurosurg Psychiatry, 2004, 75(2): 180.

[13] Behbahaninia M, Martirosyan NL, Georges J, et al. traoperative fluorescent imaging of intracranial tumors: a review. Clin Neurol Neurosurg, 2013, 115(5):517–528.

[14] Mooney MA, Zehri M Georges IF, et al .Laser scanning con focal endomicroscopy in the neurosurgical operating room: a review and discussion of future applications Neurosurg Focus, 2014, 36(2): E9.

[15] Sankar T, Delaney PM, Ryan RW, et al. Miniaturized handheld confocal microscopy for neurosurgery: results in an experimental glioblastoma model Neurosurgery, 2010, 66(2):410–417, discussion417–418.

[16] Sanai N, Eschbacher J, Hattendorf G, et al. Intra-operative confocal microscopy for brain tumors: a feasibility analysis in humans. Neurosurgery 2011: 68(2, SupplOperative): 282–290, discussion 290.

[17] Mamelak AN, Nobuto T, Berci G. Initial clinical

experience with a high-definition exoscope system for microneurosurgery. Neurosurgery, 2010, 67(2): 476–483.

[18] Birch K. Drazin D. Black KL, et al. Clinical experience with a high definition exoscope system for surgery of pineal region lesions. Clin Neurosci, 2014, 21(7):1245–1249.

[19] Piquer I, Llacer JL, Rovira V, et al. Fluorescence-guided surgery and biopsy in gliomas with an exoscope system Biomed Res Int,2014, 2014:207974.

[20] McBeth PB, Louw DE, Rizun PR, et al. Robotics in neurosurgery. Am J Surg, 2004, 188(4A, Suppl):685–75S.

[21] Hongo K, Kobayashi S, Kakizawa Y, et al. NeuRobot: telecontrolled micromanipulator system for minimall invasive microneurosurgery-preliminary results. Neusurgery, 2002, 51(4): 985–988, discussion 988.

[22] Butler EJ, Hammond-Oakley R, Chawarski S, et al. Robotic Neuro-Endoscope with Concentric Tube Augmentation. Rep US, 2012.

[23] Niccolini M, Castelli V, Diversi C, et al. Development and preliminary assessment of a robotic platform for neuroendoscopy based on a light-weight robot. Int J Med Robot, 2015.